肿瘤本草

ZHONGLIU BENCAO

编著　陈桂阳

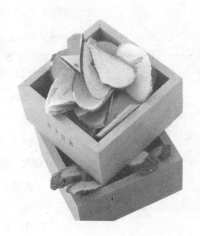

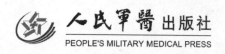
人民军醫出版社
PEOPLE'S MILITARY MEDICAL PRESS
北京

图书在版编目（CIP）数据

肿瘤本草 / 陈桂阳编著. 一北京：人民军医出版社，2015.6

ISBN 978-7-5091-8402-8

Ⅰ. ①肿… Ⅱ. ①陈… Ⅲ. ①中药配伍－研究 Ⅳ. ①R289.1

中国版本图书馆 CIP 数据核字（2015）第 123266 号

策划编辑：刘　立　　文字编辑：申传莱　　责任审读：李　昆

出版发行：人民军医出版社　　　　　　经销：新华书店

通信地址：北京市 100036 信箱 188 分箱　　邮编：100036

质量反馈电话：（010）51927290；（010）51927283

邮购电话：（010）51927252

策划编辑电话：（010）51927300 — 8708

网址：www.pmmp.com.cn

印、装：北京华正印刷有限公司

开本：710mm×1010mm　　1/16

印张：24.5　　字数：419 千字

版、印次：2015 年 6 月第 1 版第 1 次印刷

印数：0001 — 4000

定价：39.80 元

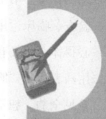

本草，是中医药学的专用名词，是中医学的基础，是医患双方所必须了解或掌握的一门科学知识。故孔子因未达药性而不敢尝康子馈赠之药；叶天士云：大病如大敌，选药若选将，苟非慎重，鲜克有济。由此观之，济世惜生者可不察于此乎？考之文献，中医药学专著，当首推《神农本草经》为鼻祖。随着社会的进展，又经历代医学家发明补充，本草之书，可谓汗牛充栋，不胜枚举矣。但考其内容，则千篇一律，俱是记载各种药物通常的性味功用等项而已。其中，求其为某一科或某一病种而专辑者，则指不多屈矣。今有陈桂阳医师，为余忘年友也，有鉴于斯，别开生面，编著《肿瘤本草》，以补前人之未备，书成将付梓，出以示余，并征推敲，余年耄昏愦，细作推敲，实已力不从心，然感作者虚怀若谷，不耻下问，克服艰险，推陈致新，承先启后，开专科本草之先河，治学精神，诚可贵也。故粗览纲要，对本书略作隔靴搔痒之言于后，实有负陈医师之厚望焉。

《肿瘤本草》章法有序，条理分明，搜罗广博，内容丰富，既介绍治疗肿瘤药物有关方面的知识，又提出形成肿瘤病因属"寒"的见解，并强调运用整体观念、辨证论治，以强化脏腑功能的治疗原则，这都是本书特色，是值得深入探讨的重要课题。由此可见，本书不单是讲述治疗肿瘤药物的专辑，实为一部治疗肿瘤的汇编，是现代中医治疗肿瘤理法方药俱备、一时不易多得的宝贵资料，是克服肿瘤的利器。

耿

序

本书对古今有关肿瘤文献收集丰富，翔实切用，也是一大特色，如第一章即开宗明义，写出了中医肿瘤历史沿革，从文献海洋中梳理出肿瘤病名的起源、演变及防治等来龙去脉，起到鼓舞学者的民族自尊，坚定攻克肿瘤信念的作用。书中对每味药物，既详细介绍了性味功用，又不厌其烦地收集了验方、临床运用及自己的经验。特别是各家论述，既有名家经验介绍、作者心得体会，又有对有毒中药的救治方法等，写得更为详细周到，诚能使遣方用药者达到"胆大心小，智圆行方"之医技超群的高度境界。有心斯道者，希见全豹，恕不一一。

耿开仪

医林老朽　耿开仪于沭阳中医院　时年八十有六

2015 年 2 月

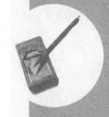

祖国之医学——中医，溯源而久矣，千年而不衰，浩气长存于世，既医疾还民于健康，又繁衍中华民族之昌盛，其功在千秋也。

肿瘤乃顽疾，特别是恶性肿瘤——癌症，令人闻而畏之，见而远之，患而亡之，故给人类社会带来巨大恐慌。而为医者，望洋兴叹，苦于道少，嘱家属，抚于患心，欲食而食，以逐之。

西医之三大法宝——手术、放疗、化疗，是当今治疗肿瘤之主要手段，虽可取时效，但治标而未治其本，易致肿瘤再次复发或转移，且不良反应大，如能中西医结合，或能扭转乾坤。而中医诊疗肿瘤，在整体观念和辨证论治指导下，调理脏腑阴阳，强化脏腑功能，祛除瘀滞之邪，每可力挽狂澜，斩魔除疾而有起死回生之效。

初览《肿瘤本草》，继之细读品味，内容丰富、翔实。读前言，有作者对肿瘤之认识；阅内容，有经验之方；审各家论述，有经验之谈。特别是作者认为肿瘤属"寒"，是人体小天地长期处于寒冷天气，阴雨连绵，就如冰出于水而寒于水一样，气血必致凝滞，而形成坚硬如石之肿块。一语道出肿瘤之发病原因和机制所在。值得专家及同仁进一步研究和临床验证之。且每味药后还设有验方举例、临床运用等大量验方效方，为同仁及患者家属据证选方对证治疗、临床参考提供方便。

邹

序

统观之,《肿瘤本草》具系统性与实用性于一体,且填补本草在肿瘤方面之空白,对研究预防和治疗肿瘤、战胜肿瘤定能起到桥梁纽带之功,故乐为之序。

宿迁市中医药医师协会秘书长　邹华章

2015 年 2 月

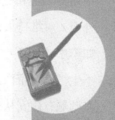

　　肿瘤是一种疑难顽疾，特别是恶性肿瘤，俗称癌症，是严重威胁人类生命健康的常见病、多发病。多少年来使亿万患者忍受着难以名状的痛苦，又令千万医务科研工作者苦思求索，不断临床实践，至今仍未找出根治癌症的光明途径。

　　既然肿瘤如此顽固不化，又令患者痛苦难忍，为医务人员及后学者整理编撰《肿瘤本草》之专著，以为向导，是所必需。

　　有人认为肿瘤是"毒""热""寒"形成的，认识不同，治法也就不同，所产生的效果也就不一样。其实肿瘤是全身性疾病在局部的表现，是邪气、邪毒等外因侵袭，以及自身正气虚弱，心理失常，气血运行不畅，五脏六腑经络功能障碍所致的气滞、血瘀、痰凝、湿聚、热毒蕴结等诸多病理变化，是内因与外因互为因果，兼夹为患而形成肿瘤，这是上海中医肿瘤专家钱伯文教授多少年来的经验总结。笔者认为，肿瘤的发生发展与人体自身免疫功能和内环境发生变化有着密切关系，为什么在同一环境下有的人会得癌肿，而有的人却不得？就是根据每个人免疫功能强弱所决定的。而这自身免疫功能的获得与改变人体内环境，主要与人体脾肾有关。因肾藏精，内育真阴真阳，为人体先天之本，真阳（肾阳）犹如大自然天空的太阳，正如《黄帝内经》云："阳气者若天与日，失其所则折寿而不彰。"人体一身之阳气，全赖肾阳之温煦，肾阳充足，人体就会处于温暖状态，气血流畅，无滞无瘀，痰不凝，湿不聚；脾主运化，为气血生化之源，乃人体后天之本，脾健食增，则脏腑功能旺盛，体格健壮。而脾之健运有赖肾阳之温煦，肾中精气又有赖水谷精微的培育和充养，才能不断充盈和成熟。脾与肾相互促进，相互滋养，相互补充，对维持人体正常的生理功能、防止疾病的发生具有十分重要的作用。正如李中梓所言："水为万物之元，土为万物之母，二脏安和，一身皆治，百疾不生。"《黄帝内经》云："善诊者，察色按脉，先别阴阳。"人体阴阳平衡，气血调顺，病安从来？故调整阴阳的盛衰，气血的盈虚、通滞，是扶正治疗的核心。而这一核心基础就是脾肾，脾肾不虚，气化有力，痰瘀得化，肿瘤安在？

补脾运脾增饮食，却疾除邪正气复，温肾壮阳癥自散，拨开云雾重见日。这四句话是我对肿瘤的简单认识，也是治疗肿瘤的治本之道、治法之一。人体是一个小天地，也有太阳（命门之火），如果人体长期处于寒冷天气，阴雨连绵，就如冰出于水而寒于水一样，气血必致凝滞，形成坚硬如石之肿块；如果能拨开云雾（补肾壮阳），让阳光普照，群阴退避，使人体处于春暖花开的季节，万物生长，气血活跃，再坚硬之冰，也必化为人体所需之"温水"。因此，防治肿瘤的常用而又有效的治法之一就是补益脾肾，也符合"养正积自除"之古训。

中医学治疗疾病的法则有汗、吐、下、和、温、清、消、补八法，在治疗肿瘤方面主要概括为扶正与祛邪两大治则。祛邪较为复杂，可分为清热解毒、以毒攻毒、活血化瘀、除痰散结等治法。由于肿瘤病机复杂，组方又是数种治法之结合，故全面准确地掌握每味中药的性味效能，并灵活地配伍运用至关重要。中医中药治病，必据辨证论治之特点，定法择药，配伍制方，用量斟酌，炮制得法，严格煎煮，是中医肿瘤科运用中药治病之重要环节，也是体现临床疗效的重要方法。常言道："药有个性之特长，方有合群之妙用。"中医治疗癌症也应严格遵循中医组方之规律，配伍好君、臣、佐、使之间的关系，只有组方合理，临证时才能在法度中施变化，才能力挽狂澜，祛疾除魔。

通过多年对肿瘤的认识和治疗，深刻体会肿瘤患者被癌魔折磨的痛苦，在诊治之余，使我萌生编著《肿瘤本草》的想法，在参阅大量文献资料，系统发掘、整理与研究的同时，也融入了个人的临床体会与经验，旨在为读者提供一部全面、新颖、实用的中药参考书，以期为战胜癌症、攻克癌症、治愈癌症，为人类的肿瘤防治事业贡献力量。

本书力求实用，内容丰富，可为临床肿瘤科医师、大专院校的师生以及肿瘤患者及家属提供参考。

本书在编撰过程中得到了原南京中医学院研究科、沭阳县人民医院中医股长、县中医院创始人之一，从事中医教学、临床工作六十余年，曾参编《中药大辞典》，县著名中医专家——耿开仪名老中医的大力支持和鼓励，并给予严格指导；另外，宿迁市中医药医师协会秘书长邹华章先生在百忙之中赐序，对拙作予以评价和推荐，在此表示深深感谢。

本书在编撰过程中参阅一些文献，在此，谨向文献作者表示衷心感谢！

根据国家有关规定，凡处方中涉及国家野生动物保护品种，如犀角、虎骨等，请用其代用品。

陈桂阳

2015 年 2 月

总　论

各　论

第8章　扶正培本类 /96

第9章　理气类 /182

第10章　清热解毒类 /203

第 11 章　化痰类 / 281

第 12 章　活血化瘀类 / 302

第 13 章　以毒攻毒类 / 344

第 14 章　软坚散结类 / 356

第 15 章　泻下逐水类 / 373

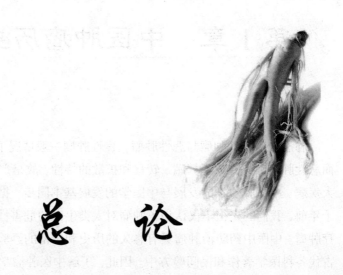

总　论

　　中药需要在中医临床辨证及整体观念指导下，结合病人的具体情况，运用四诊"望、闻、问、切"所收集的资料，综合分析，对疾病病种作出判断，再按照组方基本结构的要求，妥善配伍，才能获得显著疗效。任何一种疾病，无论是中医内科、外科、妇科等，都必须遵循这些原则，才能效若桴鼓。虽然肿瘤是疑难顽疾，病情复杂而多变，组方大多是复方、大方，但也应合理配伍，组方精当，细心体察药物之间极为精微的分合异同，这样才能切中病机、斩病除疾。

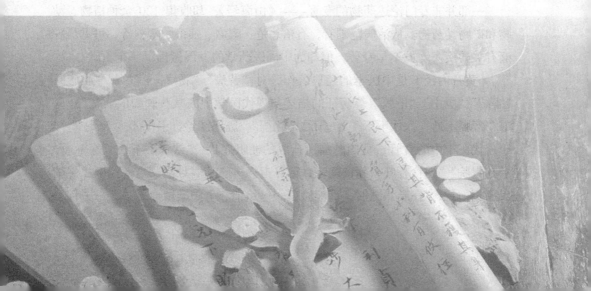

第1章 中医肿瘤历史沿革

肿瘤分为良性肿瘤与恶性肿瘤。良性肿瘤一般情况下不会危及人的生命，而恶性肿瘤因其有疯狂繁殖、转移和扩散的特性，故是严重危害人类健康的重大疾病。中医肿瘤学的发展与中医学的发展基本同步，据古文献考证，早在几千年前，我们的先祖不仅认识了肿瘤对人类生命的危害性，而且知道用药物治疗肿瘤。中医中药防治肿瘤具有悠久的历史和丰富的经验，其学术精华分散在古代各科医学著作和民间验方中。因此，了解中医肿瘤学的历史和发展有其必要。下面我们分以下几个阶段分别介绍。

历史溯源

早在距今 3500 多年的殷周时代，古人对肿瘤已有所认识，殷墟甲骨文上第一次出现"瘤"的病名。同时该字由"疒"及"留"组成，这说明了当时对该病已有"留聚不去"的认识。这是现今发现的中医有关肿瘤最早的文献记载。

2000 多年前的《周礼》一书中记载称治疗肿瘤一类疾病的专科医生为"疡医"。肿疡包含肿瘤，说明公元前 11 世纪对肿瘤已有认识，也是中医肿瘤专科的萌芽，至今，日本、朝鲜仍将肿瘤称为"肿疡"。

一部并非专门论述药物的专著——《山海经》，却收集 120 余种植物、动物和矿物类药物。从治病范围看，有治恶疮、瘿瘤、痈疽、噎食等，可见与肿瘤有关的疾病。虽不是专著，但却为中国医药学的发展做出了一定贡献。

《黄帝内经》是中医学的经典著作，对"昔瘤""肠覃""石瘕""癥瘕""癖结""膈中""下膈"等病证的描述与现代医学中的某些肿瘤的症状类似。如"噎膈不通，食饮不下""三阳结谓之膈""膈塞闭绝，上下不通"，皆类似于现代医学中的食管、贲门肿瘤所造成的梗阻症状；"饮食不下，膈塞不通，邪在胃脘""朝食暮吐，暮食朝吐，宿谷不化……其病难治"与现代医学中的胃癌相一致；"在肠累之时，贲响腹胀……飧泄，……糜留而不去，……传舍于肠胃之外……稽留而不去，息而成积"这种便秘、腹泻交替出现、腹部肿块与现代医学的大肠癌以及腹部转移时出现的症状相同；"肠覃者……如怀子之状……按之则坚"这与腹腔内的某些肿瘤相似；"石瘕生于胞中……状如怀子，月事不以时下，皆生于女子"这与子宫内的肿瘤相类似。战国时秦越人（扁鹊）所作的《难经》继承并进一步发展了《黄帝内经》的理论，对某些肿瘤的临床表现都有明确的阐述，二经的出现为中医肿瘤学的形成奠定了良好基础。

　　肿瘤由寒邪所致的观点是《黄帝内经》对中医肿瘤学的另一大贡献，这无疑对肿瘤病因学的发展产生了极其深远的影响。《素问·阴阳应象大论》曰："寒伤形……形伤肿。"张介宾注曰："形有质，故伤之则肿。"李中梓亦曰："形为质象，形伤则稽留而不化，故肿。"《灵枢·百病始生》篇曰："积之始生，得寒乃成，厥乃成积。"《灵枢·水胀》篇曰："寒气客于肠外，与卫气相搏，气不得荣，因有所系，癖而内著，恶气乃起，息肉乃生。"又曰："石瘕生于胞中，寒气客于子门，子门闭塞，气不得通，恶血当泻不泻，衃以留止，日以益大，状如怀子。"《素问·举痛论》亦曰："寒气客于小肠膜原之间，络血之中，血泣不得注于大经，血气稽留不得行，故宿昔而成积。"《素问·六元正纪大论》曰："水郁之发，阳气乃辟，阴气暴举，大寒乃至，川泽严凝，寒雾结为霜雪……痞坚腹满。"此乃更以天寒地冻、水凝为冰来形容肿瘤阳虚寒凝、坚积内生所致病因理论，为后世攻克肿瘤留下宝贵的经验。

　　东汉张仲景进一步发展了《难经》对肿瘤与非肿瘤的临床表现和预后的区别，认为："积者，脏病也，终不移；聚者，腑病也，发作有时，展转痛移，为可治。"在《金匮要略·妇人杂病》篇中指出："妇人之病……令阴掣痛……或引腰脊……膝胫疼烦……久则羸瘦……"上述有关妇人下腹疼痛的描述，与现今临床上由恶性肿瘤在盆腔内产生了广泛转移和浸润而引起的腰部和下肢酸痛的临床症状相似，如"久则羸瘦"，特别符合由恶性肿瘤晚期所引起的恶病质的情况。

　　华佗是汉代著名医家，在《中藏经》中指出："夫痈疽疮肿之所作也，皆五脏六腑蓄毒不流则生矣，非独因荣卫壅塞而发者也。"进一步发展了《黄帝内经》中有关肿瘤病因的说法，认为肿瘤的起因，还与脏腑的"蓄毒"所生有密切关系，提出了肿瘤发生的毒邪学说。

　　张仲景在中医肿瘤学的另一大贡献在于发展了《黄帝内经》瘀血学说，提出瘀血致劳（干血劳）的理论，是后世肿瘤学中"驱邪可以扶正"的理论始祖，并记载了鳖甲煎丸、大黄䗪虫丸等以活血化瘀为特色的传承至今的中医治疗肿瘤的经典名方，同时也发展了《黄帝内经》的"邪之所凑，其气必虚"的"正虚"理论。海藻是葛洪用于"疗颈下结囊……成瘿者"，时至今日仍然是治甲状腺肿瘤的常用药物。而当时盛行的炼丹术，如发明的"红升丹""白降丹"之类的药物，对肿瘤的治疗起到了推动作用。华佗治疗噎膈反胃的方中有丹砂等。这些丹剂药对体表、黏膜肿瘤的外治起到了一个里程碑之作用。《千金要方》与《千金翼方》是唐代著名大医孙思邈所著，对"瘤"进行分类，有"瘿瘤""骨瘤""脂瘤""石瘤""肉瘤""脓瘤"和"血瘤"等之分，并告诫后世医家"凡肉瘤勿疗，疗则杀人，慎之，慎之"。在《千金要方》和《外台秘要》中记载了诸多治疗肿瘤的方药，并且有许多是虫类药物，如蜈蚣、全蝎、僵蚕等，为后世使用虫类药物治疗肿瘤提供借鉴，开创了先河，此段时期中医中药在肿瘤的病因病机与治疗上已经基本形成较为全面的认识。

隋代巢元方所著《诸病源候论》，不但分门别类记载了许多肿瘤疾病及其所见的症状，如"癥瘕""积聚""食噎""反胃""瘿瘤"等病证，而且还论述了这些病证形成的原因与病机，如将"噎膈"按其病因分为气、忧、食、劳、思五噎和忧、恚、气、寒、热五膈，为后世医家鉴别噎与膈奠定了基础，并指出某些肿瘤"至牢有根"，描述出恶性肿瘤患部浸润性生长的重要特征，还记载了"乳石痈"的皮肤"肿结皮强，如牛领之强"，描述当今乳腺癌组织侵犯皮下组织和淋巴管后，癌栓堵塞淋巴管，淋巴回流受阻，使乳腺皮肤粗糙，出现"橘皮样"改变。《诸病源候论》除了比较详细和明确地记载了许多肿瘤的病因病机和症状外，还记载"缝亦有法"的外科手术方法，这在肿瘤治疗上也有一定意义。唐太宗时所编的《晋书》载有用外科手术治疗眼科"大瘤疾"的病例："初，景帝目有疾，使医割之。"

由于受时代背景的影响、医疗条件的限制，唐代以前的医家对体表肿瘤描述较多，记载的治疗方法也较多，相对来说也比较成熟，但对内脏肿瘤的记载相对较少，当出现明显症状、体征时，已属晚期，但却仍然不放弃治疗，并总结了许多有效方剂，至今在临床上仍然在使用。

宋元时期

宋元时期，也是医学发展时期，金元四大家医学流派的学术争鸣，不仅促进医学进一步发展，同时，人们对肿瘤疾病的发生发展也加深了认识。如宋代的《圣济总录》进一步阐述："瘤之为义，留滞而不去也；气血流行不失其部，则形体和平，无或余赘及郁结壅塞……瘤所以生。"指出了肿瘤发生的内因是气血流行失常，郁结壅滞，形成余赘所致。

宋代东轩居士的《卫济宝书》（公元1170年）中第一次使用"嵒"字，并对"嵒"的病证进行了描述。杨士瀛在《仁斋直指附遗方论》中将癌症的某些特征描述为："上高下深，岩穴之状，颗颗累垂……毒根深藏，方孔透里……"李迅在《集验背疽方》提出："内发者不热，不肿，不痛，为脏腑深部病患，则较为难治。"进一步描述癌症的特征。宋元时期的医家均用"岩"字论述乳癌，如宋人窦汉卿《疮疡经验全书》对乳癌的描述是："捻捻之内如山岩，故名之。早治得生，迟则内溃肉烂见五脏而死。"

金元四大家的学术思想对中医肿瘤的治疗有很大影响，如寒凉派的刘完素倡热证用寒凉药治疗，据现代药理研究证实，清热解毒法是抗肿瘤的有效方法。张从正认为："积之成之，或因暴怒喜悲思恐之气。"到了清代，尤怡（尤在泾）则进一步发展了这一学说，明确指出精神因素与肿瘤发病的关系，并受到现代医学家的重视。

在恶性肿瘤的治疗中，李东垣提出"养正积自消"，指出治疗肿瘤当以扶正为主，正气复而邪自消矣。恶性肿瘤为消耗性疾病，发展较为迅速，恶变程度高，故李东垣的"补脾胃"法、"扶正固本"能提高患者生存质量，延长病人生存期，从而达到治病救人的目的。

肿瘤发病的因素还与"痰"相关，这是朱丹溪提出的，如"凡人身上中下有块者多是痰也""痰之为物，随气升降，无处不到""凡人身中有结核不痛不仁，不作脓者，皆痰注也"；这是朱丹溪创立的"痰邪致瘤"学说。在治疗上指出："治痰法，实脾土，燥脾湿，是其治本也。"以二陈汤为治痰基本方，他认为"二陈汤……一身之痰都管治，如要下行，加引下药，在上加引上药"，对后世医家治疗肿瘤具有指导意义。

明清时期

从《黄帝内经》开始，历代医家无论对肿瘤的病因病机、症状，还是治疗方面都有较为详细的论述，但却无统一病名，给后世医家造成一些混淆。直至宋代医家第一次使用"癌"字开始，到明代人们才逐步开始统用"癌"字来描述某些恶性肿瘤，并在诸多论著中专门章节论述癌症，如窦汉卿著有《疮疡经验全书·乳癌》篇，申斗垣《外科启玄》中有"论癌发"的记载。

肿瘤的形成，医家认为与气滞、痰湿、瘀血、毒邪有关，在治疗上确立了一攻、二消、三补、四散四法。治疗除采用内服药物外，还用外敷药、手术切除、烧灼术等法。如商陆捣盐外敷治疗石疽，大蟾蜍敷贴治疗恶核。陈实功用烧灼止血法治疗唇癌："割治后，急用金银烙铁，在艾火内烧红，烫之。"申斗垣则是"用利刀割去之，外以太乙膏贴敷"。对于外突明显而根部细小的肿瘤，除采用割除法外，还可采用药线结扎法，此法被称为缚瘤法。

明清以前，医家多宗《黄帝内经》阳虚寒凝之说，喜用温药治疗肿瘤。方如阳和汤、小金丹、阳和解凝膏等。明清以后由于对肿瘤形成的病因病机，以及治疗经验的丰富，对肿瘤的认识更深入，治疗多从几个方面入手，如清热解毒、活血化瘀、益气扶正、以毒攻毒等法。

近现代概况

1840—1949 年是中医最为危机时期，鸦片战争后，西医药由传教士传入中国，中医受到了歧视，并处于自生自灭的处境，只靠祖传或师承而延续下来，出现了一批医学名家。新中国成立后，中医仍然分散在个体开业形式向集中的医院形式发展、过渡。并发展起中医学校，如 1917 年江苏武进名医丁甘仁、夏应堂等创立上海中医专门学校，培养出一批又一批优秀中医人才。1934 年苏州国医专科学校改组成立，由名医章太炎先生任名誉校长，现代国医大师朱良春教授就出自该校。1958 年以后，全国各省、市、县相继成立了中医院，但中医肿瘤科立之少有，中医治疗肿瘤大多集散于民间。1988 年前夕，一位民间医生因自己的爱人患有鼻咽癌，经自己反复验证悉心治疗，终于获得康复，后又治疗同类型的癌症患者也同样获得了健康，于是这位民间医生真正地走上了中医治癌道路，由国家拨款 18 万元到广东深圳组建中医肿瘤治疗所，即深圳市警备区中医肿瘤治疗所，经几年努力，至 1992 年由其个人投资，深圳市卫生局批准，升格为中医肿瘤医院，这位医生就是被人们誉为治癌神医的郑文友先生，其后在全国设立了 120 家分院，在北京、南京、郑州、云南、台湾等地兴建直辖分院，在泰国、澳大利亚等国家都有分院，掀起了治癌狂风，为癌症患者带来了福音，并著有《中医治癌之光》。1989 年，由中华人民共和国卫生部副部长兼国家中医药管理局局长胡熙明主编的《中国中医秘方大全》收载了中医药治疗各种癌症的秘验方，在外科分卷中设立瘿瘤病的治疗方剂，甲状腺瘤 19 个秘验方，六瘤即包括脂瘤、气瘤、肉瘤、筋瘤、血瘤和骨瘤共 18 个秘验方。在肿瘤科分卷中有治疗各种癌症的秘验方共 261 首。其后中医治疗癌症的书籍和专治肿瘤的医院也如雨后春笋般兴起。

第2章 肿瘤常用中药的配伍

配伍就是根据病情的需要和药物的性能，将两种以上的药物有选择地组合在一起应用，以加强药物的作用，取得更好的疗效。从中药的发展史来看，在医药萌芽时代，治疗疾病一般都采用单味药物的形式，后来由于药物品种日趋增多，对药性特点不断明确，对疾病的认识逐渐深化，由于疾病常表现为数病相兼，或表里同病，或虚实互见，或寒热错杂的复杂病情，因而用药也就由简到繁，出现了多种药物配合应用的方法，并逐渐形成了配伍用药的规律，从而既照顾到复杂病情，又增进了疗效，减少了毒副作用。因此，掌握中药配伍规律对指导临床用药意义重大。

中药有单行、相须、相使、相畏、相恶、相反、相杀七情，除单行外，其他都是谈药物的配伍关系。下面就肿瘤常用的中药配伍分述如下。

单 行

单行是指用单味药来治疗某种病情单一的疾病。所选用的药物针对性强，并可达到治疗目的。如单用一味蟾蜍去其内脏，加入鸡蛋，水煎吃鸡蛋，治疗多种恶性肿瘤，如肝癌、肺癌等。守宫（壁虎）研末装入胶囊，内服治疗肺癌。二药皆有毒，临床服用时，宜慎。单行也包括许多行之有效的单方。

单行符合简、廉、验的要求，且便于使用和推广。但只适合病情单纯的疾病，若病情复杂则难以达到全面兼顾的治疗要求，还需两种以上的药物配伍应用。

同类相须

同类相须是指两种功效类似的药物配伍应用，可以增强原有药物的功效，产生协同作用。如白花蛇舌草与半枝莲，白花蛇舌草甘、淡、微苦，归脾、胃、大肠经，具有清热解毒、活血化瘀、利水通淋之功；半枝莲辛、寒，归肝、肺、肾经，具有清热解毒、活血消肿、利尿通淋之功效；二药配伍，功擅清热解毒、活血化瘀、利湿消肿，二药经药理研究证实均有广谱抗肿瘤、抗突变、抑制癌细胞增生的作用，临床常用于治疗多种癌症，如肺癌、胃癌、肝癌、肠癌、肾癌等属于热毒瘀阻、水湿内停者，两者常相须使用。三棱与莪术二药也常相须为用，莪术破血祛瘀，消积止痛，其性峻善削，能大破气中之血，因行血破血散结之功较强，临床常用于血瘀气结的胃肠道及子宫、卵巢等肿瘤，对改善症状有一定作用。三棱破血祛瘀，行气止痛。经药理研究表明，二药对癌细胞有抑制作用。两者均为行气破血、攻坚消积之品，故对于气血阻滞、有形坚积者，两药常相须为用。

异类相使

相使是指性能与功效异类，但药效关联的药物配伍应用，即以一种药物为主，另一种药物为辅，两药合用，辅药可以提高主药的功效。如桂枝与附子，桂枝为辛温解表药，而附子则为温里药，即为异类，但其性均为温，同具温阳散寒之功，二药相伍，以附子强大的温散之性，促进和加强桂枝的温经通脉作用，以治疗阳虚寒凝之肿瘤病证。这是功效不同相使配伍的例证，可见相使配伍不必同类。一主一辅，相辅相成，辅药能提高主药之疗效，即是相使的配伍。

相反相成

相反相成就是指性能相反的药物在寒、热、温、凉，升、降、浮、沉，以及开、阖、补、泻等不同意义上的配伍。在相反配伍中，药物的双方因性效相左而制约药物的某种偏性，又通过互补或相助以增强疗效或产生新功用。如：①寒热并用，是将寒凉药与温热药配伍合用。此法除治疗寒热错杂的病证外，治疗肿瘤用药的寒热并用的目的在于制约、平衡药物偏性和防变于既病。②散收同用，就是辛散宣发的药物和收敛固涩的药物配伍并用。例如治疗肺癌，治癌名医郑文友先生，常用善走的附子以散寒逐湿，并佐以白芍，目的在于借其酸收之性，制约附子的燥散过度。③刚柔相济是用柔润药物和刚燥药物配伍并用。如治疗消化系统肿瘤，笔者自创的复方元胡川芎镇痛丸，即是刚柔相济之伍，用羌活、苍术辛温刚药，祛风散寒，健脾燥湿，并伍以甘甜之熟地黄、川芎，一制羌活、苍术温燥，二为养血活血。同时还有补泻同施、升降相因、通涩并行等相反相成之配伍方法。

相畏相杀

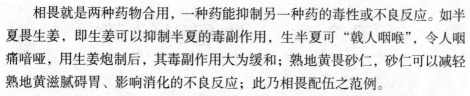

相畏就是两种药物合用，一种药能抑制另一种药的毒性或不良反应。如半夏畏生姜，即生姜可以抑制半夏的毒副作用，生半夏可"戟人咽喉"，令人咽痛喑哑，用生姜炮制后，其毒副作用大为缓和；熟地黄畏砂仁，砂仁可以减轻熟地黄滋腻碍胃、影响消化的不良反应；此乃相畏配伍之范例。

相杀就是两种药物合用，一种药物能减轻或消除另一种药物的毒性或不良反应。如生姜杀生半夏和生天南星毒，生绿豆杀巴豆毒，防风杀砒霜毒等。其实相畏与相杀是同一配伍关系的两种不同提法，没有质的区别，是从自身的毒副作用受到对方的抑制和自身消除对方毒副作用的不同角度提出来的配伍方法而已。

相恶相反

相恶是指两种药物合用，一种药物能破坏另一种药物的功效，使其药效降低或消失。如人参恶莱菔子，即莱菔子能削弱人参的补气作用；生姜恶黄芩，黄芩能削弱生姜的温胃止呕的作用；近代研究发现，吴茱萸有降压作用，但与甘草同用时，这种作用即消失，这说明吴茱萸恶甘草。

相反是指两种药物合用能产生剧烈的毒副作用。如甘草反甘遂、贝母反乌头等，详见用药禁忌"十八反""十九畏"中若干药物。此处相反与"相反相成"之中的相反截然不同，应加以区分。

上述配伍，都必须认真掌握药物配伍之间的关系。药物之间的配伍得当，临床即有殊功；若配伍不当，不仅无效，还会误人生命。

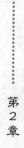

第 3 章　肿瘤引经药

引经药的作用

引经药物自身有较强的趋向性，能特异性地作用于某些部位，如姜黄、桑枝横行手臂。引经药还善行善走，少有滋腻之弊，如牛膝、桔梗、柴胡、羌活等，皆因其能走才能引药归入气血、经络。

◎ 引药物归经

指一些引经药在方剂中有先驱先行而引药归经的作用。如治疗肺癌，加用一些归肺经的鱼腥草、瓜蒌、贝母、沙参等，同时再加入桔梗作为引经药，借桔梗升浮之性载诸药上行胸肺达治疗目的。在治疗肝癌时，加用归肝经的茵陈、虎杖、三叶青，再加入柴胡等引经药，可明显提高疗效。

◎ 引药直达病所

是指一些引经药具有明显的趋向作用，能引导所配伍的其他药物，选择性地在某些部位发挥功效，如桔梗能为诸药舟楫，载药上浮于胸肺可引其他药上达。值得研究。

◎ 引正气归宅

如《金匮要略》的肾气丸中用肉桂以引火归原，可使上浮之虚阳（火）下归于肾，以治虚阳上越的戴阳证及虚火上浮的格拒证；肿瘤病人当确诊时，大多都属中晚期，正气不足，有的表现为畏寒肢冷的症状，笔者自拟的复方元胡川芎镇痛丸中加入少许肉桂，就是有引正气归宅之意也。

◎ 引病邪外达

指借助药物的作用趋向引病邪外达。治疗肿瘤也不妨让肿瘤也有出路。

10

常见肿瘤辨病归经法

肿瘤是疑难顽疾，几千年来仍然没有将这一顽疾攻克，寻求多途径、多方法迫在眉睫，《肿瘤中医名家临证心法》[沈元良，章继民.北京：金盾出版社，2011] 将常见肿瘤用药以辨病归经法归纳如下，值得参考。

肺癌：山豆根、重楼、白英、山慈菇、猫爪草、金荞麦、鱼腥草、露蜂房、干蟾皮、浙贝母、瓜蒌、麦冬、百合等。

鼻咽癌：石上柏、山豆根、半枝莲、白英、鱼腥草、蛇莓、蜈蚣、露蜂房、射干、苍耳子等。

食管癌：山豆根、冬凌草、肿节风、石见穿、蜈蚣、鲜鹅血、急性子、威灵仙、莪术、旋覆花、赭石等。

胃癌：白花蛇舌草、半枝莲、石见穿、菝葜、肿节风、藤梨根、浙贝母、海螵蛸、预知子等。

肠癌：白花蛇舌草、半枝莲、白英、肿节风、藤梨根、大血藤、败酱草、苦参、白头翁、生薏苡仁、无花果等。

肝癌：半枝莲、白英、肿节风、白花蛇舌草、藤梨根、龙葵、虎杖、蒲公英、三叶青、重楼、炮山甲（代）、鳖甲、蜈蚣、干蟾皮、莪术、预知子等。

胰腺癌：肿节风、石见穿、菝葜、白英、藤梨根、茵陈、金钱草、白花蛇舌草、半枝莲、猪苓、茯苓、生薏苡仁、预知子、郁金等。

脑瘤：全蝎、蜈蚣、僵蚕、天龙、蛇六谷、土茯苓、重楼、鱼脑石、生天南星、生半夏、夏枯草、川芎等。

白血病：青黛、雄黄、羊蹄根、墓头回、败酱草、重楼、肿节风、白花蛇舌草、紫草、狗舌草、羚羊角（代）、水牛角等。

恶性淋巴瘤：夏枯草、猫爪草、山慈菇、重楼、黄药子、僵蚕、生薏苡仁、浙贝母、莪术、穿山甲（代）、蜈蚣、皂角刺等。

乳腺癌：山慈菇、猫爪草、蒲公英、浙贝母、瓜蒌、土贝母、夏枯草、漏芦、莪术、穿山甲（代）、青皮、陈皮、天冬、预知子等。

宫颈癌：白英、土茯苓、墓头回、龙葵、白花蛇舌草、半枝莲、生薏苡仁、莪术、石见穿等。

卵巢癌：白花蛇舌草、半枝莲、龙葵、白英、土茯苓、生薏苡仁、穿山甲（代）、水蛭、莪术等。

甲状腺癌：黄药子、山慈菇、海藻、昆布、夏枯草、浙贝母、莪术、生牡蛎、炮山甲（代）、王不留行等。

骨肿瘤：补骨脂、骨碎补、土鳖虫、肿节风、重楼、寻骨风、白英、半枝莲、露蜂房、全蝎、蜈蚣、莪术等。

江苏省中医院刘沈林主任医师治疗肿瘤也主张分经用药，如食管癌常用急性子、威灵仙、石见穿、半枝莲、守宫、山豆根；胃癌常用白英、山慈菇、蛇莓、石见穿、刺猬皮、白花蛇舌草、蒲公英、仙鹤草、菝葜；肠癌常用藤梨根、败酱草、马齿苋、仙鹤草、白花蛇舌草；肝癌常用炮山甲（代）、土鳖虫、水红花子、炙水蛭、石见穿。

另有药引一说，不知起自何时，方书无考，但民间流传甚广，沿袭至今。不论医患在服用中药时，都会提及药引。如质地新鲜的生姜、葱、芦根、竹叶、米汤等。其实，皆为药物，而与归经药物也实为同属，不必截然分开。而在处方用药时，不论外科、妇科还是肿瘤科，又是不可或缺的一味良药。

如生姜：有散风寒、暖肠胃、止呕逆作用。如肿瘤患者因吃油腻食物呕吐常用此引，李可在临床中用生半夏130克，生姜130克，姜汁10毫升，一剂呕止，效彰。生姜、姜汁既可温中止呕，又可制约生半夏之毒，双重功效也。

葱白：能通阳散寒。沭阳县中医院耿开仪名老中医在治疗子宫肌瘤时，常用叶天士的葱白丸，以汁为引为丸，良效也。

大枣：性味甘温，能补脾胃、益气生津、调和营卫、和解药毒。内含蛋白质、糖类、有机酸、黏液质、维生素 A、维生素 B_2、维生素 C 等多种物质。凡肿瘤患者脾胃气虚，均宜以此为药引，一般用5～10枚煎汤即可。

米汤：有补脾益胃、固护正气的作用。内含米油，即浮于汤面上的稠油状液体。肿瘤患者脾胃虚弱或腹泻，在服用中药时，可加用之。特别是对有苦寒之性的药物，用之能制其药性之偏。米汤以小米为最好，大米也佳。取煮好的粥上部的汤汁即可。

第4章 肿瘤用药的配伍原则

中医治病是医生对病人进行辨证、立法以后，根据立法的要求，结合具体病情，选择适用的药物，按照组方原则和药物的配伍变化，酌定用量轻重大小等组织而成方剂，是中医学辨证论治体系中理、法、方、药的具体体现。方剂的功效也不是单味药物功效相加，而是药物之间配伍而产生的综合效应。即所谓"药有个性之特长，方有合群之妙用"。历代医家在长期医疗实践中积累了丰富的经验，总结出一套遣药组方的理论。可以说，药方的产生是使用药物方面的重大发展与进步。《素问·至真要大论》说："主病之为君，佐君之为臣，应臣之为使。"明代的何瑭（何柏斋）进一步说："大抵药之治病，各有所主。主治者，君也。辅治者，臣也。与君药相反而相助者，佐也。引经及治病之药至病所者，使也。"可见，君、臣、佐、使就是方剂的组成原则。

君药是方剂中的主体，臣、佐、使则是围绕君药而设，或相辅相成，或相反相成，或协调导向，通过药物的有机配合而达到方剂的整体治疗效果。如《金匮要略》的大黄䗪虫丸，现已被广泛用于肿瘤的治疗，本方以祛瘀为主，扶正为辅，目的在于使瘀去新生，病则自愈也。本方以大黄逐瘀攻下，土鳖虫（䗪虫）攻下积血，共为君药。桃仁、干漆、蛴螬、水蛭、虻虫助君药以活血通络、攻逐瘀血，共为臣药。黄芩配大黄以清瘀热；杏仁配桃仁以润燥结，且能破血降气，与活血攻下药配伍则有利于祛瘀血；生地黄、芍药养血滋阴，共为佐药。甘草和中补虚，调和诸药，以缓和诸破血药过于峻猛伤正；酒服以行药势，是为使药。诸药合用，祛瘀血、清瘀热、滋阴血、润燥结，即尤在泾《金匮要略心典》所说"润以濡其干，虫以动其瘀，通以去其闭"之意。此方如能加减得法，对治疗肿瘤能取得良好疗效。

法重配伍，药贵精专

方剂的组成既有严格的原则性，又有极大的灵活性。"方从法出"，以及君、臣、佐、使的配伍组成，是遣药组方必须遵循的原则。方剂的功效是药物配伍后所产生的综合效应，是医生根据临床辨证和立法的要求，按药物不同的功效，如补气、养血、祛风、涤痰等，分别主次，互相辅助，互相监制，协调一致，以发挥治疗作用。临证时无论是化裁成方，还是自拟方，均应遵循君臣佐使的配伍原则，做到"法重配伍，药贵精专"。

◎ 主病之谓君

君药就是针对病情或病因，治疗主证，解决主要矛盾，药力使用充足，起主要治疗作用的药物，是组成方剂的主体，是方剂中不可缺少的核心组成部分。君药在处方中的作用较强，用量较大，但味数较少，一般为1味或2味，而遇病情复杂或病情严重者，也可用3味或更多，甚至有时也可选用一个完整的方剂作为君药。

当一味君药不能满足治疗需要时，如果主证的病因单纯，可以再选择一味气味相同，主治基本相同，且又能弥补其不足的药物，共同组成君药，使君药的作用更完备，治疗效果更佳。如铁蜀殃汤中猪殃殃与鸦胆子共同组成君药，二药皆为苦寒药，具有清热解毒之功，猪殃殃现常用于治疗肿瘤，鸦胆子入大肠经，凉血解毒抗痢的功效显著，古代作为治痢要药，二药合用共为君药，治疗大肠癌，比单用一味药效果更佳。

在选用多味药物组成君药时，也是依据上述原则。当主证的病因、病位复杂，而一两味君药不能兼顾到所有方面时，可以增加其他药物，共同组成君药。如《中国中医秘方大全》的参冬白莲汤，用沙参、天冬、麦冬、生地黄四味药物共同组成君药，可治疗气阴两虚型肺癌。

在某种情况下也可根据需要选用一个完整的方剂作为君药。如《医方集解》中所载的人参清肌散，为一主治气虚、午前潮热无汗的方剂。主证的病因为气虚，而四君子汤为治疗气虚的主方，所以选用四君子汤为君药。如现代治癌专家钱伯文教授就善以四君子汤为君药加减治疗各种癌症。

总之，君药虽然可以由多味药物组成，但味数应尽可能精简，针对性强，治疗目的才会突出。张仲景医方大多只有一味君药，针对性强，组方严谨，且疗效肯定，值得后人效法。

◎ 佐君之谓臣

臣药是辅助君药加强治疗主病、主证的药物，在方剂中仅次于君药，其意义有二：一是辅助君药或监制君药，使君药更好地发挥治疗主病或主证的药物；

二是针对兼病或兼证，以解决疾病的次要矛盾。

即所谓"佐君之谓臣"。臣药的选择，一是选用与君药同类药物，加强君药的治疗作用。如现代治癌专家钱伯文教授以六君子汤加减治疗乳腺癌，选用甘温补中的党参为君药，选择同类的白术作为辅治臣药。二是选用与君药异类的药物，兼顾错综复杂的病情需要。如《伤寒论》小柴胡汤是治疗少阳经证，病位在半表半里，表现为寒热往来的方剂。方中用柴胡为君药，透邪达表，另选异类的黄芩为臣药，清除传里化热之邪，二药一表一里，相辅为用。在癌性发热时，酌情加减运用，实为良方。

◎ 辅制君臣之谓佐

佐药意义有三：一是用以加强君药、臣药的治疗作用，或直接治疗次要症状的药物，称为"佐助药"；二是用以消除或减弱君、臣药的毒性，或能制约君、臣药峻烈之性的药物，称为"佐制药"；三是根据病情需要，配用与君、臣药性味与功效相反，又能在治疗中起相成作用的药物，称为"反佐药"。

佐药的味数不受限制，根据需要可用一味或多味。如《兰室秘藏》枳实消痞丸，方中用枳实、黄连为君，厚朴、麦芽、半夏、干姜为臣，因破气药较多，为守护中气而选用四君子汤全方作为佐药。佐药之间不论性味是否相同，但作用必须协调，若肿瘤患者出现脾虚气滞、寒热互结者，可用此方加减治疗。

在症状或病因单纯的方剂中，几味佐药的性味可基本相同，互相辅助为用。如《伤寒论》脾约麻仁丸，佐药枳实和厚朴，虽各有专司，但均为顺气行滞的药物，当癌症患者出现大便秘结时，运用本方可增加抗癌疗效。

◎ 引经调和之谓使

使药能引导药力直达病所，或引药上升、下降、达表、入里，或协调诸药，或矫味、赋形。根据需要可用一味或多味。在应用多味使药时，有两种情况：一种是几味使药的性味基本相同，取其相辅的作用；其次，是几味使药的性味不同，取其分工合作的作用。如前者以普济消毒饮为例，方中升麻、柴胡、桔梗三味使药，虽然各有专司，但升散之性相同，三药合用，能载药上行，升提气机，临床可治疗淋巴结炎属风热邪毒者。后者以柏子仁丸为例，方中三味使药麻黄根与人参、白术的作用并不相同，但三药合用，麻黄根能引人参、白术走肌表、固卫气，共助君药止汗，虽然各自的性味作用不同，但可共同组成使药，当肿瘤患者出现阴虚严重而有盗汗者，可灵活选用之。

巧用佐药与使药，在君臣药确定后，再根据病证寒热虚实的特点和君、臣药性能的不足和偏性，选择适当数量的药物对君、臣药进行佐使配伍。或增强君药的疗效，与主证更为匹敌；或配合君药治疗次证，使方剂疗效更全面，或对抗不良反应，减少不良事件的发生；或引导药物定向作用，或调和诸药协同起效，使诸药的疗效更直接、更协调。如复元活血汤穿山甲（代）、天花粉的佐助，柴胡、甘草的引使调和，成为一首治疗胸胁瘀血证的方剂，是治疗肝癌的首选。

由于引起肿瘤发病的病因是多方面的，病机又较为复杂，所以治疗肿瘤的组方较为繁杂，但只要根据肿瘤患者的表现症状，抓住主证，配合治疗肿瘤的证治原则，总会组织出良方。

不传之秘在于量

中药剂量是指临床应用时的分量。剂量的实质，就是药物应用于机体后，能够产生特定生物效应所需单味药物的剂量。并主要指明了每味药的成人一日量，除特别注明以外，都是指干燥后生药，在汤剂中成人一日内用量。其次指方剂中每味药之间的比较分量，也即相对剂量。

尽管中药绝大多数来源于生药，安全剂量幅度较大，用量不像化学药品那样严格，但用量得当与否，也是直接影响药效的发挥、临床效果好坏的重要因素之一。药量过小，起不到治疗作用而贻误病情；药量过大，损伤正气，也可引起不良后果，或造成浪费。同时中药多是复方应用，其中主要药物的剂量变化，可以影响到整个处方的功效和主治病证的改变。因此，对于中药剂量的使用，应采取科学、谨慎的态度。一般来讲，确定中药的剂量，应考虑以下几方面因素。

◎ 药性与剂量

剧毒药或作用峻烈的药物，应严格控制其剂量，开始时用量宜轻，逐渐加量，一旦病情好转后，应立即减量或停服，中病即止，防止过量或蓄积中毒。另外，花、叶、皮、枝等量轻质松及性味浓厚、作用较强的药物用量宜小；矿物介壳质重沉坠及性味淡薄、作用温和的药物用量宜大；鲜品药材含水分较多用量宜大（一般为干品的2～4倍）；干品药材用量当小；过于苦寒的药物也不要久服过量，免伤脾胃。再如麝香、牛黄、珍珠等贵重药材，在保证药效的前提下应尽量减少用量。

肿瘤本草

◎ 剂型、配伍与剂量

在一般情况下，同样的药物入汤剂比入散剂的用量要大些；单味药使用比复方中应用剂量要大些；在复方配伍使用时，主要药物比辅助药物用量要大些。

◎ 年龄、体质、病情与剂量

由于年龄、体质的不同，对药物的耐受程度不同，则药物用量也就有了差别。一般老年人、小儿、妇女产后及体质虚弱的病人，都要减少用量，成人及平素体质壮实的患者用量宜重。一般 5 岁以下的小儿用成人药量的 1/4，5 岁以上的儿童按成人用量减半服用。病情轻重、病势缓急、病程长短与药物剂量也有密切关系。一般病情轻、病势缓、病程长者用量宜小；病情重、病势急、病程短者用量宜大。

◎ 季节变化与剂量

夏季发汗解表药及辛温大热药不宜多用；冬季发汗解表药及辛热大热药可以多用；夏季苦寒降火药用量宜重；冬季苦寒降火药则用量宜轻。

除了剧毒药、峻烈药、精制药及某些贵重药外，一般中药常用内服剂量为 5～10 克；部分常用量较大，剂量为 15～30 克；新鲜药物常用量为 30～60 克。

中医肿瘤科选药组方规律

中医治癌取效的关键在于遣方用药遵循中医组方的规律，即配伍好君、臣、佐、使的关系。只有组方合理，临证才能于法度中施变化，从而力挽狂澜，祛疾于沉疴。

◎ 君——扶正补虚培其本

恶性肿瘤是一种慢性消耗性疾病，本虚而标实。本虚多为气血不足、阴阳偏颇或脾肾虚损。因邪之所凑，其气必虚，故扶正治本之法乃首当其冲，临证必须时时不忘扶助正气，组方用药应将扶正培本贯穿治疗始终。而中晚期肿瘤患者，正气亏虚更为明显，"养正积自除"，故组方时扶正培本法应确立于"君主"地位，使扶正以达祛邪之目的。现将常用的扶正培本法简介如下。

1. 益气养血法　恶性肿瘤是一种全身性疾病的局部表现，与机体的强弱、气血的盛衰关系密切。尤其是中晚期肿瘤患者，或经化疗、放疗、手术等治疗后，造成机体严重消耗或损伤，正气虚弱，气血不足十分明显，此时"存得一分气血，便保一分生机"。因此，治疗更须重视益气养血。益气养血法不仅能补养气血，营养机体，还能增强机体的免疫功能，从而间接地抑制癌细胞的生长。

根据脾胃为气血生化之源，有形之血不能速生而生于无形之气之理论，益气养血法当以健脾益气立法组方。临床症见面色萎黄、少气懒言、头晕心悸、气短自汗、舌淡质嫩、脉细无力等，常以四君子汤、八珍汤、当归补血汤等化裁。药用黄芪、人参、太子参、炒白术、茯苓、当归、熟地黄、炒白芍、阿胶、制何首乌、仙鹤草、大枣、甘草等。

2. 养阴生津法　恶性肿瘤患者由于手术中的体液丢失，放疗时的火灼伤阴，化疗引起的呕吐或腹泻，以及晚期患者的慢性消耗或感染发热等，均可造成阴津耗损，导致体液内环境紊乱，促使癌症恶化。因此，临证时要十分重视养阴生津法的运用。故古人有"留得一分阴（津液），保得一分命"之说。临床症见眩晕耳鸣、潮热盗汗、口干喜饮、心烦失眠、尿少便干、舌红少苔、脉细带数，常以沙参麦冬汤、生脉饮等化裁。药用西洋参、南沙参、北沙参、天冬、麦冬、石斛、生地黄、玄参、玉竹、百合、知母、龟甲、鳖甲等。养阴生津之品多滋腻碍胃，运用时强调，对脾胃虚弱、大便溏薄、腹胀纳呆之患者，应伍用炒薏苡仁、茯苓、砂仁等健脾理气之品以促运化。

3. 滋阴填精法　肾寓真阴，性宜潜藏。肾阴为全身阴液之根本，肾藏精，主骨生髓，是生命的物质基础。病理上多表现为虚证，且"五脏之伤，穷必及肾"，肾与其他脏腑的关系密切。晚期肿瘤患者多见阴精耗伤殆尽，病入膏肓，治疗时不仅要滋肾养阴，还须填精充髓。临床症见眩晕耳鸣、腰酸潮热、遗精滑泄、舌红苔剥、脉细带数等，常用六味地黄汤加减。药用：熟地黄、生地黄、枸杞子、五味子、女贞子、山茱萸、制何首乌、桑椹、知母、鳖甲、龟甲等。

4. 温阳固肾法　肾为水火之脏，肾阳为全身阳气之根本。对于久病及肾，肾阳衰败或阴阳两虚的晚期肿瘤患者，应重视温阳固肾以扶助正气。临床症见面色㿠白、形寒肢冷、腰膝冷痛、阳痿早泄、小便频数或肢体水肿、便溏尿少、舌淡苔白、脉沉细无力等，常用金匮肾气丸加减。药用：淡附子、肉桂、淫羊藿、仙茅、鹿茸、鹿角片、巴戟天、杜仲、补骨脂等温补肾阳。但同时要注重阴中求阳，佐以熟地黄、山药、枸杞子、制何首乌等滋补肾阴以阴阳双补。

◎ 臣——祛邪抗癌治其标

恶性肿瘤多有本虚标实的特点，治疗时不但要扶正补虚培其本，也要祛邪抗癌治其标,应把扶正和祛邪灵活贯穿于治疗的全过程。癌症初期以祛邪为主,中期应攻补兼施,晚期宜扶正为主。恶性肿瘤的邪实不外乎热毒、痰凝、瘀滞等因素。因此,祛邪抗癌常采用清热解毒、化痰软坚、行气化瘀、攻毒逐水等法。

1. **清热解毒法** 肿瘤患者由于素体阳亢或病情进展,或放疗等外邪引动,均可呈现热毒为主的症状。临床症见身热头痛、面红目赤、口干咽燥、五心烦热、尿黄便干、舌红苔薄黄、脉弦数或细数等。药用:半枝莲、白花蛇舌草、白英、蒲公英、金银花、重楼、鱼腥草、三叶青、山豆根、黄柏、黄连、黄芩等。

清热解毒是治疗肿瘤常用大法,但临证应根据病情、病位,辨证加减,同时尽可能选用经现代药理研究证实具有抗癌活性的药物,争取做到一药多用,以发挥更好疗效。如晚期肺癌患者,出现咳喘、发热、胸痛、咯血等症状,辨证为邪热炽盛,热毒蕴肺,灼伤津液,在使用白英、鱼腥草、白花蛇舌草等清热解毒的同时,须配合太子参、沙参、天冬、麦冬、百合等养阴清肺药,以及白及、白茅根、地骨皮等凉血止血药,病情才能得到有效改善。

2. **化痰软坚法** 痰浊之邪既是病理产物,又是致病因素,更是癌症进展的原因之一。因此,临证时应十分重视化痰软坚法的运用。痰浊凝聚,留于皮肤、筋骨、经络、脏器均可形成痰核肿块,坚硬漫肿难消难散,治疗颇为棘手,如甲状腺肿瘤、肺癌、乳腺癌、淋巴癌、消化道肿瘤等。常用的化痰软坚药有猫爪草、夏枯草、海藻、昆布、牡蛎、天南星、浙贝母、山慈菇、黄药子、海蛤壳、炒僵蚕、法半夏、瓜蒌等。痰之为病,变化多端,临证必须分清痰的性质、部位和病邪的轻重,或消其痰,或理其气,或泄其热,随证加减,灵活应用。

3. **行气化瘀法** 恶性肿瘤在发病的过程中与气血的关系十分密切,始为气机不利,久则气血凝滞,经脉瘀结,蓄血内聚,积而成块。由于瘀血内停,不通则痛,故癌症患者多伴疼痛。经研究表明,行气活血药可改善微循环,抑制结缔组织增生,限制肿瘤生长,缓解疼痛。临床症见局部刺痛或胀痛、面色黧黑、肌肤甲错、麻木不仁、舌色暗紫有瘀斑瘀点、苔薄腻、脉弦细涩。药用:当归、川芎、赤芍、牡丹皮、郁金、延胡索、丹参、三棱、莪术、炮山甲(代)、藏红花、土鳖虫等。在运用行气化瘀法时切忌耗气破血,应根据肿瘤的性质、病位和患者的体质进行辨证用药。对中晚期癌症患者正气亏虚明显时,使用活血化瘀时须适当配伍黄芪、人参、白术等扶正药,使消补结合,并注意中病即止。

4. **攻毒逐水法** 此法只要运用得当，亦能使"邪去而正安"，但临证应注意配伍、剂量及患者体质，病证结合，以邪去为度，中病即止。以毒攻毒常用蜈蚣、全蝎、守宫、露蜂房、水蛭、斑蝥、蟾蜍、生天南星、生半夏等，攻下逐水常用大黄、芦荟、大戟、牵牛子、芫花、甘遂等。

◎ 佐——调理脾胃促生机

多数肿瘤患者由于情绪紧张，悲观失望，致使脾胃功能紊乱，或手术、放疗、化疗影响食欲，加之病情发展，攻伐中州，消耗明显。脾胃一伤，百药难施，生机无望也。故在扶正祛邪时，必须时时不忘调理脾胃以助气血生化之源。晚期肿瘤患者虚不受补，弱不耐攻，更须从脾胃入手，平和调理，以增进饮食，恢复运化，才能生机有望。

1. **健脾和胃法** 肿瘤患者在患病过程中，以及手术、放疗、化疗后，常易出现脾胃失和的证候，如恶心呕吐，嗳气脘痞，腹胀便溏，纳呆不食，舌淡苔白腻，脉细等，常用四君子汤、旋覆代赭汤等加减。药用：太子参、生晒参、苍术、白术、山药、砂仁、猪苓、茯苓、薏苡仁、陈皮、法半夏、木香、旋覆花等。

2. **养胃运脾法** 肿瘤患者在手术、放疗、化疗后，多易出现胃阴不足，脾虚不运，常见胃脘隐痛，嘈杂易饥，口干纳呆，形瘦神疲，舌质淡红，苔少，脉细等。药用：南沙参、北沙参、麦冬、天冬、山药、玉竹、石斛、天花粉、鸡内金、焦三仙、炒白扁豆、梅花等养胃阴，健脾运。

◎ 使——引经报使增疗效

使药也是组方不可缺少的，有着十分重要的作用，不仅具有调和全方功效，更能引导诸药直达病所，有云：归经络而无泛用之药，此谓向导之师。故临证时，应将辨证、辨病以及引经报使药三者有机结合，才能获得满意疗效。如在治疗肺癌时，常加用归入肺经的桔梗、鱼腥草、浙贝母等；治疗肝癌疼痛时，在辨证辨病用药基础上，加入归肝经的预知子、柴胡等也可明显提高疗效。

第5章 抗肿瘤中药用法

抗肿瘤药外用类型

肿瘤外治药主要有敷贴药、搽擦药两种类型，现简述如下。

◎ 敷贴药

敷贴药是将药物制剂直接敷贴于肿块处，使药物直接发挥作用。

1. 药膏 又称敷药或软膏。将配制好的中药方剂碾成细末，然后选用不同的基质，如水、蜜、油、酒、醋、饴糖、凡士林、鲜草药汁等，调匀如厚糊状，摊在棉垫或桑皮纸上。为了减少药物对皮肤的刺激和换药时容易揭取下来，可在药上加一张极薄的棉纸。换药的时间可根据病情变化，天气冷热，以及治疗需要来决定。一般是2～4天换药1次。用水、酒、醋、鲜药汁调敷药物时，因其容易蒸发，应勤换药。笔者自制的复方三七消肿膏，即用蜜调制而成，用于治疗各种肿瘤的外敷。

2. 膏药 古称膏药为薄贴，是将配制好的中药方剂碾成细末与香油、黄丹或蜂蜡等基质炼制而成。膏药遇温热而烊化，极具黏性，能粘贴患处，应用方便，药效持久，便于收藏携带。含丹类药物的膏药，由于能阻挡X线，在行X线检查时宜取下。如《山东中医杂志》载于秀琴的肝癌止痛膏即用丹类制成的，治疗肝癌晚期疼痛屡用效佳。

◎ 搽擦药

搽擦药是指药物与适宜溶媒制成的专供揉搽皮肤表面的溶液型、乳状液或混悬液制剂。凡起镇痛及抗刺激等作用的擦剂多用乙醇作溶媒，使用时用力搓搽，可增加药物的穿透性。凡起保护作用的搽剂，多以植物油作为溶媒，搽时润滑，无刺激性。

1. 酒剂 指外用药酒。用药物与酒、醋浸制而成，外涂治疗肿瘤引起的放射性疼痛。如笔者自制的外用山甲酊，用于治疗肿瘤引起的放射性疼痛，直接涂抹于疼痛处。

2. 油膏与油剂　用香油把药物熬煎去滓后制成油剂，也可加黄蜡收膏而成油膏。

中药汤剂的煎煮方法

中医药治疗肿瘤的疗效不仅与药物的炮制、配伍、方药的组织有密切关系外，还与药物的煎煮及服法有很大关系。由于汤剂是临床最为常用的剂型，而且是由患者及家属煎煮，为确保临床用药达到预期疗效，医生应向患者交代清楚汤剂的正确煎煮方法。

1. 煎药用具　煎药宜用砂锅、瓦罐为好，搪瓷罐次之，因其化学性质稳定，不易与药物成分发生化学反应，而且具有导热均匀、热力缓和、水分蒸发量小、保暖性能好，是较为理想的煎药用具。

现代制药机械广泛使用不锈钢制品作为煎药用具，因不锈钢的化学性质相当稳定，而且坚固耐用，导热性能也良好，所以不锈钢作为煎药用具值得推广。

忌用铜铁锅，因金属易与药液中的成分发生化学反应，影响疗效，甚至发生不良反应。

2. 煎药用水　古时曾用长流水、井水、雨水、泉水、米泔水等煎煮；而现代则多用自来水、井水和蒸馏水等，但总以水质无异味、洁净澄清无杂质、新鲜为好。

煎药用水量以将饮片适当加压后，水面淹没过饮片约 2 厘米为宜。质地坚硬，黏稠，或需久煎的药物，加水量可多一些；质地疏松，或有效成分容易挥散，煎煮时间需短的药物，加水量宜少些，液面淹没药物即可。

3. 煎前浸泡　肿瘤患者或家属在中药煎煮前，应先浸泡，煎前浸泡的目的，是有利于药物有效成分的充分煎出，并可缩短煎煮时间。多数药物宜用冷水或温水（25～50℃）浸泡。夏天气温高，药物浸泡时间不宜过长，以免腐败变质。

4. 煎药火候与时间　煎药火候有文、武之分，即文火与武火。所谓文火，又称小火，是指使温度上升及水液蒸发缓慢的火候；而武火，又称大火、急火，是指使温度上升及水液蒸发迅速的火候。一般情况下，大多采用"先武后文"，即先用武火使药液尽快煮沸，然后用文火继续煎煮，以免药汁溢出，或过快熬干。一般来讲，清热药宜武火煎煮，时间宜短，煮沸后煎 3～5 分钟即可；而补养药需用文火慢煎，时间宜长，煮沸后再续煎 30～60 分钟。

5. 滤取药汁　药煎煮后，应趁热滤取药汁。因久置后药液温度降低，一些有效成分会因溶解度降低而沉淀，加之药渣的吸附作用而有部分损失，因而影响药效。汤剂煎成滤出药汁后，药渣中还有部分药汁，如不经压榨取汁就将其丢弃，会造成有效成分的部分损失。有实验证明，从压榨药渣中得到的有效成分约相当于原方的 1/3。尤其是一些不宜久煎或只煎一次的药，药渣中所含的有效成分比例会更高，榨渣取汁的意义就更大了。

6. 煎煮次数　中药煎煮的次数，一般来讲，一剂中药最好煎煮 3 次，最少不得少于煎煮 2 次，然后将煎液榨渣滤净混合后分 2 次服，这样服用药效均衡而平稳，特别是肿瘤病人，药力不强或不均衡，可以直接影响疗效，若能按人体气血在经脉中运行开合盛衰的周期服用，则效果会更好（见中药的服药法之服药时间）。

7. 煎煮方法　一般药物可以同时煎煮，但某些药物因其质地不同，煎煮比较特殊，处方上需加以注明，归纳起来主要包括：先煎、后下、包煎、另煎、溶化、泡服、冲服、煎汤代水等不同煎煮法。

（1）先煎：主要指有效成分难溶于水的一些金石、矿物、介壳类药物，应打碎先煎，煮沸 20～30 分钟，再纳入其他药物同煎，以使有效成分充分析出。如赭石、生石膏、紫石英、龙骨、牡蛎、海蛤壳、瓦楞子、石决明、龟甲、鳖甲等。此外，附子、乌头等不良反应较强的药物，宜先煎 45～60 分钟后再下他药，因为久煎可以降低毒性，安全用药。

（2）后下：主要指一些气味芳香的药物，久煎其有效成分易于挥发而降低药效，须在其他药物煎服 5～10 分钟后放入，如薄荷、青蒿、香薷、木香、砂仁、沉香、白豆蔻、草豆蔻等。此外，有些药物虽不属芳香药，但久煎也能破坏其有效成分，如钩藤、白芥子等，亦属后下。

（3）包煎：指黏性强、粉末状及带有绒毛的药物，宜先用纱布袋装好，再与其他药物同煎，以防止药液浑浊或刺激咽喉引起咳嗽及沉于锅底，加热时引起焦化或糊化。如蛤粉、滑石、青黛、旋覆花、车前子、蒲黄及伏龙肝等煎煮时都应包煎。

（4）另煎：又称另炖，主要指贵重药物，如人参、西洋参、麝香等，其另煎之目的，是为了避免有效成分被其他药物吸收、黏附，可切片单独另煎 2～3 小时。煎液可以另服，也可与其他煎液混合服用。

（5）溶化：又称烊化，主要指某些胶类药物及黏性大而易溶的药物，为避免入煎黏锅或黏附其他药物影响煎煮，可单用水或黄酒将此类药加热溶化即烊化后，用煎好的药液冲服，也可将此类药放入其他药物煎好的药液中加热烊化后服用。如阿胶、鹿角胶、龟甲胶、鳖甲胶等。

（6）泡服：又叫焗服，主要是指某些有效成分易溶于水或久煎容易破坏药效的药物，可用少量开水或复方中其他药物滚烫煎出液趁热浸泡，加盖焖润，减少挥发，30分钟后去渣即可服用。如藏红花、番泻叶、胖大海等。

（7）冲服：主要指某些贵重药，用量轻，为防止散失，常需要研成细末制成散剂，用温开水或复方其他药物煎液冲服。如麝香、牛黄、珍珠、西洋参、人参、蛤蚧等。有些药物可根据病情需要，且为提高临床疗效，也常研成散剂冲服。如用于止血的三七、花蕊石、白及、紫珠草、血余炭、棕榈炭及用于息风止痉的蜈蚣、全蝎、僵蚕、地龙和用于制酸止痛的海螵蛸、瓦楞子、海蛤壳、延胡索等。

（8）煎汤代水：主要指某些药物为了防止与其他药物同煎使煎液浑浊，难于服用，宜先煎后取其上清液代水再煎煮其他药物，如伏龙肝等。此外，某些药物质轻用量多，体积大，吸水量大，如通草、丝瓜络、金钱草等，也须煎汤代水用。

中药服用法

中医临床的主要给药方法是口服，而口服给药的效果不单受到剂型因素的影响，还受服药时间、次数等服药方法的影响。

1. 服药时间　适时服药与临床疗效有着密切关系，也是合理用药的重要方面。具体的服药时间，应根据胃肠状态、病情需要，以及药物特点来决定。汤剂一般为每日1剂，煎2次分服，两次间隔时间为4～6小时。人体有着很多的奥秘有待被挖掘，在生理、病理、诊断、治疗以及预防等方面都存在着生物钟现象，而人体气血在经脉中运行开合盛衰的周期也有一定规律可循，据有关资料显示：从早晨3—5时起，肺经气血旺盛；5—7时为大肠经气血旺盛；7—9时为胃经气血旺盛；9—11时为脾经气血旺盛；11—13时为心经气血旺盛；13—15时为小肠经气血旺盛；15—17时为膀胱经气血旺盛；17—19时为肾经气血旺盛；19—21时为心包经气血旺盛；21—23时三焦经气血旺盛；23—夜间1时为胆经气血旺盛；夜间1—3时为肝经气血旺盛；根据以上气血在经脉中按时循行开合盛衰的理论，如果肿瘤病人在服用汤药或丸剂时，按以上时间服药治疗可直入病灶，提高正邪抗争能力，积极增强人体气血运行，提高机体免疫功能，使病人尽快恢复健康，从而提高临床疗效。比如肺部肿瘤可在3—5时加服一次；肠道肿瘤可在5—7时加服一次；胃部肿瘤可在7—9时加服一次；脾系肿瘤可在9—11时；心血管肿瘤可在11—13时；小肠系肿瘤可在13—15时；肾部肿瘤可在17—19时；心包系肿瘤可在19—21时；胆管肿瘤可在 23—夜间 1 时；全身系肿瘤可在 21—23 时；肝部肿瘤可在半夜 1—3 时加服一次；再如肺癌患者，在早晨 3—5 时或 5—7 时服药一次，因 3—5 时药入肺，5—7 时药入大肠，肺与大肠相表里，下午 19—21 时服药一次，因此时阴气盛，病情容易加重；癌症病人疼痛常发作，可在中午 11—13 时再加服一次，此时药入心经，因心主血脉，疼痛与心有关。以上时间用药是否合理与疗效如何，还有待我们临床细心观察与体会，实践是检验真理的唯一标准，常言道：熟读王叔和，不如临证多。

2. 服药方法　①汤剂：一般宜温服。当肿瘤患者出现虚寒症状时，一般宜热服；出现热毒壅盛时，则宜冷服或微温微；此即《黄帝内经》所谓"治热以寒，温以行之；治寒以热，凉以行之"的服药方法。②丸剂：颗粒较小者，可直接用温开水送服；大蜜丸者，可以分成小粒吞服；若水丸质硬者，可用开水溶化后服。③散剂、粉剂：可用蜂蜜加以调和送服，或装入胶囊中吞服，避免直接吞服而刺激咽喉。④膏剂：宜用开水冲服，避免直接倒入口中吞咽，以免黏喉引起呕吐。⑤冲剂、糖浆剂：冲剂宜用开水冲服；糖浆剂可以直接吞服。

此外，对于危重肿瘤患者宜少量频服；比如食管癌患者，宜少而频服；胃癌呕吐者可以浓煎药汁，少量频服；食管癌后期服药困难者，可采用鼻饲给药法，或在胃部造口，用针管打饭打药。

肿瘤患者服用中药以每日四次为佳

关于中药的服用次数，通常的要求是每日服用 2 次或 3 次，并且服用次数越多疗效越好。上海中医药大学附属龙华医院肿瘤科教授邱佳信通过实验明确了服药次数与疗效之间的关系：用同方等量的中药，观察不同接触次数对胃癌细胞集落形成的影响，总剂量一次给予，虽然剂量极大，但由于接触时间短，杀伤力并不大，与对照组无显著差异；分 2 次给予作用略有提高，但与对照组仍有显著差异；分 4 次给药，其杀伤力最大，与对照组的差异有统计学意义；分成 6 次给药，虽然作用次数增加，但单次接触浓度过低，杀伤力也就下降。结合临床实际，邱教授提出以下建议：①肿瘤患者服用中药以每日 4 次为最佳；②经治疗后原发灶消失，又无明确复发或转移者，仍可按惯例每日服药 2 次；③恶心、呕吐频繁者，服用中药次数可以适当增加，甚至可以采用少量多次的服用方法，随呕吐减少，服药次数也要相应减少，直至日服 4 次。

第6章　肿瘤用药六法

辨证论治用药法

中医学认识疾病与治疗疾病的主要方法是辨证论治，是运用四诊八纲为主要手段，综合临床证候表现，研究疾病的病因病机以及发生发展的规律，来认识和辨别疾病的部位、寒热、虚实和传变转归等，据此而确定治法。中医学对肿瘤的病机主要概括为"毒、瘀、痰、虚"四个方面，其治疗原则一为扶正，二为祛邪。其祛邪可分为清热解毒、以毒攻毒、活血化瘀、除痰散结等治法。现将临床辨证用药法分述如下。

1. **正气虚弱**　包括阳虚、阴虚、气虚和血虚四个方面，临床当辨清所属。

如属阳虚为主者，其主症为无热、恶寒或四肢厥冷、面色晦暗、小便清长、下利清谷、脉迟等表现，其治则当以温补肾阳为主。其用药如鹿茸、仙茅、淫羊藿、巴戟天、肉苁蓉、补骨脂、锁阳、骨碎补、核桃肉、冬虫夏草等随症选用。

如属阴虚为主者，其主症为面红、五心烦热、口干、咽燥、心悸、舌质红绛或舌光无苔或苔花剥、脉细数等表现，其治则当以养阴生津为主。其用药如生地黄、沙参、枸杞子、天冬、麦冬、天花粉、玉竹、百合、炙鳖甲、女贞子、石斛等随症选用。

如属气虚为主者，其主症为面色㿠白、呼吸气短、语声低微、疲倦乏力、自汗、纳差、舌淡苔少、脉虚无力等表现，其治则当以益气健脾为主。其用药如人参、太子参、党参、黄芪、白术、大枣、山药等随症选用。

如属血虚为主者，其主症为面色萎黄、头晕眼花、心悸失眠、手足发麻、舌质淡苔少、脉细等表现，其治则当以益气补血为主。用药如当归、熟地黄、何首乌、鸡血藤、阿胶、白芍、桑椹、龙眼肉等随症选用。

2. **气滞**　主症为胸闷，胸胁胀满或胃部及腹部胀痛，嗳气、恶心呕吐，乳房作胀或肿块作胀，脉弦滑或弦细，舌苔薄白或薄腻等表现，治以理气散结消肿。其常用药物如：柴胡、香附、枳壳、佛手、降香、紫苏梗、檀香、徐长卿、合欢皮、甘松等随症选用。

3. 血瘀　主症为局部肿胀或有肿物癌块，痛有定处，舌质紫黯或舌有瘀点、瘀斑，脉细弦或细涩等表现，治以活血化瘀。其常用药物如：三棱、莪术、乳香、没药、穿山甲（代）、川芎、桃仁、红花、延胡索等随症选用。

4. 痰凝　主症为颈项瘰疬、结核、肿块或痰涎壅盛，痰液稠黏难咳，脉滑，苔腻等表现，治以化痰软坚。其常用药物如：浮海石、海蛤壳、黄药子、瓦楞子、两头尖、生牡蛎、浙贝母、土贝母、薏苡仁、皂角刺等随症选用。

5. 热毒　主症除有肿块外，还常见发热、疼痛、大便秘结、小便短赤、口干苔黄、舌质红、脉弦数等表现，治以泻火解毒或消肿利湿。其常用药物如：白英、白花蛇舌草、半枝莲、鱼腥草、蜀羊泉、重楼、土茯苓、薏苡仁、菝葜、地龙、露蜂房、蜈蚣（天龙）、漏芦等随症选用。

6. 湿浊　主症为胸闷腹胀、纳差、消化不良、呕恶、口黏、四肢沉重、足肿、大便溏薄、小便短少、舌苔厚腻、脉濡缓等表现，治以芳香化湿，佐以健脾，常用药物如：砂仁、藿香、佩兰、泽泻、香附、佛手、土茯苓、厚朴、枳壳、芡实、白扁豆、桂枝等随症选用。

由于肿瘤的发病机制复杂，症状表现不一，而人体是有机整体，各脏腑、经络互相联系，相互影响，相互制约等，以上归纳辨证论治用药，在临床用药时要随症加减，灵活运用，故仅供参考。

如食管癌（中医称为噎膈），如属肝阴不足，肝火内炽，灼伤胃阴，以致胃液枯涸而为噎膈者，当用酸甘济阴及润燥、清燥等法，可选用白芍、生地黄、沙参、麦冬、生甘草等药；如属湿热伤胃，气机不降者，当用调和肝胃法，可选用白术、香附、白芍、预知子、陈皮、旋覆花、合欢皮、茯苓、广木香、佛手等药；如属胃阳虚及忧郁痰阻者，当用辛温化浊和利痰清膈法，可选用陈皮、姜半夏、干姜、砂仁、佛手、广木香、肉豆蔻等药。

任何疾病的发生发展，都会表现出症状，肿瘤也不例外，只要临床能抓住主症，辨证准确，随证加减，灵活运用，总能出奇不意，效若桴鼓矣。

辨病归经用药法

肿瘤是一种顽疾，目前仍然在残酷地吞噬着人类的宝贵生命，而中医学治病的传统方法也仍然靠辨证论治，审证而求因，治法单一或靠某方面是远远不够的。因此，临床必须在辨证论治的基础上，结合现代西医辨病用药和中医归经用药，才能提高临床疗效。而辨病用药就是在中医辨证的基础上，适当选用些现代经药理研究证实具有抑制或杀灭肿瘤细胞的药物，如白花蛇舌草、肿节风、薏苡仁等，这样可能比单独辨证用药的疗效更好。具体请参考第3章引经药。

配伍剂量用药法

中医治病有一定的原则性，必须在辨证论治、审证求因的基础上，据药物的性能不同，按君、臣、佐、使的配伍原则，有选择地将两种以上的药物配合到一起应用，加强药物之间的协同作用，以取得更好的临床效果。药物配伍合理，临床即有疗效；如黄芪配茯苓有增进益气、健脾和利水的作用；柴胡配黄芩能加强退热作用，枳壳配白术加强理气、消痞、宽中的作用等。反之，不但无效更不利于人体，更能害人性命，因为中医药有十八反也有十九畏，具体参见中药的用药禁忌。中医不传之秘在剂量，中药的剂量大小，是否恰到好处，对疗效有很大关系，剂量小不仅达不到临床效果，反而会贻误病情，剂量过大，又会克伐人体正气，如龙葵连续服用50克以上，就会降低白细胞，这样对疾病的治疗便会带来不利影响。如一患者，胃幽门部癌症手术后，胸腹胀满，纳呆恶心，四肢乏力，苔薄腻，以党参、白术、枳壳、厚朴等药，益气健脾、理气宽中的方法治疗，开始考虑术后主要是气虚，因此，把党参、白术的剂量加大，而把枳壳、厚朴的剂量放小，结果患者服药后，不但胸腹胀满没有减轻，反而增加了恶心、胀痛等情况。后来分析认为，患者胀满的主要原因是气滞为主，于是加重枳壳和厚朴的用量后，患者胸腹胀满的情况就大大减轻了。

经实践证明，药物剂量的大小与临床疗效有密切关系。夏枯草、鱼腥草、白花蛇舌草等都是治疗肿瘤的有效药物，其常用量为30克左右。

任何一个配方，都要遵循处方的配伍原则，任何一张效方，都必须经临床实践所验证。药物的配伍、剂量的大小，以及药物的煎煮方法，都必须因人、因地、因症、因药而恰当地合理应用，做到药与症对，症与药合，才能效而卓著，病而速除。

复法大方用药法

肿瘤的病因病机复杂，古往今来都是一大顽疾，至今也未能研究出特效方法。其治法多是数种治法的结合，如解毒抗癌法、化痰散结法、疏理气机法、活血消瘀法、化湿泄浊法、扶正培本法等。因此，称之为复法。既然是复法，处方用药味数也常在15味以上，甚至多达30味之多，所以又称之为大方。复法、大方是治疗肿瘤和探索治癌之路的有效方法，值得进一步研究。

1. 复法大方的治则与肿瘤关系的把握 复法大方是治疗肿瘤的总思路与总原则，对于不同部位与不同脏腑的肿瘤，要结合各自的病机特点，以及患者的自身情况，在治疗上有所侧重，并灵活掌握。如肺癌，其病理因素以热毒痰瘀为主，病变过程中常见肺失宣降、阴津受伤的病理变化，治疗多用清热解毒、化痰散结之法，同时兼顾肺之宣降功能，顾护肺之阴津。脑瘤的主要病理因素除痰、毒、瘀外，还多与风邪有关。头为清阳之府，巅顶之上，惟风可到，痰随风行，风动痰应；故治疗除常用解毒、消瘀外，还应重视祛风化痰法的运用。

2. 复法大方在辨证与辨病上的运用 在运用复法大方时，对患者邪正关系的认识上应辨证与辨病相结合。如当患者经手术切除肿瘤后，但病理提示局部或远处淋巴结有转移，或者肿瘤侵犯了邻近的组织器官，虽此时无肿块可查，无症状可辨，饮食与二便皆正常，但从辨病角度考虑，仍然认为患者体内有癌毒痰瘀的存在，故此时仍然不能掉以轻心，仍然需要治疗，解毒抗癌、化痰散结以涤荡余邪，防止再次复发。再者，辨病不能脱离辨证，对患者表现出来的证候舌象、脉象等应详加诊查，以辨别邪毒痰浊瘀滞之主次，气血阴阳之偏衰。如肺癌患者一般是热毒偏盛，且有阴伤，治疗用药宜偏凉，但对少数有畏寒怕冷、舌淡苔白者，则表明其邪毒已从寒化，或者有阳气损伤的一面，治疗就当予温化或温清并施。这都体现辨证与辨病的有机统一。

3. 复法大方组方遣药之要点 复法大方是针对某些病理机制复杂的特殊疾病采用的一种治法，其具体治法和方药是根据疾病的病理变化各方面的有机组合，是遵循中医治则的，如治病求本、扶正祛邪、调整阴阳、调理气血等。因此，复法大方既遵循中医治则，又是在辨证论治下进行的。但应注意以下几点。

（1）主次分明，组合有序：复法大方，法多药杂，但复法中有主法，有次法；大方中有主药，也有辅药。而主次的确定，要据患者具体病情而定。如当肿瘤不能切除，或手术后复发，体质尚强者，当以攻邪为主，而攻邪之中，又应考虑各脏腑的生理、病理特点之间的差异，如脑肿瘤，一般多以风痰瘀毒为主，则祛邪之法当以祛风化痰、祛瘀解毒为主。

（2）精选药味，一药多用：在复法大方中，每种治法均涉及多种药物，在药物的选用上，可根据中药的性味功用特点，结合现代药理研究成果尽可能选择一药多效、多用，如预知子既能疏肝理气，又能解毒抗癌；生薏苡仁健脾化湿，又善抗癌消瘤；鬼馒头既能抗癌，又能滋补等。精选药味，一药而多用，既使方简，又免药杂。

（3）顾护脾胃，以畅化源：脾胃为后天之本，气血生化之源，故古人云"有胃气则生，无胃气则死"的精辟论点。因复法大方药物的味数众多，且药性峻猛，有的毒性剧烈。因此，临床组方治疗时，顾护脾胃之气，畅通化源，至关重要。如苍术、白术、砂仁、神曲、谷芽、麦芽、陈皮等健脾和胃之品不可缺少。鳖甲为常用的软坚散结之品，且能养阴，临床常用于舌苔厚腻、中焦湿重者，则应避其壅。干蟾皮对多种消化道肿瘤有效，解毒抗癌，但药后易令人呕恶，临床应用时，有不适者应弃之不用，以防伤正败胃。

虫类药用药法

虫类药或一些有毒的植物药是治疗肿瘤中的以毒攻毒药，因其搜邪破瘀之力强大，具以毒攻毒之性，故有独特的治疗作用。现代国医大师朱良春教授不仅善用虫类药治疗常见病，在肿瘤治疗上也常用守宫、水蛭、全蝎、蜈蚣、露蜂房、蛴螬等药物，并著《虫类药的应用》一书，为后世留下丰富经验，值得临床借鉴。在临床应用时，应根据其特性、归经，有选择地使用。

守宫：即壁虎，味咸，性寒，有小毒。祛风定惊，散结解毒，抗癌。为医疮瘤之佳品，可用于多种肿瘤，如食管癌、胃癌、肝癌、肺癌、肠癌、白血病、乳腺癌等。

水蛭：俗称蚂蟥，味苦咸，性平，有小毒。破血逐瘀，通经，抗癌。可用于食管癌、胃癌、肠癌、肝癌、卵巢癌、子宫肌瘤、白血病、皮肤癌等瘀血凝结，经脉闭阻者尤为适宜。

全蝎：味辛、咸，性平，有毒。息风镇痛，攻毒散结，通络止痛，抗癌。祛风作用强是其特点，可用于多种肿瘤，如脑瘤、骨瘤、肺癌、胃癌、鼻咽癌、皮肤癌、舌癌、肠癌等。

蜈蚣：味辛、咸，性温，有毒。攻毒散结，通络止痛，抗癌。可用于治疗胃癌、肝癌、食管癌、子宫颈癌等。

露蜂房：味甘，性平，有毒。祛风止痛，攻毒杀虫。可用于治疗胃癌、肝癌、乳腺癌、子宫颈癌、大肠癌、骨癌等。

蛴螬：味咸，性寒，有毒。镇惊，破瘀，攻毒。可用于治疗胃癌、食管癌、肝癌等。

土鳖虫：味咸，性寒，有小毒。活血散瘀，通经止痛，消癥，接骨续筋。

可用于治疗肝癌、子宫颈癌、骨肉瘤以及多发性骨髓瘤等。

马钱子：味苦，性寒，有大毒。祛风湿，通经络，消结肿，止疼痛。止痛消肿力强是其特点，但过量易中毒。可用于治疗食管癌、胃癌、肠癌、肺癌、乳腺癌、子宫癌、皮肤癌、白血病等。

由于癌瘤致病暴戾，病势险恶，且常与痰、瘀之邪搏结，故在辨证论治的基础上适当选用虫类药，不仅可引药直达病所，还有搜风、剔毒、通络、化痰之功效，有助于提高临床疗效。现代药理研究证明，虫类药能降低血液黏度，改善微循环，提高机体免疫功能及痛阈，且有抗菌及不同程度杀灭癌细胞作用。如在食管癌的治疗中使用守宫粉、蜣螂可以明显缓解食管疼痛和吞咽不畅的症状；对于肝癌、胰腺癌患者使用全蝎、蜈蚣、土鳖虫、炮穿山甲（代）不仅能镇痛，对部分病人还能延长带瘤生存时间；对于骨转移、脑转移的顽固疼痛，使用全蝎、蜈蚣、炙水蛭可以缓解疼痛，在使用虫类药时常配合使用三棱、莪术、石见穿、当归、红花、川芎等活血化瘀药，以提高疗效。由于虫类药攻毒抗癌多有伤气败胃之弊，故术后无瘤、正虚体弱者用药宜少，用量宜轻，用时宜短；由于肿瘤发展迅速，体壮者量可较大，但也应注意中病即止。

药对用药法

肿瘤患者症状错杂，兼证夹杂，治疗颇为棘手，尤其是晚期肿瘤患者，对症处理更是要药效专一，直除沉疴。经多年临床实践，根据药理、归经、功效及实验研究，组合出治疗肿瘤中药药对，不但可提高临床疗效，扩大治疗范围，降低药物间的毒副反应，而且对开展中药复方研究，解析中药方剂的立体结构，掌握遣方用药的规律大有益处，故有曰"看似用药，实为用方"之说，且对肿瘤兼证的治疗也每可得心应手。现将肿瘤常用药对列举如下。

1. 扶正祛邪药对

（1）黄芪与党参：二药皆属补气药，二药相须为用，则药力大增。黄芪性甘微温，可补气升阳、益气固表、托毒生肌、利水消肿。其补气作用与人参基本相似，且健运而不燥，鼓舞阳气，振动中气而无刚燥之弊。黄芪与党参相合，是补益中焦、促进化源、鼓舞气血生长的药对，其功独擅。实验研究显示，二药对肿瘤均有抑制作用，二药合用，可提高网状内皮系统的吞噬功能，有利于抑制癌细胞的生长。此药对可抗癌扶正，应用于各种癌症的气虚型，以及治疗由放疗或化疗所致的不良反应，以减轻症状，有助于全程治疗。

（2）黄芪与枸杞子：黄芪归肺、脾之经，可实"后天之本"；枸杞子归肝、肾之经，能壮"先天之本"。一个补气，一个益精，气为阳，精属阴，两者合用使阴阳协调，五脏兼顾。而且这两味药是常见的补益中药，服用时口感甘甜，容易为患者接受，又可以长期服用，对肿瘤患者或术后切除、多处转移导致体质虚弱者，用之以扶益正气，提高免疫功能。

（3）白术与天花粉：白术味苦而甘，性温而燥，其味甘浓，气不香窜，为一味补脾阳的药物。天花粉味甘而微苦，性微寒，有清热生津、消肿解毒之功。二药配伍，可使脾阳得温而不伤胃阴，养胃阴而不碍脾阳运化，各取所长，以奏其功。白术温而天花粉寒，看似药性相反，似互相排斥抵消，但事实上，正由于性能、效用的相反，却起到补充、共济和增效的作用，现已经临床所证实。实验研究也表明，白术水浸液有抑菌作用，其挥发油有抑制肿瘤细胞的作用。经体外筛选，天花粉对肿瘤的生长亦有抑制作用。故白术与天花粉配伍，既对症又治瘤，为治疗消化系统肿瘤之常用药对。

（4）白术与莪术：白术苦、甘、温，归脾、胃经，具有健脾益气、燥湿利水、抗癌安胎等功效。现代药理研究证实，白术能降低癌细胞的增殖率，提高机体的免疫力及抑制癌细胞的反应力。莪术辛、苦、温，归肝、脾经气分，具有破血行气、消积止痛之功效，为气中血药，善破气中之血。药理研究证实，莪术制剂对多种癌细胞的生长有明显抑制和破坏作用。二药同用，既理气又补气，既破血又利湿，可用于消化系统肿瘤、妇科肿瘤及生殖系肿瘤属脾虚血瘀或瘀浊交阻者多有良效。

（5）楂曲与豆蔻：山楂、六曲均归脾胃经，可消多种原因的食积，调中散瘀，健脾和胃，功能类似维生素B，可增加肠胃的蠕动功能。豆蔻有芳香行气消滞之效，有食积或纳呆者就有气机阻滞，脾胃运化无力，在消积的同时增加理气的药物可以加强其功效，"消积不理气非其治也"。故在消导开胃药中佐以行气健运之品，疗效往往要高得多，相当于多潘立酮的功能。故由肿瘤引起的纳呆、食欲缺乏加用之有效。

（6）人参与五灵脂：人参甘、苦、微温，归脾、肺、心经，具有大补元气、补脾益肺、生津固脱、安神增智等功效。药理研究证实，有增强机体免疫功能，抑制肿瘤生长，防治白细胞减少，抗衰老等广泛作用。五灵脂苦、咸、甘、温，归肝经，能活血散瘀止痛解毒。药理研究证实，含有维生素A，能预防上皮细胞癌，并能将已癌变的细胞恢复为正常细胞，减少癌症复发。二药配伍为十九畏药对，功擅益气祛瘀，扶正祛邪兼顾，可广泛用于气虚血瘀之消化系统肿瘤。

（7）鳖甲与穿山甲（代）：鳖甲甘、咸、寒，归肝、肾经，具有滋阴潜阳、软坚散结之功。药理研究证实，对多种癌细胞有抑制活性的作用，不但能增加血浆蛋白，促进造血功能，还能抑制结缔组织增生以消散肿块。穿山甲（代）咸，微寒，归肝、肾经，活血消癥，通经下乳，且能引药直达病所。药理研究证实，有抗白血病作用，并具有抑制癌细胞的活性作用。二药均为血肉有情之品，鳖甲入阴分，长于治疗邪热入于厥阴，血闭邪结者；穿山甲（代）性专行散，善于走窜，凡血凝血聚为病，皆能开之。二药相须配伍，扶正以祛邪，能除癥瘕痞块。临床常在辨证用药基础上加用此药对，可治疗肝脾大、肝癌、胃癌、胰腺癌、白血病等，对恶性肿瘤的恶变也有一定的改善作用。

（8）白花蛇舌草与仙鹤草：白花蛇舌草微苦、甘，寒，归胃、大肠、小肠经，具有清热解毒、活血祛瘀、利水通淋之功效。药理研究显示，其对癌细胞有抑制作用，并能增强机体免疫力，表现为内皮系统增生，网状细胞增生肥大，胞质丰富，吞噬活跃，淋巴结、脾、肝等组织中嗜银物质呈致密改变。仙鹤草苦、涩、平，归心、肝经，具有收敛止血、解毒疗疮、止痢杀虫、补虚扶正之功效。现代药理研究证实，仙鹤草有一定抗癌作用。二药配伍具有清热解毒、化瘀止血、消肿散结之功效，既能辅助正气，又能消瘤抗癌，标本兼治最为合拍，临床上广泛用于各种癌症的治疗。

（9）白花蛇舌草与蒲公英：白花蛇舌草微苦、甘，寒，归胃、大肠、小肠经，具有清热解毒、活血祛瘀、利水通淋之功效。药理研究显示，其对癌细胞有抑制作用，并能增强机体免疫力，表现为内皮系统增生，网状细胞增生肥大，胞质丰富，吞噬活跃，淋巴结、脾、肝等组织中嗜银物质呈致密改变。蒲公英苦、甘，寒，归肝、胃经，具有清热解毒、消肿散结、利湿通淋之功效。动物实验证实，蒲公英有广谱杀菌作用，并能改善恶性肿瘤患者的免疫状态。二药配伍，可起协同增效作用，常用于热毒较盛之肿瘤。

（10）薏苡仁与乌梅：薏苡仁甘、淡，微寒，归脾、肺、胃经，具有清利湿热、排脓消肿、健脾扶正之功。乌梅酸、涩、平，归肝、脾、肺、大肠经，可收敛止泻、生津安蛔、软坚散结消赘肉。药理研究证实，薏苡仁具有高效广谱抗肿瘤作用。乌梅中所含的苦杏仁苷经胃内分解，有杀灭癌细胞的作用，对多种肿瘤细胞有抑制之功效。两药配伍具有健脾利湿、软坚散结消瘤作用，临床用于子宫及卵巢等妇科良恶性肿瘤、胃肠道肿瘤与息肉有良效。

（11）茯苓与猪苓：二药均性味甘、淡、平，但归经不同，茯苓归心、脾、肾经；而猪苓归肾、膀胱经，同具利水渗湿之功。茯苓走气分，淡渗利湿，健脾宁心，兼有扶正补益之性，为健脾利水渗湿之要药，其性平和，有健脾利水不伤正之功效。猪苓甘淡渗泄，药性沉降，利水之力大于茯苓，但无健脾补益之功。二药均经药理研究证实，有明显抗肿瘤作用。二药相须为用，茯苓善去脾经水湿，猪苓长于祛胃经水湿，配伍运用，健脾利水抗肿瘤之力增强，为治消化系统肿瘤之要药。现代药理研究认为，二药均有明显利尿作用，故可用于癌性胸腔积液、腹水的治疗。

2. 清热解毒药对

（1）白花蛇舌草与半枝莲：白花蛇舌草微苦、甘，寒，归胃、大肠、小肠经，具有清热解毒、活血祛瘀、利水通淋之功效。半枝莲辛、寒，归肝、肺、肾经，具有清热解毒、活血消肿、利尿通淋之功效。二药经药理研究证实均有广谱抗肿瘤作用。二药配伍功擅清热解毒，活血化瘀，利湿消肿，具有抗肿瘤、抗突变、抑制癌细胞增生的作用。临床常用于多种癌症的治疗。如肺癌、胃癌、肝癌、肠癌、肾癌等属于热毒瘀阻，水湿内停者。

（2）白英与白花蛇舌草：白英甘、苦，寒，归肝、胃经，具有清热解毒、祛风利湿、活血消肿之功。白花蛇舌草微苦、甘，寒，归胃、大肠、小肠经，具有清热解毒、活血祛瘀、利水通淋之功效。二药经药理研究证实均有广谱抗肿瘤作用。二药配伍功擅清热解毒，活血祛瘀，利水消肿通淋。临床用于多种癌症的治疗，尤多用于消化系统肿瘤，如肝癌、胃癌、肠癌、食管癌等属于热毒瘀阻，水湿内停者。对癌性胸腔积液、腹水疗效尤佳。

（3）石见穿与半枝莲：石见穿辛、苦、微寒，归肝、脾经，具有祛瘀散结、消肿化痰之功。半枝莲辛、微苦、凉，归肝、肺、肾经，具有清热解毒、活血祛瘀、利水消肿之功。药理研究证实二药均有抗癌活性。二药配伍共奏清热解毒、祛瘀散结、消肿化痰之功效。临床多用于治疗消化系统及泌尿系统肿瘤，如食管癌、胃癌、胰腺癌、膀胱癌、前列腺癌等。

（4）肿节风与菝葜：肿节风辛、苦、平，有小毒，归脾、胃、大肠经，具有清热解毒、祛风通络的作用。菝葜甘、酸、平，归肝、胃、肾经，具有解毒消肿、活血止痛、补肾壮阳的作用。二药合用功擅清热解毒，活血通络，消肿散结。临床用于食管、胃、肠、肝、胰腺等消化系统肿瘤疗效确切。

（5）老鹳草与络石藤：老鹳草辛、苦、平，归肝、大肠经，具有祛风除湿、舒筋活络、止泻的作用。药理研究证实，老鹳草具有很强的抗氧化、防突变活性，可用于肿瘤的辅助治疗。据临床报道，老鹳草治疗乳腺增生有良效。络石藤苦、凉，归肝、肾经，具有祛风通络、凉血消肿的作用。药理研究证实，络石藤具有植物性雌激素样作用，可用于防治乳腺癌及与雌激素有关的癌症。二药配伍相互为用，辛开苦降不仅发挥抗肿瘤效果，而且具有良好的祛风止痛作用，多用于治疗乳腺癌及癌性疼痛。

（6）半枝莲与火麻仁：半枝莲辛、微苦、凉，归肝、肺、肾经，具有清热解毒、活血祛瘀、利水消肿之功，现代著名治癌专家于尔辛教授，用半枝莲在60克时，一方面可以治癌，另一方面可通便。火麻仁甘、平，归脾、胃、大肠经，具有润肠通便之功。二药配伍，抗癌通便两不误，癌症患者，尤其老年病人多有便秘，通过此法可以减轻症状。

3. 软坚散结药对

（1）猫爪草与山慈菇：猫爪草辛、苦、平，归脾、肺、肝经，具有解毒散结、化痰止咳的作用。山慈菇苦、微温，有小毒，归肝、脾经，具有清热解毒、化痰散结的作用。二药均经药理研究证实有抗肿瘤活性。二药配伍合用，共奏清热解毒、化痰软坚、消肿散结的作用。临床多用于甲状腺癌、鼻咽癌、肺癌、淋巴瘤、乳腺癌、骨肉瘤等属于痰凝血瘀，癌毒胶结者。

（2）山慈菇与莪术：山慈菇苦、微温，有小毒，归肝、脾经，具有清热解毒、化痰散结的作用。莪术辛、苦、温，入肝、脾经，具有破血行气、消积止痛之功效，为气中血药，善破气中之血，以破气消积见长。二药配伍辛开苦降，共奏清热解毒、化痰散结、活血止痛的作用。临床多用于治疗食管癌、胃癌、肝癌、乳腺癌、宫颈癌、骨肉瘤等属于气血凝滞，热毒瘀阻者。

（3）生牡蛎与夏枯草：生牡蛎咸、微苦，归肝、胆、胃经，具有平肝潜阳、软坚散结、收敛固涩之作用。夏枯草苦、辛、寒，归肝、胆经，具有清肝平肝、化痰散结之作用。二药配伍共奏平肝潜阳、化痰软坚散结之功。临床多用于治疗乳腺良性、恶性肿瘤，肝癌等属于痰火郁结者。

（4）蛇六谷与僵蚕：蛇六谷辛、寒，有小毒，具有解毒消肿、化痰散结之功。僵蚕咸、辛、平，具有化痰散结、息风解痉之作用。二药经药理研究证实，均有抗肿瘤、防突变的作用。二药合用功擅解毒消肿，化痰息风，软坚散结。临床多用于治疗神经系统肿瘤、恶性淋巴瘤、肺癌等，尤对脑肿瘤有良效。

4. 理气化瘀药对

（1）莪术与三棱：莪术辛、苦、温，归肝、脾经，功专行气破血、消积止痛，其性峻善削，能大破气中之血，因行血破血散结之功较强，临床常用于血瘀气结的胃肠道及子宫、卵巢等肿瘤，对改善症状有一定作用。三棱辛、苦、平，归肝、脾经，破血祛瘀、行气止痛。二药经药理研究证实，对癌细胞有抑制作用。二药均为行气破血、攻坚消积之品，故气血阻滞，有形坚积者，二药常相须为用。莪术以行气为优，三棱以破血为胜。

（2）三七与莪术：三七甘、微苦，微温，归肝、胃经，具有化瘀止血、消肿定痛之功。药理研究证实，三七对肿瘤细胞具有明显抑制作用。莪术辛、苦、温，归肝、脾经，功专行气破血、消积止痛，其性峻善削，能大破气中之血，因行血破血散结之功较强，临床常用于血瘀气结的胃肠道及子宫、卵巢等肿瘤，对改善症状有一定作用。二药合用共奏行气破血祛瘀、消积止痛之功效。临床多用于治疗肝癌、胃癌、宫颈癌、膀胱癌等属气滞血瘀者。

（3）全蝎与延胡索：全蝎咸、辛、平，有毒，归肝经，具有攻毒散结、息风止痉、通络止痛之功。延胡索辛、苦、温，归心、肝、脾经，具有活血化瘀、行气止痛之功。二药配伍共奏解毒散结、活血通络止痛之功。临床常用于治疗脑瘤、肝癌、骨癌等气滞血瘀毒结者，对癌性疼痛有良效。

（4）急性子与威灵仙：急性子辛、微苦，温，有小毒，归肝、脾经，具有降气行瘀、软坚通关的功效。威灵仙辛、咸、微苦，温，有小毒，归肝、膀胱经，具有祛风除湿、通络止痛、消痰化积之功。两者配伍具有行瘀降气、软坚散结、通络止痛的作用。临床常用于治疗食管癌、贲门癌、胃癌等消化系统肿瘤属痰瘀互结者，对癌性疼痛具有良效。

（5）威灵仙、延胡索与骨碎补、补骨脂：威灵仙辛、咸、微苦，温，有小毒，归肝、膀胱经，具有祛风除湿、通络止痛、消痰化积之功。延胡索辛、苦、温，归心、肝、脾经，具有活血化瘀、行气止痛之功。威灵仙祛风通络止痛，民间有用其治骨刺之法，借其能入骨骼之妙，加延胡索理气止痛，使不通之气机得以畅通，正所谓"不通则痛，痛则不通"。骨碎补苦，温，归肝、肾经，具有补肾强骨、活血续伤之功。补骨脂苦、辛，温，归肾、脾经，具有补肾壮阳、固精缩尿、温脾止泻、纳气平喘之功。骨碎补、补骨脂二药合用补肾壮骨、活血止痛、温阳健脾、扶益正气，现代药理研究证实有抗癌作用。肾主骨，补肾所以强骨，四药联用，对骨肿瘤以及转移性骨痛的治疗效果比其他中药要佳，且能修复一部分被癌细胞破坏的骨组织。

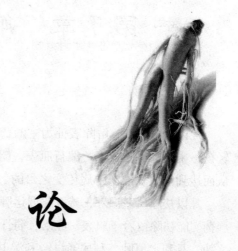

各　论

　　此部分共收载中医肿瘤科常用的解表祛湿类、扶正培本类、理气类、清热解毒类、化痰类、活血化瘀类、软坚散结类、以毒攻毒类、泻下逐水类共 210 味中药，每味药有概述、性味归经、功能主治、配伍应用、用法用量、处方须知、性能特点、常用药对、各家论述、验方举例、临床运用等内容。

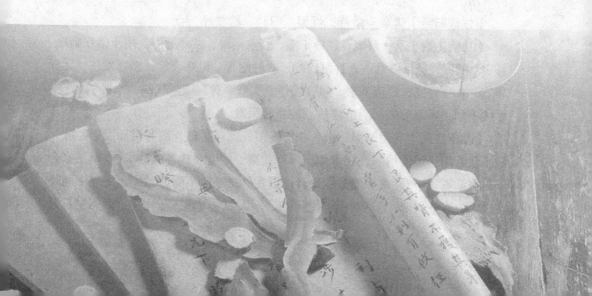

第7章　解表祛湿类

凡以发散表邪，解除表证为主的药物，称为解表药。解表发散药大多辛散轻扬，主入肺、膀胱经，偏行肌表，能促进肌表发汗，使肌表之邪由汗而解，从而达到治愈表证，防病传变之目的。

凡以祛除风寒湿邪，芳香化湿运脾，通利水道，渗泄水湿的药物，统称祛湿药。能祛除留着于肌表、经络、筋骨的风湿之邪，有促进脾胃运化、除湿浊之功，具利水消肿、利尿通淋、利湿退黄之效能。

经药理研究证明，解表祛湿药物有解表发汗、镇痛、镇静、抗病毒、抗炎、利尿、利胆、保肝、降压、抗肿瘤等作用。

麻黄 《神农本草经》

【概述】又名龙沙、卑盐、卑相。为麻黄科植物草麻黄 *Ephedra sinica* Stapf、中麻黄 *Ephedra intermedia* Schrenk et C. A. Mey. 或木贼麻黄 *Ephedra equisetina* Bge.的干燥草质茎。主产于山西、河北、甘肃、新疆、内蒙古等地。秋季采绿色的草质茎，晒干，除去木质茎、残根及杂质，切段。生用、蜜炙或捣绒用。

【性味归经】味辛、微苦，性温。归肺、膀胱经。

【功能主治】发汗解表，宣肺平喘，利水消肿，散寒通滞。用于治疗肺癌、肝癌、肠癌、脑部肿瘤、恶性淋巴瘤、骨肿瘤等。风寒表实，恶寒发热，无汗鼻塞，头身疼痛；麻疹不透，风疹瘙痒；实邪壅肺，咳嗽气喘；水肿，黄疸，小便不利；风湿痹痛，阴疽痰核，破癥瘕积聚。

【配伍应用】麻黄辛温走散，功能发阳气而通腠理，散寒湿而温通经脉，故不仅常用于风湿痹痛，还可用于癥坚积聚、阴疽痰核等病症。《本草三家合注》张隐庵曰："除寒热癥坚积聚者，谓在外之寒热不除，致中土之气不能外达，而为癥坚积聚，麻黄除身热之寒热，则太阳之气出入于中土，而癥坚积聚自破矣"；叶天士曰："癥坚积聚者，寒气凝血而成积也，寒为阴，阴性坚，麻黄苦入心，心主血，温散寒，寒散血活，积聚自散矣"；陈修园曰："即癥坚积为病，亦系阴寒之气，凝聚于阴分之中，日积月累而渐成，得麻黄之发汗，从阴出阳，则癥坚积聚自散，凡此皆发汗之功也。"故治疗阳虚寒凝之阴疽流注痰核等证，可与熟地黄、鹿角胶、肉桂等配伍，如《外科全生集》阳和汤（熟地黄 30 克，肉桂 3 克，麻黄 2 克，鹿角胶 9 克，白芥子 6 克，炮姜炭 2 克，生甘草 3 克）；《上海中医药杂志》庄芝华的加减阳和散，治疗寒痰凝滞型恶性淋巴瘤；《当代抗肿瘤妙方》引山东中医杂志郑翠娥方阳和汤加减〔熟地黄、白花蛇舌草、半枝莲各 30 克，鹿角胶、白芥子、桂枝各 10 克，麻黄、细辛、全蝎各 6 克，补骨脂、骨碎补各 24 克，杭白芍 25 克，威灵仙 15 克，蜈蚣（研冲）2 条，甘草 5 克〕治疗骨肿瘤。与制附片、细辛等伍用，如四川名中医范中林，以麻黄附子细辛汤加味，治疗瘿瘤获愈，以太阳少阴证论治，温经解表，以畅气血，通阳散寒，以开凝聚，同样收软坚散结之效能。若治肺癌，可与金银花、蒲公英、鱼腥草等清热解毒药配伍，如《集验中成药》抗癌解毒丹。若治肠癌及各种癌瘤剧烈疼痛者，可与散结消肿、通络止痛的马钱子同用，如《集验中成药》马钱子丸（制马钱子 120 克，制乳香 15 克，制没药 15 克，西红花 15 克，广郁金 15 克，麻黄 60 克）。

【用法用量】水煎服，2～9 克，或入丸、散；外用适量，研末敷。发汗解表，利水宜生用，欲缓其发汗之力宜捣绒用。止咳平喘多蜜炙用。入汤剂不宜久煎。

【处方须知】表虚自汗，盗汗、虚喘及阴虚阳亢者禁服；老人、小儿、高血压病及体虚之人慎用。

【性能特点】麻黄味辛发散，性温微香，善达肌表，开腠理，透毛窍，发汗解表以散风寒，为辛温发汗之峻品，被称为"发汗解表第一药"。又可宣通肺气以平喘止咳，凡肺气壅遏而致肺失宣降之喘咳之证，皆可配伍应用，为宣肺平喘之良药也。麻黄还有散寒通滞之功，故可用于治疗筋骨风寒湿痹、跌打瘀滞肿痛、阴疽痰核、癥瘕积聚等证。

【常用药对】麻黄与石膏　外散风寒，内清里热。麻黄辛温发散，去除在表之风邪；石膏甘寒，解肌发汗，清泻郁热而除烦。二药相使配伍，外散风寒，内清里热，为治表寒里热之常用药对。如《集验中成药》抗癌解毒丹。

【各家论述】

1. 古人有"有汗不得用麻黄"之诫　麻黄的确有较强的发汗作用，致使有人一见有汗之证，不论其病机如何，均将其视为禁忌之物。其实古人原意是告诫伤寒表虚有汗之证不可误用麻黄汤之类峻汗之剂，并非是单味麻黄，亦非泛指一切有汗之证皆忌的意思。麻黄可以用于有汗之证，张仲景就有以麻黄杏仁甘草石膏汤治肺热壅遏，汗出而喘的范例。实践中，应根据患者汗出的病因病机，经过适当地配伍，可以有针对性地运用麻黄，不必囿于"有汗不得用麻黄"之说。

2. 麻黄在《本草三家合注》中早有论述可以治疗癥坚积聚　如："麻黄之发汗，从阴出阳，则癥坚积聚自散，凡此皆发汗之功也。"《外科全生集》阳和汤中配伍麻黄，治疗阴疽流注痰核等证，为治疗阳虚寒凝型肿瘤开创了先河。目前，麻黄已被广泛运用于各种肿瘤的治疗中。我们不防为肿瘤多找些出路，即开腠理使内邪而外达，从口中使癌瘤吐出、咳出，从大小便而排出等。据现代临床医家所证实，麻黄与熟地黄配伍，麻黄得熟地黄而不表，熟地黄得麻黄而不腻。因此，不必担心肿瘤病人因本虚，经使用麻黄而更虚之虑。

3. 麻黄过量可引起中毒反应　如头痛、不安、失眠、心悸、胸闷、发热、大汗不止、上腹部不适、流泪、流涕、周身不适、口干、恶心、呕吐、耳鸣、体温及血压升高，并可引起心动过速，期外收缩。大剂量可抑制心脏，引起心搏徐缓。

4. 麻黄中毒救治方法　由于麻黄中毒症状主要是血压过高，神经系统兴奋，可给予降压药和镇静药。

【验方举例】

1. 瘿瘤（甲状腺左叶囊肿）　[四川名中医范中林]麻黄附子细辛汤加味：麻黄 10 克，制附片（久煎）60 克，辽细辛 6 克，桂枝 10 克，干姜 30 克，甘草 30 克。水煎服，每日 1 剂，患者服 3 剂包块开始变软，心悸、乏力略好转，药证相符，重剂方能速效，上方姜、附、草加倍，再服 3 剂，包块明显变小，舌质稍转淡红，苔腻减，又以初诊方连服 10 剂，包块逐渐消失，后患者来信说：服药 10 余剂颈下包块消失，食欲睡眠大为好转，两年未再复发。（注：方中制附片有毒必须久煎口尝不麻为度）。功能：扶正祛邪，温经解表。主治：瘿瘤（甲状腺左叶囊肿）。按：本例患者颈侧长包块，触之结硬，不与皮肤粘连，皮色如常，随吞咽而动，系为瘿病。从六经辨证分析为太阳与少阴表里同病，乃由风寒湿邪，日久深入少阴，阳气渐衰，营卫不固，寒凝气滞，日益聚于颈侧而成结。此案未泥于一般瘿瘤多属痰气郁结，或火郁伤阴之常规。以太阳少阴证论治，温经解表，以畅气血，通阳散寒，以开凝聚，同样收软坚散结之效能。[胡熙明. 中国中医秘方大全. 上海：文汇出版社, 1990.]

2. 肺癌　[集验中成药]抗癌解毒丹：生麻黄 6 克，杏仁 9 克，露蜂房

9克，干蟾皮9克，生石膏末50克，金银花30克，蒲公英30克，野菊花30克，紫花地丁30克，天葵子30克，鱼腥草30克，甘草5克。用法：上药共研极细末，和匀，储瓶备用。口服，每次服10～15克，每日服3次，开水冲服，1个月为1个疗程。功能：清热透邪，抗癌解毒。主治：肺癌。[程爵棠，程功文.中国丸散膏丹方药全书.北京：学苑出版社，2010.]

3.脑部肿瘤　[集验中成药]藁本丸：麻黄3克，附子3克，细辛3克，川芎15克，白芥子15克，干漆10克，五灵脂10克，昆布10克，海藻10克，当归20克，丹参20克，蔓荆子20克，藁本30克，蜈蚣5条。用法：上药共研细末，过100目筛，和匀，水泛为丸，如梧桐子大，晒干，储瓶备用。每次口服10～15克，每日服3次，开水送服。功能：温散软坚，活血化瘀，祛风通络。主治：脑部肿瘤。[程爵棠，程功文.中国丸散膏丹方药全书.北京：学苑出版社，2010.]

【临床运用】中晚期肺癌咳嗽　麻黄汤加味：麻黄、桂枝各4克，杏仁、桔梗、浙贝母、大枣各10克，甘草3克，丹参、焦山楂、焦神曲、焦麦芽各30克，蒲公英20克，岩白菜、葶苈子各15克。用法：治疗组40例，将上药水煎后分2～3次内服，每日1剂。对照组20例，用可待因片每次30毫克（或非迪克糖浆10毫升），每日1～3次，口服。加减：便秘者加瓜蒌子；咯血者加仙鹤草、茜草、生三七粉；痰多黄稠者加鱼腥草、枇杷叶；发热者，加生石膏、柴胡。疗效：用上药治疗中、晚期肺癌咳嗽患者，两组分别完全缓解21例、4例，部分缓解16例、15例，无缓解3例、1例。总有效率为93%、95%。[陆蓉芳.麻黄汤加味治疗中晚期肺癌咳嗽60例.云南中医中药杂志，2001，22（3）：13.]

桂枝《名医别录》

【概述】又名柳桂。为樟科植物肉桂 *Cinnamomum cassia* Presl 的干燥嫩枝。主产于广东、广西及云南省。春夏两季采收，除去叶，晒干或切片晒干。生用。

【性味归经】味辛，甘，性温。归心、肺、膀胱经。

【功能主治】散寒解表，温通经脉，助阳化气。用于治疗子宫颈癌、肝癌、骨软骨瘤、海绵状血管瘤、良性骨瘤、恶性淋巴瘤等；风寒表证、寒湿痹痛、四肢厥冷、经闭痛经、蓄血癥瘕、胸痹、心悸、痰饮、小便不利等病证。

【配伍应用】桂枝辛散温通，具有温通经脉、散寒止痛之效。常用于治疗子宫颈癌、肝癌、骨软骨瘤、海绵状血管瘤、良性骨瘤、恶性淋巴瘤等多种肿瘤。若治子宫颈癌，可与茯苓、牡丹皮、桃仁等活血化瘀药配伍，如四川省蓬安县中医院刘淑泽的桂桃苓丹方，本方治疗晚期子宫颈癌1例，生存6年无复发。现代国医大师朱良春善用虫类药治疗肿瘤，得道友高允旺院长1971年跟随休县祖传三代名医孔二交老学习时，亲眼所见孔老用桂枝与行气活血药配伍，治疗癥结久不消散，血痹，右胁痛，或痛经，外伤跌仆等病证，今朱老用于治疗肝癌，效不虚传，如化瘤丸（人参18克，桂枝、姜黄各6克，丁香18克，虻虫6克，苏木、桃仁各18克，紫苏子、五灵脂、绛香各6克，当归12克，香附6克，吴茱萸2克，延胡索、水蛭、阿魏、艾叶、川芎各6克）。桂枝也可与补骨脂、杜仲、核桃仁补肝肾药配伍，治疗骨软骨瘤，如《中国中医秘方大全》引谷铭三方补骨当辛汤，本方治疗1例骨软骨瘤，获愈，恢复工作8年。桂枝与黄芪、三棱、莪术、五灵脂等补气活血药配伍，用于治疗海绵状血管瘤，如甘肃省中医学院中医教研组袁金生的五灵脂消瘤方（生黄芪45克，桂枝15克，桃仁12克，干姜15克，防风15克，三棱9克，莪术9克，五灵脂15克，云苓13克，泽泻9克，炒白术24克，知母15克，生姜30克，附片12克，制草乌12克，当归9克，大枣5枚，牡丹皮9克），治疗海绵状血管瘤1例，获愈，又试治1例良性骨瘤，也同样收效。桂枝也可与干姜、附子等温里药配伍，治疗恶性淋巴瘤，如北京中西医肿瘤骨病研究基金会孙秉严的姜附槟桃汤，治疗十二指肠淋巴肉瘤1例，胃淋巴肉瘤2例，皆愈。

【用法用量】水煎服，3～9克，或入丸、散。入汤剂不宜久煎。

【处方须知】桂枝辛温助热，易伤阴动血，凡外感热病，血热妄行，阴虚火旺等证均应忌用。《药性集要便读》云："舌绛、神昏、发斑、鼻衄、血热症皆忌用。"孕妇及月经过多者慎用。

【性能特点】桂枝是一味解表发散药，对于治疗各种肿瘤，主要取其温经散寒止痛之功，只要配伍得当，在运用治疗肿瘤方面有卓效。

【常用药对】

1. 桂枝与麻黄　开腠理，温经散寒。桂枝辛温发散，甘温助阳，能宣阳气于卫分，畅营血于肌表，通达营卫，解肌而发汗。麻黄辛温升散之性较强，能开宣肺气，开泄腠理、透达毛窍以外散邪气；目前治疗肿瘤两者常相须为用，以开腠理，温经散寒，使内邪外达，为肿瘤外出另辟蹊径。如《当代抗肿瘤妙方》引山东中医杂志郑翠娥方阳和汤加减。

2. 桂枝与茯苓　通血脉，渗湿下行。桂枝温通血脉；茯苓渗湿下行而益心脾之气，既有助于行瘀血，亦有利于安胎元，二药配伍可以共为君药，如《金匮要略》桂枝茯苓丸（桂枝、茯苓、牡丹皮、桃仁、芍药各9克）。

【验方举例】

1. 子宫颈癌　　［四川省蓬安县中医院刘淑泽］桂桃苓丹方：桂枝9克，茯苓15克，牡丹皮12克，桃仁15克，赤芍12克，乳香6克，没药6克，昆布15克，海藻15克，鳖甲15克，小踞踞藤15克。用法：水煎服。功能：活血通经，软坚散结。主治子宫颈癌。加减：大便秘结加枳实、大黄；食欲差加建曲、山楂。疗效：本方治疗晚期子宫颈癌1例，生存6年无复发。按语：方中用桂枝、茯苓、牡丹皮、桃仁等活血化瘀；乳香、没药、小踞踞藤消瘀镇痛；昆布、海藻、鳖甲软坚散结。［胡熙明. 中国中医秘方大全. 上海：文汇出版社，1990.］

2. 恶性淋巴瘤　　［北京中西医肿瘤骨病研究基金会孙秉严］姜附槟桃汤：①桂枝10克，干姜30克，附子30克，乌药10克，小茴香20克，熟地黄30克，桃仁10克，红花10克，三棱15克，莪术15克，升麻10克，牵牛子30克，槟榔30克，川大黄15克，玄明粉15克；水煎服。②轻粉30克，桃仁10克，川黄连10克，槐角10克，槐花10克，杏仁10克，连翘10克，露蜂房12克，川大黄10克，制成丸剂，每次3克，每日3次。功能：温里化瘀，通腑泄浊。主治：恶性淋巴瘤。疗效：本方治疗十二指肠淋巴肉瘤1例，胃淋巴肉瘤2例，皆愈。按语：方中桂枝、干姜、附子、乌药、小茴香温经散寒；熟地黄、桃仁、红花等养血化瘀；川大黄、玄明粉、黑白丑等通腑泄浊。本方适宜于虚寒夹瘀毒患者。［胡熙明. 中国中医秘方大全. 上海：文汇出版社，1990.］

3. 各种中晚期肺癌胸腔积液　　三元逐水加味：桂枝10克，炙麻黄10克，杏仁10克，生甘草6克，茯苓10克，白芍10克，法半夏10克，陈皮6克，细辛2克，五味子6克，桔梗10克，葶苈子15克，大枣6枚，生姜3片。用法：水煎服。功能：健脾益气，峻下逐水，消水散结。主治：各种中晚期肺癌胸腔积液。按：本方为郑伟达教授创制的方剂，能改善肺癌胸腔积液引起的临床症状，提高患者的生存质量，延长生存时间。方中桂枝、麻黄、杏仁温通经脉、通阳化气、发汗平喘、利水、止咳平喘、润肠通便为君药；茯苓健脾渗湿、半夏燥湿化痰、和胃降逆，桔梗开宣肺气、排脓，葶苈子泻肺利水为臣药；陈皮理气调中、细辛温肺化饮、通彻表里，五味子敛肺滋肾、宁心安神，白芍柔肝缓急为佐药；甘草、大枣、生姜补脾益气、养血安神、温中降逆、止呕为佐使药。诸药合用，健脾益气、峻下逐水、消水散结的作用显著。［郑伟达，郑东海，郑伟鸿. 肿瘤的中医治疗. 北京：中国中医药出版社，2009.］

【临床运用】

1. 癌性胸腔积液　　苓桂术甘汤加味：桂枝、白术、半夏各10克，茯苓

12 克，甘草 6 克，黄芪、葶苈子、瓜蒌皮各 15 克。用法：治疗组 62 例，将上药水煎服，每日 1 剂。与对照组 38 例，均行常规胸腔穿刺术，每次抽取胸腔积液 0.6～2 升，继用顺铂 60～100 毫克，氟尿嘧啶 0.75～1 克，地塞米松 10 毫克，注入胸腔；每周 1 次。均支持治疗及对症处理。均 3 周为 1 个疗程。疗效：应用上药治疗癌性胸腔积液患者，用 1 个疗程，两组分别完全缓解 20 例、6 例，部分缓解 34 例、10 例，无效 8 例、22 例，总有效率 87.1%，42.1%。[杨建平. 苓桂术甘汤加味治疗癌性胸腔积液临床观察. 中国中医药信息杂志 2007, 14（4）：75.]

2. 子宫肌瘤　消瘤方：桂枝、三棱、牡丹皮、炙鳖甲、鸡内金、木香、茯苓 10 克，莪术、生黄芪各 15 克，赤芍 20 克，生牡蛎（先煎）30 克。用法：水煎服，每日 1 剂，于月经干净后，服用 15～20 天，月经期停用；3 个月经周期为 1 个疗程。加减：下腹痛者，加延胡索、乳香、没药；月经过多者，加血余炭、蒲黄炭、花蕊石；痰湿甚者，加橘核、昆布、法半夏；血瘀甚者，加三七、土鳖虫、桃仁；体虚者黄芪增量，加党参。疗效：用上药治疗子宫肌瘤 42 例，治愈 13 例，有效 20 例，无效 9 例。[王婉娇. 消瘤方治疗子宫肌瘤 42 例. 实用中医药杂志, 2001, 17（9）：16.]

3. 子宫肌瘤　自拟消瘤汤：桂枝 45 克，茯苓 65 克，益母草 20 克，水蛭粉（分冲）1 克，五灵脂、土鳖虫、甘草各 10 克，红参 9 克，炙穿山甲 6 克，牡蛎 30 克。本方亦可随症加减。用法：每日 1 剂，将上药水煎后餐前服。月经期不停药。3 个月为 1 个疗程。疗效：运用自拟消瘤汤治疗子宫肌瘤患者 60 例，治愈 4 例，显效 12 例，有效 42 例，无效 2 例，总有效率为 96.67%。[张志明. 自拟消瘤汤治疗子宫肌瘤 60 例. 辽宁中医药大学学报, 2009, 11（3）：108-109.]

羌活 《神农本草经》

【概述】又名羌青、羌滑、黑药。为伞形科植物羌活 Notopterygium incisum Ting ex H. T. Chang 或宽叶羌活 Notopterygium forbesii Boiss.的干燥根茎及根。羌活主产于四川、云南、青海、甘肃等地。宽叶羌活主产于四川、青海、陕西、河南等地。春秋两季采挖，除去须根及泥沙，晒干。切片，生用。

【性味归经】味辛、苦，性温。归膀胱、肾经。

【功能主治】解表散寒，祛风胜湿，除痹止痛。用于治疗多种肿瘤；外感风寒、风湿、恶寒发热无汗、头痛项强、肢体酸痛、目昏鼻塞、风寒湿痹、水肿脚气、疮疡肿毒、破伤风等病证。

【配伍应用】羌活辛散温通，有较强的祛风湿，散寒止痛之功，常用于多种肿瘤的治疗。与防风、藁本等祛风散寒药同用，如已故治癌神医郑文友教授的癌痛消，除白血病外，各种癌症皆可用之；笔者自制的复方元胡川芎镇痛丸，用于所有肿瘤者；三药既能祛风胜湿，又能使内邪外达，大多病人在服药时皆感后背有微微发汗，也正遵《本草三家合注》"从阴出阳，则癥坚积聚自散，凡此皆发汗之功也"之旨。北京中日友好医院李岩教授，治疗脊髓神经瘤，与姜黄、丹参等活血药配伍，如蠲痹汤加减，并配合体针及偏方（防风、防己）布包蒸热外敷，用药 2 周后即疼痛消失。羌活常入膏药外贴之，如《中国丸散膏丹方药全书——肿瘤》引王光清《中国膏药学》泾阳大寺膏药方——消痞块狗皮膏，具有活血化瘀、祛风散寒、化痰散结之功，主治腹中痞块，癥瘕血块。

【用法用量】水煎服，3～9 克，或入丸、散。

【处方须知】羌活辛温燥烈升散，故阴血亏虚者慎用。《本草约言》云："若血虚不能荣筋，肢节筋骨酸痛者宜慎用。""汗多过膝者，不宜多服。"用量过多，易致呕吐，脾胃虚弱者不宜用。

【性能特点】羌活辛散祛风，味苦燥湿，性温散寒，气味雄烈，其性升散通行，善发散表邪，为祛风散寒发表之常用药。

【各家论述】

1. 关节肿瘤用二活（羌活、独活）。羌活用米醋炙后，对关节肿瘤有疗效。[梁国.梁秀清临床经验选. 太原：山西科学技术出版社, 2006.]

2. 肿瘤的形成与奔豚相关，因为奔豚乃水气上奔，即肾水之邪（寒气上冲），如豚奔突而犯心，心火不降，不能温煦脏腑四肢百骸，长期如此，必如昼无光，形成阴雨连绵的天气，阴气冲盛，气血寒凝。《本草三家合注》曰："羌活主风寒所击，金疮止痛，奔豚痫痉，女子疝瘕等。"张隐阉曰："奔豚乃水气上奔，土能御水逆，金能益子虚，故治奔豚。"叶天士曰："奔豚者，肾水之邪，如豚奔突而犯心，苦可燥湿，甘可伐肾，所以主之。"可见羌活是一味治疗奔豚证的良药，也是治疗各种肿瘤不可或缺的，已故治癌神医郑文友教授根据其理论指导，配制出的癌痛消治疗各种癌症曾荣获第三届世界传统医学大会金杯特等奖，其内就配伍了羌活。

【验方举例】汗腺管瘤　透邪散结汤：羌活 20 克，防风 25 克，荆芥 20 克，川芎 35 克，红花 10 克，乳香 6 克，没药 10 克，党参 35 克，云苓 25 克，蝉蜕 50 克，蒺藜 15 克，僵蚕 25 克，琥珀 1.5 克。用法：水煎服；外用防风、艾叶、透骨草各 50 克，煎水加盐适量洗周身，每晚 1 次。功能：宣散伏邪，透发湿毒，理气行血，疏经通络。主治：汗腺管瘤。按：汗腺管瘤为少见病，目前西医尚无理想疗法。本病临床体征，近乎中医学鼠疮或疣瘊类，但形不俱备，症不全同。现代中医临床家陈景河教授运用辨证施治的原则，取得了较好疗效。方中羌活、防风、荆芥、蝉蜕、蒺藜皆为散风邪、透发湿毒之品，得茯苓渗透之功，启脾气健运之力，开鬼门，洁净府，内得清，外得散，使水湿生之无源；川芎、红花、乳香、没药化瘀通络，琥珀活瘀利水，配党参助气行血，使血脉通行无阻，营阴得运，与卫气和谐，而瘀结得消。湿气化，汗腺得通，瘤体消退。[张文康. 中国百年百名中医临床家丛书——陈景河. 北京：中国中医药出版社，2006.]

防风《神农本草经》

【概述】 又名铜芸、回云、屏风、风肉、关防风、东防风、山芹菜、白毛草。为伞形科植物防风 *Saposhnikovia divaricata*（Turcz.）Schischk. 的根。主产于东北及内蒙古东部。春秋两季采挖未抽花茎植物的根，除去须根及泥沙，晒干。切片，生用或炒炭用。

【性味归经】 味辛、甘，性微温。归膀胱、肝、脾经。

【功能主治】 祛风解表，胜湿止痛，止痉。用于治疗海绵状血管瘤、良性骨瘤、听神经纤维瘤、白血病、皮肤癌、唇癌等；外感风寒、头痛项强、目眩昏涩、风寒湿痹、骨节酸痛、腹痛泄泻、肠风下血、破伤风证、麻疹难透、风疹瘙痒、疮疡初起等病证。

【配伍应用】 防风辛温发散，气味俱升，以辛散祛风解表为主，虽不长于散寒，但又能胜湿止痛，外可祛肌肉，筋骨之湿，内可胜脾胃大肠之湿，能祛风则祛外湿之力更强，可升清则胜内湿之效更著。常用于治疗海绵状血管瘤，良性骨瘤，听神经纤维瘤，急性非淋巴细胞性白血病，早期皮肤癌，唇癌等多种肿瘤。已故治癌神医郑文友先生发明的癌痛消，对癌症剧痛其止痛效果可达100%，是元胡止痛片的 50%，但止痛时间比元胡止痛片长达 2 个多小时，其内就含有防风，既可解表，又能祛风止痛。防风不仅在止痛方面有效，对于运用治疗其他肿瘤也有卓效。若治疗早期皮肤癌，可与独角莲配伍，如《中国丸散膏丹方药全书——肿瘤》引《集验中成药》独角莲散。也可与清热解毒的土茯苓配伍，如《名中医肿瘤科绝技良方》引广州中医学院老中医杨志仁的神经系统肿瘤方 [土茯苓 30 克，夏枯草 12 克，昆布 9 克，海藻 9 克，牡蛎（先煎）30 克，红花 3 克，丹参 12 克，三七（冲）3 克，干地黄 18 克，玄参 12 克，墨旱莲 3 克，防风 9 克，白芷 9 克，苍耳子 9 克，荆芥 9 克，钩藤 12 克，忍冬藤 12 克]，治疗听神经纤维瘤，嘱患者连服一百剂获效。若与蜈蚣、僵蚕、全蝎等虫类药配伍合用，可治疗唇癌，如《中国丸散膏丹方药全书——肿瘤》引《集验中成药》蜈僵散（蜈蚣 1 条，僵蚕 10 克，栀子 10 克，甘草 10 克，防风 10 克，藿香 10 克，全蝎 3 克，生石膏 15 克）。若治急性非淋巴细胞性白血病，可与黄芪、熟地黄、人参、生地黄、当归、白芍等补气血药配伍，如《当代抗肿瘤妙方》引浙江中西医结合杂志刘旭梅方（黄芪、熟地黄、生地黄各 20 克，人参、茯苓、当归、白芍、补骨脂、肉苁蓉、何首乌、枸杞子、女贞子、墨旱莲各 9 克，白术、菟丝子、山茱萸各 12 克，木香、甘草、川芎、防风各 6 克）。

【用法用量】水煎服，4.5～9 克，或入丸散；外用适量，煎水熏洗。发表、祛风宜生用，止泻宜炒用，止血宜炒炭用。

【处方须知】防风药性偏温，阴血亏虚，热病动风者不宜使用。

【性能特点】防风辛甘微温，为风药中之润剂，其性升散，善行全身，以祛风为主，为治风之通用药。外能走表，升散祛风，搜肌肉、筋骨之风；内能达里，祛脏腑之风，故防风有祛内、外风证之功。常用于治疗外感表证，风疹瘙痒，风湿痹痛，破伤风及多种肿瘤等病证。防风还能解或杀乌头、附子、芫花、大戟等药物的毒性。

【常用药对】

1. 防风与羌活　祛风散寒，胜湿止痛。防风辛甘、微温，以散风为主，祛寒力不及羌活，又善祛风湿止痛。经药理研究证实，防风有镇痛、镇静作用，其镇痛部位与吗啡相似，主要在中枢；羌活辛温而散，气味雄烈，发散风寒力强，兼能祛风湿止痛；经药理研究证实，羌活挥发油有显著的镇痛作用，二药合用，既能祛风散寒，又能胜湿止痛，对癌症疼痛起到明显疗效。

2. 防风与附子　祛风、散寒、除湿。防风辛甘微温，其性升散，善行全身，外能走表，升散祛风，能搜筋骨之风，经药理作用研究证实，防风有镇痛、镇静作用，其镇痛部位与吗啡相似，主要在中枢；附子气雄性悍，走而不守，能温通经络，经药理研究证实，有明显的抗癌活性，有抗寒冷，镇痛等作用。两者配伍，既能增强附子的散寒除湿之功，又能杀附子之毒，有着明显的镇痛作用。

【各家论述】据文献记载，防风单用煎汤服，能解乌头、附子、芫花等药毒。现今也有用防风与乌头、附子、芫花进行相杀配伍（防风配乌头、防风配附子、防风配芫花），降低诸品药物的毒性。有个案报道，服用防风 1 小时出现腹部不适、恶心、呕吐、出冷汗、皮肤瘙痒等变态反应。

【验方举例】早期皮肤癌　［集验中成药］独角莲散：防风 4 克，细辛 4 克，青皮 3.5 克，金银花 3.5 克，独角莲 3.5 克，重楼 3.5 克，羌活 5 克，独活 5 克，黄连 5 克，甘草 5 克，僵蚕 5 克，赤芍药 3 克，蝉蜕 2 克，泽兰叶 2.5 克。用法：共研极细末和匀，储瓶备用，口服，每服 25 克，开水冲服。然后以金银花 50 克，泽兰 50 克，生姜 10 片，好酒煮热，去渣，热饮，最后用酒水各一半，煎生姜 10 片，趁热服之。功能：疏风散结，清热解毒。主治：早期皮肤癌。［程爵棠，程功文. 中国丸散膏丹方药全书. 北京：学苑出版社，2010.］

<h2 style="text-align:center">藁本《神农本草经》</h2>

【概述】又名藁芨、藁极、鬼柳、地新、微茎，野芹菜。为伞形科植物藁本 Ligusticum sinensis Oliv. 或辽藁本 Ligusticum jeholense Nakai et Kitag.的干燥根茎及根。藁本主产于陕西、甘肃、河南、四川、湖北、湖南等地。辽藁本主产于辽宁、吉林、河北等地。秋季茎叶枯萎或次春出苗时采挖，除去泥沙，晒干或烘干。切片，生用。

【性味归经】味辛，性温。归膀胱经。

【功能主治】祛风散寒，除湿止痛。用于治疗脑肿瘤、头皮肿块、子宫肌瘤、癥瘕积聚、痞满腹胀等；风寒感冒、巅顶疼痛、脘腹诸痛、风寒湿痹等证。

【配伍应用】藁本辛温香燥，性味俱升，善达巅顶，以发散太阳经风寒湿见长，并有较好的止痛作用。笔者常以此与羌活、防风、苍术、延胡索、川芎等祛风湿，止痛药同用，如自制的复方元胡川芎镇痛丸，用于治疗各种癌症的疼痛。因藁本善达巅顶，故是治疗脑肿瘤的一味引经良药，可与麻黄、附子、细辛、川芎等配伍以温阳散寒，如《中国丸散膏丹方药全书——肿瘤》引《集验中成药》藁本丸；李佩文教授治疗脑干肿瘤以天麻钩藤饮化裁。藁本经适当配伍也可用于治疗子宫肌瘤，如《当代抗肿瘤妙方》引云南中医中药杂志周靖消瘤汤（黄芪 20 克，炒柴胡、白术、藁本各 12 克，赤芍、川芎、茯苓各 15 克，莪术、三七粉、甘草各 10 克，姜黄 6 克，牡蛎 30 克），收到良好疗效。与化瘀止血药之三七配伍，可治疗骨瘤，如藁本三七汤。藁本也可入膏剂外用治疗癥瘕积聚，痞满腹胀等症，如《中国丸散膏丹方药全书——肿瘤》引自《全国中药成药处方集》麝香化痞膏，具有活血化瘀、祛风散寒、消癥化积之功。

【用法用量】水煎服，3～9 克，或入丸、散；外用适量，煎水洗或研末调涂。

【处方须知】藁本辛温香燥，凡阴血亏虚、肝阳上亢，火热内盛之头痛忌服。

【性能特点】藁本辛温香燥，上行升散，药性雄壮，善于走窜，上达巅顶以散太阳经风寒湿邪，且有较好的止痛作用，为治巅顶疼痛之专品。

【各家论述】

1. 藁本能直走头顶部，故又为治头顶部肿瘤的引经药，但又因督脉经与肾经相连，故藁本也可治疗腰脊部肿瘤。

2. 藁本用米醋蒸汤泡 1 日蒸熟、晒干，加苍术 100 克，共为细末，能治疗头皮肿块。[梁国. 梁秀清临床经验选. 太原：山西科学技术出版社, 2006.]

【验方举例】骨瘤　藁本三七汤：藁本 30 克，川芎 30 克，夏枯草 60 克，白芷 15 克，乳香 30 克，没药 30 克，薄荷 15 克，赤芍 30 克，桃仁 15 克，红花 30 克，当归 30 克，三七 30 克。用法：共研末，制成内服散剂，每日 2 次，每次 3 克。功效：活血化瘀，解表散结。主治：骨瘤。疗效：治疗骨瘤多例，有效。一女性顶骨骨瘤患者服 10 剂治愈。[刘春安, 彭明. 抗癌中草药大辞典. 武汉：湖北科学技术出版社, 1994.]

紫苏 《名医别录》

【概述】又名赤苏、红苏。为唇形科植物紫苏 *Perilla frutescens*（L.）Britt. 的茎、叶，其叶称紫苏叶，其茎称为紫苏梗，其子称为紫苏子。我国南北均产。夏秋季采收。除去杂质，晒干，生用。

【性味归经】味辛，性温。归肺、脾经。

【功能主治】解表散寒，行气宽中。用于治疗食管癌、胃癌、肝癌、肠癌、肺癌、子宫颈癌、甲状腺癌等；风寒感冒、脾胃气滞、胸闷呕吐等病证。

【配伍应用】紫苏辛散性温，有解表、行气、解毒的功效，能散寒气、破凝滞、和中气、行气滞、为双解中外之品。常用于气滞感寒，外感风寒，呕吐，脾胃不和，肝胃不和等病证。目前也有用于治疗消化系统肿瘤的配伍中，如已故治癌神医郑文友教授的肿消一号，专治消化系统肿瘤。笔者自制的参茸苍柏丸（人参 10 克，鹿茸 6 克，苍术 15 克，黄柏 15 克，紫苏 10 克，荜澄茄 6 克，白花蛇舌草 30 克，重楼 20 克，枳实 10 克，黄精 15 克，神曲 10 克，木瓜 10 克，生地黄 30 克，吴茱萸 6 克，半枝莲 30 克，甘草 6 克）治疗消化系统肿瘤也取得明显疗效。

也有用紫苏叶、紫苏梗、紫苏子用于治疗肿瘤。解表散寒用紫苏叶，行气宽中用紫苏梗，降气消痰用紫苏子。如用紫苏叶与法半夏、厚朴、生姜等配伍，用于防治肿瘤化疗后所致的恶心呕吐，如《当代抗肿瘤妙方》引《辽宁中医杂志》梁耀君方（法半夏、厚朴、生姜、紫苏叶、茯苓各20克）；若治疗子宫颈癌，可与茯苓、当归、苍术、泽泻、紫河车等配伍合用，如《中国丸散膏丹方药全书——肿瘤》引自《集验中成药》抗癌丸。用紫苏梗与夏枯草、山豆根、生牡蛎、黄药子、白药子等配伍，治疗甲状腺癌，如《中国丸散膏丹方药全书——肿瘤》引自《集验百病良方》四子消瘿散（夏枯草15克，山豆根15克，生牡蛎15克，黄药子15克，白药子15克，橘核12克，王不留行12克，天葵子12克，穿山甲9克，紫苏梗9克，射干9克，马勃9克，昆布30克）。治疗肺癌，《抗癌中药一千方》用紫苏梗与枳实、大腹皮、延胡索、川楝子、杏仁、徐长卿、仙鹤草、炒槐花、柴胡、白术、茯苓、炙甘草、麦冬、南北沙参、薄荷配伍同用。用紫苏子与葶苈子、茯苓、防己等渗湿利水药配伍，治疗恶性肿瘤引起的胸腔积液，如《当代抗肿瘤妙方》引《中国中西医结合杂志》张玉的胸腔积液合剂（葶苈子、茯苓各20克，桑白皮、白术、花椒各15克，桃仁、杏仁、桔梗、半夏、陈皮、当归、枳壳、紫苏子各10克，防己9克，生薏苡仁50克，黄芪60克）。吾师耿开仪老中医用紫苏子与葶苈子、防己、生薏苡仁、泽泻、猪苓、白花蛇舌草等配伍，治疗淋巴肿瘤引起的胸腔积液，并配合控涎丹，其效如立竿见影，如紫苏子葶苈汤。

【用法用量】水煎服，5～9克，不宜久煎。

【性能特点】紫苏辛散性温，有解表、行气、解毒的功效，能散寒气、破凝滞、和中气、行气滞，为双解中外之品。用于治疗消化系统肿瘤是以味辛能行，能行气以宽中除胀，和胃而止呕。《本草三家合注》陈修园曰："紫苏杀谷除饮食者，气温达肝，肝疏散而脾亦健运也；其子下气尤速，其梗下气宽胀，治噎膈反胃心痛，旁小枝通十二经关窍脉络。"

【验方举例】

1. 淋巴肿瘤引起的胸腔积液 苏子葶苈汤：紫苏子10克，葶苈子20克，防己10克，生薏苡仁30克，杏仁10克，椒目5克，泽泻15克，猪苓15克，桑白皮15克，大腹皮15克，瓜蒌子皮各10克，白花蛇舌草20克，大枣5枚。水煎服，每日1剂，并配合服用控涎丹（红芽大戟、甘遂、白芥子各30克），此丹大小如桂圆子，每次4粒，每日1次，可治疗所有肿瘤由于胸腔积液者，效如立竿见影。（沭阳县中医院耿开仪经验方）

2. 子宫颈癌 ［集验中成药］抗癌丸：紫苏叶100克，茯苓100克，当归75克，苍术75克，泽泻75克，紫河车75克，山羊角75克，白芍75克，厚朴50克，苦瓜根50克，川芎40克，水蛭25克，五灵脂25克，干姜10克，虻虫 20 克，乳香 15 克，没药 15 克。用法：上药共研细末，过 100 目筛，和匀，炼蜜为丸，如梧桐子大，储瓶备用。口服每次 15 克，每日 3 次，温开水送服。功能：清热利湿，活血化瘀，扶正抗癌。主治：子宫颈癌。[程爵棠，程功文. 中国丸散膏丹方药全书. 北京：学苑出版社，2010.]

3. 肺癌 紫苏梗、枳实、大腹皮、延胡索、川楝子、杏仁各 12 克，徐长卿 30 克，仙鹤草、炒槐花各 15 克，柴胡、白术、茯苓、炙甘草、麦冬、南沙参、北沙参各 9 克，薄荷 3 克。水煎服，每日 1 剂。[郎伟君，孟立春. 抗癌中药一千方. 北京：中国医药科技出版社，1992.]

4. 食管癌 炒紫苏子、焦槟榔、青皮、三棱、莪术、清半夏、生姜各 10 克，当归、生牡蛎各 15 克，乌药 6 克，甘草、吴茱萸各 5 克。水煎服，每日 1 剂。[王冰，许世厚. 抗癌中药方选. 北京：人民军医出版社，1992.]

白芷 《神农本草经》

【概述】又名香白芷、白茝、香棒。为伞形科植物白芷 Angelica dahurica（Fisch.er Hoffm.）Benth. et Hook. *f.* 或杭白芷 Angelica dahurica（Fisch. ex Hoffm.）Benth. et Hook. f. var. *formosana*（Boiss.）Shan et Yuan.的干燥根。白芷产于河南长葛、禹县者习称"禹白芷"，产于河北安国者习称"祁白芷"。此外陕西和东北亦产。杭白芷产于浙江、福建、四川等地，习称"杭白芷"和"川白芷"。夏秋间叶黄时采挖，除去须根及泥沙，晒干或低温干燥。切片、生用。

【性味归经】味辛，性温。归肺、胃、大肠经。

【功能主治】解表散寒，祛风止痛，通鼻窍，燥湿止带，消肿排脓。用于治疗脑肿瘤、鼻咽癌、上颌窦癌、喉癌、肝癌、大肠癌、乳腺癌、肾癌、膀胱癌、子宫肌瘤、卵巢癌、海绵状血管瘤、恶性淋巴瘤、皮肤癌等；风寒感冒、头痛、牙痛、风湿痹痛、鼻渊、带下证、疮痈肿毒等证。

【配伍应用】白芷辛香走窜，能入气分，走血分，可利肺气，升阳明清气，为祛风散寒，通鼻窍而止疼痛之良药。临床常用于治疗多种肿瘤。如治疗脑肿瘤，可与丹参、川芎、桃仁、海藻、夏枯草等消瘀化痰药配伍，如《中国中医秘方大全》引湖北中医学院附属医院许菊秀的消瘀化痰汤（丹参 15 克，川芎 12 克，葛根 15 克，桃仁 12 克，昆布 15 克，海藻 15 克，生牡蛎 30 克，夏枯草 15 克，白芷 15 克，天葵子 30 克）；若治鼻咽癌，可与玄参、北沙参、女贞子、苍耳子、菟丝子、辛夷、石菖蒲等滋阴利咽药配伍，如《中国中医秘方大全》引辽宁省沈阳市大东区中医院杨通礼的二参三子方；若治膀胱癌，可与藤梨根、忍冬藤、白毛藤、半枝莲、半边莲等合用，如《名医治验良方》段凤舞的三藤二莲液；若治大肠癌、肛门癌术后疼痛，可与生滑石、煅滑石等配伍，如《中国丸散膏丹方药全书——肿瘤》引自《集验中成药》滑石散。若治皮肤癌、阴疽癌肿，可与生川乌、生草乌等祛风湿药配伍，如《百病中医膏散疗法》引吴介诚方七虎散（生川乌、生草乌、狼毒、生天南星、三棱、羌活、白芷、灰面各 30 克）。

白芷也常作散、膏、酒剂外用，如治疗各种癌症疼痛，《中国当代中医名人志》黄明贵的癌痛贴散（天花粉 100 克，大黄 50 克，黄柏 50 克，姜黄 50 克，芒硝 50 克，生天南星 20 克，白芷 20 克，苍术 20 克，雄黄 30 克，乳香 20 克，没药 20 克，芙蓉叶 50 克，徐长卿 50 克，生甘草 10 克）；《中国丸散膏丹方药全书——肿瘤》引自《集验中成药》止痛膏（蟾酥 2 克，马钱子 15 克，生川乌 20 克，生天南星 30 克，生白芷 40 克，姜黄 50 克，冰片 2 克）；笔者自制的外用白芷山甲酊（白芷、穿山甲、三七、川芎、桃仁、红花、青皮、樟脑各 12 克）用酒 1000 毫升浸泡即成，用于治疗各种癌症放射性疼痛。

【用法用量】水煎服，3～9 克，或入丸、散剂；外用适量。

【处方须知】白芷辛香温燥，阴虚血热者忌服。

【性能特点】白芷辛温，芳香气烈，辛能行散，温能祛寒，性燥除湿；辛香走窜上达，能入气分，也能入血分，能散阳明经风寒湿邪，行血脉祛风止痛，可用于多种肿瘤的治疗，效力尤捷。

【各家论述】

1. 消肿止痛用白芷　白芷用米醋泡 5 小时后晒干，研成细末，每次 2 克，能治鼻内肿块。[梁国. 梁秀清临床经验选. 太原：山西科学技术出版社，2006.]

2. 不良反应　大剂量服用白芷可致中毒，表现为恶心、呕吐、头晕、心慌、气短、血压升高、惊厥、烦躁不安、呼吸困难、心前区疼痛等，最后因呼吸中枢麻痹而死亡。也有外用白芷引发接触性皮炎的报道。

【验方举例】

1. 鼻咽癌　白芷、连翘、荆芥、金银花、黄芩、桑白皮、玄参、紫花地丁各 15 克，防风、薄荷、栀子各 10 克，射干、生地黄各 20 克，甘草 7 克。用法：水煎服，并滴鼻内，每日 3～5 次。主治：鼻咽癌。[黄红兵. 抗肿瘤中药临床应用与图谱引抗癌植物药及其验方. 广州：广东科技出版社，2008.]

2. 骨癌　白芷、薄荷、桃仁各 15 克，夏枯草 60 克，藁本、川芎、乳香、当归、没药、红花、三七各 30 克。用法：水煎服，每日 1 剂。主治：骨癌。[常敏毅. 抗癌良方. 长沙：湖南科学技术出版社，1998.]

苍耳子 《神农本草经》

【概述】又名苍耳仁、苍耳实、老苍子、胡苍子、苍子。为菊科植物苍耳 *Xanthium sibiricum* Patr. 的干燥成熟带总苞的果实。产于全国各地，多自产自销。秋季果实成熟时采收，干燥，除去梗，叶等杂质。炒去硬刺用。

【性味归经】味辛、苦，性温。有毒。归肺经。

【功能主治】发散风寒，通鼻窍，祛风湿，止痛。用于治疗鼻咽癌、上颌窦癌、皮肤癌、脑肿瘤等；风寒感冒、鼻渊、风疹瘙痒、疥癣麻风、风湿痹痛等证。

【配伍应用】苍耳子味甘苦，性温，善发汗，祛风湿，通鼻窍，以擅治鼻渊、风疹、痹痛著称。因苍耳子有通鼻窍之功，故在治疗鼻部肿瘤常用之。如与辛夷花配伍，治疗鼻咽癌，如《中国丸散膏丹方药全书——肿瘤》引自《集验中成药》苍耳散；《名医治验良方》谷铭三的射芩口服液（黄芩 20 克，射干 20 克，芦根 20 克，知母 20 克，瓜蒌 30 克，地骨皮 20 克，白及 15 克，三七 20 克，紫菀 30 克，苍耳子 15 克，辛夷 15 克，三棱 15 克，莪术 15 克），具有清热化痰、祛瘀散结之功；还可与山豆根、天葵子、海藻等药配伍，如《中国中医秘方大全》引解放军第 366 医院的苍天山海汤。苍耳子也可用于治疗上颌窦癌，可与黄连、栀子、黄芩、黄柏等清热泻火药配伍，如《中国丸散膏丹方药全书——肿瘤》引自《集验中成药》四黄散（黄连 10 克，栀子 10 克，升麻 10 克，苍耳子 10 克，黄芩 10 克，黄柏 12 克，白芷 12 克，牡丹皮 30 克，生石膏 30 克，生地黄 15 克，山豆根 20 克，野葡萄根 20 克）。苍耳子经适当配伍不仅可治疗鼻咽部肿瘤，还可用于治疗阴茎癌早期，如《集验百病良方》止痒丸（土茯苓 60 克，金银花 12 克，威灵仙 9 克，白鲜皮 9 克，苍耳子 15 克，甘草 6 克，地肤子 9 克）。

《甘肃中医学院学报》母则力用夏日嫩苍耳草茎叶与冰片配伍，洗净切碎加水武火煎浓，去滓文火收膏，加适量冰片调匀消毒外用治疗皮肤癌，具有攻毒祛瘀、化痰消淉之功。

【用法用量】水煎服，3～9 克，或入丸散；外敷适量。炒去硬刺用。

【处方须知】血虚头痛不宜服用。过量服用易致中毒。

【性能特点】苍耳子温和疏达而不燥烈，透达肌腠，善通鼻窍，为治鼻渊之要药。苍耳子祛风之力缓和，外可达皮肤肌肉，上达头面巅顶，下行督脉足膝，凡外风皆可用之。苍耳子能治疗鼻咽癌，因苍耳子有通鼻窍之功，故在治疗鼻部肿瘤常用之。

【各家论述】

1. 通窍消瘰用苍耳子。用鲜苍耳子及其全草 5 千克或 10 千克水煎 3 小时，除渣后熬成膏，内服每次 1～2 克，外用抹患处。[梁国，梁秀清. 临床经验选. 太原：山西科学技术出版社，2006.]

2. 苍耳子全株有毒，以子为最毒，嫩叶毒于老叶，中国药典一部规定必须炒用，高热处理或炒炭后可破坏其毒性。因此，必须严格炮制规范，遵循去刺的原则。也应严格控制剂量，入汤剂以 3～9 克为宜，或入丸散，外敷适量。有报道说，误服 500 克左右生苍耳子中毒抢救无效而死亡者。

3. 在口服苍耳子治疗量（9～15 克）时偶有短暂口干、喉燥，服用过量（30 克以上）或误食苍耳子 10 枚以上，可致中毒，中毒多在 2～3 天发病。吃生苍耳子则发病较快，4～8 小时，轻者乏力、精神萎靡、头痛、头晕、食欲不振、恶心、呕吐、便秘、腹泻等。重者发病 1～3 日出现烦躁不安或嗜睡、昏迷、惊厥、心率快、心律失常、黄疸、肝大、出血倾向。部分患者出现小便少、蛋白尿、转氨酶升高，甚至昏迷抽搐。危重者烦躁不安，腹胀便血、鼻血、呕吐、尿闭、心音微弱、血压下降、呼吸浅表或深长呈叹息样，可因肝肾功能衰竭和呼吸麻痹而死亡。

4. 苍耳子中毒的救治。①早期宜催吐，洗胃，吐后即用牛奶或豆浆温服，服药超过 4 小时者宜用芒硝口服以泻下，并应大量喝糖水或内服银花甘草绿豆汤；②严重者除催吐、导泻外应配合高渗糖静脉注射，并静注维生素 K 以预防出血，有出血倾向者可口服金银花、生地黄、牡丹皮、甘草、白茅根、小蓟等中药；③有肝损害者可服枸橼酸胆碱，肌内注射甲硫氨基酸，并给低脂饮食；④有休克，循环衰竭者，可对症应用吸氧、补液及维生素 C、多巴胺、激素等药；⑤将紫金锭磨成稀糊，每次服半锭或 1 锭，每日 2 次，儿童减量，有解毒、利尿、通窍作用；⑥严重肝肾功能衰竭者，可考虑血液透析；⑦神志不清，昏迷不醒者，可鼻饲至宝丹或安宫牛黄丸，也可用针灸治疗。

【验方举例】

1. 鼻咽癌　[集验中成药]苍耳散：苍耳子 12 克，辛夷花 12 克，蒲公英 12 克，连翘 12 克，夏枯草 12 克，白毛藤 12 克，露蜂房 12 克，白芷 3 克，川芎 3 克，全蝎 3 克，半枝莲 30 克，生牡蛎 30 克，淡黄芩 10 克。用法：上药共研极细末，和匀，储瓶备用，口服每次 10～15 克，每日 2 次，开水冲服，1 个月为 1 个疗程。功能：清热解毒，通窍软坚。主治：鼻咽癌。[程爵棠，程功文. 中国丸散膏丹方药全书. 北京：学苑出版社，2010.]

2. 鼻咽癌　[解放军第 366 医院]苍天山海汤：苍耳子 15 克，山豆根

12 克，石上柏 30 克，半枝莲 30 克，夏枯草 12 克，天葵子 30 克，昆布 15 克，海藻 15 克，水煎服。另醋制硇砂 15～20 克，加入蒸馏水至 200 毫升，制成溶液，滴鼻。加减：瘀血明显加红花、桃仁、三棱、莪术等；气血两虚加黄芪、当归、党参、白术、鸡血藤等。功能：清热解毒，化痰软坚。主治：鼻咽癌。疗效：本方治疗鼻咽癌、鼻腔癌 38 例（其中 32 例曾用放疗或其他疗法治疗后未完全控制），经 13～30 个月治疗，临床治愈 4 例，显效 6 例，好转 19 例，无效 9 例。按：苍耳子宣通鼻窍；山豆根、石上柏、半枝莲、天葵子清热解毒，消肿散结；夏枯草、昆布、海藻化痰软坚；硇砂祛瘀，祛腐生肌，故对热痰瘀结的鼻咽癌具有一定的作用。但硇砂有毒，具有较强的腐蚀作用，故须严格掌握用量，溃疡病、肝肾功能不全及孕妇忌用。[胡熙明. 中国中医秘方大全. 上海：文汇出版社, 1990.]

柴胡 《神农本草经》

【概述】又名茈胡、地薰、茹草、柴草、山菜。为伞形科植物柴胡 *Bupleurum chinensie* DC、或狭叶柴胡 *Bupleurum scorzonerifolium* Willd.的干燥根。按性状不同，分别习称"北柴胡"及"南柴胡"。北柴胡主产于河北、河南、辽宁、湖北、陕西等地；南柴胡主产于湖北、四川、安徽、黑龙江、吉林等地。春秋两季采挖，除去茎叶及泥沙，干燥。切段、生用或醋炙用。

【性味归经】味苦、辛、微寒。归肝、胆经。

【功能主治】解表散邪，疏肝解郁，升举阳气。用于治疗肝癌、食管癌、肺癌、鼻咽癌、子宫肌瘤、多发性骨血管瘤等；表证发热、少阳证、肝郁气滞、气虚下陷、脏器脱垂等证。

【配伍应用】统观治疗各种肿瘤的方剂配伍中，柴胡也占有重要位置和作用，但取其功用主要为疏肝解郁，大多入复方中使用，有很好的引药至病所的作用。

柴胡芳香疏泄，可升可散、能行滞气、散结气、疏肝郁、清肝火、利胸胁、调胃肠，尤善疏肝解郁。常用于治疗肝癌、食管癌、肺癌、鼻咽癌、子宫肌瘤、多发性骨血管瘤等多种肿瘤。若治疗肝癌，可与鳖甲等配伍，如《中国中医秘方大全》引湖北省武汉市第一医院邵森林的鳖甲柴胡汤，具有疏肝理气、祛瘀软坚之功。若治食管癌，可与杭白芍、当归、郁金等疏肝解郁，活血化瘀药配伍，如《名中医肿瘤科绝技良方》引石怀芝方（柴胡 10 克，杭白芍 10 克，瓜蒌 15 克，清半夏 15 克，白术 15 克，茯苓 15 克，当归 10 克，郁金 15 克，川棟子 10 克，威灵仙 15 克，半枝莲 30 克，山豆根 10 克，守宫 10 克）；治疗肺癌，可与西洋参、茜草、肉苁蓉、龙葵、猫爪草等药配伍，如《当代抗肿瘤妙方》引安徽中医临床杂志高加亮方（西洋参、茜草、肉苁蓉、龙葵、猫爪草各 15 克，白术、茯苓、柴胡、黄芩、大枣、北沙参、陈皮各 12 克，半夏、杏仁、桔梗、土鳖虫各 9 克，炙甘草、山慈菇各 6 克，黄芪、白花蛇舌草各 30 克，仙鹤草 20 克）；若治鼻咽癌，可与龙胆配伍，以疏泄肝经气分之郁火，如《中国中医秘方大全》引上海医科大学肿瘤医院胡安邦的双龙消瘤方；若治子宫肌瘤，可与党参、熟地黄、黄芪、赤芍、当归、枳壳、川芎等扶正祛邪药配伍，如《当代抗肿瘤妙方》引《新疆中医药》张国恒方［党参、熟地黄、赤芍、郁金各 15～20 克，黄芪 25～50 克，当归、枳壳（或枳实）、柴胡各 10～15 克，川芎、三棱、五灵脂、莪术各 10 克，桃仁、红花各 15 克］；治疗多发性骨血管瘤，可与凤尾草等配伍，如《中国中医秘方大全》引上海医科大学肿瘤医院胡安邦的鳖甲凤尾汤。

【用法用量】水煎服，3～9 克。解表退热宜生用，且用量宜稍重，疏肝解郁宜醋炙，升阳可生用或酒炙，其用量均宜稍轻。

【处方须知】柴胡其性升散，古人有"柴胡劫肝阴"之说，阴虚阳亢，肝风内动，阴虚火旺及气机上逆者忌用或慎用。

【性能特点】柴胡在各种肿瘤的方剂配伍中，也占有重要位置和作用，但取其功用主要为疏肝解郁，大多入复方中使用，有很好的引药至病所的作用。常用于治疗肝癌、食管癌、肺癌、鼻咽癌、子宫肌瘤、多发性骨血管瘤等多种肿瘤。

【常用药对】

1. 柴胡与黄芩　和解少阳。柴胡味苦性寒，轻清升散，善疏散少阳半表之邪，又能疏肝解郁，开气分之结，解表而和里，且善升举阳气。黄芩味苦性寒，善清肝胆气分之热，使半里之邪内撤，又可燥湿泻火解毒。两者伍用，升阳达表，退热和解，一散一清，用治外感寒邪少阳证，寒热往来，使枢机得以和畅，具有和解少阳，疏泄肝胆郁热的作用。如《当代抗肿瘤妙方》引安徽中医临床杂志高加亮方。

2. 柴胡与香附　宽胸舒肝，宣通气道，行其郁结，入厥少二经。柴胡味苦，性微寒而质轻，为厥少二经的引经药，按足少阳经的循行是由上至下，足厥阴经则由下至上，故可随经气上下，能升能降，具升清阳、降浊阴之功。香附味微苦甘，性辛。入肝、三焦经。两者合用，对疏泄肝胆三焦气血之郁滞最为适宜。柴胡、香附药对的运用，在脏主血，在经主气，故以之治脏是血中之气药；以之治经，是气分之血药，只要配伍得当，自能开郁散滞而通达上下。如《中国中医秘方大全》引浙江省中医院的柴胡蚤休汤。

3. 柴胡与川芎　行气化散血滞，引药力直达病所。柴胡能升能降，因而得出一个"和"字，只要善于使用，不论病在上、中、下，病期之初、中、末，都很适宜。川芎为血中之气药，入肝胆之经。二药配伍合用可治疗子宫肌瘤，如《当代抗肿瘤妙方》引《新疆中医药》张国恒方。

4. 柴胡与白芍　柴胡散之，作疏肝之用；白芍补之，起柔肝之效。二药合用可治疗肝血管瘤，如《当代抗肿瘤妙方》引《浙江中医杂志》陈宏生的疏肝消积散（柴胡、郁金、赤芍、白芍、枳壳、丹参、刘寄奴各 10 克，鳖甲 6 克）。

【各家论述】肝区肿瘤用柴胡。治肝区肿瘤有效，能去瘀散结；对治疗肠胃气实，妇女郁怒积聚等亦有效。［梁国, 梁秀清. 临床经验选. 太原：山西科学技术出版社, 2006.］

【验方举例】

1. 食管癌　柴胡 10 克，杭白芍 10 克，瓜蒌 15 克，清半夏 15 克，白术 15 克，茯苓 15 克，当归 10 克，郁金 15 克，川楝子 10 克，威灵仙 15 克，半枝莲 30 克，山豆根 10 克，守宫 10 克。用法：水煎服，每日 1 剂。功能：舒肝理气，和胃降逆。按：柴胡、杭白芍、当归、郁金疏肝解郁，活血化瘀；白术、茯苓健脾利活；瓜蒌、川楝子、威灵仙宽胸理气止痛；清半夏、半枝莲、山豆根、守宫软坚散结抗癌。［吴大真, 李素云, 杨建宇, 等. 名中医肿瘤科绝技良方. 北京：科学技术文献出版社, 2010.］

2. 原发性肝癌　［湖北省武汉市第一医院邵森林］鳖甲柴胡汤：柴胡 12 克，鳖甲 30 克，赤芍 18 克，白芍 18 克，牵牛子 12 克，佛手 10 克，丹参 30 克，广木香 10 克，郁金 12 克，红花 12 克，桃仁 10 克，玄明粉 12 克，大黄 10 克。用法：水煎服，每日 1 剂。功能：疏肝理气，祛瘀软坚。主治原发性肝癌。疗效：本方治疗原发性肝癌 5 例，存活 3 例，死亡 2 例，死者生存期分别为 9 个月和 7 个月，存活 3 例生存期分别为 7 年 4 个月、5 年 2 个月、1 年 4 个月。按：本方中玄明粉、大黄二药旨在通过泻下法而疏通瘀闭，使毒邪异物得到排泄。如患者过度衰弱，则宜慎用。［胡熙明. 中国中医秘方大全. 上海：文汇出版社, 1990.］

3. 原发性肝癌　［浙江省中医院］柴胡蚤休汤：炒柴胡 10 克，茯苓 10 克，赤芍 10 克，白芍 10 克，茜草 10 克，当归 10 克，郁金 10 克，制香附 10 克，甘草 10 克，重楼（蚤休）15 克，黄芩 15 克，莪术 15 克，全瓜蒌 20 克，生鳖甲 20 克，虎杖 20 克。用法：水煎服。功能：疏肝理气，活血化瘀，清热解毒。主治：原发性肝癌气滞血瘀型。加减：湿热加茵陈 15～30 克，车前草 15～30 克，半枝莲 15～30 克；虚弱无力，语声低微，口干加太子参 15 克，鲜石斛 15 克，麦冬 15 克，玄参 10 克。疗效：本方治疗原发性肝癌 19 例，治后平均生存 523.5 天，最短 130 天，最长 6 年 4 个月。存活 1～2 年 5 例，2～4 年 2 例，4～5 年 1 例，5 年以上 2 例。按：中医认为肝喜条达，肝气郁结，气滞血瘀，则形成癥积、痞块。方中柴胡疏肝解郁，气行则血行，佐以重楼清热抗癌，故气滞血瘀型肝癌用本方治疗，取得良好效果。[胡熙明. 中国中医秘方大全. 上海：文汇出版社，1990.]

4. 鼻咽癌（鼻侧未分化癌） ［上海医科大学肿瘤医院胡安邦］双龙消瘤方：柴胡 4.5 克，龙胆 6 克，炙鳖甲 24 克，地骨皮 18 克，地龙 6 克，土贝母 12 克，海藻 12 克，昆布 12 克，凤尾草 12 克，败酱草 12 克，水煎服。消瘤丸（全蝎、露蜂房、蛇蜕各等份，研末水泛为丸）9 克。功能：清泻肝火，化痰消肿。主治：鼻侧未分化癌。加减：鼻衄目赤加贯众炭 12 克，藕节炭 9 克，白茅根 30 克，金银花 9 克，蒲公英 18 克，牡丹皮 12 克，生地黄 12 克，玄参 15 克。按：中医学认为热毒瘀结，肝郁气火上升是产生本病的原因之一。本方以消瘤丸搜剔深入肝经瘀结之毒邪，辅以鳖甲、地龙、地骨皮以清肝经血分之伏热；柴胡、龙胆草疏泄肝经气分之郁火；土贝母、凤尾草、败酱草化痰解毒；海藻、昆布化痰软坚，配合相得，故能起到一定的效用。[胡熙明. 中国中医秘方大全. 上海：文汇出版社，1990.]

5. 多发性骨血管瘤 ［上海医科大学肿瘤医院胡安邦］鳖甲凤尾汤：柴胡 9 克，龙胆 9 克，夏枯草 15 克，炙鳖甲 24 克，地骨皮 12 克，凤尾草 24 克，板蓝根 15 克，漏芦 6 克，僵蚕 2 克，蝉蜕 12 克，地龙 12 克，生姜 2 片。用法：水煎服。功能：软坚化痰，清热解毒。主治：多发性骨血管瘤。疗效：本方治疗 1 例多发性骨血管瘤患者，枕部 10 厘米×8 厘米盘曲状肿块，左额部 7 厘米×5 厘米×3 厘米中央可触及骨质缺损，有搏动感，左眼仅能睁开一条线，颅骨片示颅骨弥漫性、溶骨性及成骨性病变，治后获愈。按：本方由施炜娟整理。中医学认为肝胆风水挟痰毒上升入络，郁结为瘤，故本方用鳖甲、地骨皮清泻肝经血分伏火；柴胡、龙胆以疏泄肝经气分郁火；凤尾草、板蓝根、漏芦凉血解毒；僵蚕、蝉蜕化痰散结；地龙入络通瘀，又佐一味生姜辛散辟秽以开胃，从而取得较好疗效。[胡熙明. 中国中医秘方大全. 上海：文汇出版社，1990.]

6. 各种癌症疼痛 疏肝理气止痛方：柴胡 10 克，白芍 12 克，枳壳 10 克，生甘草6克，川芎6克，香附6克，当归10克，罂粟壳10克，延胡索10克，川楝子10克，台乌药10克，青皮6克。用法：水煎服。功能：疏肝行气，活血止痛。主治各种癌性疼痛。症见肝气郁结，胁肋疼痛，寒热往来等症。按：本方是治疗各种癌性疼痛的基本方。本方以柴胡疏肝解郁为君药；配以枳壳行气消痞，白芍、炙甘草柔肝缓急止痛，川芎、香附行气活血，当归补血活血止痛，炙罂粟壳敛肺止痛为臣药；延胡索活血、利气、止痛，川楝子泻火行气、止痛，台乌药行气散寒止痛为佐药；青皮疏肝胆之气为使药。郑伟达教授运用本方治疗中晚期肿瘤胁腹诸痛症，缓解疼痛效果显著。［郑伟达，郑东海，郑伟鸿. 肿瘤的中医治疗. 北京：中国中医药出版社，2009.］

【临床运用】

1. 甲状腺良性肿块　甲瘤汤：柴胡、郁金、制香附、当归、赤芍、莪术各12克，昆布、海藻、浮海石、生牡蛎（先煎）各30克，炙穿山甲15克，炙甘草5克。用法：每日1剂，将上药水煎3次后分2或3次内服。3个月为1个疗程。加减：局部痛甚者加川楝子、紫草；胸闷心悸者加柏子仁、远志。主治：甲状腺良性肿块。疗效：用上药治疗甲状腺良性肿块123例，用1~2个疗程后，痊愈55例，好转56例，无效12例，总有效率为90%。治疗过程中未见不良反应。［包广勤. 甲瘤汤治疗甲状腺良性肿块123例临床观察. 上海中医药杂志，1999（2）：24.］

2. 甲状腺腺瘤　灭瘿瘤汤：柴胡、白芍、赤芍、香附、浙贝母各9克，夏枯草、昆布各12克，海藻、生龙骨、生牡蛎各15克，土鳖虫9~15克，黄药子6~12克。用法：治疗组34例与对照组21例，均用本方。亦可随症加减。每日1剂，水煎服。分别平均用23日、36日。治疗组并用 ^{131}I 2.08MBq/g 甲状腺组织，48小时后用本方。疗效：用上药治疗甲状腺腺瘤患者，两组分别治愈33例、17例，显效1例、4例。见不良反应分别1例、5例。［欧阳诚. 灭瘿瘤汤佐以小剂量 ^{131}I 治疗甲状腺腺瘤34例. 中国中西医结合杂志，2001，21（11）：853.］

苍术 《神农本草经》

【概述】又名赤术、青术、仙术、茅术。为菊科多年生草本植物茅苍术 *Atractylodes lancea*（Thunb.）DC.或北苍术 *Atractylodes chinensis*（DC.）Koidz.的干燥根茎。前者主产于江苏、湖北、河南等地，以产于江苏茅山一带者质量最好，故名茅苍术。后者主产于内蒙古、山西、辽宁等地。春秋两季采挖，晒干。切片，生用、麸炒或米泔水炒用。

【性味归经】味辛，苦，性温。归脾、胃、肝经。

【功能主治】燥湿健脾，祛风散寒。用于治疗食管癌、肝癌、胃癌、肠癌、恶性淋巴瘤等；湿阻中焦证、风湿痹证、风寒挟湿表证。也可用于治疗夜盲症、眼目昏涩等症。

【配伍应用】苍术辛散苦燥，气味雄厚，功彻上下，能燥三焦之湿，搜肌腠之风，其苦温燥湿以祛湿浊，辛香健脾以和脾胃，对湿阻中焦，脾失健运最为适宜。常用于治疗食管癌、肝癌、胃癌、大肠癌、卵巢囊肿、恶性淋巴瘤等中晚期肿瘤患者属脾胃虚弱，脾失健运者。用此与枳实、神曲、紫苏等宽中理气、消食和胃药配伍，可治疗消化系统肿瘤，如自制的参茸苍柏丸；已故治癌神医郑文友研制的苍柏保胃丸。与莪术等破血祛瘀，消积止痛药配伍，治疗原发性肝癌，如《中国中医秘方大全》引北京市酒仙桥医院江玉文的莪术汤。若治食管癌前病变及食管癌，可与山豆根、绿豆清热解毒药配伍，如《中国丸散膏丹方药全书——肿瘤》引自《集验中成药》侯浚的复方苍豆丸。若治大肠癌，可与黄连、黄柏等清热燥湿药配伍，如《中国丸散膏丹方药全书——肿瘤》引自《集验中成药》苍术散。苍术经适当配伍也可用于治疗卵巢囊肿，可与车前子、水蛭、鸡内金等配伍，如《当代抗肿瘤妙方》引《浙江中医药大学学报》朱可奇三妙汤（黄柏、苍术、牛膝、车前子、制大黄各 15 克，黄连、水蛭各 10 克，鸡内金 30 克，甘草 6 克）。《实用抗癌验方》用此与厚朴、法半夏、山慈菇、重楼、陈皮、白芥子、川芎、茯苓、薏苡仁、丹参、豆蔻、甘草、天南星配伍同用，治恶性淋巴瘤。

【用法用量】水煎服，5～10 克。

【处方须知】阴虚内热，气虚多汗者忌用。

【性能特点】苍术辛香燥烈，气味雄厚，走而不守，能升能降，为治湿邪之专品，走中宫疏泄阳明之内湿，入经络搜肌腠之风而胜外湿，其苦温燥湿以祛湿浊，辛香健脾以和脾胃，对湿阻中焦，脾失健运最为适宜。

【常用药对】苍术与白术　苍术走而不守，芳香苦温，其性燥烈，有运脾之功；白术苦甘而温，守而不走，有补脾之效。二术相使合用，有运脾补脾之功效。二药合用可用于治疗原发性肝癌，由于脾失健运所致者，如《中国中医秘方大全》引北京市酒仙桥医院江玉文的莪术汤。

【验方举例】

1. 大肠癌　［集验中成药］苍术散：苍术 10 克，广木香 10 克，黄连 10 克，黄柏 12 克，牛膝 12 克，刺猬皮 12 克，玄参 20 克，郁金 20 克，薏苡仁

30 克，牡蛎 30 克，夏枯草 15 克，槐花 15 克，地榆 15 克，淡海藻 15 克，淡昆布 15 克，甘草 3 克。用法：散剂，上药共研极细末，和匀，储瓶备用。口服，每次 10～15 克，每日 3 次，开水冲服，2 个月为 1 个疗程。功能：清热燥湿，软坚散结，抗癌凉血。主治：大肠癌。[程爵棠，程功文. 中国丸散膏丹方药全书. 北京：学苑出版社，2010.]

2. 恶性淋巴瘤　苍术、厚朴、法半夏、山慈菇、重楼各 12 克，陈皮、白芥子、川芎各 9 克，茯苓、薏苡仁、丹参各 15 克，豆蔻、甘草、天南星各 6 克。水煎服，每日 1 剂。[常敏毅. 实用抗癌验方. 北京：中国医药科技出版社，1993.]

3. 食管癌　苍术、茯苓各 9 克，急性子 30 克，半枝莲 60 克，陈皮、半夏各 12 克，党参、黄芪、桂枝各 15 克，炙甘草 9 克，大枣 10 枚，水煎服，每日 1 剂。[常敏毅. 实用抗癌验方. 北京：中国医药科技出版社，1993.]

4. 各种中晚期肿瘤患者化疗期间出现呕吐症状　降逆止呕方：苍术 10 克，白术 10 克，法半夏 10 克，竹茹 10 克，黄连 6 克，干姜 6 片、柿蒂 6 克，丁香 6 克，吴茱萸 6 克，鸡内金 10 克，瓦楞子 10 克。用法：水煎服。功能：疏肝理气，健脾和胃。主治：各种中晚期肿瘤患者化疗期间出现呕吐症状的基本方。按：方中法半夏燥湿化痰，苍术、白术健脾燥湿为君药；竹茹、瓦楞子清热化痰、止呕除烦、散结止痛；黄连清热燥湿、泻火解毒为臣药；柿蒂清热润肺止渴，丁香温中降逆，吴茱萸疏肝下气、散寒止痛，鸡内金消食磨积、健脾为佐药；干姜温中降逆、止呕为使药。全方共奏疏肝理气、健脾和胃之疗效。[郑伟达，郑东海，郑伟鸿. 肿瘤的中医治疗. 北京：中国中医药出版社，2009.]

木瓜《名医别录》

【概述】又名宣木瓜、铁脚梨、秋木瓜、酸木瓜、贴梗海棠。为蔷薇科贴梗海棠 *Chaenomeles speciosa*（Sweet）Nakai 的干燥近成熟果实。习称"皱皮木瓜"。主产于安徽、四川、湖北、浙江等地。安徽宣城产者称"宣木瓜"，质量较好。夏秋两季果实绿黄时采收，置沸水中烫至外皮灰白色，对半纵剖，晒干。切片，生用。

【性味归经】味酸，性温。归肝、脾经。

【功能主治】舒筋活络，和胃化湿，抗癌。用于治疗肺癌、直肠癌、恶性淋巴瘤、甲状腺癌等；风湿痹痛、腰膝酸痛、筋脉拘挛、吐泻转筋、脚气肿满等症。

【配伍应用】木瓜味酸入肝，益筋和血，舒筋活络而缓挛急；温香入脾，能化湿和胃，湿去则中焦得运，故可用于肺癌、直肠癌、恶性淋巴瘤、甲状腺癌等多种肿瘤病证。笔者自制的参茸苍柏丸就配有木瓜入方中，取其酸甘化阴，柔肝舒筋之功；已故治癌神医郑文友教授的苍柏保胃丸中也有木瓜，其意同也。治腹腔肿瘤疼痛，《食疗本草》用此与桑叶、大枣配伍同用。若治直肠癌，可与无花果、白花蛇舌草、炒槐花等配伍，如《中国丸散膏丹方药全书——肿瘤》引自《集验中成药》三花抗癌丹（生黄芪 30 克，无花果 30 克，白花蛇舌草 30 克，马鞭草 30 克，马齿苋 30 克，仙鹤草 30 克，砂仁 10 克，鸡内金 10 克，升麻 10 克，川厚朴 10 克，炒地榆 15 克，炒槐花 15 克，郁金 15 克，墨旱莲 15 克，白芍 15 克，木瓜 15 克，石见穿 18 克）；治疗肺癌，《中医癌瘤证治学》用此与百部、陈皮、生姜、生甘草、大蒜、生艾叶配伍；若治恶性淋巴瘤，可与猫爪草、半枝莲、半边莲等清热解毒药配伍，如《集验百病良方》的猫莲口服液（半枝莲 30 克，半边莲 30 克，白花蛇舌草 30 克，猫爪草 30 克，猫人参 30 克，夏枯草 9 克，当归 9 克，木瓜 12 克，化橘红 12 克，丹参 15 克，生薏苡仁 15 克，大枣 15 克）；治甲状腺癌晚期，淋巴结转移，骨转移性截瘫，石瘿、郁结伤阴、肾气不足、脾湿不化之痿证，可与女贞子、墨旱莲、补骨脂、骨碎补、肉苁蓉等益肝补肾药配伍，如《名医治验良方》李岩的三合一口服液（女贞子 30 克，墨旱莲 30 克，山药 15 克，牛膝 15 克，木瓜 15 克，补骨脂 30 克，骨碎补 30 克，透骨草 30 克，鸡血藤 30 克，络石藤 30 克，海藻 30 克，肉苁蓉 30 克）。

【用法用量】水煎服，6～9 克，或入丸、散；外用适量。

【处方须知】胃酸过多，小便不利，癃闭者忌用。不可多食，否则损齿，伤骨或致癃闭。

【性能特点】木瓜味酸入肝，益筋和血，功善舒筋而活络，去湿而除痹，为湿痹，筋脉拘挛之要药。入脾则能化湿和胃，湿去则中焦得运，泄泻可止；总以舒筋缓急为功用。

【各家论述】

1. 筋骨因湿而疼痛者可选用木瓜，下焦常用之。

2. 个别患者服用后出现变态反应，表现为全身突发瘙痒，头、颈、胸、四肢均出现淡红色斑块，呼吸加快，烦躁不安。

【验方举例】肺癌　木瓜、百部、陈皮、生姜、生甘草各 9 克，大蒜 20 瓣，生艾叶 18 克。用法：水煎服，每日 1 剂，分 2 次服。主治：肺癌。[贾堃. 中医癌瘤证治学. 西安：陕西科学技术出版社，1989.]

独活《神农本草经》

【概述】又名胡王使者、独滑、长生草、川独活、大活。为伞形科植物重齿毛当归 *Angelica pubescens* Maxim. f. *biserrata* Shan et Yuan 的干燥根。主产于四川、湖北、安徽、等地。春初或秋末采挖，除去须根及泥沙，炕至半干，堆置 2～3 天，发软后再炕至全干。切片，生用。

【性味归经】味辛、苦，性微温。归肾、膀胱经。

【功能主治】祛风湿，止痛，解表，抗癌。用于治疗甲状腺瘤、鼻咽癌、乳腺癌、皮肤癌等；风湿表证、风寒湿痹、腰膝疼痛、中风惊痫、脚气肿满、头风齿痛、痈疽痒疹等病证。

【配伍应用】独活辛苦微温，芳香走窜。辛能祛风，苦能燥湿，温能散寒，芳香走窜则可升可降，通经络，止疼痛，故独活为祛风湿散寒止痛之要药。经药理研究证实，独活有抗炎、镇痛、镇静作用。独活的提取物对小鼠艾氏腹水癌、小鼠网织细胞腹水癌、小鼠 S_{180} 细胞肉瘤均有抑制作用，对鼻咽癌细胞也有抑制作用。治疗甲状腺瘤，可与海藻、昆布、半夏、连翘、川芎等化痰软坚、消散瘿瘤药配伍，如《外科正宗》海藻玉壶汤（海藻、昆布、半夏、连翘、贝母、当归、独活各 9 克，青皮 6 克，川芎 6 克，陈皮 4.5 克，甘草 3 克）；若治痈疽、瘰疬、乳癌、恶肿，可与木香、沉香、丁香、乳香、麝香等五香配伍，如《妇人大全良方》五香连翘汤（木香、沉香、丁香、乳香、麝香、升麻、独活、桑寄生、连翘、木通各 75 克）。《实用抗癌验方》用此与羌活、黄连、甘草、防风、细辛、青皮、金银花、独角莲、重楼、赤芍、僵蚕、蝉蜕、泽兰叶配伍合用，治疗皮肤癌。

独活还可入膏剂外用贴敷肿块处，如《景岳全书》阿魏膏，治一切痞块（如乳癌、肝癌的肿块处）；《中国丸散膏丹方药全书——肿瘤》引自《全国中药成药处方集》的阿魏化痞膏，治妇女癥瘕血块、腹胀疼痛等证。

【用法用量】水煎服，3～9 克，浸酒或入丸、散；外用适量，煎汤熏洗。

【处方须知】阴血亏虚者慎用。

【性能特点】独活行十二经络，上行下达，为祛风行湿散寒之品，药力较羌活缓和。独活气香质细，沉而能升，缓而能搜，经适当配伍，可用多种肿瘤。

【各家论述】

1. 独活所含的呋喃香豆素化合物为光活性物质，进入人体后，一旦受到日光或紫外线照射可使部位皮肤红肿，色素增加，甚至皮肤增厚，继而发生日光性皮炎。

2. 大剂量服用可引起中毒，出现呕吐，烦躁，语无伦次，恐惧感，瞳孔散大，对光反射迟钝，膝腱反射双侧亢进，四肢肌张力增加，甚至全身抽搐，昏迷，最后死亡。

3. 有报道用独活治疗气管炎时，曾发现服用煎剂有头昏，头痛，舌发麻，恶心呕吐，胃部不适等不良反应，一般不必停药。

【验方举例】乳腺癌　独活、羌活、制香附、漏芦、制半夏、瓜蒌子各 9克，柴胡、橘叶、陈皮各 6克，枸橘 15克，蒲公英 20克，生紫菀 5克。用法：水煎服，每日 1剂。主治：乳腺癌。[常敏毅. 实用抗癌验方. 北京：中国医药科技出版社,1993.]

蕲蛇《雷公炮炙论》

【概述】又名白花蛇、蕲州白花蛇、尖吻蝮、褰鼻蛇。为蝰科动物五步蛇 *Agkistrodon acutus*（Güenther）的干燥体。又称白花蛇。主产于湖北、江西、浙江等地，多于夏秋两季捕捉，剖开蛇腹，除去内脏，洗净，干燥。去头、鳞，切段生用、酒炙，或黄酒润透，去鳞、骨用。

【性味归经】味甘、咸，性温。有毒。归肝经。

【功能主治】祛风通络止痉。用于治疗舌癌、鼻咽癌、脑癌、食管癌、胃癌、肝癌、骨肉瘤、乳腺癌、宫颈癌等；风湿顽痹、中风半身不遂、小儿惊风、破伤风、麻风、疥癣等病证。

【配伍应用】蕲蛇具有搜风通络，攻毒定惊，蛇性走窜，善行而无处不到，能外达皮肤，内通经络，而透骨搜风之力尤强，被称为"截风要药"。尤善治病深日久，经络不通之症。肿瘤的形成非一日之功，一旦形成已根深蒂固，故须配伍一些虫类药，以窜筋透骨，可提高疗效。如《肿瘤的诊断与防治》的消癌片（红升丹、琥珀、山药、白及各 300克，三七 620克，牛黄 180克，黄连、黄芩、黄柏各 150克，陈皮、贝母、郁金、蕲蛇各 60克，犀角、桑椹、金银花、黄芪、甘草各 90克）具有活血凉血、解毒抗癌之功，制成片剂，每片 0.5克，每日服 2或 3次，用于治疗舌癌、鼻咽癌、脑癌、食管癌、胃癌、肝癌、骨肉瘤、乳腺癌、宫颈癌等。也可与土鳖虫、番木鳖、川乌、全蝎、蜈蚣等通络止痛药配伍，如《脑病辨治》雍履平的通络息风散（土鳖虫 50克，制番木鳖 6克，蕲蛇 20克，制川乌 20克，丹参 40克，川芎 40克，全蝎 40克，蜈蚣、僵蚕各 40克，地龙 40克），研末每次 3～4克，每日 3次，以透骨草 100克煎水送服，1个月为 1个疗程，具有通络息风止痛之功，治脑转移癌剧烈头痛。

【用法用量】水煎服，3～9克，研末吞服，每次1～1.5克，每日2或3次。或酒浸、熬膏、入丸散服。

【处方须知】阴虚、血虚，热极生风者，忌用。为搜风驱邪之品，适宜于外风有邪之证，若虚风无邪者，断非所宜。

【性能特点】蕲蛇性善走窜，内走脏腑，外彻筋骨皮毛，无处不到，透骨搜风，截痉定搐为其长，尤善治病深日久，经络不通之顽证。临床只要配伍得当，可用于各种肿瘤的治疗。

【常用药对】白花蛇与全蝎　祛风通络，定痉止痛。全蝎善于走窜，能穿筋透骨，逐湿祛风；白花蛇性善走窜，筋骨脏腑无处不达，透骨搜风。二药相使配伍，能祛风通络，定痉止痛。如《脑病辨治》雍履平的通络息风散。

【各家论述】

1. 白花蛇与白花蛇舌草，两者是两种完全不同的药物。白花蛇为动物，祛除风湿，通达经络，用于病深日久，经络不通之顽证；白花蛇舌草为植物，清热解毒，用于热毒疮疡，现常用于抗肿瘤，可广泛用于多种癌症；利尿通淋，用于小便不利、尿赤淋涩作痛、湿热黄疸等。白花蛇以通络止痉为主，重在搜风；白花蛇舌草以清热解毒为主，长于抗癌。

2. 近人认为蛇组织具有强烈的生理活性，应用得当疗效十分确切。诸如止痛、抗炎、抗癌、扶正等方面都有独特的效验，其止痛效果比吗啡更强，更持久。诸蛇之功多近似，其中以白花蛇效果最佳。近人还研究认为蛇类的疗效与所含的生理活性物质有关，此类物质加热易耗损，故应用蛇制剂时最好采用低温干燥法研粉或用活蛇浸酒内服，可保留较多的有效成分，其临床疗效当可提高。蛇粉及针剂临床疗效亦佳。并主张用全蛇。

3. 应用本品时应严格掌握剂量，以防过量中毒。过敏性体质者应用本药应慎重，有过敏反应，应立即停药。

4. 误用大量本品可致中毒，中毒潜伏期为1～3小时。中毒后可出现头痛、头昏、血压升高、心慌、心悸、出血咯血，水电解质紊乱，高钾血症。严重时患者血压下降，呼吸困难、昏迷，心力衰竭，最后多因呼吸中枢麻痹而死亡。

5. 救治方法：①土茯苓15克，半边莲9克，野菊花15克，甘草9克。水煎2次，合在一起，早晚分服。②雄黄、白芷各9克，吴茱萸、贝母、威灵仙、五灵脂各12克，细辛2.4克。共研细末，每服9克，每日3次，以黄酒30～60克冲服。③绿豆15克，甘草30克，水煎代茶饮。

附药：金钱白花蛇

为眼镜蛇科动物银环蛇 *Bungarus multicinctus multicinctus* Blyth 的幼蛇干

燥体。分布于长江以南各地。夏秋两季捕捉，剖开蛇腹，除去内脏，干燥。切段用。药性、功效、应用与蕲蛇相似而力较强。煎服，3～4.5 克；研粉吞服 1～1.5 克。笔者常与延胡索、川芎等配伍用于治疗各种癌症。已故治癌神医郑文友研制发明的癌痛消中也有金钱白花蛇的配伍。现代国医大师朱良春教授用此与全蝎、六轴子、炙蜈蚣、钩藤配伍，治疗癌肿由于肿块浸润、压迫引起的剧痛，如《中国百年百名中医临床家丛书——朱良春》的蝎蛇散，有较强的镇痛、解痉、化瘀消癥的作用，既能止痛，又有抗癌之功。

乌梢蛇 《药性论》

【概述】 又名乌蛇、乌风蛇、黑梢蛇、黑花蛇。为游蛇科动物乌梢蛇 *Zaocys dhumnades*（Cantor）的干燥体。全国大部分地区有分布。多于夏秋两季捕捉，剖开蛇腹或先剥去蛇皮留头尾，除去内脏，干燥。去头及鳞片，切段生用，酒炙，或黄酒闷透，去皮骨用。

【性味归经】 味甘，性平。归肝经。

【功能主治】 祛风、通络、止痉、抗癌。用于治疗胃癌、食管癌、肺癌、脑肿瘤、骨癌等；风湿顽痹、中风半身不遂、小儿惊风、破伤风、麻风、疥癣、瘰疬、恶疮、骨疽等病证。

【配伍应用】 乌梢蛇味甘气厚，其性善窜，功近白花蛇而力缓无毒。能搜风邪，透关节，通经络，常用于胃癌、食管癌、肺癌、脑肿瘤、骨癌等多种肿瘤属风湿内犯、经络不通者。若治疗食管癌，常与蜈蚣、全蝎、土鳖虫等多种虫类药配伍，如《中国百年百名中医临床家丛书——朱良春》的复方乌蛇薏苡仁散，有化瘀消癥、解毒通利之功；《中国丸散膏丹方药全书——肿瘤》引自《集验中成药》的四虫丸（蜈蚣 20 克，地龙 50 克，乌梢蛇 50 克，土鳖虫 50 克，三七 50 克，穿山甲 50 克），研末炼蜜为丸，每丸重 5 克，每日服 1 丸，具有搜风通络、化瘀散结的作用，可治疗胃癌；若治肺癌，可与沙参、麦冬、枸杞子等滋阴药配伍，如《当代抗肿瘤妙方》引陕西中医谢远明的加味一贯煎（沙参、麦冬、龙葵各 30 克，枸杞子、川楝子、僵蚕、浙贝母各 15 克，乌梢蛇、土鳖虫各 10 克，蜈蚣 10 条）。《抗癌中药大辞典》用此与露蜂房、全蝎、补骨脂、郁李仁、透骨草、生地黄、薏苡仁、骨碎补、桑寄生配伍同用，可治疗骨癌。

【用法用量】 水煎服，9～12 克，研末，每次 2～3 克，或入丸剂、酒浸用；外用适量。

【处方须知】血虚生风者慎用。

【性能特点】乌梢蛇性平入肝，性善走窜搜剔，具有祛风通络、定惊止搐的功效。常用于胃癌、食管癌、肺癌、脑肿瘤、骨癌等多种肿瘤属风湿内犯，经络不通者。乌蛇味甘气厚，功近蕲蛇而力缓无毒，但两者常相须为用。

【验方举例】

1. 食管癌　复方乌蛇苡仁散：乌梢蛇、瓜蒌各 250 克，蜈蚣、全蝎各 60 克，生薏苡仁 500 克，硇砂 7.5 克，皂角刺 125 克。用法：共研极细末，每服 3 克，温水送下，有化瘀消癥、解毒通利之功，对食管癌有较好的疗效。［张文康，等. 中国百年百名中医临床家丛书——朱良春. 北京：中国中医药出版社，2001.］

2. 胃癌　［陕西中医学院方］乌梢蛇 420 克，土鳖虫、蜈蚣各 90 克。用法：共研细末，炼蜜为丸，每丸重 3 克，早、晚各 1 丸，温开水送服。主治：胃癌。［黄红兵. 抗肿瘤中药临床应用与图谱. 广州：广东科技出版社，2008.］

3. 骨癌　乌梢蛇、露蜂房、全蝎各 10 克，补骨脂、郁李仁、透骨草、生地黄、薏苡仁各 30 克，骨碎补、桑寄生各 15 克。水煎温服，每日 1 剂。主治：骨癌。［刘春安，彭明. 抗癌中草药大辞典. 武汉：湖北科学技术出版社，1994.］

茯苓《神农本草经》

【概述】又名茯兔、松薯、松苓、云苓。为多孔菌科真菌茯苓 *Poria cocos* (Schw.) Wolf 的干燥菌核。寄生于松科植物赤松或马尾松等树根上。野生或栽培，主产于云南、安徽、湖北、河南、四川等地。产云南者称"云苓"，质较优。多于 7—9 月份采挖。挖出后除去泥沙，堆置"发汗"后，推开晾至表面干燥，再"发汗"，反复数次至现皱纹、内部水分大部散失后，阴干，称为"茯苓个"。取之浸润后稍蒸，及时切片，晒干；或将鲜茯苓按不同部位切制，阴干，生用。

【性味归经】味甘、淡，性平。归心、脾、肾经。

【功能主治】利水渗湿，健脾，宁心，抗癌。用于治疗食管癌、胃癌、肠癌、肝癌、鼻咽癌、肾癌、乳腺癌、膀胱癌等；水肿、痰饮、脾虚泄泻、心悸、失眠等证。

【配伍应用】茯苓味甘而淡，甘则能补，淡则能渗，药性平和，补而不腻，利而不猛，既可扶正，又可祛邪，孙思邈云："主治万病，久服延年。"现代上海中医药专家，临证 70 载，治疗肿瘤 50 余年的钱伯文教授，在治疗多种肿瘤的处方中，很少不用茯苓者。目前被广泛地应用于治疗各种肿瘤属脾虚湿胜，痰饮内停，湿热蕴结者。治疗噎膈（胃癌），可与半夏等化痰药配伍，如《证治汇补》七圣汤（半夏、黄连、白豆蔻、人参、茯苓、竹茹各等份，生姜3片）。治疗肝癌，可与党参、白术、甘草、香附、陈皮、黄芪等健脾理气药配伍，如《中国中医秘方大全》引上海医科大学附属肿瘤医院于尔辛教授的健脾理气汤（党参10克，白术9克，茯苓15克，甘草3克，香附9克，木香9克，陈皮9克，半夏9克，当归9克，黄芪12克，升麻6克，柴胡9克）；治疗肺肾阴虚型鼻咽癌，可与生地黄、山茱萸、山药、五味子、麦冬等滋肾清肺药配伍，如《实用中医内科学》麦味地黄汤（生地黄24克，山茱萸12克，山药12克，茯苓9克，牡丹皮9克，泽泻9克，五味子6克，麦冬6克）；治疗乳腺癌，可与延胡索、当归、炮山甲（代）、乳香、重楼、蛇蜕、守宫等活血抗癌药配伍，如《中国丸散膏丹方药全书——肿瘤》引自《临床验方集》程爵棠的抗癌散〔黄芪60克，茯苓15克，延胡索15克，当归30克，肉苁蓉30克，生牡蛎30克，炮山甲（代）9克，乳香9克，露蜂房9克，白僵蚕15克，重楼9克，蛇蜕9克，金果榄9克，蜈蚣5克，守宫3个，全蝎9克，参三七3克，五灵脂12克，夏枯草10克研末〕，每服6～10克，每日2次，6周为1个疗程，具有益气活血、攻毒抗癌、软坚散结之功。茯苓也常与桂枝、牡丹皮、桃仁、芍药配伍，具有活血化瘀、缓消癥块之功，用于治疗瘀血留结胞宫，如《金匮要略》桂枝茯苓丸，是目前用于治疗妇科肿瘤的基础方；治疗膀胱癌，可与猪苓、泽泻、海金沙等利水渗湿药配伍，如《名医治验良方》张书林的加味五苓散，具有化气利腑、泄热解毒之功；若治溃疡性黑色素瘤，可与雄黄、矾石拔毒敛疮药配伍外用，如《中国中医秘方大全》引内蒙古自治区锡盟特种病院张永祥的茯苓拔毒方。

【用法用量】水煎服，9～15克。

【处方须知】虚寒精滑者忌服。

【性能特点】茯苓性味甘淡平和，为健脾渗湿利水之佳品。本品走上行下，补而不腻，利而不猛，既可扶正，又可祛邪，被广泛地应用于临床多种肿瘤，临床若能巧妙用药，配伍精当，常可效若桴鼓。

【常用药对】

1. 茯苓与猪苓　猪苓利水之力大于茯苓，但无补益之性，多用于祛邪，不用于补正。茯苓淡渗利湿，益脾宁心，兼有补益之性，祛邪、扶正均可使用，多用于补益剂中。二药配伍则渗湿利水之功显著，可用于治疗膀胱癌，如《中国丸散膏丹方药全书——肿瘤》引自《集验中成药》的蛇苓寄生丹。

2. 茯苓与半夏　半夏辛行温燥，为燥湿化痰，温化寒痰之要药；辅以茯苓健脾渗湿，既能消已成之痰，又能绝其生痰之源。《金匮要略》所创立的小半夏加茯苓汤，用半夏燥湿化痰，伍以茯苓健脾渗湿，为后世治痰用药的基本范例。如《证治汇补》七圣汤。

3. 茯苓与白术　茯苓甘淡渗湿，健脾止泻，宁心安神；白术甘温，健脾燥湿，益气生血，偏于守中；二药同用，具有健脾燥湿，利水渗湿之功，一补一渗，守中有通，白术促进脾胃运化水湿，茯苓使水湿从小便而去，水湿则有出路，相须为用，相得益彰，共奏渗湿健脾之效。如《肿瘤的中医治疗》中的茵陈双白汤加味。

【各家论述】茯苓一般指白茯苓而言。其色淡红者，称赤茯苓，偏于清热利湿；抱松根而生者，称茯神，偏于宁心安神；茯神中之松根称茯神木，偏于舒筋止挛；茯苓外面的皮质部分称茯苓皮，偏于利水消肿。茯神木可治心掣痛、神惊、健忘，并可平肝祛风，治疗冠心病心绞痛时，在宽胸、通阳、活血、开窍剂中，加入茯神木五钱至一两，有时可收到止痛的效果。

【验方举例】溃疡性黑色素瘤　［内蒙古自治区锡盟特种病院张永祥］茯苓拔毒方：茯苓、雄黄、矾石各等份。用法：共研细末，过7号筛，混合均匀备用。将患处皮肤常规消毒后外敷本方，每日换药1或2次；若敷粉剂疼痛，可调成软膏或以麻油调敷；若患处有出血可敷少许三七粉。同时内服金银花50克，连翘50克，浓煎代茶，每日1剂，连服数月。功能：拔毒燥湿敛疮。主治：溃疡性黑色素瘤。疗效：本方治疗10例溃疡性黑色素瘤，其中6例经病理证实，4例为临床诊断。用药后溃疡面均得到控制，渗出物明显减少，瘤体生长缓慢，疼痛瘙痒减轻。5例经保守治疗5～12个月后，行病灶切除，均未发现转移，随访2年未见复发；另5例保守治疗生存最长达5年，最短者1年。按：黑色素瘤之发生溃疡者，多为湿毒之凝聚所致，治之当以拔毒燥湿并用，方中取茯苓利水之性以祛其湿，用雄黄、矾石以解其毒，同时服银翘汤剂，内外并举，故可奏良效。［胡熙明. 中国中医秘方大全. 上海：文汇出版社，1990.］

泽泻《神农本草经》

【概述】又名水泻、芒芋、泽芝、禹孙。为泽泻科植物泽泻 *Alisma orientalis* （Sam.）Juzep. 的干燥块茎。主产福建、四川、江西等地。冬季茎叶开始枯萎时采挖，洗净，干燥，除去须根及粗皮，以水润透切片，晒干。麸炒或盐水炒用。

【性味归经】味甘，性寒。归肾、膀胱经。

【功能主治】利水渗湿，清热泻火，抗癌。用于治疗食管癌、唇癌、骨肿瘤、肺癌、白血病、肾癌、膀胱癌等；风寒湿痹、水肿、小便不利、泄泻、淋证、遗精等病证。

【配伍应用】泽泻味甘益脾而泻湿，湿去则脾健，脾乃后天之本，五脏之源，脾主肌肉，故肌肉长而气力益，阴气充而五脏得养也。常用于肿瘤病人合并水肿，或胸腔积液、腹水，高血压病，高脂血症，或泌尿系统感染以及肾癌、膀胱癌、肺癌、白血病等，临床在治疗肿瘤时，适当配伍运用，有卓越功效。如治疗寒在膈上，噎塞咽膈不通（食管癌），可与吴茱萸散寒止痛药配伍，如《兰室秘藏》吴茱萸丸。治疗唇癌（茧唇）后期，运用地黄丸加味，如《中医外科临床手册》加味地黄丸加减方〔生地黄 12 克，山药 9 克，山茱萸 9 克，牡丹皮 9 克，赤芍 9 克，泽泻 9 克，知母 6 克，金钗石斛 12 克，茯苓 9 克，五味子 6 克，肉桂（饭丸吞）0.6 克〕。治疗急性白血病，可与龙胆、黄芩、栀子、木通等清热泻火药配伍，如《中国中医秘方大全》引四川医学院周国雄的黄芩龙胆汤。《抗癌植物药及其验方》用此与黄药子、半枝莲、山茱萸、山药、牡丹皮、茯苓、熟地黄配伍合用，可治疗肾癌。

【用法用量】水煎服，5～10 克。

【性能特点】泽泻味甘而淡，甘则益脾而养五脏，淡能渗泄，而有利水泄下之功。《神农本草经》曰："主风寒湿痹，乳难，消水，养五脏，益气力，肥健。"常用于肿瘤病人合并水肿，或胸腔积液、腹水，高血压病，高脂血症，或泌尿系统感染以及肾癌、膀胱癌、肺癌、白血病等。

【常用药对】泽泻与茯苓　益脾利湿。泽泻味甘而淡，甘则益脾而养五脏，淡能渗泄，而有利水泄下之功。茯苓渗湿利湿，又有健脾之功，利而不猛，补而不峻，甘淡平和。二药相须配伍，益脾而利湿，常用于肿瘤病人合并水肿者。如《肿瘤的中医治疗》腹水方。

【各家论述】泽泻配伍丹参，利水渗湿泄热之功增强。据浙江大学医学院李继承教授等科研课题报道认为，泽泻、丹参与党参、白术配伍同用，有显著开大人体腹膜淋巴孔的作用，不但可使淋巴孔开放，数目增多，分布密度亦增高，有显著的利水功能及抗肝纤维化的形成和提高免疫功能的作用。其健脾益气，活血消瘀，利水消肿的功效已基本概括了中医治疗腹水的原理，临床用于肝癌、肝硬化及腹水的治疗。

【验方举例】

1. **膀胱癌**　泽泻、车前草、生地黄、蛇莓、白英各 15 克，金钱草、白花蛇舌草、土茯苓各 30 克。用法：水煎服，每日 1 剂。主治：膀胱癌。［程剑华，李以锁. 抗癌植物药及其验方. 南昌：江西科学技术出版社，1998.］

2. 癌症合并水肿或胸腔积液、腹水　［抗肿瘤中草药彩色图谱］泽泻、车前子、猪苓、木通各 12 克，牵牛子 15 克，半枝莲 18 克，甘草梢 10 克。用法：每日 1 剂，连服 7～14 剂。主治：癌症合并水肿或胸腔积液、腹水。［黄红兵. 抗肿瘤中药临床应用与图谱. 广州：广东科技出版社，2008.］

薏苡仁《神农本草经》

【概述】又名薏米、苡仁、回回米、薏仁。为禾本科植物薏苡 *Coix lacryma-jobi* L. var. *ma-yuen*（Roman.）Stapf 的干燥成熟种仁。我国大部分地区均产，主产于福建、河北、辽宁等地。秋季果实成熟时采割植株，晒干，打下果实，再晒干，除去外壳、黄褐色种皮及杂质，收集种仁。生用或炒用。

【性味归经】味甘、淡，性凉。归脾、胃、肺经。

【功能主治】利水渗湿，健脾除痹，清热排脓，抗癌。用于治疗食管癌、肺癌、鼻咽癌、肝癌、胃癌、肠癌、白血病、肾癌、子宫肌瘤等；水肿、小便不利、脚气、脾虚泄泻、湿痹拘挛、肺痈、肠痈等病证。

【配伍应用】薏苡仁味甘淡微寒，有利水消肿、健脾祛湿、舒筋除痹、清热排脓之功，常用于恶性肿瘤脾虚痰湿，热毒内结之病证。近年来研究发现，具有直接的抗肿瘤作用，抗肿瘤中药制剂"康莱特"注射液，就是从其中提取有效成分研发而成的，可广泛用于治疗肺癌、肝癌、肠癌。上海中医药专家钱伯文教授治疗肿瘤是其常用之品，并体会到生用功偏清热利湿，炒用健脾作用更佳，但生用抗癌作用稍胜，钱老临床常生熟并用，既能健脾助运化，又能抑瘤抗癌。单用或复方使用都有确切疗效，并可用于各种癌症手术、放化疗后，提高机体的免疫力及降低放化疗的毒副作用。治缓解食管癌晚期之食管梗阻，有利于开关进食，延长存活期，可与守宫等配伍，如《实用中医内科学》守宫酒；治肺癌，可与北沙参、玄参、党参等滋阴清热补气药配伍，如《中国中医秘方大全》引山东省惠民中医院郑长松的三参莲苡汤；治肝癌，可与当归、丹参、红花、白芍等增益活血药配伍，如《验方选编》增益活血汤。治慢性白血病急变，可与龙葵、白花蛇舌草等清热解毒药合用，如《中国中医秘方大全》引中国中医科学院西苑医院邓成珊的龙葵苡仁汤。治子宫肌瘤，可与昆布化痰药配伍，如《中国丸散膏丹方药全书——肿瘤》引《集验百病良方》的昆仁散。

【用法用量】水煎服，9～30 克。清利湿热宜生用，健脾止泻宜炒用。

【处方须知】津液不足者慎用。

【性能特点】薏苡仁味甘淡而性凉，能利水消肿、健脾渗湿、除湿止痹、清热排脓。常用于脾胃虚弱所致泻泄、水肿。临床配伍得当，可用于各种肿瘤的治疗。

【常用药对】

1. 薏苡仁与白花蛇舌草　薏苡仁味甘淡，性微寒，入脾、肺、肾经，能健脾渗湿，现代研究证实，苡仁酯具有良好的抗癌作用；白花蛇舌草味苦而甘，性寒，入心、肺、胃、肝、大肠经，能清热解毒，具有广谱抗癌作用。二药相伍，对胃癌、胃癌前期病变如不完全性大肠上皮化生、不典型增生、胃镜下有颗粒增生、疣状增生、息肉等病变具有抗癌防变、消瘤平疣之功。如《抗癌中草药大辞典》半夏苡仁汤。

2. 薏苡仁与黄芪　薏苡仁味甘而淡，性微寒，清利湿热，解毒排脓，兼能健脾扶正；黄芪甘性微温，补益脾肺元气运毒托毒；二药同用，共奏益气托毒，行水消肿之功。如《山东中医杂志》芪龙安胃汤。

【各家论述】

1. 生薏苡仁甘淡性寒，利湿清热而健脾，在用于治疗肝癌时，常用大剂量30~40克，因肝癌的病机为肝郁气滞，郁久化火，肝木克土，脾虚生湿，故用大剂量生薏苡仁，以达清利湿热、软坚散结之功而获效。现代药理研究证明，其煎剂对癌细胞有一定的抑制作用。

2. 湿热肺瘤用薏苡仁。将薏苡仁细末500克，加米醋30克，蒸熟用开水冲服，每日3次，每次3克，对治疗肺瘤有效。[梁国. 梁秀清临床经验选. 太原：山西科学技术出版社，2006.]

【验方举例】

1. 子宫肌瘤　[集验百病良方]昆仁散：生薏苡仁30克，昆布30克，当归尾12克，王不留行12克，桃仁12克，川续断12克，穿山甲珠9克，三棱9克，莪术9克，香附9克，牛膝9克。用法：上药共研极细末，和匀，储瓶备用，口服，每次10~15克，每日2或3次，饭前开水冲服，1个月为1个疗程。功能：活血化瘀，利湿软坚。主治：子宫肌瘤。[程爵棠，程功文. 中国丸散膏丹方药全书. 北京：学苑出版社，2010.]

2. 绒毛膜上皮癌　红豆冬瓜饮：生薏苡仁、红豆、冬瓜仁、鱼腥草各30克，黄芪、败酱草、白芷各15克，茜草、阿胶珠、当归、党参各9克，甘草6克。用法：水煎服，每日2剂。功能：养血行气，逐瘀攻毒。主治：绒毛膜上皮癌。加减：腹内成块加蒲黄、五灵脂；腔出血加贯众炭；腹胀加厚朴花；

胸痛加郁金、陈皮；咯血加白及、茜草。疗效：临床疗效满意。［刘春安，彭明. 抗癌中草药大辞典. 武汉：湖北科学技术出版社，1994.］

猪苓《神农本草经》

【概述】又名猪茯苓、地乌桃、猪屎苓、野猪食。为多孔菌科真菌猪苓*Polyporus umbellatus*（Pers.）Fries 的干燥菌核。寄生于桦树、枫树、柞树的根上。主产于陕西、山西、河北、河南、云南等地。春秋两季采挖，去泥沙，晒干。切片入药，生用。

【性味归经】味甘、淡，性平。归肾、膀胱经。

【功能主治】利水渗湿，抗癌。用于治疗肺癌、胃癌、肝癌、肾癌、膀胱癌等肿瘤；水肿、水便不利、泄泻等证。

【配伍应用】猪苓甘淡渗泄，其利水作用较强，常用于各种肿瘤伴有水肿或恶性积液者。现代药理研究表明，有抗癌及提高机体免疫功能，与放疗、化疗配合应用还可以起到增效减毒的作用。如治疗原发性肝癌，可与白术、赭石、白茅根等健脾降逆利湿药配伍，如《中国中医秘方大全》引中国中医科学院广安门医院的白术赭石汤，具有化瘀降逆、健脾利湿之功效，用此方治疗晚期肝癌伴腹水，存活 3 年有余；治脾虚气弱型肺癌，可与党参、黄芪、白术等健脾益气药配伍，如《名医治验良方》高令山的肺瘤散，该方经实践证明，有改善患者一般状况，稳定病情，减轻症状，延长生存时间有肯定效果；治肾癌，可与石上柏、石见穿、预知子等清热解毒药配伍，如《中医成功治疗肿瘤 100 例》谢文华的双石八月液，具有清热利湿解毒之功；治疗膀胱癌，可与茯苓、白术、泽泻、海金沙等健脾渗湿药配伍，如《名医治验良方》张书林的加味五苓散，具有化气利腑、泄热解毒之功。

【用法用量】水煎服，6～12 克。

【性能特点】猪苓气薄味淡，性主渗泄，有较强的利水之功，常用于各种肿瘤伴有水肿或恶性积液者。

【常用药对】猪苓与莪术　莪术以破血逐瘀，消散毒瘤为主；猪苓以开腠理，分阴阳，导邪毒从小便而解。二药参合，可治疗各种癌症，均有一定疗效，具有驱邪不伤正，提高免疫功能，升高白细胞而去恶邪，故有良效也。如《癌的扶正培本治疗》地鳖蟾蜍汤。

【验方举例】

1. 肾癌　双石八月液：猪苓 30 克，生薏苡仁 60 克，汉防己 12 克，预知子 20 克，石上柏 15 克，夏枯草 30 克，石见穿 30 克。用法：上药加水煎煮 3 次，滤汁去渣，合并 3 次滤液，加热浓缩成口服液，每毫升含生药 2 克，储瓶备用，每次口服 20 毫升，每日 3 次，1 个月为 1 个疗程。功能：清热利湿解毒。［谢文纬. 中医成功治疗肿瘤 100 例. 4 版. 北京：中国财政经济出版社，2007.］

2. 膀胱癌 ［名医治验良方引张书林方］加味五苓散：猪苓 15 克，茯苓 15 克，白术 15 克，黄芪 15 克，泽泻 18 克，海金沙 18 克，海藻 18 克，桂枝 10 克，生地榆 30 克，薏苡仁 30 克，白花蛇舌草各 30 克。用法：上药共为细末，每次口服 10～15 克，每日 3 次，温开水送服，1 个月为 1 个疗程。或每日 1 剂，水煎服。加减：若血尿不止者，加琥珀 10 克，仙鹤草 30 克；小便浑浊者，加川萆薢 30 克，射干 15 克；小便淋漓不尽者，加杜仲 15 克，菟丝子 30 克；小腹坠胀疼痛者，加延胡索 15 克，香附 15 克，乌药 15 克；小便疼痛难以忍受者，加苍耳子 15 克，并增大海金沙剂量；淋巴转移者，加黄药子 30 克，泽泻 15 克；肺转移者，加鱼腥草 30 克，瓜蒌 30 克；直肠转移者，加半枝莲 30 克，穿山甲（代）15 克；宫颈转移者，加农吉利 15 克，石燕 30 克；胃纳差者，加鸡内金 15 克，炒三仙 15 克。功能：化气利腑，泄热解毒。主治：晚期膀胱癌。［程爵棠，程功文. 中国丸散膏丹方药全书. 北京：学苑出版社，2010.］

茵陈 《神农本草经》

【概述】又名茵陈蒿、绵茵陈、绒蒿。为菊科植物滨蒿 *Artemisia scopario* Waldst. et Kit.或茵陈蒿 *A. capillaris* Thunb. 的干燥地上部分。我国大部分地区有分布，主产于陕西、山西、安徽等地。春季幼苗高 6～10 厘米时采收，或秋季花蕾长成时采割。春季采收的习称"绵茵陈"，秋季采割的习称"茵陈蒿"。除去杂质及才茎，晒干。生用。

【性味归经】味苦、辛，性微寒。归脾、胃、肝、胆经。

【功能主治】清利湿热，利胆退黄，抗癌。主治肝癌、胰腺癌、胆囊癌、唇癌、癌性胸腔积液、腹水、宫颈癌等；黄疸，湿疮瘙痒等病证。

【配伍应用】茵陈苦泄下降，性寒清热，善清利脾胃肝胆湿热，使之从小便而出，尤宜于肿瘤病人伴发黄疸者。现代药理研究证实，有显著利胆作用，并有解热、保肝、抗肿瘤等作用。笔者在治疗肝癌出现黄疸时，用其与栀子、大黄、枳实等配伍，如自制的茵陈消黄丸；已故治癌神医郑文友教授自制的癌通三号，也用于治疗由于肿块压迫黄疸时运用；治肝癌，可与桃仁、三棱、丹参、莪术、延胡索等活血化瘀药配伍，如《中国丸散膏丹方药全书——肿瘤》

引《集验中成药》的桃棱化癥丸；治肝癌黄疸、腹水消瘦、乏力食不下者，可与猪苓、酒大黄、白药蛇舌草、半枝莲、黄芪、党参、砂仁等利湿健脾，解毒抗癌药配伍，如《中国百年百名中医临床家丛书——陈景河》的抑癌退黄汤；《名中医肿瘤科绝技良方》引浙江省兰溪市中医院吴建新等医师的加味茵陈蒿汤，用于治疗肝癌术后黄疸；治唇茧（唇癌），高突坚硬，或损破流血，或虚热生痰，或渴症久作，可与犀角、银柴胡、石斛、枳壳等清热滋阴理气药配伍，如《外科正宗》清凉甘露饮（Ⅱ）〔犀角、银柴胡、茵陈、石斛、枳壳、麦冬、甘草、生地黄、黄芩、知母、枇杷叶各3克（或增至9克），淡竹叶、灯心草各5克〕；治疗胰头癌，可与美人蕉等配伍，如《中国中医秘方大全》引浙江省德清县秋山卫生院费根夫的美人蕉汤。与蒲公英、金银花、土茯苓等清热解毒药配伍，可治疗宫颈癌，如《中国丸散膏丹方药全书——肿瘤》引《集验中成药》蒲银液。

【用法用量】水煎服，6～15克；外用适量，煎汤熏洗。

【处方须知】蓄血发黄者及血虚萎黄者慎用。

【性能特点】茵陈苦泄下降，性寒清热，善清利脾胃肝胆湿热，使之从小便而出，宜于多种肿瘤及伴发黄疸者。

【验方举例】

1. 肝癌术后黄疸 〔浙江省兰溪市中医院吴建新医师〕加味茵陈蒿汤：茵陈20克，焦栀子12克，生大黄（后下）4克，柴胡6克，赤芍20克，广金钱草30克，黄芩10克，薏苡仁10克，丹参9克，焦山楂10克，神曲10克。用法：每天1剂，水煎，早、晚各服1次，1个月为1个疗程。功能：清热解毒，疏肝活血，健脾化湿，利尿退黄。主治：肝癌术后黄疸。按：茵陈蒿汤中茵陈蒿有明显的利胆作用；栀子对结扎胆管所致家兔胆红素增高有轻度抑制作用；大黄有利胆、消炎和杀菌作用。三者配伍，可能减轻肝细胞变性坏死，减轻微循环障碍。因此，吴建新医师在茵陈蒿汤基础上加用柴胡、黄芩、广金钱草等药，命名为"加味茵陈蒿汤"。方中柴胡、黄芩、广金钱草疏肝清热退黄；赤芍、丹参凉血退黄；薏苡仁、焦山楂、神曲健脾化湿和中。〔吴大真，李素云，杨建宇，等. 名中医肿瘤科绝技良方. 北京：科学技术文献出版社，2010.〕

2. 肝癌 〔集验中成药〕桃棱化癥丸：茵陈15克，夏枯草15克，牡蛎15克，丹参15克，漏芦15克，铁树叶15克，海藻10克，昆布10克，桃仁10克，三棱10克，莪术10克，党参12克，黄芪12克，石斛12克，延胡索12克，川楝子12克，白花蛇舌草30克，半枝莲30克，木香6克，青皮6克。用法：上药共研极细末，过100目筛，和匀，水泛为丸，如梧桐子大，晒干，储瓶备用。每次口服6～10克，每日3次，温开水送服。2个月为1个疗程。

功能：清热解毒，益气活血，软坚消癥。主治：肝癌。[程爵棠，程功文. 中国丸散膏丹方药全书. 北京：学苑出版社，2010.]

3. 胰腺头癌 [浙江省德清县秋山卫生院费根夫]美人蕉汤：茵陈30克，车前子（包）30克，半枝莲30克，赭石（包）30克，白花蛇舌草40克，美人蕉30克，六一散包20克，丹参15克，虎杖15克，龙葵15克，延胡索15克，生大黄（后下）12克，芒硝（冲）10克，柴胡10克，黄芩10克，三棱10克，莪术10克。用法：水煎服。加减：阴虚加川石斛10克，玉竹20克，北沙参20克，无花粉15克，鳖甲20克，熟地黄15克；脾虚加党参10克，白术10克，茯苓12克，陈皮12克，黄芪30克，砂仁（后下）6克，山药20克；活血加失笑散（包煎）10克。功能：清热利湿，活血化瘀，通腑泄毒。主治：胰腺头癌。疗效：本方治疗1例胰腺头癌，查肝功能和经B型超声波检查、X线钡剂及十二指肠引流涂片检查，找到癌细胞，确诊为胰腺头癌，因不宜手术，给予本方治疗后，饮食大增，精神转佳，肿块缩小，惟觉身软乏力，食后中脘饱胀。遂投以补养气血，健脾和胃之药，面色红润，全身有力，中脘舒适，肿块消失。[胡熙明. 中国中医秘方大全. 上海：文汇出版社，1990.]

4. 胰腺癌 [集验百病良方]蛇舌失笑散：茵陈30克，车前子30克，半枝莲30克，赭石30克，白花蛇舌草40克，美人蕉30克，六一散20克，丹参15克，虎杖15克，延胡索15克，失笑散10克，生大黄12克，龙胆10克，柴胡10克，黄芩10克，三棱10克，莪术10克。用法：上药除六一散、失笑散外，余药共研极细末，与六一散、失笑散混合均匀，储瓶备用。每次口服10克，每日2次，开水冲服，1个月为1个疗程。功能：清热解毒，活血化瘀，利湿导滞。主治：胰腺癌。[程爵棠，程功文. 中国丸散膏丹方药全书. 北京：学苑出版社，2010.]

5. 胰腺癌伴阻塞性黄疸 [集验百病良方]土元双金丸：茵陈30克，半枝莲30克，莪术30克，石见穿30克，半边莲30克，大叶金钱草20克，泽泻18克，皂角刺18克，茯苓15克，车前子13克，鸡内金12克，土鳖虫24克，蜈蚣5克。用法：上药共研细末，过100目筛，和匀，水泛为丸，如梧桐子大，晒干，储瓶备用。每次口服6～9克，每日3次，温开水送服。病重者可改为汤剂，每日1剂，水煎服。等诸症改善后，再服丸药。功能：清热利湿，利胆退黄，破瘀散结。主治：胰腺癌伴阻塞性黄疸。[程爵棠，程功文. 中国丸散膏丹方药全书. 北京：学苑出版社，2010.]

6. 各种中晚期肿瘤引起的黄疸 茵陈双白汤加味：茵陈30克，白英30克，白花蛇舌草30克，茯苓15克，猪苓10克，白术10克，泽泻10克，丹参 10 克，郁金 10 克，虎杖 15 克。用法：水煎服。功能：清热利湿，利胆退黄，行气解郁，活血化瘀。主治：各种中晚期肿瘤引起的黄疸。按：方中茵陈、白英、白花蛇舌草清热利湿、利胆消肿、利水通淋、解毒为君药；茯苓、猪苓、白术、泽泻、丹参健脾（利水）渗湿、扶脾泄热、活血化瘀为臣药；郁金、虎杖行气解郁、凉血清热、利湿解毒、活血止痛为佐药。综观全方，以清利湿热见长，故退黄之效颇著。［郑伟达，郑东海，郑伟鸿. 肿瘤的中医治疗. 北京：中国中医药出版社，2009.］

海金沙《嘉祐本草》

【概述】又名左转藤灰。为海金沙科植物海金沙 *Lygodium japonicum*（Thunb.）Sw.的干燥成熟孢子。主产于广东、浙江等地。秋季孢子未脱落时采藤叶，晒干，搓揉或打下孢子，除去藤叶，生用。

【性味归经】味甘、咸，性寒。归膀胱、小肠经。

【功能主治】利尿通淋，止痛。用于治疗膀胱癌、肾癌等；淋证。

【配伍应用】海金沙其性下降，善清小肠、膀胱湿热，尤善入泌尿系统，故常用于治疗泌尿系统肿瘤。可与炮姜、肉桂、小茴香、枸杞子、麦冬等滋阴祛寒药配伍，治疗膀胱癌，如《癌症的治疗与预防》治膀胱癌方；《中国中医秘方大全》引上海市第一人民医院谢桐的龙蛇羊泉汤，本方治疗 21 例膀胱癌，治后 5 年生存率 90.47%；治肾癌，肾亏解毒，可与生地黄、熟地黄、女贞子、白术、黄芪、太子参等滋阴益气药同用，如《中国丸散膏丹方药全书——肿瘤》引《名医治验良方》熟地芪苓散；《中国丸散膏丹方药全书——肿瘤》引《集验中成药》的双蓟龙蛇散，具有清热利湿、凉血止血、解毒抗癌之功，治疗肾癌存活期最短 2 年以上，最长为 15 年。

【用法用量】水煎服，6～15 克。宜包煎。

【处方须知】肾阴亏虚者慎服。

【性能特点】海金沙其性下降，善清小肠、膀胱湿热，尤善入泌尿系统，故常用于治疗泌尿系统肿瘤，如肾癌、膀胱癌。

【验方举例】肝癌 ［抗肿瘤中药的临床应用］海金沙 30 克，刘寄奴、马鞭草、土鳖虫各 15 克，斑蝥 2 只，铁树叶、白花蛇舌草、半枝莲、半边莲、紫草、败酱草各 30 克，黄柏 9 克。用法：将海金沙、斑蝥与余药分开，分别制成糖浆，每次各 2 毫升、85 毫升，每日 3 次，同时服生绿豆粉 10 克解毒。［黄红兵. 抗肿瘤中药临床应用与图谱. 广州：广东科技出版社，2008.］

天竺黄 《蜀本草》

【概述】又名竹黄、天竹黄、竹膏、竹糖。为禾本科植物青皮竹 *Bambusa textilis* McChure 或华思劳竹 *Schizostachyum chinense* Rendle 等杆内分泌液干燥后的块状物。主产于云南、广东、广西等地。秋冬两季采收。砍破竹杆，取出生用。

【性味归经】味甘，性寒。归心、肝经。

【功能主治】清热化痰，清心定惊。用于治疗噎膈、脑瘤、滑膜肉瘤等；小儿惊风、中风癫痫、热病神昏、痰热咳喘等病证。

【配伍应用】天竺黄味甘性寒，具有清化热痰之功，可用于痰热内结所致的多种肿瘤。治中风痰厥，及小儿急惊、痰壅咳喘、噎膈患者，可与猴枣、煅青礞石、硼砂、川贝母、麝香等利膈化痰药配伍，如《实用中医内科学》猴枣散（猴枣、煅青礞石、硼砂、天竺黄、沉香各15克，川贝母60克，麝香6克），具有开道进食、利膈化痰之功。治疗脑瘤，可与鱼脑石、广郁金、石菖蒲等化痰开窍药配伍，如《中国中医秘方大全》引山东省肿瘤防治研究院史兰陵的鱼脑石汤。《实用抗癌验方》用此与皂角刺、炮山甲、猫爪草、刺猬皮、炙鳖甲、生牡蛎配伍合用，可治疗滑膜肉瘤。

【用法用量】水煎服，3～6克，研粉冲服，每次0.6～1克。

【性能特点】天竺黄味甘性寒，具有清化热痰之功，可用于痰热内结所致的多种肿瘤。

【验方举例】脑肿瘤　天竺黄、川芎、丹参、赤芍、桃仁、胆南星、昆布、海蛤壳各10克，生牡蛎、赭石（先煎）各30克。用法：水煎服，每日1剂，连服10剂。主治：脑肿瘤。［常敏毅. 实用抗癌验方. 北京：中国医药科技出版社，1993.］

莱菔子 《日华子本草》

【概述】又名芦菔子、萝卜子。为十字花科植物萝卜 *Raphanus sativus* L. 的成熟种子。全国各地均有栽培。夏季果实成熟时采割植株，晒干，搓出种子，再晒干。生用或炒用，用时捣碎。

【性味归经】味辛、甘，性平。归肺、脾、胃经。

【功能主治】消食除胀，降气化痰。用于治疗食管癌、肝癌、胰岛细胞癌等；食积气滞、咳喘痰多、胸闷食少等病证。

【配伍应用】莱菔子味辛行散，既能消食化积，又能降气化痰，常用于消化系统肿瘤属气滞痰阻者。经现代药理研究证实，对消化系统肿瘤及肺癌咳喘有作用。治食管癌，痰气互阻者，可与旋覆花、贝母、陈皮等降气化痰药配伍，如《中国丸散膏丹方药全书——肿瘤》引《集验中成药》的旋覆双豆丹（旋覆花、郁金、山豆根、贝母、紫苏梗、陈皮各10克，赭石、瓜蒌、草河车各20克，莱菔子、刀豆子各15克，砂仁4克）；治疗胰岛细胞癌，可与黄芪、党参、当归、川芎等益气活血药配伍，如《中国丸散膏丹方药全书——肿瘤》引《集验百病良方》参芪消瘤散；治晚期癌症肝性胃肠功能不全（病种包括原发性及继发性肝癌），可与麦芽、谷芽、陈皮、苍术、厚朴、山楂等健脾理气药配伍，如《当代抗肿瘤妙方》引中国中西医结合消化杂志陈曦的疏肝平胃散（麦芽、谷芽、延胡索、木香、半夏、陈皮、苍术、厚朴各10克，山楂、白芍、莱菔子各12克，茯苓15克，枳壳、鸡内金各9克，甘草6克）。

莱菔子经适当配伍也可用于由于肿瘤化疗后出现口腔溃疡，可与牡丹皮、黄连、生地黄等清热滋阴药配药，如《当代抗肿瘤妙方》引张宽智的参芪愈疡汤（太子参、黄芪、黄精各30克，生地黄15克，当归、牡丹皮、莱菔子各12克，黄连、升麻、制乳香各6克，生姜5克）。

【用法用量】水煎服，6～10克。炒用消食下气化痰，生用吐风痰。

【处方须知】莱菔子辛散耗气，故气虚无食积者、痰滞者慎用。不宜与人参同用。

【性能特点】莱菔子味辛行散，既能消食化积，又能降气化痰，常用于消化系统肿瘤属气滞痰阻者。

【常用药对】莱菔子与莪术　莱菔子辛甘平，有消食化积，祛痰下气之功；莪术苦辛温，有破血化瘀、消积止痛之效，用于癥瘕积聚；二药合用，可增强其消食化积作用，莪术得莱菔子，其治癌作用增强。如《抗癌中草药大辞典》乌药半夏汤。

【验方举例】食管癌　［抗肿瘤中药的临床应用］莱菔子、赭石、旋覆花、郁金、川贝母、麦冬、玄参各9克，砂仁6克，沙参、石斛各15克，瓜蒌30克。用法：水煎服。主治：食管癌。［黄红兵.抗肿瘤中药临床应用与图谱.广州：广东科技出版社，2008.］

滑石 《神农本草经》

【概述】又名夜石、脱石、脆石、画石。为硅酸盐类矿石族滑石，主含含水硅酸镁〔Mg$_3$·(Si$_4$O$_{10}$)·(OH)$_2$〕，主产于山东、江西、山西、辽宁等地。全年可采。采挖后，除去泥沙及杂石，洗净，砸成碎块，研粉用，或水飞晾干用。

【性味归经】味甘、淡，性寒。归膀胱、肺、胃经。

【功能主治】利尿通淋，清热解暑，收湿敛疮。用于治疗膀胱癌、肾癌、食管癌、贲门癌、大肠癌、肛门癌术后疼痛等；热淋、石淋、尿热涩痛、暑湿、湿温、湿疮、湿疹、痱子等。

【配伍应用】滑石甘淡而寒，性滑利窍，寒则清热，故利膀胱湿热而通利水道，常用于泌尿系统肿瘤，也可用于其他肿瘤。与当归、赤芍、牛膝、斑蝥等化瘀攻毒药配伍，如《癌症的治疗与预防》治膀胱癌方。与金钱草、海金沙、石韦、瞿麦等清利湿热药配伍，如《中国中医秘方大全》引河南省郑州市中医院霍万韬的三金汤，治疗膀胱肿瘤；治肾癌，可与生地黄、炒栀子、金银花等清热解毒药配伍，如《名医治验良方》的清热通淋散。与大黄、槟榔、陈皮、木香、人参、雄黄、贯众等通肠导滞，益气解毒药配伍，可治疗噎膈反胃（食管癌、贲门癌），如《证治准绳》的通便丸。治疗大肠癌、肛门癌术后疼痛，可用生煅滑石同用，如《中国丸散膏丹方药全书——肿瘤》引《集验中成药》的滑石散，具有清热利湿、活血化瘀、消炎敛肠、止痛生肌之功。

【用法用量】水煎服，10～20克，宜包煎；外用适量。

【处方须知】脾虚、热病伤津及孕妇忌用。

【性能特点】滑石甘淡而寒，性滑利窍，寒则清热，故利膀胱湿热而通利水道，常用于泌尿系统肿瘤，也可用于其他肿瘤。

【验方举例】阴道癌　滑石粉、黄柏各 20 克，薏苡仁 30 克，萆薢、赤茯苓各 15 克，泽泻、牡丹皮、白蔹各 10 克。用法：水煎服，每日 1 剂。主治：阴道癌。[常敏毅. 实用抗癌验方. 北京：中国医药科技出版社，1993.]

萆薢《神农本草经》

【概述】又名百枝、白菝葜、土薯蓣。为薯蓣科植物萆薢 *Dioscorea septemloba* Thunb.、福州薯蓣 D. *futschauensis* Uline ex R. Kunth 或粉背薯蓣 D. *hypoglauca* Palibin 的干燥根茎。前两种称"绵萆薢"，主产于浙江、福建；后一种称"粉萆薢"，主产浙江、安徽、江西、湖南等地。秋冬两季采挖。除去须根，洗净，切片，晒干。生用。

【性味归经】味苦，性平。归肾、胃经。

【功能主治】利湿祛浊，祛风除痹。用于治疗外阴癌、结肠癌、膀胱癌等；

筋骨痹痛、腰膝痿软、膏淋、白浊等病证。

【配伍应用】萆薢质轻气清，味苦性平，善泻阳明之湿而固下焦坚水脏，宜通百脉以分清别浊，能渗湿热，益肾气，强水脏。经现代药理研究证实，体外实验有抑制肿瘤细胞的作用。治疗外阴癌，可与生薏苡仁、黄柏、赤茯苓、滑石、泽泻、白蔹、牡丹皮清热利湿，凉血解毒药同用，如《中国丸散膏丹方药全书——肿瘤》引《集验百病良方》的苡柏口服液。与白花蛇舌草、薏苡仁、败酱草、马尾黄连配伍，如《抗肿瘤中药的临床运用》，用于治疗结肠癌。《实用抗癌验方》用此与牡丹皮、夏枯草、女贞子、白术、鸡内金、龙葵、生黄芪、生牡蛎、土茯苓、白花蛇舌草、侧柏叶配伍合用，可治疗膀胱癌。

【用法用量】水煎服，9～15克。

【处方须知】肾阴亏虚遗精滑泄者慎用。

【性能特点】萆薢质轻气清，味苦性平，善泻阳明之湿而固下焦坚水脏，宜通百脉以分清别浊，能渗湿热，益肾气，强水脏。经现代药理研究证实，体外实验有抑制肿瘤细胞的作用。

【验方举例】膀胱癌　绵萆薢、牡丹皮、夏枯草、女贞子、白术、鸡内金、龙葵各10克，生黄芪30克，生牡蛎、土茯苓、白花蛇舌草各30克，侧柏叶15克。用法：水煎服，每日1剂。主治：膀胱癌。[常敏毅. 实用抗癌验方. 北京:中国医药科技出版社,1993.]

车前子《神农本草经》

【概述】又名车前实、猪耳朵穗子。为车前科植物车前 *Plantago asiatica* L. 或平车前 *P.depressa* Willd 的干燥成熟种子。前者分布全国各地，后者分布北方各省。夏秋两季种子成熟时采收果穗。晒干，搓出种子，除去杂质。生用或盐水炙用。

【性味归经】味甘，性微寒。归肝、肾、肺、小肠经。

【功能主治】利尿通淋，渗湿止泻，明目，祛痰。用于治疗肝癌、肺癌、膀胱癌、阴茎癌等；淋证、水肿、泄泻、目赤肿痛、目暗昏花、翳障、痰热咳嗽。

【配伍应用】车前子甘寒而利，善通利水道，清膀胱热结，常用于多种肿瘤之湿热蕴结者。经现代药理研究证实，有抗肿瘤作用，车前子提取物能抑制肉瘤 S_{180} 及艾氏癌等。治疗肝癌腹水，常与泽泻、白茅根、芦根、黄柏等清热利湿药同用，如《中国丸散膏丹方药全书——肿瘤》引《集验百病良方》广角散（广牛角4.5克，牡丹皮、肉桂各6克，知母、黄柏、丹参各15克，生地黄、车前子、仙鹤草、白茅根、芦根各 30 克，木香、大腹皮各 9 克）；山西省大同市第四人民医院陈宁获医师的养肝消水汤（丹参 30 克，赤芍 30 克，土鳖虫 10 克，广郁金 10 克，车前子 30 克，泽泻 15 克，半边莲 30 克，莪术 10 克）；治腹腔恶性肿瘤，可与黄芪、焦白术、茯苓、猪苓、冬瓜皮等健脾利水药配伍，如河南省南阳市中医院李新德的参芪二术汤（太子参 30 克，黄芪 25 克，焦白术 30 克，莪术 30 克，穿山甲（代）15 克，茯苓 30 克，鸡肉金 15 克，车前子 30 克，白花蛇舌草 20 克，猪苓 30 克，冬瓜皮 30 克），具有扶正培中、散结破瘀，利水解毒之功；治肺癌，可与斑蝥、木通、滑石攻毒抗癌，利水消肿药配伍，如《千家妙方》引上海曙光医院的复方斑蝥片；治疗膀胱癌，可与大蓟、小蓟、蒲黄炭等凉血祛瘀止血药同用，如《名医治验良方》常敏毅的二蓟半白液。治肾虚型阴茎癌，可与菟丝子、枸杞子、金樱子、赤小豆等补肾利水药配伍，如《中国丸散膏丹方药全书——肿瘤》引《集验中成药》的五子抗癌丸。

【用法用量】水煎服，9～15 克，宜包煎。

【处方须知】肾虚精滑者慎用。

【性能特点】车前子甘寒而利，善通利水道，清膀胱热结，常用于多种肿瘤之湿热蕴结者。经现代药理研究证实，有抗肿瘤作用，车前子提取物能抑制肉瘤 S_{180} 及艾氏癌等。

【验方举例】

1. 肺癌 ［常用中草药新用途手册］车前子、木通各 9 克，滑石 10 克，斑蝥 5 克。用法：制成片剂，每日 3 次，每次 1 片服用。主治：肺癌。［黄红兵. 抗肿瘤中药临床应用与图谱. 广州：广东科技出版社，2008.］

2. 子宫颈癌 车前子、漏芦各 15 克，栀子 9 克，半枝莲 60 克，白茅根 30 克，炒大黄、木香各 3 克。用法：水煎服，每日 1 剂。主治：子宫颈癌。［刘春安，彭明. 抗癌中草药大辞典. 武汉：湖北科学技术出版社，1994.］

车前草 《嘉祐本草》

【概述】又名车轮菜、牛舌草、猪耳草。为车前科植物车前 *Plantago asiatica* L.或平车前 *Plantago depressa* Willd.的全草。全国大部分地区均产。夏季采收，挖起全草，洗净泥沙，晒干。

【性味归经】味甘，性寒。归肾、肝、脾经。

【功能主治】利水渗湿，清肝明目，清热解毒。用于治疗肺癌、脑肿瘤、胰腺癌、子宫颈癌、膀胱癌或癌性水肿等；小便不利、水肿、淋浊、带下、湿热黄疸、痢疾、目赤肿痛、热毒疮疡、痰热咳嗽等病证。

【配伍应用】车前草性能功用与车前子相似，兼有清热解毒之功，多应用于热毒痈肿之证。常与金银花、鲜藤梨、商陆等清热解毒逐水消肿药配伍，如《治癌百草春秋图》来一鸣的膀胱癌选用方（莲蓬 2 个，何首乌 15 克，紫茉莉 15 克，车前草 20 克，金银花 5 克，苦川楝 10 克，络石藤 15 克，商陆 15 克，八角莲 15 克，蜂蜜 30 克，陆英 15 克，鲜藤梨 15 克，倒挂金钟 15 克）；《中国丸散膏丹方药全书——肿瘤》引《集验百病良方》的白英丸，具有清热利湿、软坚散结、解毒抗癌之功效。《实用抗癌验方》用此与车前子、泽泻配伍同用，治疗脑肿瘤疼痛。

【用法用量】水煎服，9～15 克，鲜品 30～60 克，或捣汁饮；外用适量，捣敷。

【处方须知】无湿热者慎服。

【性能特点】车前草性能功用与车前子相似，兼有清热解毒之功，多应用于热毒痈肿之证。

【验方举例】肺癌　车前草、芦根、杏仁、冬瓜仁、浙贝母、桔梗、百部、郁金、延胡索各 10 克，薏苡仁、黄芪、枸杞子、六神曲、百部、焦山楂、半枝莲、白花蛇舌草各 30 克，沙参、夏枯草各 15 克。用法：水煎服，每日 1 剂。主治：肺癌。［常敏毅. 实用抗癌验方. 北京：中国医药科技出版社，1993.］

白茅根《神农本草经》

【概述】又名茅根、茅草根、甜草根、地筋。为禾本科植物白茅 *Imperata cylindrica* Beauv. Var. *major*（Nees）C. E. Hubb. 的根茎。全国各地均有产，但以华北地区较多。春秋两季采挖，除去须根及膜质叶鞘，洗净，晒干，切段生用。

【性味归经】味甘，性寒。归肺、胃、膀胱经。

【功能主治】凉血止血，清热利尿，清肺胃热。用于治疗肺癌、鼻咽癌、食管癌、胃癌、肝癌、绒毛膜上皮癌、膀胱癌、舌癌、唇癌、脑癌等；血热出血证、水肿、热淋、黄疸、胃热呕吐、肺热咳喘等病证。

【配伍应用】白茅根味甘性寒且入血分，能清血分之热而凉血止血，并有清热利尿而达利水消肿、利尿通淋、利湿退黄之功效。现代药理也研究证实，有抗肿瘤作用。临床可用于多种肿瘤的治疗。如治疗肺癌，常与白花蛇舌草、海藻、牡蛎等清热解毒，化痰散结药配伍，如《孙秉严经验方》治肺癌方；若治食管癌、胃癌，可与南沙参、玉竹、旋覆花、赭石粉等滋阴降逆药同用，如《名中医肿瘤科绝技良方》引原湖北中医学院张梦侬教授的食管癌主方［南沙参、玉竹、天冬各15克，旋覆花（布包）3克，山药2克，白茅根60克，白花蛇舌草120克，蜂蜜120克］；胃癌主方［赭石粉15克，海藻15克，旋覆花（布包）、三棱、莪术、赤芍各9克，昆布、制鳖甲各15克，夏枯草60克，白茅根30克，白花蛇舌草120克，蜂蜜60克］；治肝癌，可与白术、赭石、太子参等补气降逆药配伍，如《中国中医秘方大全》引中国中医科学院广安门医院王惠勤整理的白术赭石汤。治绒毛膜上皮癌，可与山苍子根、白英等清热解毒药配伍，如《中国丸散膏丹方药全书——肿瘤》引《集验百病良方》的双根散（白茅根30克，山苍子根9克，凤阳菜12克，六月雪12克，白英12克，紫金牛12克，臭牡丹12克，高粱泡12克，淫羊藿12克，山楂12克，铁扫帚9克，紫金皮9克，茜草9克，石菖蒲9克，竹叶椒9克，红花9克）；治疗膀胱癌，可与萹蓄、瞿麦、黄柏、栀子等清热利湿药配伍，如《实用中西医肿瘤治疗大全》八正龙泉液（萹蓄30克，瞿麦30克，黄柏10克，栀子10克，乌药10克，大蓟30克，小蓟30克，木通10克，白茅根30克，龙葵30克，白术10克，土茯苓30克，白英30克，蛇莓15克，海金沙15克）；治疗舌癌、唇癌，可与金银花、忍冬藤、紫花地丁、白花蛇舌草等清热解毒药同用，如《中国丸散膏丹方药全书——肿瘤》引《集验中成药》蒲银膏。治脑癌，可与天麻、石菖蒲、羊脑等息风开窍补脑药配伍，如《治癌百草春秋图》来一鸣的脑癌又一方。

【用法用量】水煎服，15～30克，鲜品加倍，以鲜品为佳，可捣汁服。多生用，止血亦可炒炭用。

【性能特点】白茅根味甘性寒且入血分，能清血分之热而凉血止血，并有清热利尿而达利水消肿、利尿通淋、利湿退黄之功效。现代药理也研究证实，有抗肿瘤作用。临床可用于多种肿瘤的治疗。

【验方举例】脑癌 脑癌又一方：白茅根30克，天麻10克，藤梨根20克，棕榈15克，牡丹皮10克，野葡萄根15克，石菖蒲15克，鸡内金15克，水杨梅根15克，冰糖50克，羊脑1只，苎麻根15克，虎耳草10克。［来一鸣.治癌百草春秋图. 杭州：杭州出版社，1997.］

蛇床子 《神农本草经》

【概述】又名蛇米、蛇床仁、双肾子、蛇粟。为伞形科植物蛇床 *Cnidium*

monnieri（L.）Cuss.的成熟果实。全国各地均产，以河北、山东、浙江、江苏、四川等地产量较大。均为野生，夏秋两季果实成熟时采收，除去杂质，晒干。生用。

【性味归经】味辛、苦，性温。有小毒。归肾经。

【功能主治】杀虫止痒，燥湿祛风，温肾壮阳。用于治疗卵巢囊肿、子宫颈癌等；阴部湿痒、湿疹、疥癣、寒湿带下、湿痹腰痛、肾虚阳痿、宫冷不孕。

【配伍应用】蛇床子辛苦温燥，有燥湿祛风之功，既可内服，也能外用。如治疗卵巢囊肿，可与西党参、全当归、川芎、桃仁等补气活血药配伍，如《名医治验良方》卵巢囊肿丸（西党参45克，全当归45克，川芎30克，桃仁45克，石见穿150克，刘寄奴150克，黄药子75克，荆三棱75克，炒黑牵牛子45克，海藻100克，蛇床子30克，粉牡丹皮30克，半枝莲100克，天葵子75克，败酱草75克，青皮30克，陈皮30克，山楂肉45克）。外用制成散剂，治疗子宫颈癌用于瘤灶较表浅者，可与雄黄、硼砂、硇砂等祛腐解毒药同用，如《中国中医秘方大全》引北京中医医院的蟾雄解毒方（乳香、没药各18克，儿茶、冰片各9克，蛇床子12克，钟乳石10克，雄黄12克，硼砂、硇砂各9克，血竭、麝香各6克，明矾60克）。

【用法用量】水煎服，3～9克；外用适量，多煎汤熏洗或研末调敷。

【处方须知】阴虚火旺或下焦有湿热者不宜内服。

【性能特点】蛇床子辛苦温燥，有燥湿祛风之功，既可内服，也能外用。常用于卵巢囊肿、子宫颈癌的治疗。

【验方举例】子宫颈癌　蛇床子、连翘、熟地黄、生地黄、沙参、茯苓、白芍、鹿角胶、党参各9克，金银花12克，紫珠草、薏苡仁各15克，败酱草30克，甘草3克。用法：水煎服，每日1剂。主治：子宫颈癌。[常敏毅. 实用抗癌验方. 北京：中国医药科技出版社, 1993.]

地肤子《神农本草经》

【概述】又名竹帚子、帚莱子、铁帚把子、扫帚子。为藜科植物地肤 *Kochia scoparia*（L.）Schrad 的成熟果实。全国大部分地区有产。秋季果实成熟时采收植株，晒干，打下果实，除去杂质，生用。

【性味归经】味辛、苦，性寒。归肾、膀胱经。

【功能主治】利尿通淋，清热利湿，止痒。用于治疗阴茎癌、癌性胸腔积液、腹水等；淋证、阴痒带下、风疹、湿疹。

【配伍应用】地肤子苦寒降泄，具有清利湿热之功，常用于由于肿瘤而引起的湿毒蕴结者。可与土茯苓、金银花、威灵仙、白鲜皮、苍耳子、甘草利湿解毒，祛风止痒药配伍同用，如《中国丸散膏丹方药全书——肿瘤》引《集验百病良方》止痒丸，治疗阴茎癌早期。大连市中医医院的袁海燕医师，运用其与鲤鱼、商陆、大腹皮、威灵仙，若胸腔积液者加大戟、葶苈子，用于治疗癌性胸腔积液、腹水，如《名中医肿瘤科绝技良方》千金鲤鱼汤。

【用法用量】水煎服，9～15克；外用适量。

【性能特点】地肤子苦寒降泄，具有清利湿热之功，常用于由于肿瘤而引起的湿毒蕴结者。

【验方举例】外阴恶性肿瘤　地肤子、白鲜皮各15克，龙葵、忍冬藤、紫花地丁、白花蛇舌草、半枝莲、半边莲各30克，连翘12克，防风15克。用法：先将上药泡浸30分钟，水煮沸20分钟，去渣留水洗患处，每日3或4次。主治：外阴恶性肿瘤。[黄红兵. 抗肿瘤中药临床应用与图谱. 广州：广东科技出版社，2008.]

白鲜皮 《神农本草经》

【概述】又名藓皮、北鲜皮、臭根皮。为芸香科植物白鲜 *Dictamnus dasycarpus* Turcz.的干燥根皮。主产于辽宁、河北、四川、江苏等地。春秋两季采挖根部，除去泥沙及粗皮，剥取根皮，切片，干燥。生用。

【性味归经】味苦，性寒。归脾、胃、膀胱经。

【功能主治】清热燥湿，祛风解毒。用于治疗贲门癌、胃癌、肺癌、阴茎癌等；湿热疮毒、湿疹、疥癣、湿热黄疸、风湿热痹。

【配伍应用】白鲜皮性味苦寒，善清热燥湿，用于多种肿瘤证属湿热蕴结者，常与清热解毒燥湿药合用，以增强疗效。与草河车、山豆根、夏枯草、斑蝥等配伍加红糖制成膏滋内服，可用于治疗贲门癌、胃癌、肺癌，如《中国丸散膏丹方药全书——肿瘤》引《中国膏药学》猕猴桃膏（斑蝥0.15克，猕猴桃30克，黄药子60克，草河车、山豆根、夏枯草、白鲜皮、败酱草各120克，肿节风9克）。与土茯苓、金银花、威灵仙、苍耳子、甘草利湿解毒，祛风止痒药配伍同用，如《中国丸散膏丹方药全书——肿瘤》引《集验百病良方》止痒丸，治疗阴茎癌早期。

【用法用量】水煎服，5～10克。外用适量。

【处方须知】脾胃虚寒者慎用。

【性能特点】白鲜皮性味苦寒，善清热燥湿，用于多种肿瘤证属湿热蕴结者，常与清热解毒燥湿药合用，以增强疗效。常用于贲门癌、胃癌、肺癌、阴茎癌等肿瘤。

【验方举例】

1. 皮肤癌　白鲜皮、土槿皮、地骨皮各50克，夏枯草30克，鸡血藤25克，三棱、莪术各15克。用法：煎后熏洗衣患处，每日1次，每次20～30分钟。主治：皮肤癌。［常敏毅. 抗癌良方. 长沙：湖南科学技术出版社，1993.］

2. 阴茎癌　［江西瑞昌县人民医院方］白鲜皮、威灵仙各9克，土茯苓60克，金银花12克，苍耳子15克，甘草6克。用法：每日1剂，煎2次服。另用茶叶加食盐适量煎汁后，供局部冲洗。主治：阴茎癌。［黄红兵. 抗肿瘤中药临床应用与图谱. 广州：广东科技出版社，2008.］

白矾 《神农本草经》

【概述】又名矾石、明矾、生矾、云母矾。为硫酸盐类矿物明矾石经加工提炼制成，主含含水硫酸铝钾［$KAl(SO_4)_2 \cdot 12H_2O$］。主产于安徽、浙江、山西、湖北等地。全年均可采挖。将采得的明矾石用水溶解，滤过，滤液加热浓缩，放冷后所得结晶即为白矾。生用或煅用。煅后称枯矾。

【性味归经】味酸、涩，性寒。归肺、脾、肝、大肠经。

【功能主治】外用解毒杀虫，燥湿止痒；内服止血，止泻，化痰。用于治疗前列腺癌小便不通、点滴难下，皮肤癌，子宫颈癌、血管瘤、肺癌、胃癌、食管癌、肝癌、骨癌等。外用治湿疹瘙痒，疮疡疥癣；内服治便血、吐血、崩漏、久泻久痢、湿热黄疸。

【配伍应用】白矾外用可用于治疗前列腺癌小便不通、点滴难下，皮肤癌，子宫颈癌、血管瘤等。与葱白配伍捣烂贴肚脐，具有软坚通尿之功，如《孙桂芝实用中医肿瘤学》大葱白矾散，适用于前列腺癌小便不通，点滴难下。治疗皮肤癌，可与明矾、丹砂、雄黄、磁石等祛腐生肌药配伍，煅制成末外用，如《中国中医秘方大全》引天津中医药大学第一附属医院胡慧明的五烟丹方；治疗子宫颈癌，可与雄黄、藤黄、大黄、官粉、轻粉等三黄三粉攻毒抗癌，化腐燥湿药配伍，制成散剂外用，用带线棉球蘸取裹之，塞入阴道宫颈癌灶处，如《中国丸散膏丹方药全书——肿瘤》引《集验中成药》三黄二粉散（雄黄、白矾、官粉、冰片、五倍子各60克，大黄、藤黄、轻粉、桃仁各30克，硇砂3克，麝香1.5克）；宫颈癌外敷散（麝香2克，蛇床子7克，血竭12克，乳香、冰片、硼砂、硇砂各 17.5 克，儿茶、没药各 15 克，雄黄、制钟乳石各 22.5 克，樟丹 16 克，白矾 200 克)；治血管瘤，可与丹参、五倍子、牙硝、青矾、砒石、红花、斑蝥、食盐、水银、鸦胆子油、百草霜同用，制成膏药外用，敷于肿瘤部位，具有祛腐化瘀、收敛止血之功，如《中国丸散膏丹方药全书——肿瘤》引《集验中成药》血管瘤膏。

内服可治疗肺癌、胃癌、食管癌、肝癌、骨癌等多种肿瘤。常与仙鹤草、枳壳、净火硝、郁金、干漆、五灵脂、制马钱子配伍合用，具有顺气活血、祛痰通络、软坚散结之功，治疗肺癌，亦可用于胃癌、食管癌、肝癌及骨癌，如《中国中医秘方大全》引陕西省中医研究所贾堃的平消方。治疗胃癌、食管癌，可与血竭、麝香、人中白、红参、生大黄，制成散制内服，如《中国丸散膏丹方药全书——肿瘤》引《名医治验良方》灭癌散。

白矾也可与明雄黄、松萝茶三药配伍，研末用黄酒分服，治疗结乳肿痛，兼治乳痈，如《医学衷中参西录》治乳痈药酒。

【用法用量】外用适量，研末撒布、调敷或化水洗患处；内服 0.6～1.5 克，入丸、散服。

【处方须知】体虚胃弱及无湿热痰火者忌服。

【性能特点】白矾味酸而涩，善收湿而止痒，外用尤宜治疮面湿烂，直达病所而效速。常用于治疗皮肤癌，子宫颈癌、血管瘤等。经适当配伍内服也可治疗多种肿瘤，如肺癌、胃癌、食管癌、肝癌、骨癌等。

【常用药对】白矾与硝石　白矾入气胜湿，硝石入血消坚，二药配伍具有消瘀逐湿的作用。如《中国中医秘方大全》引陕西省中医研究所贾堃的平消方（仙鹤草、枳壳、净火硝、白矾、郁金各 18 克，干漆 6 克，五灵脂 15 克，制马钱子 12 克）制成片重 0.48 克，每服 4～8 片，每日 3 次，3 个月为 1 个疗程，主治肺癌，亦可用于胃癌、食管癌、肝癌及骨癌。

【验方举例】

1. 胃癌　[抗肿瘤中药的临床应用] 白矾、硼砂、木香各 3 克，紫贝齿、赭石、丹参各 30 克，水蛭 2 条，硇砂 0.5 克，槟榔、玄参各 10 克，夏枯草、党参各 15 克，大黄 5 克，陈皮 6 克。用法：水煎服，每日 1 剂。主治：胃癌。[黄红兵. 抗肿瘤中药临床应用与图谱. 广州：广东科技出版社, 2008.]

2. 皮肤癌　白矾、胆矾、丹砂、雄黄、磁石各 30 克。用法：煅制成末外用。主治：皮肤癌。[郎伟君, 孟立春. 抗癌中药一千方. 北京：中国医药科技出版社, 1992.]

佩兰 《神农本草经》

【概述】又名兰草、水香、都梁香、大泽兰。为菊科植物佩兰 *Eupatorium fortunei* Turcz.的干燥地上部分。主产于江苏、浙江、河北等地。夏秋两季分两次采割。切段生用，或鲜用。

【性味归经】味辛、平。归脾、胃、肺经。

【功能主治】化湿，解暑。用于治疗食管癌、胸膜间皮瘤、子宫颈癌以及西医化疗后所引起的不良反应；湿阻中焦、暑湿、湿温初起。

【配伍应用】佩兰气味芳香，有化湿和中之功，可与理气降逆之降香配伍同用，并配粉防己、半夏、乌梅、陈皮、炮山甲（代）化痰软坚药，治疗食管癌，如《中国中医秘方大全》引辽宁省铁岭人民医院肿瘤科的降香通膈汤。治疗脾肺两虚之胸膜间皮瘤，可与太子参、白术、山药、白扁豆、茯苓、薏苡仁等益气健脾，利湿扶脾药配伍，如《孙桂芝实用中医肿瘤学》的参苓白术散合导痰汤加减〔太子参、白术、茯苓各 15 克，山药 20 克，白扁豆 10 克，莲子肉 12 克，薏苡仁 30 克，砂仁（后下）6 克，杏仁、桔梗、法半夏、陈皮、制天南星、枳壳各 10 克，生牡蛎（先煎）、生龙骨（先煎）各 15 克，佩兰 10 克，龙葵 30 克，白花蛇舌草 15 克，甘草 6 克〕；治疗湿热瘀毒之子宫颈癌，可与黄柏、栀子、牡丹皮、金银花、黄芩、连翘、白花蛇舌草等清热解毒抗癌药同用，如《孙桂芝实用中医肿瘤学》的二妙散合止带方加减（黄柏 12 克，苍术 20 克，茯苓、猪苓、泽泻各 15 克，山栀子 10 克，牡丹皮 12 克，赤芍、牛膝各 10 克，清半夏 9 克，陈皮 10 克，枳壳 12 克，夏枯草 15 克，藿香、佩兰各 10 克，金银花、黄芩、连翘各 12 克，白花蛇舌草 30 克）。

佩兰也常用于因肿瘤化疗后所引起的不良反应的配方中，与茵陈、柴胡、郁金、连翘、甘草、茯苓、薏苡仁同用，可治疗癌症化疗肝损伤患者。与党参、白扁豆、赭石、茯苓、薏苡仁等配伍，可治疗恶性肿瘤化疗后见消化道障碍，如《当代抗肿瘤妙方》引云南中医中药杂志沈丽达的参苓白术汤。

【用法用量】水煎服，5～10 克。鲜品加倍。

【性能特点】佩兰气味芳香，有化湿和中之功，常用于治疗食管癌、胸膜间皮瘤、子宫颈癌以及西医化疗后所引起的不良反应。湿阻中焦、暑湿、湿温初起等病证。

【验方举例】肝癌　佩兰、赤芍、郁金、土茯苓、甘草各 9 克，当归、龙葵、十大功劳各 15 克，山栀子 12 克，木香、姜黄各 3 克，金银花 30 克。用法：水煎服，每日 1 剂。主治：肝癌。〔常敏毅. 实用抗癌验方. 北京：中国医

药科技出版社，1993.]

防己 《神农本草经》

【概述】又名汉防己、木防己、粉防己、广防己、瓜防己、藤防己、石蟾蜍、山乌龟、解离、石解。为防己科植物粉防己 *Stephania tetrandra* S. Moore 的干燥根。习称"汉防己"，主产于安徽、浙江、江西、福建等地；秋季采挖，洗净，除去粗皮，切段，粗根纵切两半，晒干。切厚片，生用。

【性味归经】味苦、辛，性寒。归膀胱、肺、肾经。

【功能主治】祛风湿、止痛，利水消肿。用于治疗食管癌、上颌窦癌、直肠癌等；风湿痹痛、湿热身痛、下肢水肿、小便不利、脚气、湿疹、疮毒等病证。

【配伍应用】防己性味苦寒，有利水消肿、祛风止痛的作用。现代药理报道，有消炎抑菌的功用，因而对湿热壅阻，肠道气机阻滞不通产生疼痛的症状有明显的止痛作用，且能缓解部分症状，不良反应小，能长期使用，对不适于化疗、放疗的晚期直肠癌，增加了一种治疗手段，如《中国中医秘方大全》引上海第二军医大学喻德洪的汉防己汤，把汉防己制成栓剂和汉防己甲素片内服与外用，收到良好疗效。治疗食管癌，可与降香、佩兰、半夏等配伍，如《中国中医秘方大全》引辽宁省铁岭人民医院肿瘤科的降香通膈汤［降香 24 克，佩兰、粉防己、半夏各 12 克，乌梅 15 克，陈皮 9 克，炮山甲（代）4.5 克］，具有化痰软坚、理气降逆之功。治疗上颌窦癌，可与蛇莓、鹅脚板、生黄芪、薏仁、蔓荆子等配伍，制成膏口服，如《中国丸散膏丹方药全书——肿瘤》引《中国膏药学》蛇莓膏（蛇莓 20 克，鹅脚板 15 克，生黄芪 6 克，薏仁 9 克，蔓荆子 6 克，玄参 20 克，瓜蒌 12 克，生薏苡仁 20 克，桔梗 6 克，菊花 6 克，葛根 12 克，杭白芍 9 克，重楼 6 克，忍冬藤 9 克，汉防己 6 克，土牛膝 6 克）。

防己也常用于因肿瘤而引起的水肿、胸腔积液、腹水，可与浮萍、大黄、葶苈子等配伍，如已故治癌神医郑文友教授的通二号，用于治疗肿瘤引起的胸腔积液、腹水及全身性水肿；《名中医肿瘤科绝技良方》引空军南京医院的周红医师自拟的抗癌消水方。

【用法用量】水煎服，4.5～9 克。祛风止痛宜木防己，利水退肿宜汉防己。

【处方须知】防己大苦大寒易伤胃气，胃纳不佳及阴虚体弱者慎用。

【性能特点】防己性味苦寒，有利水消肿、祛风止痛的作用。常用于食管癌、上颌窦癌、直肠癌以及风湿痹痛、湿热身痛、下肢水肿、小便不利、脚气、湿疹、疮毒等病证。

【各家论述】

1. 防己有粉防己和木防己两种，粉防己系指防己科植物，因集散于汉口，故也称汉防己。粉防己质坚体重，粉性较大，善走下焦，长于祛湿利水，治下焦湿热、下半身水肿、湿脚气等病证。木防己为马兜铃科植物广防己的干燥根，产于两广、陕、甘、川、黔的汉中防己，其质轻如木，善于祛风通络、止痛，上行走外，治上半身水肿及风湿疼痛。防己的品种不同，其所含的成分也不尽相同，广防己含有马兜铃酸，具有肾毒性，为保证用药安全，国家已于 2004年下文停用"广防己"的药用标准，以"粉防己"代之；而粉防己却不含马兜铃酸。两者的药理作用和毒性也有很大差异。因此，处方中要注明防己的品种，以免发生毒副作用。如若处方上只写"防己"，药店一般习惯即给"粉防己或汉防己"，如须选用木防己时，药方上一定要写明"木防己"。

2. 品种混乱，过量服用是造成防己中毒的主要原因。主要表现有：恶心、呕吐、震颤、共济失调、肌张力增加、四肢麻痹、可因呼吸抑制而死亡。长期服用粉防己对肝肾及肾上腺有一定的毒性，其中以肝损害为重，且损害程度与药物剂量有一定正比关系。粉防己碱静脉滴注剂量较大或输注速度过快可发生严重的毒副反应，表现为注射部位疼痛和静脉炎，血压急剧下降，血红蛋白血症、血红蛋白尿和轻度贫血、嗳气、恶心、呕吐及呼吸急促、困难，肾小管坏死等。

3. 中毒救治措施：①口服中毒者，应立即洗胃，呕吐严重引起脱水和电解质紊乱者，应及时补充水、电解质，维持水、电解质平衡。②静脉给药出现毒副作用者，应及时停用，或给予对症处理：输液、输氧、利尿等，轻者可以缓解；重者，加用皮质激素，大剂量维生素 C，能量合剂等；如出现肾功能衰竭，按肾功能衰竭治疗。

【验方举例】食管癌　［医学研究通讯］防己、佩兰、半夏各 12 克，降香 24 克，炮山甲（代）45 克，乌梅 15 克，陈皮 9 克。用法：水煎服，每日 1 剂。主治：食管癌、贲门癌。［黄红兵. 抗肿瘤中药临床应用与图谱. 广州：广东科技出版社，2008.］

桑枝 《本草图经》

【概述】又名桑条。为桑科植物桑 *Morus alba* L.的干燥嫩枝。全国各地均产。春末夏初采收，去叶，晒干，或趁鲜切片，晒干。生用或炒用。

【性味归经】味微苦，性平。归肝经。

【功能主治】祛风湿，利关节。用于治疗鼻咽癌放疗后颜面神经麻痹，骨肿瘤等；风湿痹痛、肢体拘挛、关节疼痛、水肿、白癜风等病证。

【配伍应用】桑枝味苦性平，通行善走，具有祛风通络之功。治左股骨上端尤因肉瘤，可与龟甲、骨碎补、川续断、桂枝、木瓜等强身壮骨，通络止痛药配伍，如《中国中医秘方大全》引湖南省邵阳市中医院戴求义的龟龙双枝汤；《中国丸散膏丹方药全书——肿瘤》引《名医治验良方》补肾活血通络丸（丹参、赤芍、白芍各15克，陈胆星5克，鸡矢藤30克，炒桑枝12克，制狗脊、炒川续断各15克，补骨脂、川石斛各9克，白英15克，桃仁9克，香谷芽12克，白花蛇舌草30克，徐长卿15克），治疗多发性骨髓瘤，瘀血阻络型。

桑枝常用于放、化疗后所产的不良反应，如鼻咽癌放疗中出现的颜面神经麻痹，可与金银花、钩藤、生白芍、明天麻等清热平肝药配伍，如《中国丸散膏丹方药全书——肿瘤》引《集验中成药》银钩散（金银花、钩藤、生白芍各15克，生甘草、明天麻、白菊花、牡丹皮、桑枝各10克，生石决明20克）；化疗后引起的末梢神经炎，可与黄芪、川芎、地龙、人参等补气活血通络药配伍，如《当代抗肿瘤妙方》引时珍国医国药张永刚的加味补阳还五汤（黄芪60克，川芎、地龙、人参各10克，红花、桑枝各15克，白芍18克，当归、桃仁、桂枝各9克，鸡血藤、木瓜各30克）。

【用法用量】水煎服，9～15克；外用，适量。

【处方须知】寒饮束肺者不宜服之。

【性能特点】桑枝味苦性平，通行善走，具有祛风通络之功。可用于鼻咽癌放疗后颜面神经麻痹、骨肿瘤等。

【常用药对】桑枝与桂枝　散寒除湿，温经通络。两者相使配伍，一寒一热，寒热相制，走行之性相助，通达肢体而引经功效更好，是治疗肢体骨肿瘤的常用药对。如《中国中医秘方大全》引湖南省邵阳市中医院戴求义的龟龙双枝汤（青蒿10克，桂枝6克，桑枝12克，川续断、木瓜、伸筋草、秦艽、当归、川芎各10克，龟甲12克，甘草10克，龙葵12克，猪殃殃12克，骨碎补15克，地骨皮12克，银柴胡、喜树各10克，半枝莲15克，半夏12克，白花蛇舌草15克），主治尤因肉瘤。

【验方举例】骨肿瘤　桑枝、龙葵、猪殃殃、地骨皮、半夏各12克，桂枝6克，续断、青蒿、木瓜、伸筋草、秦艽、当归、川芎、甘草、银柴胡、喜树各 10 克，骨碎补、半枝莲、白花蛇舌草各 15 克。用法：水煎服，每日 1 剂。主治：骨肿瘤。[郎伟君，孟立春. 抗癌中药一千方. 北京：中国医药科技出版社，1992.]

藿香《名医别录》

【概述】又名广藿香、海藿香。为唇形科植物广藿香 *Pogostemon cablin*（Blanco） Benth 的地上部分。主产于广东、海南等地。夏秋季枝叶茂盛时采割。切段生用。

【性味归经】味辛，性微温。归脾、胃、肺经。

【功能主治】化湿，止呕，解暑。用于治疗胃癌、胆囊癌、子宫颈癌以及化疗后出现消化道障碍等；湿阻中焦、呕吐、暑湿或湿温初起。

【配伍应用】藿香气味芳香，既能化湿，又能和中止呕，常用于肿瘤病人出现消化不良及脾胃虚寒而引起的吐泻、腹痛等，如与温中散寒、健脾理气药同用，可提高疗效，常与砂仁、茯苓、党参、白术、厚朴、建神曲、法半夏配伍，用于治疗胃癌病人出现脾胃虚寒、消化不良、呕吐、腹痛、腹泻等病证。上海邱佳信教授，治疗胆囊癌，用其与太子参、炒白术、茯苓、姜半夏、青皮、陈皮等健脾理气化痰药配伍，如《跟名医做临床——肿瘤科难病》经验方加减。治疗湿热瘀毒之子宫颈癌，可与黄柏、山栀子、牡丹皮、金银花、黄芩、连翘、白花蛇舌草等清热解毒抗癌药同用，如《孙桂芝实用中医肿瘤学》的二妙散合止带方加减。与党参、白扁豆、赭石、茯苓、薏苡仁等配伍，可治疗恶性肿瘤化疗后见消化道障碍，如《当代抗肿瘤妙方》引云南中医中药杂志沈丽达的参苓白术汤。

【用法用量】水煎服，5～10 克。鲜品加倍。

【处方须知】阴虚血燥者不宜用。

【性能特点】藿香气味芳香，既能化湿，又能和中止呕，常用于肿瘤病人出现消化不良及脾胃虚寒而引起的吐泻、腹痛等病证。

【验方举例】唇癌 ［抗癌中草药方剂和药物资料汇编］广藿香 9 克，生石膏 12 克，防风 12 克，甘草 9 克，栀子 9 克，全蝎 3 克。用法：水煎服，每日 1 剂。主治：唇癌。[黄红兵. 抗肿瘤中药临床应用与图谱. 广州：广东科技出版社，2008.]

皂角刺 《本草衍义补遗》

【概述】又名皂荚刺、皂角针、皂刺、天丁。为豆科植物皂荚 *Gleditsia sinensis Lam.* 的棘刺。主产于河南、江苏、湖北、广西、安徽、四川、湖南、浙江、贵州、陕西、甘肃、河北、江西、山东、辽宁等地。全年可采，趁鲜切片，晒干。

【性味归经】味辛，性温，归肝、胃经。

【功能主治】消肿排脓，祛风杀虫。用于治疗食管癌、淋巴腺瘤、扁桃体癌、前列腺癌、子宫肌瘤、卵巢囊肿等；痈疽肿毒、麻风、癣疮、重舌、痔疮、肛边痒痛、妇女产后缺乳或乳汁不下。

【配伍应用】皂角刺味辛温，功能消肿排脓，祛风杀虫。可广泛用于治疗多种肿瘤，以痰凝瘀滞者最为适宜。常与海藻、浮海石、丹参、王不留行等软坚散结，活血化瘀药配伍，可治疗食管癌，如《中国丸散膏丹方药全书——肿瘤》引《集验中成药》双海丸（海藻、丹参、连翘各 30 克，王不留行、穿山甲、皂角刺各 15 克，浮海石、山慈菇各 12 克，甘草 6 克，陈皮 3 克）；治疗淋巴腺瘤，可与川贝母、浙贝母、牡丹皮、丹参、海藻、昆布等化痰软坚活血药同用，如《名中医肿瘤科绝技良方》引北京医院中医顾问施今墨的淋巴腺瘤方［川贝母、炒牡丹皮、浙贝母、炒丹参、山慈菇、炮甲珠、海藻、昆布、川郁金、金银花、忍冬藤、小蓟各 10 克，桃仁、杏仁、牛蒡子、皂角刺各 6 克，桔梗 5 克，酒玄参 12 克，夏枯草 15 克，三七粉 3 克（分 2 次冲服）］。治疗气滞血瘀型扁桃体癌，可与生蒲黄、五灵脂、土鳖虫、制乳香、制没药等活血化瘀药配伍，如《中国丸散膏丹方药全书——肿瘤》引《集验中成药》复方失笑散。治卵巢囊肿，可与芥子、昆布、白茯苓、当归、生白芍、绞股蓝、穿山甲（代）、路路通配伍同用，如《当代抗肿瘤妙方》引实用中医药杂志许金珠的化囊汤。

【用法用量】水煎服，5～10 克，或入丸、散；外用适量，研末撒，或煎液涂。

【处方须知】孕妇禁服。

【性能特点】皂角刺味辛温，功能消肿排脓，祛风杀虫。可广泛用于多种肿瘤，以痰凝瘀滞者最为适宜。

【常用药对】皂角刺与生黄芪 《本草汇言》曰："皂荚刺，拔毒祛风。凡痈疽未成者，能引之以消散，将破者，能引之以出头，已溃者能引之以行脓。于疮毒药中为第一攻剂。又泄血中风热风毒，故厉风药中亦推此药为开导前锋也。"与生黄芪同用则可达化痰散结之功。如《孙桂芝实用中医肿瘤学》香砂六君子汤加味［太子参 15 克，白术 10 克，茯苓 15 克，生黄芪 30 克，皂角刺 6 克，木香 6 克，砂仁（后下）6 克，陈皮 9 克，牛膝 15 克，炮山甲（先煎）10 克，鳖甲（先煎）10 克，龟甲（先煎）10 克，威灵仙 15 克，石见穿 10 克，仙鹤草 15 克，败酱草 12 克，白英 15 克，白鲜皮 10 克，大枣 5 枚］，可治疗恶性黑色素瘤。

【验方举例】甲状腺癌　皂角刺、夏枯草、昆布、海藻、炮穿山甲（代）各 9 克，山海螺 30 克，牡丹皮、山慈菇各 6 克，白芥子 2.4 克。用法：水煎服，每日 1 剂。主治：甲状腺癌。［常敏毅. 抗癌本草. 中国微循环与莨菪类药研究学会. 宁波市中西医结合研究会, 1984.］

第 8 章　扶正培本类

凡具有益气健脾、滋阴养血、养阴生津、温肾壮阳的药物，统称扶正培本类药物。

益气健脾药：适用于脾胃气虚者。这类药物在胃癌治疗中最突出的作用就是能诱导细胞因子释放，提高细胞免疫活性，增强机体固有抗癌系统的活力，同时具有双向调节和维持机体平衡的作用。同时，益气健脾法能改善患者脾气虚弱的状况，扭转营养不良的状态，缓解乏力，消瘦、食欲不振等症状，使患者精神状态好转，从而提高生存质量，延长生存时间。

滋阴养血药：适用于血虚和肾阴不足者。这类药物能最大限度地调动机体的抗肿瘤能力，抑制肿瘤细胞转移，保护骨髓功能，增加血液中白细胞、血红蛋白和血小板的数量等。

养阴生津药：适用于阴虚内热，津液亏损者。这类药物能促进淋巴母细胞转化，增加白细胞和血小板数量，从而提高机体免疫功能，纠正免疫缺陷，有利于抑制肿瘤的复发与转移，并能保护肾上腺免受抑制。

温肾壮阳药：主要适用于肾阳虚者。这类药物通过激活机体免疫系统，提高垂体-肾上腺皮质系统兴奋性，从而对遏制肿瘤的发生发展起作用。

中医学认为"正气存内，邪不可干""邪之所凑，其气必虚"之观点，至今倍受推崇，任何疾病的发生，都与之相关，而肿瘤则更不例外。因肿瘤的形成犹如冰冻三尺非一日之寒，气滞、血瘀、痰凝、湿聚、热毒蕴结等一系列病理变化，皆因人体正气虚弱所致，因此，扶正培本也是治疗肿瘤的治法之一。也正遵循"养正积自除"之古训。其扶正培本类中药筛选如下。

人参《神农本草经》

【概述】又名黄参、地精、神草。为五加科植物人参 *Panax ginseng* C. A. Mey.的根。主产于吉林、辽宁、黑龙江省等地。以吉林抚松县产量最大，质量最好，称吉林参。野生者名"山参"，栽培者称"园参"。园参一般应栽培6～7年收获。鲜参洗净后干燥者称"生晒参"；蒸制后干燥者称"红参"；加工断下的细根称"参须"。山参经晒干称"生晒山参"。切片或粉碎用。

【性味归经】味甘，微苦，性微温。归肺、脾、心经。

【功能主治】大补元气，补脾益肺，生津，安神益智，败毒抗癌。用于治疗食管癌、胃癌、肝癌、胰腺癌、肠癌、肺癌、鼻咽癌、脑肿瘤、宫颈癌、乳腺癌、前列腺癌等；脱证及脾肺气虚证、津液不足、口渴思饮之消渴及心气不足、心神失养之心悸怔忡、失眠健忘、肾虚阳痿、气虚外感及阳明腑实而正气不足者。

【配伍应用】人参味甘而微苦，有补益元气、补脾益肺、扶正祛邪之功。现代药理研究发现，人参可以增强网状内皮系统及白细胞的吞噬功能，具有抑制癌细胞生长的作用。常用于食管癌、胃癌、肝癌、胰腺癌、肠癌、肺癌、鼻咽癌、脑肿瘤、宫颈癌、乳腺癌、前列腺癌等癌瘤属气血亏虚、气阴两伤、久病正虚者。临床无论是实体瘤或是手术切除后放疗、化疗时，均可选用之。已故治癌神医郑文友教授研制出的肿消一号、二号丸用于治疗消化、呼吸系统所有肿瘤，临床疗效显著，其内就含有人参。笔者自制的参茸苍柏丸，用于治疗食管癌、胃癌、肝癌、肠癌等消化系统肿瘤，也取得良好疗效。上海于尔辛教授治疗肿瘤，用太子参与白术、茯苓、生山楂、六神曲、谷牙、麦芽、陈皮、姜半夏、佛手、枳壳、白花蛇舌草配伍，并设此为抗癌基本方，用于治疗肝癌、胃癌、食管癌、肠癌、乳腺癌等各种肿瘤造成的脾胃亏虚、气机阻滞，症见乏力、嗳气、纳呆、便溏、胸腹不适等。上海邱佳信教授，治疗消化系统肿瘤如胃癌、肝癌、胰腺癌、胆囊癌、结肠癌、直肠癌，无一方不用太子参者。浙江省中医药研究所，用红参与香茶菜、枳壳益气消肿药配伍，制成片剂，治疗胃癌，如《中国中医秘方大全》人参香茶方。治疗癌性贫血，可与紫河车、鹿茸、黄芪、当归、鸡血藤、熟地黄、淫羊藿配伍同用，具有益气补血、补肾填精之功，此方较一般补气的益气健脾生血法四君子汤配合复方阿胶浆纠正贫血率疗效差异显著，如《名中医肿瘤科绝技良方》引福建省泉州市中医院孙伟芬等的紫参汤。治疗妇科肿瘤、肝癌、肺癌等，可与斑蝥、刺五加、三棱、莪术等破血散瘀药配伍，如《孙桂芝实用中医肿瘤学》引中成药复方斑蝥胶囊。治疗鼻咽癌，可与金银花、白花蛇舌草、夏枯草等清热解毒药配伍，如《中国中医秘方大全》引广东省湛江市第二人民医院蔡懿的二草双花汤。治晚期前列腺癌，气血两虚者，可与党参、黄芪、白术、当归、甘草等补益气血药同用，如《中国丸散膏丹方药全书——肿瘤》引《集验百病良方》参术丸（人参10克，党参 30 克，黄芪 30 克，茯苓 15 克，当归 30 克，白芍 30 克，川芎 10 克，肉桂 6 克，白术 15 克，甘草 9 克，鸡血藤 15 克）。

化疗可致白细胞、血小板减少，抑制骨髓的造血功能，并常引起消化道毒副反应，可与姜半夏、枳实、陈皮、茯苓、竹茹、白术、生姜、甘草配伍同用，具有健脾理气、和胃降逆之功。如《中国中医秘方大全》引辽宁省肿瘤医院封菊秋的姜茹半夏汤；《名中医肿瘤科绝技良方》引陕西省宝鸡市人民医院李健的参威口服液，用于治疗各种原因所致的白细胞减少症（包括放化疗引起者）。

【用法用量】水煎服，3～9 克，挽救虚脱可用 15～30 克。宜文火另煎，分次兑服。野山参研末吞服，每次 2 克，每日 2 次。

【处方须知】不宜与藜芦同用。

【性能特点】人参能回元气于垂亡，有拯危救脱之功，可用于气虚欲绝、血虚欲脱之救逆；能补益脾肺之气，用于治脾肺气虚之证；能益气生津，用于各种原因气伤津少所致的口渴欲饮。还能益气血而宁神益智，也可用于失眠健忘、心神不宁诸证；能扶正祛邪，用于治消化、呼吸系统等各种肿瘤。

【常用药对】人参与黄芪　人参甘温，善补五脏之气，守而不走；黄芪甘温，补气善走肌表，走而不守。二药相须配伍，一走一守，内外兼顾，可大补脾肺之气，扶正作用更强，并能提高机体免疫功能。常用于多种肿瘤的治疗配伍，如《现代中医药应用研究大系》扶肺汤（人参 10 克，炙黄芪 30 克，南沙参、北沙参各 12 克，三七 10 克，枸骨叶 15 克，楮实子 12 克，玄参 10 克，百合 10 克，麦冬 10 克，芦根 15 克，莪术 15 克，蜈蚣 3 条，桔梗 8 克，陈皮 6 克）可治疗原发性肺癌。

【各家论述】

1. 目前市售的人参，有野生的和人工栽培的两种。野生的称野山参或老山参。人工栽培的又分红人参、白人参和生晒参。产于朝鲜的又称高丽参。红人参补气之中带有刚健温燥之性，能振奋阳气，适用于急救回阳。生晒参性较平和，不温不燥，既可补气，又能养津，适用于扶正祛邪。白人参（也叫糖参）性最平和，但效力也相对地较小，适用于健脾益肺。高丽参也有红、白、生晒之分，效力与用法同上所述。野山参大补元气，无温燥之性，补气之中兼能滋养阴津。但货源较少，价格昂贵，故一般比较少用。太子参益气健脾，但补力小，适用于气血不足、病后虚弱、津乏口干等症。

2. 在一般情况下，常用党参来代替人参。在抢救急症时（如虚脱、休克等）及治疗重病时，以人参为宜。

3. 前人将人参与五灵脂列为配伍禁忌，属"十九畏"之一。《中华人民共和国药典》1963 年版就载有人参畏五灵脂，五灵脂恶人参。但古今临床实践与现代实验研究均表明，二药之间不存在绝对的配伍禁忌。1977 年版及以后的《药典》均取消了类似的内容，亦未再称人参与五灵脂"不宜同用"。现代国医大师朱良春教授在《朱良春用药经验集》中曾用专节"人参、五灵脂同用效佳而无弊"论述，认为人参益气，五灵脂化瘀，二药同用有益气化瘀之功，经长期临床应用观察，并未发现有任何的不良反应。

4. 人参出现不良反应与使用剂量过大、长期连续使用或辨证不当有关。过敏反应表现为皮肤瘙痒、红色丘疹，或小水疱样丘疹；或出现皮肤发红，眼皮肿胀，视物不清，全身水肿，发绀等。中毒反应主要表现为：头痛、头晕、发热、烦躁、易醒、失眠、多汗、欣快感、狂躁，甚至意识混乱、神志不清等神经系统症状；心律失常、心悸、心率减慢、血压升高，甚至心力衰竭等心血管系统症状；低血钾、男性女性型乳房、乳房痛等内分泌与代谢系统症状；腹胀痛、恶心、呕吐、顽固性呃逆等消化系统症状。

5. 美国布朗大学生物医学教授森曼·查博士的助手，一次偶然把一些人参浸液倒进了癌细胞培养基中，结果所有的癌细胞很快全被杀死了，后来证实是人参辛醇化合物的作用。

【验方举例】

1. 鼻咽癌 ［广东省湛江市第二人民医院蔡懿］ 二草双花汤：人参 3 克，金银花 30 克，白花蛇舌草 30 克，夏枯草 20 克。用法：水煎服。功能：清热解毒。主治：鼻咽癌。疗效：本方治疗经病理学证实的鼻咽癌放疗后患者 30 例，与单纯放疗 30 例作对照。结果，治疗组 5 年生存率为 70%，对照组为 36.7%。按：人参大补元气，现代药理研究发现，人参可以增强网状内皮系统及白细胞的吞噬功能，具有抑制癌细胞生长的作用；金银花、白花蛇舌草、夏枯草清热解毒。标本兼顾，所以能取得良好效果。［胡熙明. 中国中医秘方大全. 上海：文汇出版社, 1990.］

2. 各种癌症化疗后 四君子汤加味：太子参 20 克，白术 10 克，茯苓 10 克，炙甘草 6 克，白扁豆 12 克，怀山药 20 克，薏苡仁 15 克，川续断 10 克，补骨脂 10 克，大枣 6 枚，生姜 3 片。用法：水煎空腹热服。功能：益气健脾，养血安神。主治：各种癌症化疗后康复基本方。用于化疗后具有增效减毒作用。症见面色萎白、语声低微、四肢无力、食少寐差、舌质淡、脉细缓等。按：郑伟达教授运用此方治疗各种癌症化疗后白细胞减少、免疫功能低下等症，疗效显著。本方以四君子汤平补后天脾胃元气为主。方中太子参补中益气，白术健脾燥湿，茯苓健脾渗湿，薏苡仁利水渗湿为君药；配以怀山药补气养阴，川续断补肝肾，补骨脂补脾肾阳虚为臣药；白扁豆甘淡补气为佐药；大枣补脾益气、养血安神，生姜温中降逆、止呕为使药。合用具有益气健脾，养血安神之功效。［郑伟达，郑东海，郑伟鸿. 肿瘤的中医治疗. 北京：中国中医药出版社，2009.］

3. 喉癌　［黑龙江中医药］养阴润喉饮：太子参、生地黄、女贞子各 15克，沙参、牡丹皮、墨旱莲、白芍各 10 克，冬虫夏草、川贝母各 5 克，木蝴蝶 3 克，青果（另含咽）。用法：水煎服。功能：滋阴降火，利咽散结。主治：喉癌。按：本病中医常称为"喉菌""喉疳""喉风"等。其病因病机为虚实夹杂，其虚多为肺肾阴虚，其实多为痰湿热毒，凝结于喉所致。本方用太子参、生地黄、女贞子、沙参可滋阴降火；川贝母、木蝴蝶可利咽散结。本方重在滋养肺肾以治本，若临床邪热火毒明显者，则可加重楼、龙葵、牛蒡子、山豆根、黄芩、黄连等以清热解毒。若以痰湿为主者，则可加制天南星、昆布、半夏、枳实、土茯苓、土贝母等，以化痰散结。［李永来. 中华名方. 哈尔滨：黑龙江科学技术出版社，2012.］

党参 《增订本草备要》

【概述】又名上党人参、防风党参、黄参、上党参。为桔梗科植物党参 *Codonopsis pilosula*（Franch）. Nannf.、素花党参 C. *Pilosula* Nannf. var. *modesta*（Nannf.）　L. T. Shen 或川党参 C. *tangshen* Oliv.的根。主产于山西、陕西、甘肃等地。秋季采挖洗净，晒干，切厚片。生用。

【性味归经】味甘，性平。归脾、肺经。

【功能主治】补脾肺气，补血，生津。用于治疗多种肿瘤；一切气血不足，肺脾气虚之证。

【配伍应用】党参味甘气平，不腻不燥，临床常用于症属脾胃虚弱，气血（津）亏虚或邪实气虚的消化道、呼吸道肿瘤，白血病、乳腺癌、骨肉瘤，以及脑肿瘤等多种肿瘤的治疗与预防。若治噎膈不能食，大便燥结，可与重镇降逆的赭石配伍，如《医学衷中参西录》参赭培气汤（党参 18 克，肉苁蓉 12 克，天冬 12 克，赭石 24 克，清半夏 9 克，当归身 9 克，知母 15 克，柿霜饼 15 克）。上海肿瘤专家钱伯文教授，在治疗胃癌、乳腺癌、直肠癌、结肠癌、肺癌的配方中都喜用党参，即常用四君子汤为基础方加减治疗；治肝癌，可与炙山甲片（代）、生鳖甲等配伍，如《中国中医秘方大全》引江苏省中医院张泽生的二甲消癥汤［党参 12 克，当归 9 克，黄芪 12 克，三棱、莪术、醋柴胡、桃仁、炙山甲片（代）、木香各 9 克，生鳖甲 12 克，青皮、陈皮各 9 克，炙甘草 6 克，水红花子 30 克，川楝子、香附、枳壳各 9 克，水蛭 6 克，半枝莲、蜀羊泉、石打穿各 30 克〕；治原发性肺癌属气阴两虚者，可与麦冬、山药、熟地黄、川贝母、沙参、五味子益气养阴、清热化痰药配伍，如《古今名方》加味生脉饮。治乳腺癌，可与夏枯草、海藻、昆布等软坚散结药配伍，如《肿瘤病良方 1500首》龙华化岩方；治疗白血病，可与生地黄、玄参、白芍配伍益气养阴以维护正气，与马勃、半枝莲、板蓝根、黄药子、白花蛇舌草配伍以攻邪抑癌，如《中国中医秘方大全》引辽宁中医学院附院血液病研究组的双参地芍汤。治脑肿瘤，可与石菖蒲、远志、朱茯神等开窍醒神药配伍，如《孙桂芝实用中医肿瘤学》益气醒神汤（北黄芪 20～30 克，潞党参 15～20 克，桃仁 15 克，丹参 30～50克，当归身 15～20 克，石菖蒲、远志、明天麻各 15 克，朱茯神 20 克，地龙、僵蚕各 15 克，生龙骨、生牡蛎各 50 克）。

【用法用量】水煎服，9～30 克。

【处方须知】据《药典》记载，不宜与藜芦同用。

【性能特点】党参性味甘平，主归脾肺二经，以补脾肺之气，既能补气，又能补血，可用于症属脾胃虚弱、气血（津）亏虚或邪实气虚的消化道、呼吸道肿瘤、白血病、乳腺癌、骨肉瘤，以及脑肿瘤等多种肿瘤的治疗与预防。

【常用药对】党参与黄精　黄精补气兼能润心肺，填精髓，助筋骨，但其性质平和，起效缓慢，久服才能见效。党参补气，其效迅速。二药配伍，补气益肾。如《中国中西医结合杂志》扶正升血调元汤。

【各家论述】

1. 党参常作为人参的代用品以治疗肿瘤气虚证。

2. 因产地不同，党参有台党参（台参）和潞党参两种。药效差不多。目前药房已无此分别。

3. 党参可以代替独参汤。急救虚脱时，一般多用人参（独参汤），如一时找不到人参，可用党参一至三两，加附子二三钱，生白术五钱至一两，急煎服，能代替独参汤使用。

【验方举例】

1. 乳腺癌　龙华化岩方：党参、天冬、桃仁各 9 克，夏枯草、海藻、昆布 12 克，王不留行、石见穿、黄药子、葶苈子、牡蛎、车前子各 30 克，大枣10 枚。用法：水煎服。功能：益气活血，软坚散结。按：方中党参、桃仁可益气活血；夏枯草、海藻、昆布软坚散结。临床上可加黄芪、白术、茯苓、三棱、莪术，则效果更好。〔乔占兵，等. 肿瘤病良方 1500 首. 北京：中国中医

药出版社, 2001.]

2. 白血病 ［辽宁中医学院附院血液病研究组］双参地芍汤：党参 10 克，生地黄 30 克，玄参 30 克，白芍 15 克，马勃 15 克，黄药子 15 克，牛蒡子 15 克，板蓝根 30 克，半枝莲 30 克，白花蛇舌草 30 克，白姜黄 9 克，牡丹皮 9 克，阿胶（烊化）6 克。用法：水煎服。同时服用散剂：山慈菇、五倍子、千金子、大戟、雄黄、琥珀、麝香、牛黄，研末混匀，每日服 2 次，每次 2～3 克。加减：气血虚加黄芪、当归、穿山甲珠（代）、丹参；出血加生地炭、槐花、煅牡蛎粉、小蓟、白茅根、三七粉；发热加柴胡、黄芩、黄连、连翘、野菊花。疗效：本方治疗 18 例白血病，完全缓解 6 例，部分缓解 7 例，无效 5 例。按：党参、玄参、生地黄益气养阴以维护正气；配以马勃、半枝莲、板蓝根、黄药子、白花蛇舌草配伍以攻邪抑癌。本方扶正与攻邪兼顾，适用于白血病的本虚标实证的治疗。［胡熙明. 中国中医秘方大全. 上海：文汇出版社, 1990.］

3. 胃癌 ［中国中医科学院广安门医院余桂清］健脾补肾汤：党参 15 克，枸杞子 15 克，女贞子 15 克，白术 9 克，菟丝子 9 克，补骨脂 9 克。用法：水煎服。功能：健脾补肾。主治：胃癌。疗效：本方结合化疗治疗 72 例Ⅲ期胃癌患者，其中大部切除 44 例，次全切除 18 例，姑息切除 5 例，根除 3 例，切端阳性 2 例，所有病例全部经病理证实，生存 1～3 年 72 例，3～5 年 36 例，占 70.0%；5 年以上 16 例，占 48.5%。按：胃癌患者化疗后均有不同程度影响消化吸收和骨髓造血功能。中医有"脾为后天之本""肾为先天之本"的理论，方用党参、白术健脾胃；枸杞子、女贞子、菟丝子、补骨脂补养肝肾。故本方具有健脾补肾之功效，增强消化吸收和骨髓造血的功能，提高抗病能力。根据临床和实验室研究，本方有调整机体免疫功能和提升白细胞的作用。故本方治疗化疗后的胃癌患者具有较好的疗效。［胡熙明. 中国中医秘方大全. 上海：文汇出版社, 1990.］

4. 晚期乳腺癌化疗、放疗期间 ［中国中西医结合杂志］扶正升血调元汤：党参、黄精、鸡血藤、白术各 15 克，何首乌、骨碎补、麦芽各 10 克，女贞子 20 克。用法：水煎服。每周 5 剂，至化疗结束。功能：益气补肾，滋阴生血。主治：晚期乳腺癌化疗、放疗期间。按：方中党参、女贞子、何首乌益气补肾；鸡血藤、白术、黄精滋阴益气生血。本方可用于一切恶性肿瘤因化疗或放疗引起血虚证。临床多见头晕、乏力、心悸、纳差、舌淡、少苔、脉细弱等症。［李永来. 中华名方. 哈尔滨：黑龙江科学技术出版社, 2012.］

【临床运用】甲状腺腺瘤 消瘿汤：党参、夏枯草、莪术、海藻、玄参各 15 克，白术、茯苓、制半夏、浙贝母、制香附、郁金各 9 克，青皮、陈皮各 6

克。加减：久病入络，瘀久生毒者，加山慈菇、僵蚕、龙葵；甲状腺功能亢进去海藻。用法：每日 1 剂，水煎服。疗效：用上药治疗甲状腺腺瘤 125 例，治愈 78 例，好转 43 例，未愈 4 例，总有效率为 96.8%。[徐建玉. 消瘿汤治疗甲状腺腺瘤 125 例. 河南中医, 2004, 24（1）: 47.]

黄芪 《神农本草经》

【概述】又名黄耆、独椹、绵黄芪、绵芪。为豆科植物蒙古黄芪 *Astragalus memeranaceus*（Fisch.）Bge. var. *mongholicus*（Bge.）Hsiao 或膜荚黄芪 A. *membranaceus*（Fisch.）Bge. 的根。主产于内蒙古、山西、黑龙江等地。春秋两季采挖，除去须根及根头，晒干，切片，生用或蜜炙用。

【性味归经】味甘，性微温。归脾、肺经。

【功能主治】补气健脾，升阳举陷，益气固表，利水消肿，托毒生肌。用于治疗各种肿瘤；脾胃气虚，气虚下陷之气衰血少、血痹虚劳、崩漏、阴挺、脱肛、久痢、中风瘫痪和卫虚不固之自汗、盗汗及正气虚弱之疮痈肿毒、风湿、水肿，可用于消渴、黄疸、白浊等病证。

【配伍应用】黄芪甘温，味轻气浮，有助气，壮筋骨，长肉，补血，破癥癖之功。《本草三家合注》曰："气味甘、微温，无毒，主痈疽久败疮，排脓止痛，大风，癞疾，五痔鼠瘘，补虚，小儿百病。"其鼠瘘，大医叶天士解释曰："鼠瘘者，瘰疬也，乃少阳经风热郁毒，黄芪入胆与三焦，甘能解毒，温能散郁，所以主之。"《日华子本草》曰："助气、壮筋骨、长肉、补血、破癥癖、治瘰疬、瘿赘等。"现代药理研究也证实，有抗肿瘤作用。常用于治疗各种肿瘤之气虚证，并能增加肿瘤患者的免疫功能，降低化疗的不良反应。治食管癌，可与太子参、白术等益气健脾药相须配伍，如《孙桂芝实用中医肿瘤学》四君子汤合肾气丸加减；治胃癌，可与白英、重楼、石见穿等清热解毒、消肿止痛药配伍，如《中国中医秘方大全》引上海第二医科大学附属瑞金医院王冠庭的参芪白石汤（党参、生黄芪各 15 克，生白术 10 克，白英、白花蛇舌草、仙鹤草、生薏苡仁各 30 克，重楼、石见穿各 18 克）；治肝癌，可与三棱、莪术、桃仁、柴胡、香附、青皮等活血化瘀、疏肝解郁药同用，如《中国丸散膏丹方药全书——肿瘤》引《集验中成药》参芪莪棱丸［水红花子、当归、炮穿山甲（代）、川楝子、党参、黄芪、三棱、莪术、桃仁各 450 克，木香、青皮、陈皮、甘草、柴胡各 150 克，香附、枳壳、赤芍、水蛭、白芍各 300 克，炙鳖甲 600 克，研末为丸，每次 6 克，每日 2 次］；治疗肺癌，可与仙鹤草、茜草等抗癌止血药配伍，如《名中医肿瘤科绝技良方》引江苏省中西医结合医院丰衍增医师的扶正抑瘤汤；治脾郁而致的肉瘿、肉瘤，可与人参、乌药、白术、陈皮、贝母等理气化痰药配伍，如《医宗金鉴》加味归脾丸（香附、人参、炒酸枣仁、远志、当归、黄芪、乌药、陈皮、茯神、炒白术、贝母各 37.3 克，木香、炙甘草各 11.2 克）。

【用法用量】水煎服，9～30 克。蜜炙可增强其补中益气作用。

【性能特点】黄芪有"补药之长""气中血药""疮家圣药"等美称。其性味甘温，有升发之性，能补气升阳，补气生血，补气活血，补气利水，托毒排脓，生肌敛疮。常用于各种肿瘤之气虚证，并能增加肿瘤患者的免疫功能，降低化疗的毒副作用。

【常用药对】

1. 黄芪与党参　黄芪既能升补脾气，又能益肺固表。党参健脾补气，益气生津。两者相须为用，既能健脾补气，又能益气生津。常用于各种肿瘤之气虚血弱证，如《名中医肿瘤科绝技良方》引陕西中医学院田正良的健脾益肾升白汤（黄芪 30 克，党参 15 克，白术、鸡血藤、女贞子、覆盆子、补骨脂各 10 克）可治疗白细胞减少症。

2. 黄芪与金银花　黄芪甘温升补，补气升阳，益气托毒解毒；金银花甘寒，清热解毒凉血，散瘀消肿，为治疗疮痈肿毒之要药。二药合用，补清结合，补不助热，清不伤正，托毒清解之功颇著。如《抗癌中草药大辞典》犀角黄芪汤［犀角（代）6 克，金银花、板蓝根、生石膏各 30 克，玄参、黄芪、枸杞子各 15 克，地骨皮、知母各 12 克］可治疗白血病合并高热。

3. 黄芪与甘草　黄芪甘温，补脾肺、升清阳，为补气常用之品；甘草甘平，补脾胃、益中气；二药相须配伍，取甘以守中，使补中益气之力增强；生黄芪又具托毒排脓、敛疮收口之功，为疮疡之要药；生甘草能清热泻火，补虚解毒；二药合用，以黄芪为主，甘草为辅，有补虚托毒、排脓解毒之功。临床常用于癌症晚期正气大虚的扶正治疗。如《广东中医》黄芪汤（黄芪 90 克，当归、郁金各 12 克，柴胡 9 克，土茯苓 30 克，升麻、甘草各 6 克）可治疗肺癌晚期。

【各家论述】

1. 黄芪生用偏于走表，能固表止汗、托里排脓、敛疮收口；炙用重在走里，能补中益气、升提中焦清气、补气生血、利尿。肿瘤气陷用黄芪。

2. 黄芪皮功用同黄芪，但善于走表，偏用于固表止汗及气虚水肿。

3. 过量使用黄芪可引起头晕面赤，舌尖痛，口干口苦，眼胀，胸胀，便干，失眠，肢体水肿，四肢剧烈震颤、疼痛，血压升高等。黄芪偶可引起变态反应，表现为皮肤瘙痒，红色斑丘疹，使原有水肿、咳喘加重。

【验方举例】

1. 胃癌　［湖北省肿瘤医院］黄芪蚤藤汤：黄芪 15 克，党参 12 克，白术 9 克，茯苓 12 克，生薏苡仁 30 克，赤芍 15 克，白芍 12 克，神曲 9 克，山楂 12 克，炒枳壳 9 克，重楼 15 克，藤梨根 30 克。用法：水煎服。功能：益气健脾，清热消肿。主治：胃癌。疗效：本方治疗中晚期胃癌术后 30 例，其中Ⅱ期 15 例，Ⅲ期 11 例，Ⅳ期 4 例。治后 1 年生存率为 90%（27/30），3 年生存率为 63.3%（19/30），5 年生存率为 57.7%（15/26）。［胡熙明. 中国中医秘方大全. 上海：文汇出版社，1990.］

2. 原发性肝癌硬化型Ⅱ期　［江苏省南通市肿瘤医院刘洁江］芪棱汤：黄芪 30 克，三棱 30 克，党参 10 克，白术 10 克，炙甘草 10 克，生蒲黄（包）10 克，五灵脂 10 克，茯苓 15 克，莪术 30 克，鳖甲 30 克，大枣 30 克。用法：水煎服。功能：益气健脾，活血化瘀。主治：原发性肝癌硬化型Ⅱ期。疗效：本方治疗 1 例原发性肝癌。经体检：肝剑突下 6 厘米，质硬，表面有结节，甲胎蛋白火箭法定量大于 1000 毫微克，肝同位素扫描呈现占位病变，超声波为丛状波。服本方 120 剂，病情显著好转，复查甲胎蛋白及肝功能均正常。超声波复查未见异常，食欲、睡眠正常。6 年后复查甲胎蛋白 3 次均正常。超声波为低小波，未见肝癌波型。按：本方以益气健脾与活血化瘀兼施，祛邪而不伤正，扶正而不留邪，标本兼顾，攻补兼施，治疗硬化型肝癌 1 例取得良好疗效。［胡熙明. 中国中医秘方大全. 上海：文汇出版社，1990.］

3. 鼻咽癌　［中国医学科学院肿瘤医院蔡伟明］桃红活血汤：黄芪 15 克，赤芍 10 克，当归 10 克，川芎 10 克，桃仁 10 克，红花 10 克，鸡内金 12 克，葛根 10 克，陈皮 9 克，丹参 15 克。用法：水煎服。功能：益气补血，活血化瘀。主治：鼻咽癌。疗效：本方结合放疗治疗 92 例鼻咽癌，与单纯放射治疗的 105 例鼻咽癌作对照进行疗效观察。治后，1 年生存率，本方结合放疗组为 91.3%，单纯放疗组为 80%；3 年生存率，本方结合放疗组为 67.4%，单纯放疗组为 33.3%；5 年生存率，本方结合放疗组为 52.5%，单纯放疗组为 24%。按：方中黄芪、当归益气补血；红花、赤芍、桃仁、丹参活血化瘀；葛根生津散火；诸药相合，具补益气血、化瘀散结之功。实验研究证实，活血化瘀药物具有改善血液循环的作用，可以增加组织的血流量，减少组织纤维化，因而应用本方结合放疗能提高疗效。［胡熙明. 中国中医秘方大全. 上海：文汇出版社，1990.］

4. 舌癌　［河北医学院第二医院田永淑］舌疬灵汤：黄芪 30 克，党参

15 克，当归 15 克，川芎 12 克，丹参 20 克，半枝莲 15 克，山慈菇 10 克，穿山甲珠（代）10 克，三七 6 克，藕节 10 克，陈皮 15 克，金银花 15 克，连翘 12 克，蒲公英 12 克，黄连 10 克，砂仁 6 克，鸡内金 10 克，菟丝子 10 克，枸杞子 10 克，甘草 3 克。用法：水煎服。功能：气血双补，软坚化瘀，清热解毒。主治：舌癌。疗效：本方治疗 1 例舌体色素基底细胞癌，先后服药 130 多剂。治后肿物消失，舌体活动自如。按：舌癌属中医"舌菌"，方中黄芪、党参补气以壮生机；当归补机体之阴血；川芎、丹参、藕节、三七活血化瘀；半枝莲、山慈菇、穿山甲珠（代）软坚散结、抗癌平赘；金银花、连翘、蒲公英、黄连、甘草清热解毒、泻心火；陈皮、砂仁理气醒脾；枸杞子滋肾益精补先天，共成气血双补、理气活血、化瘀软坚、清热解毒之剂，故取得较好疗效。[胡熙明. 中国中医秘方大全. 上海：文汇出版社，1990.]

5. **结肠癌** ［中国中西医结合杂志］扶正消瘤汤：生黄芪、潞党参、茯苓、半枝莲、紫草根各 15 克，白术 10 克，大枣 7 枚。用法：水煎服，每日 1 剂，30 日为 1 个疗程。配合白细胞介素Ⅱ（IL-2）10 万单位，每日 1 次，肌内注射，共 20 次。功能：清热解毒，气血双补。主治：结肠癌。按：本方用生黄芪、潞党参、茯苓、白术益气健脾补血；半枝莲、紫草根清热凉血解毒，全方共用亦效显著。[李永来. 中华名方. 哈尔滨：黑龙江科学技术出版社，2012.]

【临床运用】

1. **小脑脑桥角肿瘤** 补阳还五汤加味：黄芪 40 克，当归、白花蛇舌草、夏枯草、葛根各 30 克，赤芍、白芍各 15 克，桃仁、川芎、地龙、天麻各 12 克，丹参 25 克，胆南星、生甘草各 10 克。用法：每日 1 剂，水煎 3 次后合并药液，分早、中、晚内服。用至症状消失。疗效：据报道，用本方治疗小脑脑桥角肿瘤，效果显著。患者，男，39 岁。1985 年 7 月 18 日就诊，1 个月前头晕耳鸣、呕恶，经治 7 周无效，并突发剧烈头痛，面部及左侧肢体麻木，口眼㖞斜。经某院头颅 CT 扫描诊为小脑脑桥角肿瘤。辨证为气血两虚，瘀血夹痰。以本方加减服 40 余剂，诸症好转，生活基本自理，继续以该方加滋补肝肾之品调理并巩固疗效。1 年后随访，病情稳定，症状缓解，未见复发。1986 年 6 月 27 日复查头颅 CT 提示：肿瘤阴影缩小一半。[沈霞. 补阳还五汤加味治疗小脑脑桥角肿瘤. 四川中医，1987，5（9）：23.]

2. **上颌窦软组织肉瘤** 黄芪 25 克，当归、川芎、赤芍、地龙、桃仁、黄连各 10 克，红花、黄芩各 6 克，白花蛇舌草 15 克。用法：每日 1 剂，将上药水煎 3 次后合并药液，分早、中、晚内服，3 个月为 1 个疗程。疗效：据报道，用中西医结合治疗上颌窦软组织肉瘤 5 例，用 3～6 个疗程后，1 年、3 年、5

年存活分别为 4 例、2 例、1 例。[陈协云. 中西医结合治疗上颌窦软组织肉瘤：附 5 例报告. 中国中西医结合杂志, 1999, 7（2）：93.]

3. 甲状腺腺瘤　平瘤方：黄芪、党参、夏枯草各 20 克，五味子、青皮、胆南星各 12 克，麦冬、白花蛇舌草、半夏各 15 克，赤芍、川贝母、三棱、莪术各 10 克。用法：水煎服，每日 1 剂。疗效：采用本方治疗甲状腺腺瘤 50 例，对照组 25 例，对照组用甲状腺素片 40 毫克，1 个月后，酌减至 20 毫克；每日 3 次口服，均 30 天为 1 个疗程。用本方治疗甲状腺腺瘤患者，用 3 个疗程后，两组分别治愈 22 例、4 例；显效 13 例、5 例；有效 10 例、7 例；无效 5 例、9 例。[丁继存. 平瘤方治疗甲状腺腺瘤临床研究. 中医学报, 2010, 25（1）：26-27.]

甘草 《神农本草经》

【概述】又名粉草、甜草、美草、密草。为豆科植物甘草 *Glycyrrhiza uralensis* Fisch.、胀果甘草 *G. inflata* Bat.或光果甘草 *G. glabra* L.的根及根茎。主产于内蒙古、新疆、甘肃等地。春秋两季采挖，以秋采者为佳。除去须根，晒干，切厚片，生用或蜜炙用。

【性味归经】味甘，性平。归心、肺、脾、胃经。

【功能主治】补脾益气，祛痰止咳，缓急止痛，清热解毒，调和诸药。用于治疗多种肿瘤；心气不足、脉结代、心动悸、脾气虚证、咳嗽、脘腹、四肢挛急疼痛、热毒疮疡、咽喉肿痛、药食中毒等病证。

【配伍应用】甘草无论在内科、妇科、骨伤科还是肿瘤科等，都是临床常用药物之一。具有补脾益气、清热解毒、祛痰止咳、缓急止痛、调和诸药之功。《本草三家合注》云："主五脏六腑寒热邪气，坚筋骨，长肌肉，倍气力，金疮肿解毒。久服轻身延年。"甘草随气药入气，随血药入血，无往不可，故被誉为"国老"。现代药理也研究证实，甘草具有镇痛、镇咳、抗炎、抗溃疡、抗变态反应等作用外，还能增强机体免疫功能，防治病毒性肝炎，抗癌和抗艾滋病。与黄芪等补气药配伍治脑瘤，如同济医科大学附属协和医院沈霖的芪龙天麻汤（黄芪 4 克，当归、白花蛇舌草、夏枯草、葛根各 30 克，赤芍、白芍各 15 克，桃仁、川芎、地龙、天麻各 12 克，丹参 25 克，胆南星 10 克，生甘草 30 克）。与当归等补血药配伍，治乳腺增生病（乳中结核）、乳腺癌、肝癌等，如《外科正宗》清肝解郁汤（当归、生地黄、白芍各 12～15 克，制香附、浙贝母、青皮、半夏、茯神、栀子各 9～12 克，桔梗、陈皮、川芎、木通、远志、紫苏叶各 6 克，生姜 3 片，甘草 3 克)。

甘草味甘，能缓急止痛，常与柔肝止痛的白芍相须配伍，以达缓急止痛之效能，治肝癌疼痛，如《中国中医秘方大全》引重庆市北碚区澄江人民医院安俊的芍甘方。

甘草在肿瘤科临床应用中，大多起到调和药性作用，其味甘而气和，能调和药味，缓解药性，临床在使用药力峻猛或药性偏颇药物的同时，配伍甘草，可起调和缓解的作用。如与附子配伍，能缓解其温燥之性，如《外台秘要》九物五膈丸 (麦冬、川椒、远志、细辛、干姜、桂心各 90 克，炙甘草 150 克，炮附子 30 克，人参 120 克)，治五膈 (忧、气、食、寒、饮膈)。与石膏、知母配伍，能缓解其药性苦寒，以防苦寒伤胃，如已故治癌神医郑文友教授的癌烧退，用于所有肿瘤高低热不退者。与党参 (或人参)、黄芪、白术、当归等配伍，能使药力和缓，补力持久，如《中国中医秘方大全》引江苏省常熟市中医院黄永昌的理气养荣汤 (炒党参 12 克，黄芪 10 克，炒当归 10 克，郁金 10 克，延胡索 10 克，炒白术 10 克，茯苓 12 克，炒白芍 12 克，莪术 10 克，绿萼梅 6 克，生甘草 3 克，谷芽 10 克，麦芽 10 克)，用于治疗胃癌，具有益气养血、理气散结之功。

【用法用量】水煎服，1.5～9 克。生用性微寒，可清热解毒；蜜炙药性微温，并可增强补益心脾之气和润肺止咳作用。

【处方须知】不宜与京大戟、芫花、甘遂、海藻同用。甘草有助湿壅气之弊，湿盛胀满、水肿者不宜用。大剂量久服可导致水、钠潴留，引起水肿。

【性能特点】甘草为补虚解毒之品。能补脾胃而益心神，清热泻火而解诸药毒，祛痰止咳而益气润肺，缓和药性并缓急止痛。常用于各种肿瘤，脾胃气虚，心血不足，疮疡肿毒，咽喉肿痛及咳喘证，也可用于调和药性，解诸药物中毒。随气药入气，随血药入血，无往不可，故被誉为"国老"。

【常用药对】

1. 甘草与附子　温经散寒除湿。甘草味甘气和，以调和药味，缓解药性。临床在使用药力峻猛或药性偏颇药物的同时，配伍甘草，可起调和缓解作用，并有良好的解毒作用。甘草与附子配伍合用，既能缓解附子辛散之性，又能监制附子的毒性。如《外台秘要》九物五膈丸。

2. 甘草与金银花　甘草生用，甘而微凉，既能泻火解毒，又能补虚护胃；金银花性味甘寒，气味芳香，清热解毒，为热毒疮痈之要药，性平稳而功效显著，岳美中谓金银花"寒能解毒，甘不伤胃，宣通气血，疏散热毒"。二药配伍，甘草助金银花增强清热解毒之力，清热凉血解毒之功于平淡中见效，同时甘缓护胃。如《癌的扶正培本治疗》莲子豆根汤（莲子心 2 克，山豆根 12 克，夏枯草 15 克，生地黄 15 克，金银花 12 克，淡竹叶 10 克，川黄连 6 克，黄芩 9 克，茯苓 12 克，车前草 10 克，赤芍 9 克，白花蛇舌草 20 克，生甘草 3 克）可治疗舌癌。

【各家论述】

1. 生甘草与炙甘草的区别　用蜜炙过的甘草称为炙甘草，适用于补中益气；生甘草适用于清热解毒；生甘草梢能治尿道中疼痛，适用于淋病；生甘草节适用于消肿毒、利关节；生甘草去皮称粉甘草，适用于清内热、泻心火。

2. 海藻与甘草同用无不良反应　关于海藻反甘草一说，不予成立，金代李东垣的散肿溃坚汤，明代陈功实《外科正宗》著名的海藻玉壶汤，现代《中国中医秘方大全》引湖北省汉阳县黄陵卫生院的海甘消瘰汤，都有二药之配伍于方剂中。笔者也曾用海藻与甘草同用，治疗 9 岁女孩颈部肿块，服药 7 剂，肿块消退明显，并未发现有任何不良反应。吾师耿开仪老中医在临床治疗病证中也常用二药配伍，并未发生不良反应。

【验方举例】

1. 食管癌梗阻　［新编中医入门］噎膈含化丸：甘草 300 克，硇砂 30 克，煅硼砂、没食子各 150 克，冰片 9 克。用法：共研细末，炼蜜为丸，每丸 0.9 克，每餐含 1 丸，徐徐进食。［常敏毅. 抗癌本草. 中国微循环与莨菪类药研究学会. 宁波市中西医结合研究会, 1984.］

2. 肺癌　甘草 10 克，黄芪 30 克，仙鹤草 100 克，白英 30 克。水煎服，每 24 小时分 4 次服完，25 天为 1 个疗程。［常敏毅. 抗癌本草. 中国微循环与莨菪类药研究学会. 宁波市中西医结合研究会, 1984.］

3. 绒毛膜上皮癌　［肿瘤防治］生甘草、半枝莲、蒲公英、败酱草、山豆根各 15 克，紫草、赤小豆各 30 克，阿胶 9 克，水煎服。［常敏毅. 抗癌本草. 中国微循环与莨菪类药研究学会. 宁波市中西医结合研究会, 1984.］

4. 女阴癌溃疡　［中医皮肤病学简编］生甘草、五倍子、乌梅、黄柏、枯矾各 15 克。共研细末外用。［常敏毅. 抗癌本草. 中国微循环与莨菪类药研究学会. 宁波市中西医结合研究会, 1984.］

山药 《神农本草经》

【概述】又名山芋、薯蓣、薯药、怀山药。为薯蓣科植物薯蓣 *Dioscorea*

opposite Thunb.的根茎。主产于河南省，湖南、江南等地亦产。习惯认为河南（怀庆府）所产者品质最佳，故有"怀山药"之称。霜降后采挖，刮去粗皮，晒干或烘干，为"毛山药"；或再加工为"光山药"。润透，切厚片，生用或麸炒用。

【性味归经】味甘，性平。归脾、肺、肾经。

【功能主治】益气养阴，补脾肺肾，固精止带。用于治疗食管癌、肝癌、胃癌、鼻咽癌、宫颈癌、淋巴癌、乳腺癌、白血病等；脾虚肾损之食少泄泻、遗精腰痛、咳喘、带下、小儿遗尿等虚劳证，湿热泄泻及气阴两伤之消渴证。

【配伍应用】山药能补肾气，亦能滋肾阴，适用于肿瘤科多种肾虚病证。惟其亦食亦药，气轻性缓，非堪专任，多需配伍应用。若治食管癌脾肾阳虚证，可与杜仲、桑寄生、菟丝子等补肾药配伍，补肾力更强，如《孙桂芝实用中医肿瘤学》四君子汤合肾气丸加减［太子参15克，白术10克，茯苓10克，生黄芪30克，生地黄15克，山茱萸10克，枸杞子15克，菟丝子15克，杜仲15克，桑寄生15克，山药15克，牡丹皮9克，附子（先煎）5克，肉桂5克，炮山甲（代，先煎）10克，鳖甲（先煎）10克，威灵仙15克，急性子3克，生甘草10克］。治肺肾阴虚鼻咽癌，与麦冬、五味子等配伍，如《实用中医内科学》麦味地黄汤；治肝肾阴虚鼻咽癌，可与熟地黄、山茱萸等滋补肝肾药配伍，如《孙桂芝实用中医肿瘤学》六味地黄丸加减［熟地黄10克，山药20克，山茱萸12克，泽泻15克，茯苓12克，石斛10克，天花粉10克，玉竹10克，炮山甲（代，先煎）10克，龟甲（先煎）10克，山慈菇9克，石见穿15克，金银花15克，石上柏30克，半枝莲15克，生麦芽30克］。

山药也常与党参、沙参、麦冬等益气滋阴药配伍，用于治疗原发性肺癌证属气阴两虚者，如《内科学》加味生脉汤（党参、麦冬、山药、熟地黄、川贝母、沙参各9克，五味子6克）。与三七、犀角（代）等活血凉血药伍，如《肿瘤的诊断与防治》消癌片，可治疗舌癌、鼻咽癌、脑癌、食管癌、胃癌、肝癌、骨肉瘤、乳腺癌、宫颈癌等多种癌症。

【用法用量】水煎服，15～30克。麸炒可增强补脾止泻作用。

【性能特点】山药为补肾健脾益肺，养阴益气之品。入肺经，益肺气而养肺阴；走中州，养胃健脾而生津止渴；行少阴，滋肾益肾而固脱，但其性平力缓，用量宜大，方可奏效。常用于脾胃虚弱、肺肾亏虚、气阴两虚或气虚邪实之多种肿瘤病证。

【各家论述】

1. 用山药时，有时可产生气壅、腹中胀闷、食欲不振等不良反应，这时可配用一些陈皮，以防其不良反应。

2. 山药口服后偶有皮肤瘙痒，出现荨麻疹及片状疱疹、瘙痒，并出现咽喉作痒、胸闷等。也有引起发热的报道。生品外敷亦可致皮肤瘙痒，心烦不宁。

【验方举例】

子宫颈癌　［抗癌中草药与验方］山药、土茯苓、贯众、薏苡仁各30克，白花蛇舌草、半枝莲各60克，紫草、金银花、丹参各15克，当归12克，青皮9克。用法：每日1剂，煎2次分服。［黄红兵. 抗肿瘤中药临床应用与图谱. 广州：广东科技出版社，2008.］

白术 《神农本草经》

【概述】又名于术、冬白术、浙术。为菊科植物白术 *Atractylodes macrocephala* Koidz.的根茎。主产于浙江、湖北、湖南等地。以浙江于潜产者最佳，称为"于术"。冬季采收，烘干或晒干，除去须根，切厚片，生用或土炒、麸炒用。

【性味归经】味甘、苦，性温。归脾、胃经。

【功能主治】益气健脾，燥湿利水，止汗，安胎。用于治疗食管癌、胃癌、肝癌、肺癌、骨肉瘤、卵巢癌、淋巴瘤等；脾胃气虚、中气下陷、心脾不足所致的倦怠乏力、食少短气，心悸怔忡，月经不调，崩中漏下，胎动不安，阴挺，久痢脱肛，泄泻及脾虚湿盛之痰饮，水肿，表虚不固之自汗、盗汗等，可用于风痰眩晕、中风、疟疾等病证。

【配伍应用】白术甘缓苦燥，质润气香，能缓胃消谷、健脾胃、运精微、升清阳，补气血，养心神、长肌肉，前人誉之为"补气健脾第一要药"。现代药理研究证实，白术具有利尿、抗肿瘤、抗菌、消炎、降血糖、抗衰老等作用，对神经系统、消化道、子宫平滑肌也有一定的作用，还能调节免疫功能。临床上被广泛应用于食管癌、胃癌、肝癌、肺癌、骨肉瘤、卵巢癌、淋巴瘤等肿瘤属脾胃虚弱、痰饮停滞或气虚邪实者，尤其是对晚期消化系统肿瘤具有显著疗效。与党参、黄芪相须配伍，以加强健脾补气之功，可治疗食管癌晚期，如《古今名方》增损八珍汤。与熟地黄、当归同用，以加强补益气血之能，如《景岳全书·新方八阵》五福饮（党参9～12克，熟地黄15克，当归9克，炒白术5克，炙甘草4克，生姜3～5克），治五脏气血亏损，气血阳微型噎膈（食管癌、贲门癌）；与茯苓、生薏苡仁等健脾利湿药配伍，可治疗胃癌，如《中国中医秘方大全》引湖北省肿瘤医院的黄芪蚤藤汤。与代赭石等重镇降逆药配伍，可治疗原发性肝癌，如《中国中医秘方大全》引中国中医科学院广安门医院王惠勤整理的白术赭石汤；与陈皮、半夏、浙贝母等理气化痰药配伍，可治疗肺癌，如上海肿瘤专家钱伯文教授的参苓白术散合二陈汤加减（党参 20 克，茯苓 20 克，白术 20 克，陈皮 20 克，半夏 12 克，浙贝母 30 克，土茯苓 30 克，生黄芪 30 克，生薏苡仁 20 克，瓜蒌皮 20 克，牡蛎 30 克，白花蛇舌草 20 克，仙鹤草 20 克）；与桑寄生、川续断、狗脊补肾药配伍，治疗溶骨性骨肉瘤，如《中国丸散膏丹方药全书——肿瘤》引《集验中成药》参芪寄生丸（党参 9 克，生黄芪 9 克，桑寄生 30 克，牡蛎 30 克，当归尾 9 克，赤芍 9 克，白术 9 克，丹参 9 克，王不留行 9 克，川续断 12 克，狗脊 12 克，夏枯草 12 克，海藻 12克，海带 12 克，陈皮 6 克，炙甘草 6 克，木香 4.5 克，全蝎 4.5 克，地龙 5 克）。与柴胡、青皮、三棱、莪术疏肝行气药配伍，治疗卵巢癌，属肝气郁结者，如《孙桂芝实用中医肿瘤学》柴胡疏肝散加减〔柴胡 10 克，白芍 15 克，枳壳 10克，川芎 10 克，香附 10 克，郁金 10 克，青皮 10 克，白术 15 克，茯苓 15 克，马鞭草 15 克，白花蛇舌草 30 克，莪术 5 克，鳖甲（先煎）30 克，炙甘草 10克〕；治恶性淋巴瘤，可与生牡蛎、鳖甲软坚散结药同用，如《中国丸散膏丹方药全书——肿瘤》引《集验中成药》双金鳖甲散（郁金、枳壳、白术、柴胡、五灵脂、红花、鸡内金、茯苓、杭白芍各 15 克，丹参 50 克，生牡蛎 50 克，鳖甲 25 克，木香 10 克，砂仁壳 10 克，甘草 7.5 克）。

【用法用量】 水煎服，6～12 克。炒用可增强补气健脾止泻作用。

【处方须知】 白术性偏温燥，热病伤津及阴虚燥渴者不宜。

【性能特点】 白术为益气佳品，善固中土而又具走散之性，得诸辛香之品，散中有守，守而不碍散，理气不虑伤气，临床在配方中适当用之，可有助于提高治疗效果。临床上被广泛应用于食管癌、胃癌、肝癌、肺癌、骨肉瘤、卵巢癌、淋巴瘤等肿瘤属脾胃虚弱、痰饮停滞或气虚邪实者，尤其是对晚期消化系统肿瘤具有显著疗效。

【常用药对】 白术与黄芪　白术补气主要是补脾气，并能健脾燥湿。黄芪补气主要是补肺气，二药合用，既可健脾补中，又能补肺益气。临床无论脾气虚、肺气弱或脾肺俱虚者，均可配伍应用。两者常用于各种肿瘤扶正治疗中。如《现代中医药应用与研究大系》健脾理气汤（党参 10 克，白术 9 克，茯苓15 克，甘草 3 克，香附 9 克，木香 9 克，陈皮 9 克，半夏 9 克，当归 9 克，黄芪 12 克，升麻 6 克，柴胡 9 克）可治疗肝癌。

【各家论述】

1. 生白术适用于益气生血；炒白术适用于健脾燥湿；焦白术适用于助消化、开胃口、散癥癖；土炒白术适用于补健脾胃而止泄泻。

2. 白术、苍术，古时不分，统称为"术"，后世逐渐分别入药。两者都有健脾与燥湿功效。白术以健脾益气为主，多用于脾虚湿困而偏于虚证者；苍术以苦湿燥湿为主，适用于湿浊内阻而偏于实者。白术兼有止汗、安胎之功，苍术亦有明目之效。

【验方举例】

1. 肝癌　［王连舫］慈菇软坚汤：白术 20 克，当归 30 克，山慈菇 30 克，昆布 12 克，海藻 12 克，半边莲 30 克，白花蛇舌草 25 克，三棱 10 克，太子参 30 克（人参效果更佳）。用法：水煎服。另用向日葵杆内之蕊，适量切片，泡茶频饮。功能：解瘀行滞。主治：肝癌。疗效：治疗 12 例经确诊为肝癌患者，生存期均延长。其中 1 例存活 9 年。［胡熙明. 中国中医秘方大全. 上海：文汇出版社,1990.］

2. 肝癌晚期　健脾强肝方：白术 60 克，黄芪 30 克，党参 20 克，茯苓 30 克，泽兰 15 克，王不留行 60 克，益母草 60 克，茜草 15 克，大腹皮 30 克，车前子 30 克，半枝莲 60 克，白芍 15 克，延胡索 15 克，砂仁 10 克，鸡内金 15 克，生麦芽 20 克，陈皮 10 克，甘草 10 克。用法：水煎，每日 1 剂，分 2 次服。功能：益气活血，清热利湿。主治：本方适用于肝癌晚期，症见右胁痛，有包块，消瘦，乏力，纳差，舌淡，脉细弦。［陈熠. 肿瘤单验方大全. 北京：中国中医药出版社,2008.］

大枣《神农本草经》

【概述】为鼠李科植物枣 *Ziziphus jujuba* Mill 的成熟果实。主产于河北、河南、山东等地。秋季果实成熟时采收，晒干，生用。

【性味归经】味甘，性温。归脾、胃心经。

【功能主治】补中益气，养血安神。用于治疗食管癌、胃癌、肠癌、乳腺癌、宫颈癌、皮肤癌、阴茎癌等；脾虚证、脏躁、失眠病证。

【配伍应用】大枣甘温，质润而腻，能补脾益阴、生精养胃、润肺除燥、滋养营阴、化生卫气，为补脾益气、扶正达邪之要药。常用于治疗食管癌、胃癌、肠癌等消化系统肿瘤以及乳腺癌、宫颈癌、皮肤癌、阴茎癌等多种肿瘤属脾胃虚弱、气血不足或气虚邪实者。与人参、黄芪、白术等补脾益气药相须配伍，治疗气虚阳微型食管癌，如《名中医肿瘤科绝技良方》引广州中医药大学第一附属医院陈玉琨的补气运脾汤加减（人参、黄芪各 30 克，茯苓、白术各 15 克，半夏、陈皮、砂仁、甘草各 6 克，生姜 3 片，大枣 5 枚）。与当归、远志、枣肉、龙眼肉等养血补心安神药同用，可治疗心脾两虚型胃癌，如《孙桂芝实用中医肿瘤学》人参归脾汤加味（生晒参 10 克，白术 10 克，黄芪 30 克，远志 10 克，茯苓 10 克，当归 10 克，炒酸枣仁 15 克，龙眼肉 10 克，仙鹤草 30 克，白芷 10 克，露蜂房 4 克，血余炭 10 克，白花蛇舌草 15 克，虎杖 10 克，藤梨根 15 克，木香 6 克，大枣 5 枚）。与半枝莲、紫草等清热解毒药配伍，可治疗结肠癌，如《中国中西医结合杂志》扶正消瘤汤。与海藻、昆布、牡蛎等软坚散结药同用，可治疗乳腺癌，如《肿瘤病良方 1500 首》龙华化岩方。

大枣也常用于多种肿瘤化疗后之康复，具有增效减毒之作用，可与川续断、补骨脂等补益肝肾药配伍，如《肿瘤的中医治疗》四君子汤加味（太子参 20 克，白术 10 克，茯苓 10 克，炙甘草 6 克，白扁豆 12 克，怀山药 20 克，薏苡仁 15 克，川续断 10 克，补骨脂 10 克，大枣 6 枚，生姜 3 片）。

大枣还可与药性峻烈或有毒的药物同用，有缓和其毒烈药性之效，如与信石（砒石）祛腐生肌药配伍，可治疗皮肤癌，《中国中医秘方大全》引江苏省苏州医学院附属第一医院顾松筠的信枣散方；如《中国丸散膏丹方药全书——肿瘤》引程爵棠《百病中医膏散疗法》的消瘤散（全蜈蚣 7 条，斑蝥 7 个，大枣 7 枚），可治疗食管肿瘤。

【用法用量】劈破煎服，6～15 克。

【性能特点】大枣具有补脾益气、养血安神、缓和药性之功效，常用于食管癌、胃癌、肠癌等消化系统肿瘤，以及乳腺癌、宫颈癌、皮肤癌、阴茎癌等多种肿瘤属脾胃虚弱、气血不足或气虚邪实者。

【验方举例】皮肤癌　［江苏省苏州医学院附属第一医院顾松筠］信枣散方：大枣 10 枚，信石（砒石）0.2 克。大枣去核后将信石置于大枣内，于恒温箱内烤干，研细混匀，密封于瓶中备用。用时与麻油调成糊状外敷。功能：祛腐生肌。主治皮肤癌。疗效：本方治疗 22 例，敷药后癌肿组织脱落时间为 20～60 天不等，全部经随访，20 例创面愈合良好，局部无复发，其中获得 5 年以上治愈者 7 例，4 年以上者 3 例，3 年以上者 3 例，2 年以上者 5 例，1 年以上者 2 例，2 例无效。按：信石（砒石）主要成分是三氧化二砷，具有细胞原浆毒。局部敷药后对癌细胞的酶蛋白的巯基有很强的亲和力，可抑制癌细胞的氧化过程，干扰其正常代谢，导致癌细胞发生变性坏死而脱落，而正常组织仅发生轻度或极少量的坏死，并保持了上皮组织的再生和修复功能。[胡熙明．中国中医秘方大全．上海：文汇出版社，1990．]

白扁豆 《名医别录》

【概述】为豆科植物扁豆 *Dolichos lablab* L 的成熟种子。主产于江苏、河南、安徽等地。秋季果实成熟时采收，晒干，生用或炒用。

【性味归经】味甘，性微温。归脾、胃经。

【功能主治】补脾和中，化湿。用于治疗胃癌、肠癌、食管癌、肝癌等；脾气虚证、暑湿吐泻。

【配伍应用】白扁豆甘平气香，药性温和，补而不滞，能补气以健脾，兼有化湿之功。常用于治疗肿瘤患者脾虚湿盛者。因其味轻气薄，单用无功，必与补气之药同用才显佳效。如与党参、黄芪、白术、甘草、陈皮等补气药同用，彰显健脾补气之功，如上海肿瘤专家钱伯文教授的四君子汤加减（潞党参 15 克，炒白术 15 克，白茯苓 20 克，炙甘草 6 克，广陈皮 12 克，生黄芪 20 克，黑三棱 20 克，蓬莪术 20 克，焦楂曲各 12 克，生薏苡仁、熟薏苡仁各 30 克，佛手片 15 克，白花蛇舌草 20 克，仙鹤草 20 克，全当归 10 克，白扁豆 20 克，大腹皮 12 克），治疗胃癌脾胃亏虚。与当归、白芍、川芎等活血补血药同用，可治疗呕吐、反胃，噎膈初愈后。如《中国丸散膏丹方药全书——肿瘤》引明代龚廷贤《万病回春》养血助胃丸（当归 30 克，川芎 30 克，白芍 30 克，人参 15 克，白扁豆 18 克，白术 30 克，山药 30 克，莲子肉 30 克，炙甘草 9 克）。

白扁豆也可用于化疗后胃肠道反应，可与生薏苡仁、陈皮等健脾利湿药同用，以减轻其毒副作用，如《中国丸散膏丹方药全书——肿瘤》引《集验百病良方》白豆口服液（白芍、白扁豆、生薏苡仁各 30 克，白术 15 克，防风、甘草、陈皮各 10 克，柴胡、川芎、香附各 5 克）。

【用法用量】水煎服，10～15 克。炒后可使健脾止泻作用增强，故用于健脾止泻及作散剂服用时宜炒用。

【性能特点】白扁豆健脾和中，兼有化湿之功，常用于肿瘤患者脾虚湿盛者。

【验方举例】肝癌　[抗肿瘤中药的临床应用]白扁豆、丹参、当归、蒺藜各 9 克，漏芦 12 克，红花、香附子各 6 克，瓦楞子、石燕各 18 克，半枝莲 60 克。用法：每日 1 剂，煎 2 次分服。[黄红兵．抗肿瘤中药临床应用与图谱．广州：广东科技出版社，2008．]

熟地黄 《本草拾遗》

【概述】又名熟地。为玄参科植物地黄 Rehmannia glutinosa Libosch.的块根，经加工炮制而成。通常以酒、砂仁、陈皮为辅料经反复蒸晒，至内外色黑油润，质地柔软黏腻。切片用，或炒炭用。

【性味归经】味甘，性微温。归肝、肾经。

【功能主治】补血养阴，填精益髓。用于治疗多种肿瘤；心肝血虚之面色无华、心悸怔忡、失眠，妇女月经不调，肝肾阴虚之遗精盗汗、房劳虚损等证。

【配伍应用】熟地黄质润入肾，其性缓和，守而不走，善滋补肾阴，填精益髓，为补肾阴之要药。古人云其"大补五脏真阴""大补真水"。常用于治疗多种肿瘤，尤其适用于肝肾阴虚，邪盛正衰的肿瘤患者。且能提高机体免疫功能，各种晚期肿瘤气血虚衰，阴液不足者均可配伍应用。常与山茱萸、山药、杜仲等同用，治疗颅内肿瘤属肾虚髓亏者，如《孙桂芝实用中医肿瘤学》左归饮加减；《中国中医秘方大全》引中国中医科学院广安门医院的补肾六味汤，具有滋阴补肾之功，可治疗食管上皮增生。与沙参、麦冬、五味子等同用，可治疗原发性肺癌属气阴两虚者，如《内科学》加味生脉汤。

熟地黄甘温质润，补阴益精以生血，为养血补虚之要药，常与党参、当归、白术、白芍等补益气血药同用，治五脏气血亏损，气虚阳微型噎膈（食管癌、贲门癌），如《景岳全书·新方八阵》五福饮；《肿瘤的中医治疗》四物汤合当归补血汤加味，治疗各种癌症术后气血亏虚者。与桃仁、红花等同用，以养血化瘀，如《中国中医秘方大全》引北京中西医肿瘤骨病研究基金会孙秉严的姜附槟桃汤，可治疗恶性淋巴瘤。与土鳖虫、白花蛇舌草、露蜂房、蜈蚣等搜剔邪毒、驱风透骨药配伍，治疗骨癌，如《中国中医秘方大全》引赵茂初的蛇虫参藤汤（土鳖虫、白花蛇舌草、当归、徐长卿各 10 克，露蜂房、炙甘草各 6 克，蜈蚣 3 克，党参、黄芪各 12 克，熟地黄、鸡血藤各 15 克，乳香、没药各 9 克）。

【用法用量】水煎服，10～30 克。

【处方须知】熟地黄性质黏腻，较生地黄更甚，有碍消化，凡气滞痰多，脘腹胀痛，食少便溏者忌服。重用久服宜与陈皮、砂仁等同用，以免黏腻碍胃。

【性能特点】熟地黄甘温气厚，质腻柔润，能滋阴养血，生精益髓，为滋养阴血之要药。凡肝血亏虚、肾阴不足及精血两亏所致的多种肿瘤，皆可选用。

【各家论述】

1. 地黄临床使用有鲜、生、熟三种，均有养阴生津之功，主治阴虚津亏虚诸证。鲜生地黄甘苦大寒，而滋腻性较小，滋阴力虽弱，但长于清热凉血，泻火除烦，多用于血热邪盛，阴虚津亏证。生（干）地黄甘寒质润，凉血之力稍逊，但长于养心肾之阴，血热阴伤及阴虚发热者宜用。熟地黄性味甘温，入肝肾而专养血滋阴，填精益髓，凡真阴不足，精髓亏虚者，均可用之。

2. 文献有服用熟地黄 1 分钟后出现变态反应的报道，表现为皮肤淡红色丘疹，奇痒难忍。

【验方举例】食管上皮增生　［中国中医科学院广安门医院］补肾六味丸：熟地黄 240 克，山茱萸肉 120 克，怀山药 120 克，泽泻 90 克，牡丹皮 90 克，茯苓 90 克。用法：上药研细末，炼蜜成丸，每丸 9 克，每日晨起服 1～2 丸，连服 1 年。功能：滋阴补肾。主治：食管上皮增生。疗效：本方治疗食管上皮重度增生 30 例，治后 8 例转为正常，18 例转为轻度增生或中度增生，3 例无效，1 例转为早期鳞癌。好转率为 86.7%。按：方中熟地黄大补肾阴为君药；山茱萸补肝益肾；怀山药补脾健运；茯苓健脾利湿；泽泻利小便而不伤阴；牡丹皮凉血清热，诸药合用补肾滋阴。食管上皮重度增生可导致癌变，本方治疗食管上皮重度增生有明显效果，故对防治食管癌变有重要意义。［胡熙明. 中国中医秘方大全. 上海：文汇出版社，1990.］

当归《神农本草经》

【概述】又名马尾归、秦归、云归、西当归。为伞形科植物当归 *Angellica sinensis*（oliv）Diels 的根。主产于甘肃省东南部的岷县（泰州），产量多，质量好。其次，陕西、四川、云南、湖北等地也有栽培。秋末采挖，除尽芦头、须根，待水分稍行蒸发后按大小粗细分别捆成小把，用微火缓缓熏干或用硫黄烟熏，防蛀防霉，切片生用，或经酒拌、酒炒用。

【性味归经】味甘、辛，性温。归肝、心、脾经。

【功能主治】补血调经，活血止痛，润肠通便。用于治疗胃癌、食管癌、肝癌、肺癌、白血病、子宫肌瘤、子宫颈癌、卵巢癌、乳腺癌、恶性淋巴瘤等；血虚诸证、血虚血瘀、月经不调、经闭、痛经、虚寒性腹痛、跌打损伤、痈疽疮疡、风寒痹痛、血虚肠燥便秘等证。

【配伍应用】当归气轻味浓，能走能守，入心肝而养血活血，为活血行血之要药。多用于治疗胃癌、食管癌、肝癌、肺癌、白血病、子宫肌瘤、子宫颈癌、卵巢癌、乳腺癌、恶性淋巴瘤等，以气血停滞、瘀血凝聚者最为适宜。亦用于血虚体亏的中晚期或手术、放化疗后正气虚弱的肿瘤患者。与熟地黄、白芍等滋阴补血药配伍，对气血双亏之胃癌，疗效尤宏，如《孙桂芝实用中医肿瘤学》八珍汤合反突复疡汤加味；与党参、白术、黄芪等补气药同用，可治疗食管癌晚期，如《内科学》增损八珍汤；与赤芍、桃仁、红花、丹参、穿山甲（代）、三棱、莪术等活血化瘀药配伍，可治疗原发性肝癌属气血瘀滞者，如《古今名方》活血化瘀汤。与百合、生地黄、沙参、麦冬、玄参等养阴润肺药配伍，可治疗阴虚型肺癌，如《中国中医秘方大全》引湖南省肿瘤医院黎月桓的百合沙参汤；与芦荟清肝火之配伍，可治疗慢性白血病，如《实用中医内科学》引中国医学科学院分院的当归芦荟丸；与血竭、水蛭等虫类药配伍，治疗子宫肌瘤，如《妇产科学》二号消癌片（黄芪 30 克，三棱、莪术、当归各 15 克，桃仁、附片各 10 克，醋制肉桂 8 克，大黄 30 克，海藻 12 克，血竭、水蛭各 10 克），具有破瘀消癥之功；与桂枝、附子、干姜等温里散寒药配伍，可治疗寒瘀毒结型卵巢癌，如《孙秉严经验方》治卵巢癌方；与香附、青皮、栀子、生地黄等清肝解郁药同用，可治疗乳腺增生症（乳中结核）、乳腺瘤、肝癌等，如《外科正宗》清肝解郁汤；与夏枯草、昆布、玄参、桔梗、浙贝母、陈皮等清热化痰、软坚散结药同用，可治疗瘿瘤、瘰疬、痰核属阴血不足者，如《医宗金鉴》夏枯草膏（夏枯草 750 克，当归、白芍、玄参、乌药、浙贝母、僵蚕各 15 克，香附 30 克，昆布、桔梗、陈皮、川芎、甘草各 9 克，红花 6 克）。

【用法用量】 水煎服，5～15 克。

【处方须知】 湿盛中满、大便泄泻者忌服。

【性能特点】 当归辛温，归肝、心、脾经，能补血活血，调经止痛，润肠通便。其能补能散，配伍甚为灵活，是肿瘤科临床广泛应用的药物之一。多用于治疗胃癌、食管癌、肝癌、肺癌、白血病、子宫肌瘤、子宫颈癌、卵巢癌、乳腺癌、恶性淋巴瘤等，以气血停滞、瘀血凝聚者最为适宜。

【常用药对】

1. 当归与白芍　当归补血偏于温阳，其性动而主走；白芍补血偏于养阴，其性静而主守。血虚生热者宜白芍；血虚有寒者宜用当归。临床常相须为用。如《验方选编》增益活血汤，可治疗原发性肝癌。

2. 当归与黄芪　当归甘温柔润，功专补血；黄芪甘温，功长补气，气旺以生血；二药合用，补气生血之力倍增。临床多用于因肿瘤而致身体虚弱或放疗、化疗过程中白细胞下降者。如《中医杂志》黄芪归芍汤。

【各家论述】

1. 历代当归有分部用药之说，一般认为，当归身善于补血，当归尾破血力较强，和血宜用全当归。有研究表明，当归头、身、尾所含的化学成分基本一致，药效无明显差别。也有研究提示，当归头、尾、身各部的金属元素、挥发油、阿魏酸的含量有一定的差异。但这些差异是否具有普遍性，是否与分部功效有必然联系，有待今后进一步研究和探讨。

2. 当归头和当归尾偏于活血、破血；当归身偏于补血、养血；全当归既可补血又可活血。当归须偏于活血通络。

3. 酒当归（酒洗或酒炒）偏于行血活血。土炒当归可用于血虚而又兼大便溏软者。当归炭用于止血。

4. 当归与黄芪、党参，可生气补血。当归与大黄、牛膝，可破下部瘀血。当归与川芎、苏木、红花、桔梗配伍，可活上部瘀血。当归与桂枝、桑枝、路路通、丝瓜络配伍，可通达四肢、活血通络。

【验方举例】

1. 原发性肝癌　［徐葆华］红桃郁金汤：当归9克，生地黄9克，桃仁9克，赤芍9克，牛膝9克，川芎9克，红花9克，枳壳9克，柴胡9克，桔梗3克，甘草3克，郁金15克，丹参15克。用法：水煎服。功能：疏肝理气，活血化瘀。主治：原发性肝癌。加减：胸闷，两胁肋胀痛，乏力，纳呆便溏，加木香9克，砂仁9克，陈皮9克，甘草9克，党参9克，白术9克，半夏9克，茯苓9克，焦山楂15克，焦神曲15克，薏苡仁15克；口干，肝区隐痛，舌红，加用北沙参9克，麦冬9克，川楝子9克，生地黄15克，枸杞子15克。疗效：本方为主辨证治疗原发性肝癌29例，其中Ⅰ期硬化型4例，单纯型20例，Ⅱ期5例均属硬化型，治疗后生存1年以上22例，占75.86%；3年以上8例，占27.59%；5年以上2例，占6.9%。按：肝气最易失于条达，肝气郁结，气滞而致血瘀，故以活血祛瘀，疏肝理气，结合辨证，治疗早中期肝癌，取得良好的效果。［胡熙明. 中国中医秘方大全. 上海：文汇出版社，1990.］

2. 乳腺癌　［福建省福州市第一人民医院］二丹汤：当归45克，夏枯草45克，橘核12克，白芷9克，僵蚕6克，牡丹皮6克，丹参15克，爵床草30克。用法：水煎服，或用水酒炖服。功能：养血活血，化痰消核软坚。主治：乳腺癌。疗效：单用本方治疗1例确诊为左侧乳管乳头癌患者，治后主客观症状逐步消失，能参加全日工作，获临床治愈。按：肝气郁结，气滞血瘀，挟痰毒结而成块乃生乳癌，故方中用当归、丹参养血活血；夏枯草、僵蚕、橘核化痰软坚通络消核，治疗乳腺癌有一定疗效。［胡熙明. 中国中医秘方大全. 上海：文汇出版社，1990.］

3. 各种癌症术后　四物汤合当归补血汤加味：当归10克，黄芪15克，川芎 6 克，白芍 10 克，熟地黄 15 克，三七粉（冲）3 克，黄精 10 克，紫河车 6 克，桑椹 10 克，何首乌 10 克，丹参 10 克。用法：水煎空腹热服。主治：为治疗各种癌症术后康复基本方。症见面色萎黄、口渴心烦、心悸乏力、头晕等症。功能：补血调血，和血活血。按：郑伟达教授运用此方治疗各种癌症术后气血亏虚，白细胞减少，免疫功能下降等症屡见其效。方中当归、熟地黄补血养阴，黄芪补脾肺之气，为君药；白芍补血养肝，丹参活血化瘀，为臣；川芎活血行气，紫河车益气补精血，桑椹滋阴补血，为佐药；黄精既能补气养阴益精又能补脾益肺，何首乌补肝肾益精血乌鬓发，三七止血化瘀止痛，为使药。综观全方，既有补血调血作用，又有和血活血的功能，故对各种癌症术后诸种血虚证疗效显著。［郑伟达，郑东海，郑伟鸿. 肿瘤的中医治疗. 北京：中国中医药出版社，2009.］

白芍 《神农本草经》

【概述】 又名白芍药、金芍药。为毛茛科植物芍药 *Paeonia lactiflora* Pall. 的根。主产于浙江、安徽、四川等地。夏秋两季采挖，去净泥土和支根，去皮，沸水浸或略煮至受热均匀，晒干。用时润透切片。一般生用或酒炒或清炒用。

【性味归经】 味苦、酸，性微寒。归肝、脾经。

【功能主治】 养血敛阴，柔肝止痛，平抑肝阳。用于治疗肝癌、胃癌、肠癌、鼻咽癌、子宫颈癌、恶性淋巴瘤等；肝血亏虚、月经不调、肝脾不和、胸胁脘腹疼痛、四肢挛急疼痛、肝阳上亢、头痛眩晕等病证。

【配伍应用】 白芍味酸，入肝、脾经，收敛肝阴而养营血，养血柔肝而止痛。常用于治疗肝癌、胃癌、肠癌、鼻咽癌、子宫颈癌、恶性淋巴瘤等多种肿瘤属阴血不足且伴有疼痛者，尤多用于肝癌疼痛，临床常用大剂量白芍与甘草配伍，从而起到较好的止痛效果，如《中国中医秘方大全》引重庆市北碚区澄江人民医院安俊的芍甘方。治气噎膈（胃癌），可与干姜、桂心、吴茱萸等温里散寒药配伍，如《医方考》深师七气汤（干姜、黄芩、桂心、半夏、甘草、附皮、干地黄、芍药各 60 克，桔梗 90 克，枳实 5 枚，人参 30 克，吴茱萸 75 克），上药研粗末，每服 20～30 克，加生姜 3 片，水煎去渣温服；治肠癌，可与金银花、当归、地榆、黄芩等养肝清肠药同用，如《中医大辞典·方剂分册》清肠饮（金银花 60 克，当归 30 克，白芍 30 克，炙甘草 30 克，地榆 20 克，麦冬 30 克，玄参 30 克，薏苡仁 15 克，黄芩 9 克）；治鼻咽癌，可与何首乌、枸杞子、鸡血藤等配伍，以增强补养肝肾之功，如《孙桂芝实用中医肿瘤学》

归脾汤加减；治肝郁气滞型子宫颈癌，可与柴胡、郁金、川楝子、枳壳、陈皮等疏肝理气药配伍，如《孙桂芝实用中医肿瘤学》逍遥散加减（柴胡10克，白芍15克，当归10克，茯苓15克，白术10克，生甘草6克，郁金10克，青皮10克，白英10克，蛇莓10克，黄柏10克，生黄芪30克，炒薏苡仁30克，川楝子10克，枳壳12克，陈皮10克）；治恶性淋巴瘤，可与白花蛇舌草、夏枯草、半枝莲、半边莲等清热解毒药配伍，如《中国中医秘方大全》引安徽中医学院附属医院王正雨的双草汤（白花蛇舌草100克，夏枯草60克，山楂50克，何首乌30克，鳖甲30克，牡丹皮30克，党参30克，半枝莲30克，半边莲30克，生薏苡仁25克，生地黄20克，白术20克，白芍20克，女贞子20克）。

【用法用量】水煎服，5～15克，大剂量15～30克。

【处方须知】阳衰虚寒之证不宜用。反藜芦。

【性能特点】白芍为肝脾血分药，具有养血敛阴、柔肝止痛之功。常用于肝癌、胃癌、肠癌、鼻咽癌、子宫颈癌、恶性淋巴瘤等多种肿瘤属阴血不足且伴有疼痛者。

【常用药对】白芍与甘草　酸甘养阴，缓急止痛。白芍苦酸微寒，养血柔肝而止痛；甘草甘平，缓急止痛，舒筋缓急。白芍与甘草配伍，能酸甘养肝，缓急止痛。用于肝癌疼痛可取得一定缓解疼痛的效果。如《中国中医秘方大全》引重庆市北碚区澄江人民医院安俊的芍甘方。

【各家论述】

1.《神农本草经》不分芍之赤、白，统称为芍药，唐末宋初始将两者区分。一般认为，白芍长于养血调经，敛阴止汗，平肝抑阳；赤芍善于清热凉血，活血散瘀，清泻肝火。前人谓"白补赤泻，白收赤散"，较好概括了两者功能上的差别。

2. 养阴、补血、柔肝，用生白芍；和中缓急用酒炒白芍；安脾止泻用土炒白芍。寒热疝瘕用赤芍。

【验方举例】肝癌疼痛　[重庆市北碚区澄江人民医院安俊]芍甘方：白芍100克，甘草50克，水煎服。功能：缓急止痛。主治：肝癌疼痛。疗效：本方治疗原发性肝癌疼痛1例，治后疼痛有所缓解，缓解时间较久，用药1个月左右，疼痛未见明显加剧。按：本方重用芍药、甘草缓急止痛，用于肝癌疼痛可取得一定的缓解疼痛的效果。[胡熙明. 中国中医秘方大全. 上海：文汇出版社，1990.]

何首乌 《日华子本草》

【概述】 又名首乌、地精、山精、赤首乌。为蓼科植物何首乌 *Polygonum multiflorum* Thunb.的块根，我国大部分地区有产。秋后茎叶枯萎时或次年未萌芽前掘取其块根。削去两端，洗净，切片，晒干或微烘，称为生何首乌；若以黑豆煮汁拌蒸，晒后变为黑色，称制何首乌。

【性味归经】 味苦、甘、涩，性微温。归肝、肾经。

【功能主治】 制用：补益精血。生用：解毒，截疟，润肠通便。用于治疗食管癌、颅内肿瘤、胰腺癌、乳腺癌、白血病、甲状腺瘤、卵巢癌、骨癌等。精血亏虚、头晕眼花、须发早白、腰膝酸软、久疟、痈疽、瘰疬、肠燥便秘等病证。

【配伍应用】 何首乌味甘而涩，温而不燥，化阴生血，固涩精气，为补血益精之良药。尤善于补肝肾，益精血，为治疗食管癌、颅内肿瘤、胰腺癌、乳腺癌、白血病、甲状腺瘤、卵巢癌、骨癌等以肝肾阴血不足为主者最为适宜。《开宝本草》云："治瘰疬，消痈肿。"《本草汇言》用此与夏枯草、土贝母、当归等药配伍，治瘰疬痈疮。若治食管癌，可与党参、白术、枸杞子、熟地黄等健脾滋肾药同用，如《名中医肿瘤科绝技良方》引旬阳县人民医院杨云乾的健脾滋肾汤（党参、白术、枸杞子、制何首乌各 15 克，熟地黄、山茱萸、茯苓各 12 克）；若治颅内肿瘤，可与鹿角胶、补骨脂、巴戟天等补肾药同用，如《中国丸散膏丹方药全书——肿瘤》引《集验中成药》双胶参芪丸（龟甲胶、鹿角胶、熟地黄、当归各 15 克，补骨脂 18 克，巴戟天、何首乌、黄芪、党参、狗脊各 30 克）；若治胰腺癌，可与牡蛎、夏枯草、贝母、炒白芥子、胆南星等化痰软坚药配伍，如《中国中医秘方大全》引四川省小金县吴兴镇卫生所谢民福的牡蛎首乌汤（牡蛎、夏枯草各 20 克，贝母 12 克，玄参、青皮各 15 克，党参、炒白芥子、何首乌各 30 克，白术、当归、赤芍、胆南星、半夏各 10 克，木通、白芷、台乌药各 7 克）。治乳腺癌，可与人工牛黄、山慈菇、海龙等同用，如中国中医科学院广安门医院肿瘤科的牛黄消肿方（人工牛黄 10 克，制乳香、制没药、海龙各 15 克，黄芪、山慈菇、香橼、炒三仙各 30 克，夏枯草、三七粉、何首乌、薏苡仁、紫花地丁、莪术、淫羊藿各 60 克）。与当归、白芍、生地黄、阿胶、龟甲胶等补血药同用，可用于治疗慢性粒细胞白血病，如《中国百年百名中医临床家丛书——陈景河》扶阳生血汤（沙参 100 克，当归 20 克，白芍 50 克，黄精 30 克，生地黄 30 克，丹参 25 克，菟丝子 30 克，阿胶 20 克，天冬 20 克，龟甲胶 10 克，鹿角胶 10 克，黄芪 50 克，生龙骨 20 克，

肿瘤本草

生牡蛎 20 克，何首乌 30 克，女贞子 30 克，墨旱莲 30 克，山茱萸、怀山药 20 克，乳香 20 克，没药 20 克，土鳖虫（䗪虫）3 克（另用青黛 50 克，蒲黄、公丁香，研极细末装入胶囊，配合汤药服用））。与土鳖虫、炮山甲（代）、绿萼梅等活血理气药同用，可治疗卵巢癌，如《孙桂芝实用中医肿瘤学》人参归脾汤加减。

何首乌也常用于放化疗后引起白细胞减少症，可与人参、威灵仙、天冬、五味子、白花蛇舌草、黄芪、枸杞子、天花粉配伍同用，如《名中医肿瘤科绝技良方》引陕西省宝鸡市人民医院李健的参威口服液；《中国中医秘方大全》引中国中医科学院广安门医院段凤舞的参芪补血汤〔生黄芪、太子参各 10～30 克，白术 10 克，陈皮 6～10 克，半夏、山药、当归各 10 克，枸杞子、女贞子、何首乌、黄精各 15 克，知母 6 克，鸡血藤 15～30 克，石韦 30 克，三七粉（分冲）3 克，大枣 5 枚〕，用于治疗化疗引起的白细胞减少症，具有健脾补肾、益气生血之功。

【用法用量】水煎服，10～30 克。

【处方须知】大便溏泄及湿痰较重者不宜用。

【性能特点】何首乌专入肝肾，能养血益肝，固精益肾，为滋补肝肾之佳品。常用于治疗食管癌、颅内肿瘤、胰腺癌、乳腺癌、白血病、甲状腺瘤、卵巢癌、骨癌等以肝肾阴血不足为主者最为适宜。

【各家论述】

1. 熟地黄滋补肝肾、添精益髓之力较何首乌为优，但滋腻太甚，容易腻膈碍胃。何首乌则不寒不燥，不腻膈，不碍胃，又有养血祛风之功，是熟地黄所不及。急需滋补时，用熟地黄为宜，长服慢补时，用何首乌为好。二药也可合用。

2. 何首乌的藤，名首乌藤，又名夜交藤，水煎内服，能治失眠，祛风湿，舒经络，除痹痛。煎水外洗，有解毒、和血、祛风的作用，可用于风疮、疥癣作痒。

3. 何首乌毒性反应有多种表现。食欲缺乏、恶心厌油，黄疸、转氨酶升高等肝损害症状；消化道出血；双眼畏光，视疲劳，角膜内表面及晶状体前囊表面弥漫细小棕色颗粒状物沉着；服用过量可引起兴奋，烦躁，心动过速，抽搐，阵发性或强直性痉挛，严重者可因呼吸肌痉挛而死亡。也可以出现变态反应及超过 39.0℃的药热。

【验方举例】

1. 白血病　何首乌 60 克，川芎 90 克，当归头、熟地黄、焦白术各 30 克，补骨脂 24 克，菟丝子 15 克，牛膝、茯苓、阿胶各 9 克，肉桂、炮姜各 3 克。用法：水煎服，每日 1 剂。主治：白血病。［柏今祥. 抗癌中草药制剂. 北京：人民卫生出版社，1981.］

2. 脑肿瘤　何首乌、巴戟天、黄芪、狗脊各 30 克，龟甲胶、鹿角胶、熟地黄、当归各 15 克，补骨脂 18 克。用法：水煎服，每日服 1 剂。［常敏毅. 抗癌良方. 长沙：湖南科学技术出版社，1993.］

阿胶《神农本草经》

【概述】为马科动物驴 *Equus asinus* L.的皮，经漂泡去毛后熬制而成的胶块。古时以产于山东省东阿县而得名。以山东、浙江、江苏等地产量较多。以原胶块用，或将胶块打碎，用蛤粉炒或蒲黄炒成阿胶珠用。

【性味归经】味甘，性平。归肺、肝、肾经。

【功能主治】补血，滋阴，润肺，止血。用于治疗鼻咽癌、肺癌、胃癌、白血病、卵巢癌、子宫颈癌等；血虚诸证、出血证、肺阴虚燥咳、热病伤阴、心烦失眠、阴虚风动、手足瘈疭。

【配伍应用】阿胶为血肉有情之品，甘平质润，为补血之要药，且能滋阴润燥。常用于治疗鼻咽癌、肺癌、胃癌、白血病、卵巢癌、子宫颈癌等恶性肿瘤属肝血不足，阴虚润燥者。常用于肿瘤患者手术、放疗、化疗后体弱血虚者，以补血填精，强壮体质。若治鼻咽癌，可与生地黄、麦冬、沙参等滋阴药配伍，如《古今名方》滋阴润燥汤（生地黄、枸杞子各 15 克，麦冬、沙参、山楂各 12 克，阿胶 10 克，人参 3 克，甘草 6 克）；治肺癌，属阴虚内热者，可与桔梗、杏仁、前胡、川贝母、全瓜蒌等宣肺化痰药同用，如《孙桂芝实用中医肿瘤学》清气化毒饮合桔梗杏仁煎加减（沙参 30 克，桔梗 10 克，杏仁 10 克，前胡 10 克，生地黄 15 克，天冬 15 克，麦冬 15 克，川贝母 10 克，百合 30 克，阿胶 10 克，白及 15 克，全瓜蒌 30 克，夏枯草 15 克，半枝莲 15 克，山海螺 15 克，白花蛇舌草 30 克，鱼腥草 30 克）；治反胃（胃癌），可与吴茱萸、桂心等配伍，如《备急千金要方》治反胃大验方（前胡、生姜各 150 克，阿胶 37.5 克，大麻仁 300 克，陈皮 112 克，吴茱萸 120 克，桂心 20 克，甘草 30 克，大枣 10 枚）。与伏龙肝配伍，可治疗白血病，如《金匮要略》黄土汤（伏龙肝 30~60 克，熟地黄 15 克，白术 10 克，炙甘草 6 克，炮附子 6~9 克，黄芩 9 克，阿胶 12 克）。与党参、黄芪、白芍等益气养阴药同用，可治疗子宫颈癌，如《中国中医秘方大全》引上海中医药大学附属曙光医院庞泮池紫石英汤（党参 12 克，黄芪 15 克，鹿角片 9 克，紫石英 30 克，赤石脂 15 克，炒阿胶 6 克，当归身 12 克，白芍 12 克，炮姜 3 克）。

阿胶也可用于防治化疗后白细胞减少症，可与菟丝子、何首乌、枸杞子等补肾填精药配伍，如《名中医肿瘤科绝技良方》引南宁市中医院参胶生血膏。

【用法用量】入汤剂宜烊化冲服，5～15 克。

【处方须知】阿胶黏腻，有碍消化，故脾胃虚弱者慎用。

【性能特点】阿胶具有补血止血、滋阴润滑燥之功效，常用于鼻咽癌、肺癌、胃癌、白血病、卵巢癌、子宫颈癌等恶性肿瘤属肝血不足，阴虚润燥者。常用于肿瘤患者手术、放疗、化疗后体弱血虚者，以补血填精，强壮体质。

【验方举例】白血病　［首都医院方］阿胶（烊化）、当归、白芍、龙眼肉各 12 克，黄芪 50 克，党参 25 克，熟地黄、山豆根各 15 克，菝葜 60 克，白花蛇舌草 30 克。用法：水煎服，每日 1 剂。主治：白血病。[黄红兵. 抗肿瘤中药临床应用与图谱. 广州：广东科技出版社，2008.]

龙眼肉 《神农本草经》

【概述】又名桂圆肉。为无患子科植物常绿乔木龙眼 *Dimocarpus longan* Lour 的假种皮。主产于广东、福建、台湾、广西等地。于夏秋两季果成熟时采摘，烘干或晒干，除去壳、核，晒至干爽不黏，储存备用。

【性味归经】味甘，性温。归心、脾经。

【功能主治】补益心脾，养血安神。用于治疗鼻咽癌、食管癌、乳腺癌、白血病、卵巢癌等；思虑过度、劳伤心脾、惊悸怔忡、失眠健忘。

【配伍应用】龙眼肉甘温味浓，其性滋润，能补心血、益脾气、润五脏、宁神志，具有滋补心脾、养血安神之功。常用于治疗鼻咽癌、食管癌、乳腺癌、白血病、卵巢癌、子宫肌瘤等恶性肿瘤属心血不足、心脾两虚者。治鼻咽癌，可与白芍、当归、阿胶珠等补血药配伍，如《孙桂芝实用中医肿瘤学》归脾汤加减。与黄芪、太子参、炒白术等健脾益气药同用，可治疗卵巢癌，如《孙桂芝实用中医肿瘤学》人参归脾汤加减。《抗癌食物本草》用其与花生米（连红衣）配伍，用于治疗白血病尤其血红蛋白及血小板降低者。《湖南中医学院学报》用其与太子参、枸杞子、半枝莲、白花蛇舌草、白芍、黄芪、天花粉、丹参、三七配伍同用，治疗乳腺癌。与伏龙肝、茯神、炒酸枣仁、远志、大枣等养血安神药配伍，可治疗子宫肌瘤伴脾虚失眠等症，如《集验百病良方》龙肝口服液（伏龙肝 60 克，炙黄芪 30 克，炒白术、茯神、炒酸枣仁、当归身、远志各 10 克，潞党参、杜仲炭各 15 克，煨木香 5 克，炙甘草 3 克，生姜 3 片，大枣 7 枚）。

【用法用量】水煎服，10～25 克，大剂量 30～60 克。

【处方须知】湿盛中满或有停饮、痰、火者忌服。

【性能特点】龙眼肉为滋补之佳品，具有补益心脾、养血安神之功效，常用于鼻咽癌、食管癌、乳腺癌、白血病、卵巢癌等恶性肿瘤属心血不足、心脾两虚者。

【验方举例】乳腺癌　［湖南中医学院学报, 1995］龙眼肉 30 克（另煎兑服），太子参、枸杞子、半枝莲、白花蛇舌草各 15 克，白芍、黄芪、天花粉、丹参各 12 克，三七粉（冲服）3 克。用法：水煎服，每日 1 剂。主治：乳腺癌。［黄红兵. 抗肿瘤中药临床应用与图谱. 广州：广东科技出版社，2008.］

柏子仁《神农本草经》

【概述】又名柏实、柏子、柏仁、侧柏子。为柏科植物侧柏 *Platycladus orientalis*（L.）Franco 的干燥成熟种仁。主产于山东、河南、河北，此外陕西、湖北、甘肃、云南等地亦产。秋冬两季采收成熟种子，晒干，除去种皮，生用。

【性味归经】味甘，性平。归心、肾、大肠经。

【功能主治】养心安神，润肠通便。用于治疗各种中晚期肿瘤；心悸失眠、肠燥便秘、阴虚盗汗、小儿惊痫等病证。

【配伍应用】柏子仁气香质润，味甘性平，能养心气、定心神、安五脏，为滋养安神之要药。常用于治疗各种中晚期肿瘤属气血不足、阴液亏损者。常与当归、党参、茯苓、何首乌等同用。胃肠道肿瘤者出现阴液耗损、心烦失眠、舌红少津、口渴便秘者，可与南北沙参、天冬、麦冬、丹参、白花蛇舌草等滋阴清热、活血解毒抗癌药配伍。治疗失荣证、坚硬如石，不热不红，渐肿渐大者（淋巴癌、腮腺癌、鼻咽癌转移之类）。可与熟地黄、人参、白术、茯神、酸枣仁、远志等滋阴益气、健脾安神药同用，如《外科正宗》和荣散坚汤（当归身、熟地黄、茯神、香附、人参、白术、化橘红各 60 克，贝母、天南星、酸枣仁、远志、柏子仁、牡丹皮各 30 克，煅龙齿 1 对，芦荟 24 克，沉香 24 克，朱砂 18 克），上药除朱砂每次 0.3 克冲服，其他药研末，每取 8～12 克，水煎服。与补骨脂、鹿角霜、菟丝子等补肾壮阳药配伍，可治疗胸膜肿瘤属气血两虚者，如《孙桂芝实用中医肿瘤学》归脾汤合斑龙丸加减（生黄芪 30 克，太子参 15 克，白术 15 克，茯苓 15 克，当归 10 克，龙眼肉 10 克，熟地黄 12

克，五味子 10 克，柏子仁 30 克，鹿角霜 20 克，补骨脂 10 克，菟丝子 20 克，陈皮 10 克，浮海石 10 克，半夏 10 克，龙葵 30 克，白芥子 10 克，薏苡仁 30 克，半枝莲 30 克，重楼 10 克，夏枯草 15 克，葶苈子 15 克，桃仁 10 克，三棱 10 克，莪术 10 克，炙甘草 10 克)。

【用法用量】水煎服，3～9 克。大便溏泻者宜用柏子仁霜代替柏子仁。

【处方须知】便溏及多痰者慎用。

【性能特点】柏子仁味甘而质润，香气透心而益智安神，甘润补养而滋阴润燥。常用于各种中晚期肿瘤属气血不足、阴液亏损者。

北沙参 《本草汇言》

【概述】又名莱阳沙参、海沙参、辽沙参、条沙参、珊瑚菜。为伞形科植物麦冬珊瑚菜 *Glehnia littoralis Fr.Schmidt ex Miq.* 的根。主产于山东、江苏，福建等地亦产。夏秋两季采挖，洗净，置沸水中烫后，除去外皮，干燥，或洗净后直接干燥。

【性味归经】味甘、微苦，性微寒。归肺、胃经。

【功能主治】养阴清肺，益胃生津。用于治疗食管癌、胃癌、肝癌、肺癌、鼻咽癌等；胃阴虚证、肺阴虚证等病证。

【配伍应用】北沙参甘寒质润，能清肺热、补肺阴、补胃阴之功效。常用于治疗食管癌、胃癌、肝癌、肺癌、鼻咽癌等恶性肿瘤属肺胃阴虚者。也常用于肿瘤手术切除、放疗、化疗后的中药调理，可起扶正抗癌之效能。常与麦冬相须配伍，治疗食管癌证属肝胃阴虚型。如《实用中医内科学》一贯煎。与南沙参相须同用，可治疗肺癌，如北京中医药大学东直门医院滋肺软坚饮。治胃癌，可与党参、白术、黄芪等健脾益气药配伍，如《中国中医秘方大全》引福建省福州市第一医院潘明继和胃化结汤 [党参 15 克，白术 12 克，茯苓 12 克，甘草 3 克，黄芪 15 克，熟地黄 12 克，黄精 12 克，大枣 6 枚，沙参 10 克，羊肚枣 10 克，枸杞子 9 克，芡实 15 克，建莲肉 15 克，田三七（研冲）1.5 克，白毛藤 30 克，白花蛇舌草 30 克]；治肝阴亏虚型肝癌，可与龟甲、鳖甲等滋阴潜阳、软坚散结药配伍，如《孙桂芝实用中医肿瘤学》一贯煎合四物汤加减。治鼻咽癌，可与人参、阿胶、山楂肉等配伍，如《古今名方》滋阴润燥汤。

【用法用量】水煎服，4.5～9 克。

【处方须知】《本草从新》谓北沙参"反藜芦"，《中华人民共和国药典》（1995 年版）亦认为北沙参"不宜与藜芦同用"，应加以注意。

【性能特点】北沙参甘润而偏于苦寒，能补肺阴，兼能清肺热；能补胃阴，而生津止渴，兼能清胃热，适用于肺胃阴虚之证。常用于食管癌、胃癌、肝癌、肺癌、鼻咽癌等恶性肿瘤。

【验方举例】肺癌　沙参公英黄芪汤：北沙参 30 克，玄参 30 克，半枝莲 30 克，薏苡仁 30 克，生百合 20 克，麦冬 15 克，冬虫夏草 15 克，墨旱莲 15 克，玉竹 20 克，蒲公英 30 克，白花蛇舌草 30 克，鱼腥草 30 克，藕节 30 克，瓜蒌 20 克，夏枯草 20 克，猫爪草 30 克，黄芪 30 克，党参 15 克，川贝母 10 克，白茅根 30 克，鳖甲 30 克，生牡蛎 30 克。用法：水煎汤内服，每日 1 剂。功能：养阴润肺，清热解毒，化痰散结。主治：肺癌。疗效：本方治疗 1 例左下肺鳞癌，经剖胸探查病灶已扩散，无法切除，化疗因反应大停用，改用中药治疗后症状好转，治疗 6 个月摄片复查见两肺清晰，并恢复正常工作。[刘春安，彭明. 抗癌中草药大辞典. 武汉：湖北科学技术出版社，1994.]

麦冬《神农本草经》

【概述】又名麦门冬、寸冬、韭叶麦冬。为百合科植物麦冬 *Ophiopogon japonicus*（Thunb.）Ker – Gawl.的块根。主产于四川、浙江、江苏等地。夏季采挖，反复曝晒、堆置，至七八成干，除去须根，干燥，打破生用。

【性味归经】味甘、微苦，性微寒。归胃、肺、心经。

【功能主治】养阴润肺，益胃生津，清心除烦。用于治疗食管癌、胃癌、肝癌、肺癌、鼻咽癌、恶性骨瘤等；胃阴虚证、肺阴虚证、心阴虚证等病证。

【配伍应用】麦冬味甘性寒，能清热邪，补真阴，降心火，解烦渴，为退热养心、益气养阴之佳品。常用于治疗食管癌、胃癌、肝癌、肺癌、鼻咽癌、恶性骨瘤等属邪热留恋、耗伤阴津者。亦可用于治放化疗引起的毒副反应，配合运用可起减毒增效的作用。治郁热化火型食管癌，可与石膏、熟地黄、知母、龙胆草等养阴泻火药同用，如《实用中医内科学》加味玉女煎（石膏 9～15 克，熟地黄 9～20 克，麦冬 6 克，知母 5 克，牛膝 5 克，龙胆草 10 克，白花蛇舌草 30 克）；治五膈即胃癌（忧、气、食、寒、饮膈），可与川椒、远志、细辛、干姜、桂心等配伍，如《外台秘要》九物五膈丸。与沙参、当归、枸杞子等滋养肝肾药配伍，可治疗肝阴亏虚型肝癌，如《孙桂芝实用中医肿瘤学》一贯煎合四物汤加减；治原发性支气管肺癌，可与党参、沙参、五味子、葶苈子、旋覆花等同用，如上海华东医院张栩的益肺降气汤。与天冬相须配伍，可治疗鼻咽癌，如《中国中医秘方大全》引福建省福州市第一医院潘明继的三参二冬汤；

肿瘤本草

治骨瘤后期，可与生地黄、山茱萸、山药、牡丹皮等补益肾气药同用，如《医宗金鉴》调元肾气丸（生地黄 12 克，山茱萸、山药、牡丹皮、白茯苓各 60 克，泽泻、麦冬、人参、当归身、龙骨、地骨皮各 30 克，知母、黄柏各 15 克，砂仁、木香各 9 克），另用鹿角胶 120 克，老酒化调，加蜂蜜 120 克，同煎至滴水成珠，和药末为丸，每日服 6～9 克。

【用法用量】水煎服，6～12 克。

【性能特点】麦冬为寒润之品，养阴退热为其所长，清心火而益心除烦，泄肺热而养阴润燥，退胃热而益阴生津。常用于食管癌、胃癌、肝癌、肺癌、鼻咽癌、恶性骨瘤等属邪热留恋、耗伤阴津者。临床须随证配伍用药。

【各家论述】麦冬用朱砂拌过，名"朱麦冬"或"朱寸冬"，适用于宁心安神。

【验方举例】

1. 噎膈　麦冬半夏大黄汤：麦冬 6 克，北沙参 9 克，生半夏 6 克，生姜 9 克，炙甘草 6 克，白茅根 30 克，大枣 6 克，白蜜 30 克，生大黄 6 克，参三七粉 3 克。用法：前七药用水久煎，分 2 次冲入白蜜后，分次吞服参三七粉。功能：养胃降逆，散结止呕。主治：噎膈，食物难以下咽，食后作吐，肌肤瘦弱，脉弦细，舌红光滑。按：此方据《金匮要略》麦门冬汤、大半夏汤、大黄甘草汤变通化裁。以麦冬、北沙参养胃润燥为君；生半夏降逆止呕散结；生姜降逆和胃；白蜜润燥；两者皆能解生半夏之毒。大枣、炙甘草和中益气，白茅根生津止血；生大黄泻热散瘀，通利关格；参三七扶正消瘀止血。[张文康，等. 中国百年百名中医临床家丛书——魏长春. 北京：中国中医药出版社，2004.]

2. 鼻咽癌　[福建省福州市第一医院潘明继]三参二冬汤：麦冬 12 克，天冬 12 克，沙参 10 克，玄参 9 克，生地黄 10 克，白茅根 12 克，玉竹 9 克，金银花 9 克，白花蛇舌草 30 克，白毛藤 30 克，党参 12 克，茯苓 10 克，白术 10 克，甘草 3 克，丹参 12 克。水煎服。加减：脾胃虚弱加大枣、黄芪、砂仁，酌减白茅根、玄参、麦冬、天冬、生地黄剂量；气血两虚，白细胞降低加枸杞子、生黄芪、鸡血藤；发热加黄芩、青蒿、连翘；食欲不振加麦芽、山楂、建曲、鸡内金；便秘加全瓜蒌、火麻仁、大黄；失眠烦躁加酸枣仁、五味子、珍珠母。功能：益气养阴、清热解毒。主治：鼻咽癌。疗效：本方结合放疗治疗鼻咽癌 150 例，结果 3 年生存率为 72%，5 年生存率为 58%，10 年生存率为 30.8%。按：方中天冬、麦冬、沙参、玄参、白茅根、玉竹、生地黄养阴生津、清热凉血；党参、白术、茯苓、甘草健脾益气；丹参活血化瘀；金银花、白花蛇舌草、白毛藤清热解毒；全方配伍合理，气阴双补，扶正祛邪。故本方不仅可以减轻鼻咽癌放疗的不良反应，同时还可通过调节体内免疫功能，提高远期疗效。[胡熙明. 中国中医秘方大全. 上海：文汇出版社，1990.]

天冬《神农本草经》

【概述】又名天门冬。为百合科植物天冬 *Asparagus cochinchinensis*（Lour.）Merr.的块根。主产于贵州、四川、广西等地。秋冬两季采挖，洗净，除去茎基和须根，置沸水中煮或蒸至透心，趁热除去外皮，洗净，干燥，切片或段，生用。

【性味归经】味甘、苦，性寒。归肺、肾、胃经。

【功能主治】养阴润燥，清肺生津。用于治疗食管癌、胃癌、肺癌、鼻咽癌、乳腺癌、淋巴癌等；肺阴虚证，肾阴虚证，热病伤津之食欲不振、口渴及肠燥便秘。

【配伍应用】天冬甘润苦寒之性较强，其养肺阴、清肺热的作用强于麦冬、玉竹等同类药物，且能滋肾阴，降虚火。现代药理研究证实，其乙醇提取物有抑制肿瘤的作用。体外实验中能抑制急性淋巴细胞白血病、慢性粒细胞性白血病和急性单核细胞白血病患者的脱氢酶，对急性淋巴细胞白血病患者的白细胞的呼吸也有一定的抑制作用。其水提物可使荷瘤 BALB/c 小鼠瘤块（S_{180} 细胞、H_{22} 细胞）重量减轻，使 S_{180} 细胞腹水型小鼠平均存活时间明显延长。食管癌、胃癌、肺癌、鼻咽癌、乳腺癌、淋巴癌等多种肿瘤证属阴虚内热者均可应用，配伍其他抗癌药物组成复方以增强疗效。与党参、赭石等配伍，可治膈食（食管癌），吞咽哽噎不顺，饮食不下者，如《医学衷中参西录》参赭培气汤；治中晚期胃癌，脾虚痰瘀互结型者，可与白术、谷芽、麦芽、莪术、三棱等药同用，如《中国丸散膏丹方药全书——肿瘤》引《名医治验良方》健脾散结膏（炒党参 18 克，炒白术、炒谷芽、炒麦芽、莪术、三棱、佛手各 15 克，猪苓、生薏苡仁、炒薏苡仁、怀山药各 20 克，藤梨根、鸟不宿、龙葵各 30 克，白花蛇舌草 60 克，天冬、麦冬各 12 克）；治阴虚内热型肺癌，可与生地黄、麦冬、百合、沙参等滋阴润肺药配伍同用，如《孙桂芝实用中医肿瘤学》清气化毒饮合桔梗杏仁煎加减。与麦冬相须配伍，可治疗鼻咽癌，如《中国中医秘方大全》引福建省福州市第一医院潘明继的三参二冬汤。与夏枯草、海藻、昆布等软坚散结药配伍，可治疗乳腺癌，如《肿瘤病良方 1500 首》龙华化岩方。《河南肿瘤会议选方》用天冬与夏枯草、金银花、玄参、昆布、白蔹、射干、重楼共用，可治疗恶性淋巴瘤；天冬与清热解毒之白花蛇舌草配伍，制成注射剂，可治疗恶性淋巴瘤，如江苏省吴县东山人民医院高国俊天草方。

【用法用量】水煎服，6~12克。

【处方须知】天冬甘寒滋腻之性较强，脾虚泄泻、痰湿内盛者忌用。

【性能特点】天冬养阴清热、润肺生津，且能滋肾阴而利水，为肺肾阴虚之要药。食管癌、胃癌、肺癌、鼻咽癌、乳腺癌、淋巴癌等多种肿瘤证属阴虚内热者均可应用，配伍其他抗癌药物组成复方以增强疗效。

【验方举例】恶性淋巴瘤　[河南肿瘤会议选方]天冬、夏枯草各30克，金银花、玄参各24克，昆布、白蔹、射干、重楼各12克。用法：水煎服，每日1剂。主治：恶性淋巴瘤。[黄红兵. 抗肿瘤中药临床应用与图谱. 广州：广东科技出版社, 2008.]

玉竹 《神农本草经》

【概述】又名葳蕤、山包米、萎香。为百合科植物玉竹的 *Polygonatum odoratum*（Mruce）根茎。主产于湖南、河南、江苏等地。秋季采挖，洗净，晒至柔软后，后复揉搓，晾晒至无硬心，晒干；或蒸透后，揉至半透明，晒干，切厚片或段用。

【性味归经】味甘，性微寒。归肺、胃经。

【功能主治】养阴润燥，生津止渴。用于治疗食管癌、胃癌、肺癌、鼻咽癌等；肺阴虚证、胃阴虚证。

【配伍应用】玉竹甘寒气缓，质润不腻，能养阴生津，益胃润肺，滋养气血之功，为治肺清胃之要药。常用于治疗食管癌、胃癌、肺癌、鼻咽癌等属热毒壅盛，耗伤阴液者。常与女贞子、桑寄生、沙参等益气养阴、滋补肝肾药配伍，用于治疗癌症气阴两虚型，如《验方选编》女贞寄生汤（女贞子、桑寄生、生薏苡仁、生黄芪、玉竹各30克，制何首乌、沙参、生地黄各15克，炒麦芽20克，陈皮9克）。与沙参、麦冬生津润燥药配伍，可治疗阴津亏损之食管癌，如《孙桂芝实用中医肿瘤学》沙参麦冬汤加减[沙参15克，麦冬10克，玉竹12克，桑叶10克，百合10克，石斛10克，黄精15克，天花粉15克，生地黄15克，墨旱莲15克，枸杞子15克，炮穿山甲（代，先煎）10克，急性子3克，石见穿15克，威灵仙15克，鳖甲（先煎）10克，龟甲（代，先煎）10克，焦槟榔10克，焦山楂10克，陈皮10克，鼠妇6克，九香虫10克，甘草10克]。与生地黄、枸杞子、麦冬、当归等滋养肝胃药配伍，治疗肝胃阴虚型胃癌，如《实用中医内科学》一贯煎合益胃汤（北沙参10克，麦冬10克，大生地黄 25 克，枸杞子 10 克，玉竹 20 克，当归 6 克，川楝子 6 克，陈皮 4 克，生姜 3 片）。与杏仁、胡麻仁、生石膏、枇杷叶等药配伍同用，可治疗肺癌、甲状腺癌、肝癌、食管癌、皮肤癌、宫颈癌，如《肿瘤临症备要》李岩的抗癌清燥救肺液。与金银花、白花蛇舌草、白毛藤等清热解毒药配伍，可治疗鼻咽癌，如《中国中医秘方大全》引福建省福州市第一医院潘明继的三参二冬汤。

【用法用量】水煎服，6～12 克。

【性能特点】玉竹具有养阴润燥、生津止渴之功，为治肺清胃之要药。常用于治疗食管癌、胃癌、肺癌、鼻咽癌等属热毒壅盛，耗伤阴液者。

【验方举例】

1. 胃癌　玉竹、北沙参、生地黄、天花粉各 15 克，麦冬、石斛、竹茹各 9 克，诃子肉、甘草各 3 克。用法：水煎，蜂蜜冲服。主治：胃癌。[程剑华，李以镔. 抗癌植物药及其验方. 南昌：江西科学技术出版社，1998.]

2. 肺癌　玉竹、沙参、芦根、石斛、党参、天花粉、鱼腥草各 30 克，生地黄 21 克，麦冬 15 克，女贞子 24 克，夏枯草 25 克。用法：水煎服，每日 1 剂。主治：肺癌。[常敏毅. 实用抗癌验方. 北京：中国医药科技出版社，1993.]

百合《神农本草经》

【概述】为百合科植物百合 Lilium brownii F. E. Brown var. viridulium Baker 或细叶百合 L. Pumilum DC.的肉质鳞叶。全国各地均产，以湖南、浙江产者为多。秋季采挖。洗净，剥取鳞叶，置沸水中略烫，干燥，生用或蜜炙用。

【性味归经】味甘，性微寒。归肺、心、胃经。

【功能主治】养阴润肺，清心安神。用于治疗肺癌、食管癌、癌性疼痛以及各肿瘤症放疗后等；阴虚燥咳、劳嗽咳血，阴虚有热之失眠心悸及百合病心肺阴虚内热证。

【配伍应用】百合甘润滑利，气味清凉，能补肺阴、润肺燥，兼能清肺热，为补肺养阴润肺宁嗽之佳品。现代药理研究证实，百合所含秋水仙碱等多种生物碱，对癌细胞有丝分裂有抑制作用。对小鼠子宫颈癌 U_{14}、小鼠 S_{180} 细胞肉瘤有抑制作用。常用于肺癌、鼻咽癌、食管癌、癌性疼痛以及各肿瘤症放疗后等。治阴虚型肺癌，可与养阴清肺之沙参配伍，如《中国中医秘方大全》引湖南省肿瘤医院黎月恒的百合沙参汤；《本草汇言》的百部汤（百部、薏苡仁、百合、麦冬各 10 克，桑白皮、白茯苓、沙参、黄芪、地骨皮各 5 克）。与青黛、金银花、白花蛇舌草、蒲公英等清热解毒药配伍，可治疗肺肾阴虚型鼻咽癌，如《名医治验良方》谷铭三的百合口服液（百合50克，天冬30克，麦冬30克，玄参30克，生地黄20克，怀山药20克，青黛10克，金银花30克，黄药子20克，菊花20克，白花蛇舌草40克，蒲公英20克，射干20克）；治阴津亏损型食管癌，可与桑叶、石斛、天花粉、生地黄、墨旱莲、鳖甲、龟甲、枸杞子等养阴清热药配伍，如《孙桂芝实用中医肿瘤学》沙参麦冬汤加减；治疗癌性疼痛，可与穿山甲（代）、延胡索、制川乌、制草乌、细辛等化瘀止痛药配伍，如南京中医药大学第一临床医学院彭海燕的消痛方。与天冬、墨旱莲、仙鹤草、葛根等药同用，可用于治疗各种癌症放疗后，如《肿瘤的中医治疗》沙参麦冬汤合增液汤加味（沙参15克，麦冬10克，玉竹10克，玄参15克，生地黄15克，天冬10克，石斛10克，天花粉10克，百合15克，墨旱莲10克，葛根15克，仙鹤草20克）。

【用法用量】水煎服，6～12克。蜜炙可增加润肺作用。

【性能特点】百合微寒，作用平和，能补肺阴，兼能清肺热，常与其他滋阴药配伍同用，则滋阴之功增强。临床常用于阴虚肺燥的肺癌，也用于食管癌、癌性疼痛以及各肿瘤症放疗后等。

【验方举例】

1. 癌性疼痛　［南京中医药大学第一临床医学院彭海燕等］消痛方：百合、石斛、大青叶各30克，石菖蒲、穿山甲（代）各15克，延胡索、徐长卿各20克，丁香、制天南星、乌药各10克，制川乌、制草乌、细辛各2克。用法：水煎服，每日1剂，连服1周为1个疗程（最少服1个疗程，最多可服8个疗程）。功能：消痰、止痛、抗癌。主治：癌性疼痛。按：消痛方中穿山甲（代）等中药化瘀止痛，生天南星等中药消痰止痛，大青叶等中药解毒止痛，百合等中药补虚止痛。现代药理研究表明，这些中药均具有程度不同的止痛、消痰等作用。这些综合药理效应可能是消痛方的作用机制。消痛方不但对肝癌、肺癌、胸膜及骨转移等病灶局限、病位表浅的癌痛有明显疗效，而且对胃癌、肠癌等病灶相对弥漫、病位较深的癌痛亦有较好效果。［吴大真，李素云，杨建宇，等. 名中医肿瘤科绝技良方. 北京：科学技术文献出版社，2010.］

2. 肺癌　［湖南省肿瘤医院黎月恒］百合沙参汤：百合9克，熟地黄12克，生地黄15克，玄参15克，当归9克，麦冬9克，白芍9克，沙参15克，桑白皮12克，黄芩9克，臭牡丹15克，重楼15克，白花蛇舌草30克。用法：水煎服。加减：气短乏力加黄芪、党参；胸痛、舌质紫黯有瘀斑加红花、桃仁、川芎；痰血加蒲黄炭、藕节炭、仙鹤草；胸腔积液加葶苈子、芫花；痰多加生天南星、生半夏；低热加银柴胡、地骨皮；高热加石膏。功能：养阴润肺，清

133

热解毒。主治：阴虚型肺癌。疗效：本方治疗经细胞学或病理学及 X 线胸片检查确诊为原发性肺癌患者 78 例，其中鳞癌 63 例，腺癌 10 例，鳞腺混合癌 1 例，未分化癌 1 例，未分类 3 例。治疗后症状改善、病灶稳定 55 例，存活 1 年以上 46 例，其中存活 2 年 12 例，3 年 1 例，4 年 1 例，6 年 1 例。按：中医学认为"肺为娇脏，喜润而恶燥"。肺癌患者大多数都有伤阴的病理变化，本组 78 例肺癌患者，中医辨证属阴虚者 28 例，阴虚兼气虚者 27 例。方中百合、生地黄、玄参、沙参养阴润肺；当归、白芍、熟地黄滋阴补血；桑白皮、黄芩泻肺清热；臭牡丹、重楼、白花蛇舌草清热解毒消肿，故治疗阴虚型肺癌取得一定疗效。［胡熙明. 中国中医秘方大全. 上海：文汇出版社，1990.］

石斛 《神农本草经》

【概述】又名林兰、杜兰、千年竹、黄草。为兰科植物环草石斛 *Dendrobium loddigesii* Rolfe.、马鞭石斛 D. *fimbriatum* Hook. var. *oculatum* Hook.、黄草石斛 D. *Chrysanthum* Wall.、铁皮石斛 D. *candidum* Wall. ex Lindl.或金钗石斛 D. *nobile* Lindl.的茎。主产于四川、贵州、云南等地。全年均可采取，以秋季采收为佳。烘干或晒干，切段，生用。鲜者可栽于沙石内，以备随时取用。

【性味归经】味甘，性微寒。归胃、肾经。

【功能主治】益胃生津，滋阴清热。用于治疗食管癌、胃癌、肺癌、鼻咽癌等；热病后期、阴液被耗、气阴不足的虚热烦渴，胃阴不足的热壅呕吐，肺阴亏虚之虚热咳嗽及肝肾阴虚、眼目失养之内障、雀目、瞳神散大等病证。

【配伍应用】石斛甘寒质润，气味轻清，能养胃阴、清肺热、滋肾阴、降虚火，为养阴益胃、生津退热平和之品。现代药理研究证实，石斛多糖与重组白介素-2（rIL-2）联合诱导能显著增强人脐血 LAK 细胞（CB-LAK）杀伤肿瘤细胞的作用。其提取物对人肺癌细胞 A549、人卵巢腺癌细胞 SK-OV-3.人早幼粒细胞白血病 HL-60 等细胞株具有显著的细胞毒性作用。对移植 S180 细胞肉瘤也有抑制作用。常用于治疗食管癌、胃癌、肺癌、鼻咽癌等属阴虚津伤者。治食管癌后期，可与党参、白术、黄芪等健脾补气药配伍，如《古今名方》增损八珍汤。与麦冬、天花粉、南沙参、太子参等益气养阴、安中和胃药配伍，治疗胃热伤阴型胃癌，如《孙桂芝实用中医肿瘤学》活血润燥生津饮合竹叶石膏汤加减［麦冬 15 克，竹叶 10 克，生石膏 20 克，知母 10 克，天花粉 15 克，当归 10 克，白芍 15 克，熟地黄 12 克，桃仁 6 克，红花 5 克，石斛 15 克，南沙参 15 克，清半夏 10 克，太子参 15 克，露蜂房 5 克，生蒲黄（包煎）10 克，白芷 10 克，补骨脂 10 克，白花蛇舌草 15 克，白屈菜 5 克，炙甘草 10 克]。
与蜈蚣、守宫等攻毒抗癌药配伍，可治疗肺癌，如《中国丸散膏丹方药全书——肿瘤》引《中医药临床杂志》袁国荣的芪麦虎蜈液（生黄芪 30~60 克，太子参 30 克，麦冬 15 克，石斛 15 克，蜈蚣 2~4 条，守宫 2~4 条，大枣 10 克，甘草 10 克）；治鼻咽癌放疗后气阴两伤者，可与女贞子、白花蛇舌草等药同用，如《临床验方集》程爵棠师传秘方益气养阴液（太子参 30 克，玄参 15 克，麦冬 15 克，生地黄 15 克，女贞子 15 克，石斛 10 克，天花粉 20 克，生黄芪 20 克，白花蛇舌草 15 克）。

【用法用量】水煎服，6~12 克。鲜品可用 15~30 克。

【处方须知】虚而无火者慎用。

【性能特点】石斛具有滋阴清热、益胃生津之功。常用于治疗食管癌、胃癌、肺癌、鼻咽癌等属阴虚津伤者。

【各家论述】石斛有各种不同之品种，以茎圆外皮铁绿色者称为"铁皮石斛"，作用最好；茎扁外皮黄绿色者，称为"金钗石斛"，作用较差；产于安徽霍山者名"霍山石斛"，适用于老人、虚人津液不足，不宜大寒者；以石斛的嫩尖加工，称为"耳环石斛"，生津而不寒凉，可以代茶。

【验方举例】

1. 鼻咽癌　石斛、北沙参、玄参、黄芪、白术、紫草各 25 克，麦冬、女贞子、卷柏、苍耳子、辛夷花、白芷、菟丝子各 15 克，知母、山豆根、山药、石菖蒲各 10 克。用法：水煎服，每日 1 剂。[程剑华，李以镇. 抗癌植物药及其验方. 南昌：江西科学技术出版社，1998.]

2. 肺癌　石斛、南沙参各 50 克，玄参、玉竹各 25 克，竹茹、瓜蒌、杏仁、桃仁、佩兰、银柴胡、桔梗各 15 克。用法：水煎服，每日 1 剂，频饮。[常敏毅. 实用抗癌验方. 北京：中国医药科技出版社，1993.]

生地黄《神农本草经》

【概述】又名生地、鲜地黄、鲜生地。为玄参科植物地黄 *Rehmannia glutinosa* Libosch.的新鲜或干燥块根。主产于河南、河北、内蒙古及东北。全国大部分地区有栽培。秋季采挖，去除芦头、须根及泥沙。鲜用，或将地黄缓缓烘焙到约八成干。前者习称"鲜地黄"，后者习称"生地黄"。

【性味归经】味甘、苦，性寒。归心、肝、肾经。

【功能主治】清热凉血，养阴生津。用于治疗食管癌、胃癌、肝癌等消化系统肿瘤以及肺癌、鼻咽癌、乳腺癌、白血病、脑肿瘤等。热入营血，舌绛烦渴，斑疹吐衄，阴虚内热，骨蒸劳热，津伤口渴，内热消渴，肠燥便秘，跌打损伤，瘀肿痹痛。

【配伍应用】生地黄苦寒而入血分，为清热滋阴、凉血退热之要药。常用于治疗食管癌、胃癌、肝癌等消化系统肿瘤以及肺癌、鼻咽癌、乳腺癌、白血病、脑肿瘤等多种肿瘤属血热内盛，阴液亏损者。已故治癌名医郑文友教授研制的肿消一号，用于治疗消化系统所有癌症，其内就配有生地黄。笔者自制的参茸苍柏丸也有生地黄，一为滋阴以遵"善补阳者必于阴中求阳之意"，二为清热凉血以达消炎止痛之功。治疗晚期食管癌，可与熟地黄、当归、麦冬等滋阴养血配伍，如河南省南阳市宛城区卫生防疫站王天虎的加味通幽汤（生地黄30克，熟地黄30克，桃仁12克，红花12克，当归30克，甘草10克，升麻10克，法半夏30克，厚朴10克，制附片30克，麦冬15克，吴茱萸10克，竹茹15克，白花蛇舌草50克）。用其与桃仁、红花、当归等活血化瘀药配伍，可治疗幽门不通（胃癌）上冲，吸门不开，噎塞，气不得上下，大便难，如《兰室秘藏》通幽汤（桃仁3克，红花3克，生地黄15克，熟地黄15克，当归30克，炙甘草30克，升麻30克，槟榔15克）；治疗肝癌，可与郁金、枳壳等疏肝理气药配伍，如《中国中医秘方大全》引徐葆华的红桃郁金汤（当归、生地黄、桃仁、赤芍、牛膝、川芎、红花、枳壳、柴胡各9克，桔梗、甘草各3克，郁金、丹参各15克）。治肺癌，可与夏枯草、海藻、海带、生牡蛎等软坚散结药同用，如上海中医药大学曙光医院清肺抑癌汤（夏枯草、海藻、海带、生牡蛎、石见穿、徐长卿、生地黄、野菊花、王不留行、铁树叶、蜀羊泉、望江南、鱼腥草、蒲公英各30克，牡丹皮9克，瓜蒌15克）。治鼻咽癌，可与北沙参、白花蛇舌草、野菊花、赤芍等滋阴清热药配伍，如《中国丸散膏丹方药丛书——肿瘤》引《集验中成药》参地蛇菊丸（北沙参、生地黄、白花蛇舌草、野菊花、赤芍、藕节、夏枯草各15克，川石斛、玉竹、海藻、苍耳子、玄参各12克，龙葵、白茅根、麦冬各30克，辛夷花、浙贝母各10克，桃仁6克，大枣7枚）；治乳腺癌，可与瓜蒌、土贝母、香附、制半夏等理气化痰药同用，如《肿瘤病良方》乳疡无忧方。治疗白血病，可与黄芪、党参、天冬、沙参等益气滋阴药同用，如湖南省湘潭县中医院马志忠的参芪杀白汤（黄芪25克，党参、天冬、沙参各15克，生地黄、仙鹤草、黄药子各12克，半枝莲、半边莲各20克，白花蛇舌草30克，黄芩10克，甘草6克，青黛3克）；治疗脑部肿瘤，可与何首乌、生赭石、珍珠母、蜈蚣等平肝息风药配伍，如刘炳凡经验方平肝熄风汤（何首乌、生地黄、丹参、白芍、女贞子各15克，墨

肿瘤本草

旱莲 12 克，竹茹、天葵子、牛膝、紫草 10 克，生赭石 30 克，珍珠母 20 克，陈皮 5 克，蛇蜕、黄连各 3 克，蜈蚣 1 条）。

【用法用量】水煎服，10～15 克。鲜品用量加倍，或以鲜品捣汁入药。

【处方须知】脾虚湿滞，腹满便溏者不宜使用。

【性能特点】生地黄为甘寒质润之品，能清能泻，能滋能润，为滋阴凉血、养阴生津之要药。常用于治疗食管癌、胃癌、肝癌等消化系统肿瘤以及肺癌、鼻咽癌、乳腺癌、白血病、脑肿瘤等多种肿瘤属血热内盛、阴液亏损者。

【常用药对】

1. 生地黄与金银花　生地黄甘苦性寒，既清热凉血，又养阴生津；金银花甘寒，轻清芳透，清热解毒，疏散风热；二药相使配伍，祛邪而不伤正，养阴而不留邪，气营双清，共奏清热解毒、养阴透热之功。如《实用抗癌验方》归尾地丁汤（桃仁 10 克，红花 7 克，当归尾 10 克，赤芍 10 克，生地黄 12 克，川芎 10 克，金银花 12 克，紫花地丁 12 克，蒲公英 12 克，天葵子 10 克，野菊花 10 克，藤梨根 15 克）可治疗胰腺癌。

2. 生地黄与牡丹皮　两者皆能清热凉血。生地黄滋阴，侧重于补，使阴液生而热退；牡丹皮侧重于透，使热退而阴生，又能活血化瘀，消散痈肿。如《抗癌中草药大辞典》地黄青黛散［生地黄 20 克，玄参 15 克，知母 10 克，龟甲 10 克，鳖甲 30 克，地骨皮 20 克，牡丹皮 20 克，蒲公英 30 克，银柴胡 15 克，大青叶 15 克，半枝莲 30 克，白花蛇舌草 30 克，狗舌草 15 克，女贞子 30 克，青黛（另包分冲服）3 克］，可治疗急性粒细胞性白血病。

【各家论述】古代文献中所称的“生地黄”有时系与干地黄相对而言，实指鲜地黄。明清以来所称的“生地黄”，多与熟地黄相对而言，实指干地黄，应加以注意。

【验方举例】

1. 鼻咽癌　［经验方］滋阴润燥汤：生地黄、枸杞子各 15 克，麦冬、沙参、山楂各 12 克，阿胶 10 克，人参 3 克，甘草 6 克。用法：水煎服。功能：益气养阴，生津润燥。主治：鼻咽癌等肿瘤病人做放射治疗后，出现口干咽燥、津枯肤燥等症。按：方中生地黄、麦冬、沙参益气养阴，生津润燥；山楂、阿胶养血活血。若出血加白茅根、仙鹤草；气虚加黄芪、山药；血虚加当归身、制何首乌、白芍；欲呕加竹茹、陈皮。［李明哲. 治癌验方 400. 南京：江苏科学技术出版社，1995.］

2. 膀胱癌　［上海中医学院附属龙华医院刘嘉湘］象牙莲蓟汤：生地黄 12 克，知母 12 克，黄柏 12 克，木馒头 15 克，蒲黄炭 12 克，半枝莲 30 克，

137

重楼 30 克，大蓟 12 克，小蓟 12 克，象牙屑（代）12 克，蒲公英 30 克，车前子 30 克。用法：水煎服。功能：滋阴清热，解毒止血。主治：膀胱癌。疗效：本方治疗 6 例膀胱部，治后痊愈 1 例，有效 3 例，无效 2 例。生存 1 年以上 3 例，5 年以上 1 例。按：中医学认为膀胱癌与肾气亏虚、热毒蕴结下焦有关。方中用生地黄、知母、黄柏、半枝莲等滋补肾阴，清热解毒；大蓟、小蓟、蒲黄炭凉血止血；木馒头、象牙屑（代）消肿散结，使阴阳平衡，热毒渐清而取效。[胡熙明. 中国中医秘方大全. 上海：文汇出版社, 1990.]

冬虫夏草《本草从新》

【概述】又名冬虫草。为麦角菌科植物冬虫夏草菌 Cordyceps sinenssis（Berk.）Sace.寄生在蝙蝠蛾科昆虫幼虫上的子座及幼虫的尸体的复合体。主产于四川、青海、云南、贵州、西藏等地，甘肃亦产。夏至前后，在积雪尚未溶化时入山采集，挖出后，在虫体潮湿未干时，除去外层泥土及膜皮，晒干；或黄酒喷使之软，整理平直，微火烘干。生用。

【性味归经】味甘，性温。归肾、肺经。

【功能主治】补肾益肺，止血化痰。用于治疗中晚期肿瘤及放化疗后正气虚弱者；阳痿遗精，腰膝酸痛，久咳虚喘，劳嗽痰血。

【配伍应用】冬虫夏草甘平，为平补肺肾之佳品，具有补肾益肺、止血化痰、止咳平喘，尤为劳嗽痰血多用。为诸痨虚损调补之要药。现代药理研究证实，可明显抑制肿瘤生长。临床常用于中晚期肿瘤及放化疗后正气虚弱者，以肺气不足，肺肾两虚最为适宜。若治食管癌，可与守宫、水蛭、急性子、黄药子等软坚化痰药配伍，如河南中医学院李华的龙蛭通噎汤［守宫 9 克，水蛭、急性子、甘草各 10 克，黄药子、山慈菇各 12 克，赭石 30 克，冬虫夏草（分冲）6 克，沉香（分冲）4 克，重楼 20 克，威灵仙 15 克］；治肺癌，可与淫羊藿、仙茅补脾益肾药配伍，上海中医学院王玉润的冬虫夏草汤；山东省惠民中医院郑长松的三参莲苡汤；治喉癌，可与太子参、生地黄、女贞子、沙参等滋阴降火药配伍，如《黑龙江中医药》养阴润喉饮。也可与葶苈子、椒目、生大黄、汉防己、黄芪等化气利水药配伍同用，治疗癌性腹水，如空军南京医院同红的抗癌消水方（葶苈子 45 克，椒目、生大黄、汉防己、柴胡、赤芍、白芍、枳壳、制附片各 10 克，半边莲、干蟾皮、冬虫夏草各 6 克，生黄芪 30 克）。

现代著名中医学家王玉润教授，使用冬虫夏草深有体会：冬虫夏草是一味

肿瘤本草

很有希望、安全有效的抗癌天然药物。并以冬虫夏草为主治君药，根据肿瘤的病因病机发展，创制了冬虫夏草合剂（冬虫夏草10~15克，南沙参、北沙参、麦冬、鲜石斛、夏枯草各30克，甘草9克，大枣30克），以此为主方，灵活加减运用于治疗各种肿瘤，针对不同组织器官增加一些特异性的药物，使疗效更加满意；在朱世增编著的《王玉润论医药》一书中，有专节论述"冬虫夏草及其合剂"，如治肺癌，加用补肺阿胶汤加减（马兜铃、桃仁、杏仁、牛蒡子各15克，鲜枇杷叶30克）；治乳房或甲状腺癌，加用验方化坚丸加减（紫草根30克，海藻30克，露蜂房15克，蒲公英30克，昆布30克，鬼臼30克）；治鼻咽癌，加用苍耳子散加减（辛夷9克，苍耳子9克，射干5克，赤芍30克，桔梗5克，荆芥15克）；治食管癌或胃癌，加用三棱丸加减（猪苓30克，茯苓30克，谷芽30克，麦芽30克，生薏苡仁50克，熟薏苡仁50克，八月札15克，蓬莪术30克，三棱30克）；治肠道癌，加用槐花散（枳壳15克，槐花30克，地榆30克，侧柏叶30克，荆芥15克）；治子宫颈癌，加用验方樗树根丸加减（椿树皮30克，白鸡冠花30克，当归15克，川芎9克，鬼臼30克，墓头回30克）；治膀胱癌，加用经验方（半枝莲、龙葵、蛇莓、牡丹皮各30克）；治绒毛膜上皮癌、恶性葡萄胎，加用天皂散［天花粉30克，皂荚（必须用散）15克］；治皮肤癌，加用经验方［苦参30克，苍术30克，露蜂房3克，全蝎粉（分次吞服）5克，乌梢蛇肉连皮9克，豨莶草30克，黄柏30克］；治白血病，加用当归龙荟丸（当归30克，龙胆15克，栀子、黄芩、黄连、黄柏各30克，真芦荟、大黄各15克，青黛15克，豨莶草15克，木香15克，麝香1克）。以上是王玉润教授应用冬虫夏草为君药，创制的合剂，针对性加减方药治疗各种类型晚期恶性肿瘤，多数坚持服药的患者均获得改善临床症状和延长生存期的满意疗效。

【用法用量】水煎服，5~15克。也可入丸、散。

【处方须知】有表邪者不宜用。

【性能特点】冬虫夏草甘平，为平补肺肾之佳品，具有补肾益肺、止血化痰、止咳平喘，尤为劳嗽痰血多用。为诸痨虚损调补之要药。临床常用于中晚期肿瘤及放化疗后正气虚弱者，以肺气不足，肺肾两虚最为适宜。

【常用药对】冬虫夏草与淫羊藿、仙茅益肺补肾。三药均入肺肾两经，平补阴阳，为补脾益肾药物。冬虫夏草滋肺阴，补肾阳，止血化痰，现代药理研究证实，冬虫夏草含虫草酸与冬虫夏草素的成分，具有抑瘤作用；淫羊藿、仙茅温肾助阳，具有提高机体免疫功能。故三药均具有扶正抗癌之功。可用于治疗肺癌，如上海中医药大学王玉润的冬虫夏草汤。

【验方举例】

1. 肺癌　［上海中医药大学王玉润］冬虫夏草汤：冬虫夏草 15 克，淫羊藿 15 克，仙茅 12 克。用法：水煎服。功能：益肺补肾。主治：肺癌。疗效：本方治疗 2 例转移性肺癌，取得显著效果。其中 1 例为前列腺癌，肺、腰椎、骶骨、胸骨、肋骨等处转移，曾用西药治疗因不良反应大而停药，改用本方治疗，连服 3 个月症状明显好转，纳佳，精神佳。2 年后复查肺多外病灶消失，骨扫描正常，恢复正常活动。按：冬虫夏草与淫羊藿、仙茅入肺肾两经，平补阴阳，为补脾益肾药物。冬虫夏草滋肺阴，补骨阳，止血化痰。现代药理研究证实，冬虫夏草含虫草酸与冬虫夏草素的成分，具有抑瘤作用；淫羊藿、仙茅温肾助阳，具有提高机体免疫功能。故本方具有扶正抗癌之功。［胡熙明. 中国中医秘方大全. 上海：文汇出版社，1990.］

2. 肺癌　［集验中成药］冬虫夏草丸：冬虫夏草 30 克，淫羊藿 30 克，仙茅 25 克，守宫 10 条。用法：上药共研细末，过 100 目筛，和匀，水泛为丸，如梧桐子大，晒干，储瓶备用。每次服 6 克，日服 2 次，温开水送服。功能：补益肺肾，攻毒抗癌。主治：肺肾亏虚型肺癌。［程爵棠，程功文. 中国丸散膏丹方药全书. 北京：学苑出版社，2010.］

黄精 《名医别录》

【概述】又名玉竹黄精、白及黄精、鸡头参、菟竹。为百合科植物黄精 *Polygonatum sibiricum* Red.滇黄精 P. *kingianum* Coll. et Hemsl.或多花黄精 P. *cyrtonema* Hua 的根茎。主产于河北、内蒙古、陕西等地；滇黄精主产于云南、贵州、广西；多花黄精主产于贵州、湖南、云南等地。春秋两季采挖，洗净，置沸水中略烫或蒸至透心，干燥，切厚片用。

【性味归经】味甘，性平。归脾、肺、肾经。

【功能主治】补气养阴，健脾，润肺，益肾。用于治疗胃癌、肺癌、大肠癌、白血病、前列腺癌等；阴虚肺燥、干嗽少痰、肺肾阴虚、劳嗽久咳、脾胃虚弱、肾精亏虚、内热消渴等病证。

【配伍应用】黄精气味平和，味甘纯正，质地滋润，具有养阴润肺，补脾益气之功。《本经逢原》云："黄精，宽中益气，使五脏调和，肌肉充盛，骨髓强坚，皆是补阴之功。"现代药理研究证实，可刺激正常细胞产生 IL-2，增强天然杀伤细胞和细胞溶解性 T 淋巴细胞的活性以抗肿瘤的作用。临床常用于胃癌、肺癌、大肠癌、白血病、前列腺癌等多种肿瘤属脾肺虚弱、气阴两虚者。

已故治癌神医郑文友教授的肿消一号也有黄精的配伍；笔者自制的参茸苍柏丸中用黄精以达补阴之效，治疗消化系统肿瘤以及白血病。若治胃癌，可与黄芪、枸杞子等补气养血，填精补肾药配伍，如《中国中医秘方大全》引福建省福州市第一医院潘明继的和胃化结汤。治晚期肺癌，可与仙茅、淫羊藿、菟丝子、锁阳等补肾药配伍，如《中国丸散膏丹方药全书——肿瘤》引《集验中成药》二仙留行丹（仙茅、淫羊藿、菟丝子、锁阳、王不留行、三棱、莪术、当归各9克，黄精、牡蛎、铁树叶、芙蓉叶、石上柏各30克，天冬、赤芍各12克，北沙参、夏枯草各15克，山豆根30克）。与仙鹤草、白花蛇舌草、半枝莲、土茯苓、败酱草等清热解毒药配伍，可治疗大肠癌，如《名中医肿瘤科绝技良方》引陕西铜川矿务局中心医院秦银忠等的清藏固本汤（黄芪30克，黄精15克，鸡血藤30克，女贞子15克，仙鹤草15克，白花蛇舌草30克，半枝莲30克，薏苡仁60克，土茯苓15克，败酱草30克，丹参15克，三七10克）。与当归、白芍、阿胶等补血药同用，可治疗慢性粒细胞白血病，如《中国百年百名中医临床家丛书——陈景河》扶阳生血汤。与生薏苡仁、莪术、猪苓等药同用，可治疗前列腺癌，如中国中医科学院广安门医院张亚强等的前列消癥汤。

　　黄精也常用于化疗、放疗引起的白细胞减少症，可与枸杞子、补骨脂等配伍，如江苏省扬州市苏北人民医院翟范的芪精补血汤（生黄芪、黄精、生薏苡仁各30克，枸杞子15克，补骨脂10克，炙甘草6克）。

　　【**用法用量**】水煎服，9～15克。

　　【**处方须知**】脾虚有湿、咳嗽痰多及中寒便溏者禁用。

　　【**性能特点**】黄精能滋补肺、脾、肾三脏，平补诸脏气阴。益肾而骨髓强坚，健脾而补气益血，润肺而化痰止咳，常用于胃癌、肺癌、大肠癌、白血病、前列腺癌等多种肿瘤属脾肺虚弱、气阴两虚者。

　　【**验方举例**】**大肠癌**　黄精、鸡血藤、枸杞子、槐花、仙鹤草、败酱草、马齿苋、白英各15克，黄芪30克。用法：水煎服，每日1剂。主治：大肠癌。[程剑华，李以镔. 抗癌植物药及其验方. 南昌：江西科学技术出版社，1998.]

枸杞子 《神农本草经》

　　【**概述**】又名枸杞红实、枸杞果、津枸杞、枸杞豆。为茄科植物宁夏枸杞 *Lycium barbarum* L.的成熟果实。主产于宁夏、甘肃、新疆等地。夏秋两季果实呈橙红色时采收，晾至皮皱后，再晒至外皮干硬，果肉柔软，生用。

　　【**性味归经**】味甘，性平，归肝、肾经。

【功能主治】滋补肝肾，益精明目。用于治疗食管癌、胃癌、肝癌、肠癌、膀胱癌、骨癌等；肝肾精血亏损之腰脊酸痛、阳痿遗精、须发早白、眼目昏花、下泪等病证。

【配伍应用】枸杞子味甘气平，质地滋润，能养肝肾而益真阴，为补养肝肾精血之佳品。常用于治疗食管癌、胃癌、肝癌、肠癌、膀胱癌、骨癌等证属肝肾不足、精血亏损者，以及减轻放化疗的毒副作用，改善放化疗过程中患者虚弱之体质。若治肝胃阴虚型食管癌、贲门癌，可与北沙参、麦冬、生地黄、当归、川楝子配伍合用，以达滋阴疏肝养胃之功，如《柳州医话》一贯煎。与玉竹、陈皮等配伍同用，治疗肝胃阴虚型胃癌，如《实用中医内科学》一贯煎合益胃汤。与青蒿、半枝莲、龙葵等清热解毒、泻胆退黄药配伍，可治疗肝阴亏虚型肝癌，如《孙桂芝实用中医肿瘤学》一贯煎合四物汤加减。与黄芪、鸡血藤等益气补血药配伍，可治疗大肠癌，如《中国中医秘方大全》引中国中医科学院广安门医院孙桂芝的黄白解毒汤（黄芪30克，黄精、枸杞子、鸡血藤、槐花、败酱草、马齿苋、仙鹤草、白英各15克）。与滑石、海金沙等利尿通淋药配伍，可治疗膀胱癌，如《癌症的治疗与预防》治膀胱癌方。与菟丝子、补骨脂、骨碎补、鹿角胶等补益肝肾药同用，可治疗骨恶性肿瘤，如《集验百病良方》枸鸡口服液（枸杞子、鸡血藤、菟丝子、覆盆子、黑豆、补骨脂、骨碎补、生薏苡仁各50克，紫河车、鹿角胶各15克，黄芪、当归各25克）。

枸杞子也常用于减轻放化疗引起的白细胞减少症，可与黄精、补骨脂、黄芪等配伍，如江苏省扬州市苏北人民医院翟范的芪精补血汤。与女贞子、菟丝子等配伍，可用于化疗引起的白细胞、血小板减少症，如《中国中医秘方大全》北京中医院饶燮卿的升血汤（生黄芪、太子参、鸡血藤各30克，白术、茯苓各10克，枸杞子、女贞子、菟丝子各15克）。

【用法用量】水煎服，6～12克。

【性能特点】枸杞子不寒不热，不滋不腻，既能补肝肾之阴，又能扶肝肾之阳，为平补肝肾之剂。常用于治疗食管癌、胃癌、肝癌、肠癌、膀胱癌、骨癌等证属肝肾不足、精血亏损者，以及减轻放化疗的不良反应，改善放化疗过程中患者虚弱之体质。

【常用药对】枸杞子与补骨脂　枸杞子甘平，柔润多液，其功效为补肾益精，养肝明目；补骨脂辛苦大温，功效为补肾助阳，能益肾固精而缩尿，温运脾阳以止泻，且可补肾纳气而平喘，为临床常用之助阳药。二药同用，一润一燥，相互制约，相互为用，可有效纠其药性之偏。常用于肿瘤患者身体虚弱或放化疗后的扶正治疗。如《中国中医秘方大全》引中国中医科学院广安门医院

肿瘤本草

胃癌研究组的脾肾方（党参15克，白术10克，枸杞子15克，女贞子15克，菟丝子15克，补骨脂10克）。

【各家论述】

1. 枸杞叶苦甘而凉，可清上焦毒热，代茶饮之，可止消渴；枸杞子的根皮，即地骨皮，能清虚热，退骨蒸。

2. 偶有变态反应出现，表现为皮肤潮红、瘙痒、荨麻疹样风团，伴有恶心呕吐。

【验方举例】

1. 胃癌　［抗癌中草药的临床应用］枸杞子、女贞子、菟丝子各15克，太子参、生黄芪、鸡血藤各30克，白术、茯苓各10克。用法：水煎服，每日1剂，服6周为1个疗程。主治：胃癌。［黄红兵. 抗肿瘤中药临床应用与图谱. 广州：广东科技出版社，2008.］

2. 骨癌　［肿瘤防治研究 1975；1］枸杞子、菟丝子、覆盆子、黑豆、补骨脂、骨碎补、生薏苡仁、鸡血藤各50克，紫河车、鹿角胶各25克，黄芪、当归各25克。用法：水煎服，每日1剂。［黄红兵. 抗肿瘤中药临床应用与图谱. 广州：广东科技出版社，2008.］

女贞子《神农本草经》

【概述】又名女贞实、冬青子。为木犀科植物女贞 *Ligustrum lucidum* Ait. 的成熟果实。主产于浙江、江苏、湖南等地。冬季果实成熟时采收，稍蒸或置沸水中略烫后，干燥，生用或酒制用。

【性味归经】味甘、苦，性凉。归肝、肾经。

【功能主治】滋补肝肾，乌须明目。用于治疗胃癌、肝癌、肺癌、脑肿瘤、肾癌等；肝肾阴亏、头目失养之头昏耳鸣、须发早白、眼目昏花、视物不清，肾阴不足之淋浊、消渴等病证。

【配伍应用】女贞子气味俱阴，性偏寒凉，入走肝肾，能补益肝肾之阴，常用于治疗胃癌、肝癌、肺癌、脑肿瘤、肾癌等中晚期肿瘤患者属肝肾两虚、挟有虚热者最为适宜。若治胃癌，可与黄芪、党参、白术等补气药同用，如《集验中成药》参芪蛇舌膏（白花蛇舌草、生黄芪各30克，党参20克，女贞子、枸杞子各15克，补骨脂、菟丝子、白术各10克，生甘草8克）；治疗肝癌，可与郁金、柴胡、白术等疏肝补气药同用，如《名中医肿瘤科绝技良方》引江苏南京新光医院王东辉自拟的金甲白龙汤（郁金30克，鳖甲35克，白术25

克，龙葵 35 克，柴胡 20 克，七叶一枝花 20 克，预知子、丹参、女贞子各 30 克）；治疗肺癌，可与南沙参、北沙参、天冬、麦冬等滋阴药配伍，如《中国丸散膏丹方药全书——肿瘤》引《陕西中医》胡定政的扶正抗癌散（南沙参、北沙参、天冬、山楂各 15 克，麦冬、太子参、浙贝母、女贞子、海蛤壳各 12 克，半枝莲、白重楼、白花蛇舌草、白英、鱼腥草各 30 克，露蜂房、莪术、瓜蒌各 10 克，蜈蚣 2 条）。与赭石、珍珠母、蜈蚣等平肝息风药配伍，可治疗脑肿瘤，如刘炳凡经验方平肝熄风汤。治疗肾癌，可与马鞭草、干蟾皮、僵蚕等解毒散结抗癌药配伍，如《孙桂芝实用中医肿瘤学》八珍汤加减（黄芪 30 克，太子参、白术、茯苓各 20 克，当归 6 克，白芍 10 克，熟地黄 12 克，女贞子 20 克，枸杞子 15 克，马鞭草 30 克，干蟾皮 6 克，僵蚕 6 克，甘草 6 克）。

女贞子也常与枸杞子相须为用，治疗胃癌化疗后毒副反应，如《中国中医秘方大全》引中国中医科学院广安门医院余桂清的健脾补肾汤。

【用法用量】水煎服，6～12 克。因主要成分齐墩果酸不易溶于水，故入丸剂为佳。

【处方须知】脾胃虚寒泄泻及阳虚者忌用。

【性能特点】女贞子入肾，为补阴除热之要品。补肝肾，益精血，除虚热，常用于治疗胃癌、肝癌、肺癌、脑肿瘤、肾癌等中、晚期肿瘤患者属肝肾两虚、挟有虚热者最为适宜。

【常用药对】

1. 女贞子与枸杞子　女贞子气味俱阴，性偏寒凉，入走肝肾，能补益肝肾之阴，常用于治疗中、晚期肿瘤患者属肝肾两虚、挟有虚热者最为适宜。枸杞子味甘气平，质地滋润，能养肝肾而益真阴，为补养肝肾精血之佳品。常用于治疗中、晚期肿瘤患者证属肝肾不足、精血亏损者；两者相须配伍，则滋补肝肾力强。如《集验中成药》扶正散（生黄芪、太子参、鸡血藤各 30 克，白术、茯苓各 10 克，枸杞子、女贞子、菟丝子各 15 克）可治疗胃癌。

2. 女贞子与墨旱莲　女贞子性凉，味甘苦，具有滋补肝肾、清热明目之功效；墨旱莲性寒，味甘酸，具有滋阴益肾、凉血止血之功效。两者相合，补肾养肝。如刘炳凡经验方平肝熄风汤。

【各家论述】

1. 女贞子生用有缓泻作用，且补益作用不如制用强。若大剂量长时间服用生品，则有滑肠之虑。但若阴虚有热，特别是又兼有便秘者，又以生用为宜。

2. 少数患者可有口干，头晕，轻微腹痛，腹泻等症状，停药后能自行消失。

【验方举例】肾癌　［中医肿瘤学］女贞子 15 克，生地黄、熟地黄各 12 克，枸杞子 10 克，补骨脂 10 克，生黄芪 30 克，白术 10 克，茯苓 10 克，太子参 20 克，海金沙 15 克，瞿麦 20 克，土茯苓 20 克，半枝莲 30 克。用法：水煎服，每日 1 剂，宜长期服用。主治：肾癌、肾盂癌。［黄红兵. 抗肿瘤中药临床应用与图谱. 广州：广东科技出版社，2008.］

桑椹 《新修本草》

【概述】为桑科植物桑 *Morus alba* L.的果穗。主产于江苏、浙江、湖南等地。4－6 月份果实变红时采收，晒干，或略蒸后晒干用。

【性味归经】味甘、酸，性寒。归肝、肾经。

【功能主治】滋阴补血，生津润燥。用于治疗多种肿瘤患者阴亏血虚以及病后之调理。肝肾阴虚证、津伤口渴、消渴及肠燥便秘等病证。

【配伍应用】桑椹甘寒益血而除热，为凉血、补血、益阴之良药。常用于多种肿瘤患者阴亏血虚以及病后之调理，可起到滋阴补血之功。现代药理研究证实，具有抗肿瘤之作用，可抑制致癌物质引起的细胞突变，使溶酶体破裂，释放水解酶，溶解癌细胞；并能激发淋巴细胞转化而增强人体免疫功能。与红升丹、琥珀、白及、三七、牛黄、黄连、犀角（代）、金银花等活血凉血、解毒消癌药配伍，可用于舌癌、鼻咽癌、脑癌、食管癌、胃癌、肝癌、骨肉瘤、乳腺癌、宫颈癌等，如《肿瘤的诊断与防治》消癌片。治疗溶骨性骨肉瘤，可与山慈菇、贝母、山药、陈皮、黄芪、蕲蛇等清热解毒、理气化痰药配伍，如《千家妙方》引江西省井冈山市人民卫生院的抗癌片（丹药、琥珀、山慈菇、白及、山药各 30 克，三七 60 克，牛黄 18 克，黄连、黄芩、黄柏各 15 克，陈皮、贝母、郁金各 6 克，桑椹、甘草、金银花、黄芪、蕲蛇各 9 克，犀角 0.9 克）。治颅内肿瘤，可与紫河车、龙眼肉、石菖蒲、远志、赤芍等配伍，如《孙桂芝实用中医肿瘤学》荣脑汤（紫河车、龙眼肉、桑椹、赤芍、白芍、太子参、茯苓、石菖蒲、丹参各 10 克，当归、生蒲黄各 15 克，远志、郁金各 12 克，熟地黄 20 克，炙甘草 6 克）。

【用法用量】煎服，9～15 克。

【性能特点】桑椹具有滋阴补血之功效。常用于多种肿瘤患者阴亏血虚以及病后之调理，可起到滋阴补血之功。

【验方举例】鼻咽癌　桑椹、薏苡仁、山药、白茅根、莲子、党参各 15 克，白术、茯苓、鸡内金各 10 克。加减：呕吐加竹茹、藿香各 10 克；气滞胸闷加橘络、郁金各 10 克；咽分泌物多加僵蚕、败酱草各 10 克。用法：水煎服，每日 1 剂。主治：鼻咽癌。［程剑华，李以镔. 抗癌植物药及其验方. 南昌：江西科学技术出版社，1998.］

墨旱莲《新修本草》

【概述】又名旱莲草、鳢肠。为菊科一年生草本植物鳢肠 *Eclipta prostrata* L. 的地上部分。主产于江苏、江西、浙江等地。花开时采割，晒干。切段生用。

【性味归经】味甘、酸，性寒。归肝、肾经。

【功能主治】滋补肝肾，凉血止血。用于治疗肝癌、肺癌、骨癌、膀胱癌、甲状腺癌等；肝肾阴虚证、阴虚血热的失血证。

【配伍应用】墨旱莲甘寒，能补益肝肾之阴，又能凉血止血。常用于肝癌、肺癌、骨癌、膀胱癌、甲状腺癌等多种肿瘤证属肝肾阴虚或热盛出血者。现代药理研究证实，能促进淋巴母细胞转化，增强机体免疫功能，抑制肿瘤的活性。与沙参、麦冬、当归、枸杞子等滋养肝肾药配伍同用，可治疗肝阴亏虚型肝癌，如《孙桂芝实用中医肿瘤学》一贯煎合四物汤加减。治疗肺癌，可与蒲公英、半枝莲、白花蛇舌草等清热解毒药配伍，如《中国中医秘方大全》引山东省惠民中医院郑长松的三参莲苡汤。治肝肾两亏型多发性骨髓瘤，可与生地黄、熟地黄、黄柏、砂仁等滋阴清热药同用，如《名中医肿瘤科绝技良方》引上海中医药大学附属岳阳医院周韶虹的封髓丹合二至丸方（炒黄柏 9 克，砂仁 3 克，甘草 6 克，墨旱莲、熟女贞子、生地黄、熟地黄、川牛膝、当归各 12 克，制大黄 5 克，虎杖 30 克，淫羊藿 15 克，半枝莲 30 克，石见穿 30 克，太子参 15 克，生黄芪 12 克，丹参 12 克）。治膀胱癌，可与穿山甲、生牡蛎、山慈菇、三七等软坚散结药同用，如沈阳市和平区第二医院李东振的抗癌复生汤（穿山甲（代）5 克，生牡蛎 50 克，石韦 20 克，薏苡仁 25 克，僵蚕 25 克，山慈菇 15 克，白及 50 克，蒲黄 15 克，墨旱莲 30 克，三七 5 克，半枝莲 30 克）。治甲状腺癌，可与女贞子、补骨脂、骨碎补等益肝补肾药配伍，如《名医治验良方》三合一口服液。

【用法用量】水煎服，6～12 克。

【性能特点】墨旱莲味甘汁黑，能补益肝肾之阴；纯阴质润，酸寒并济，又能凉血止血。常用于肝癌、肺癌、骨癌、膀胱癌、甲状腺癌等多种肿瘤证属肝肾阴虚或热盛出血者。

【验方举例】骨肿瘤 ［抗肿瘤中药的临床应用］墨旱莲、女贞子各 50 克，

肿瘤本草

牛膝、山药、木瓜各 25 克，骨碎补、补骨脂、透骨草、络石藤、鸡血藤、海藻、肉苁蓉各 50 克。用法：水煎服，每日 1 剂。主治：骨肿瘤。[黄红兵. 抗肿瘤中药临床应用与图谱. 广州：广东科技出版社, 2008.]

五味子《神农本草经》

【概述】为木兰科植物五味子 Schisandra chinesis（Turcz.）Baill 或华中五味子 Schisandra sphenanthera Rehd. et Wils.的成熟果实。前者习称"北五味子"，主产于东北；后者习称"南五味子"，主产于西南及长江流域以南各地。秋季果实成熟时采取。晒干。生用或经醋、蜜拌蒸晒干用。

【性味归经】味酸、甘，性温。归肺、心、肾经。

【功能主治】收敛固涩，益气生津，补肾宁心。用于治疗鼻咽癌、肺癌、卵巢癌、大肠癌等；久咳虚喘、自汗、盗汗、遗精、滑精、久泻不止、津伤口渴、消渴、心悸、失眠、多梦。

【配伍应用】五味子酸温质润，补中寓涩，能温敛肺气，降逆止嗽，滋补肾阴，纳气固精，补养骨髓，益气固脱。常用于鼻咽癌、肺癌、卵巢癌、大肠癌等多种肿瘤证属肺气不足、肾精虚衰、阴津耗损或气阴两虚者。现代药理研究证实，有抗肿瘤、增强机体免疫之作用；并有抗肝损伤作用、抗衰老、调节心血管功能、促进消化、镇咳、祛痰等作用。若治鼻咽癌，可与党参、黄芪、白术、甘草等健脾益气药同用，如《中国中医秘方大全》引上海中医学院附属龙华医院张青的鼻咽消肿汤，用于放疗后气阴两虚。若治疗原发性支气管肺癌，可与沙参、麦冬等滋阴药同用，如《名中医肿瘤科绝技良方》引上海华东医院张栩的益肺降气汤；若治卵巢癌，可与鹿角霜等补肾助阳药配伍，如《上海中医药杂志》陈秀廉的益气养阴口服液（党参、白术、黄芪、天冬、麦冬、枸杞子、牡丹皮、鹿角霜、生地黄各 9 克，佛手片、木香、五味子各 6 克，天花粉 15 克）；治大肠癌，属寒湿凝滞者，可与补骨脂、干姜、吴茱萸等补命之火、温中散寒药配伍，如《孙桂芝实用中医肿瘤学》理中丸合四神丸加味（太子参 15 克，干姜 3 克，白术 10 克，肉豆蔻 10 克，五味子 10 克，吴茱萸 10 克，补骨脂 20 克，大枣 15 枚，黄芪 30 克，薏苡仁 30 克，鸦胆子 1 克，防风 10 克，山药 20 克，诃子肉 10 克，苍术 10 克，焦山楂、焦槟榔各 15 克）。

【用法用量】水煎服，3～6 克。研末服，1～3 克。

【处方须知】凡表邪未解，内有实热，咳嗽初起，麻疹初期，均不宜用。

【性能特点】五味子具有敛肺补肾，涩精止泻，敛汗生津之功。常用于鼻咽癌、肺癌、卵巢癌、大肠癌等多种肿瘤。

【验方举例】

1. **肺癌** 五味子 9 克，卷柏 30 克，地榆 15 克，熟地黄 15 克，生地黄 30 克，半枝莲 30 克，泽兰 3 克，全蝎 30 克，露蜂房 30 克。用法：每日服 1 剂。主治：肺癌。[刘春安，彭明. 抗癌中草药大辞典. 武汉：湖北科学技术出版社，1994.]

2. **白血病** ［癌症效方 240 首］五味子、山茱萸、肉苁蓉、补骨脂、巴戟天、人参（党参）、麦冬各 10 克，熟地黄、黄芪、茯苓、白花蛇舌草、山豆根、龙葵、紫草各 30 克，山药 15 克，当归 6 克。用法：水煎服，每日 1 剂，3～4 周为 1 个疗程。主治：白血病。[黄红兵. 抗肿瘤中药临床应用与图谱. 广州：广东科技出版社，2008.]

3. **多发性骨髓瘤** 五味子、甘草各 10 克，麦冬、何首乌、桑寄生、女贞子、杜仲、天麻、续断各 15 克，白芍、党参、牛膝、墨旱莲、丹参、鸡血藤各 30 克，全蝎 6 克，蜈蚣 2 条。用法：水煎服。主治：多发性骨髓瘤。[程剑华，李以镔. 抗癌植物药及其验方. 南昌：江西科学技术出版社，1998.]

山茱萸 《神农本草经》

【概述】又名山萸肉、实枣儿、药枣。为山茱萸科植物山茱萸 *Cornus officinalis* Sieb. et Zucc.的成熟果肉。主产于浙江、安徽、河南、陕西、山西等地。秋末、冬初采收。用文火烘焙或置沸水中略烫，及时挤出果核。晒干或烘干用。

【性味归经】味酸、涩，性微温。归肝、肾经。

【功能主治】补益肝肾，收敛固涩。用于治疗食管癌、肝癌、肠癌、喉癌、脑癌、膀胱癌、白血病等。腰膝酸软、头晕耳鸣、阳痿、遗精滑精、遗尿尿频、崩漏、月经过多、大汗不止、体虚欲脱等病证。

【配伍应用】山茱萸酸温质润，其性温而不燥，补而不峻，补益肝肾，既能益精，又可助阳，为平补阴阳之要药。常用于食管癌、鼻咽癌、肺癌、颅内肿瘤、肾癌等肿瘤证属肝肾亏虚、正气不足者。现代药理研究证实，有抗肿瘤、增强机体免疫之作用。若治食管癌，可与党参、白术等益气健脾药配伍，如《名中医肿瘤科绝技良方》引旬阳县人民医院杨云乾的健脾滋肾汤。与生地黄、山药等滋阴健脾药同用，如《实用中医内科学》麦味地黄汤，治肺肾阴虚型鼻咽癌。与山慈菇、土茯苓等清热解毒药配伍，如《集验中成药》引河南省肿瘤会议选的菇母散（山慈菇 9 克，大贝母 9 克，土茯苓 9 克，桑白皮 12 克，鹿角片 6 克，五味子 6 克，麦冬 12 克，白芍 9 克，党参 9 克，当归 9 克，黄芪 12 克），治疗阴阳两虚型肺癌；若治肾虚髓亏型颅内肿瘤，可与杜仲、牛膝、桑寄生、菟丝子、淫羊藿等补肝肾药同用，如《孙桂芝实用中医肿瘤学》左归饮加减；《集验百病良方》补肾寄生丸，可治肾癌术后，体虚不复等。

山茱萸也常用于因恶性肿瘤化疗后引起的白细胞减少及其各种原因的白细胞减少症，如《中国中医秘方大全》引陕西省西安医科大学第一附属医院王晋源的升白方。

【用法用量】水煎服，5～10 克，急救固脱 20～30 克。

【处方须知】素有湿热而致小便淋涩者，不宜应用。

【性能特点】山茱萸收少阳之火，滋厥阴之液，温肾补肝，固精密气。常用于食管癌、鼻咽癌、肺癌、颅内肿瘤、肾癌等肿瘤。

【常用药对】山茱萸与五味子　山茱萸酸温质润，其性温而不燥，补而不峻，补益肝肾，既能益精，又可助阳，为平补阴阳之要药。五味子酸温质润，补中寓涩，能温敛肺气，降逆止嗽，滋补肾阴，纳气固精，补养骨髓，益气固脱。二药相须配伍，共奏补肾纳气之功，如《实用中医内科学》麦味地黄汤。

【各家论述】

1. 临床在使用山茱萸时要去净核，前人经验认为不去核反能滑精，所以处方上常写"山萸肉"，意思是指用无核的果肉。

2. 药理研究显示，山茱萸含有酸性成分，故不宜与磺胺类、氨基糖苷类抗生素，氢氧化铝、氨茶碱等碱性药，呋喃妥因、阿司匹林、利福平、吲哚美辛等药物同用，以免降低或失去药效，或加重药物的毒性。

【验方举例】

1. 食管癌　山茱萸 120 克，熟地黄 240 克，山药 120 克，茯苓 90 克，泽泻 90 克，牡丹皮 90 克。用法：制成蜜丸，每丸 9 克，每日晨服 1～2 丸，连服 1 年左右。主治：食管癌。［郎伟君，孟立春. 抗癌中药一千方. 北京：中国医药科技出版社，1992.］

2. 脑瘤　山茱萸 15 克，熟地黄 12 克，山药 12 克，枸杞子 12 克，川牛膝 9 克，菟丝子 12 克，鹿角胶 12 克。用法：水煎服，每日 1 剂。主治：脑瘤。［刘春安，彭明. 抗癌中草药大辞典. 武汉：湖北科学技术出版社，1994.］

鹿茸 《神农本草经》

【概述】又名斑龙珠。为脊椎动物鹿科梅花鹿 *Cervus nippon* Temminck 或

马鹿 *Cervus elaphus* Linnacus.等雄鹿头上尚未骨化而带茸毛的幼角。主产于吉林、黑龙江、辽宁、内蒙古、新疆、青海等地。其他地区也有人工饲养。夏秋两季雄鹿长出的新角尚未骨化时，将解锯下或用刀砍下，用时燎去毛，切片后阴干或烘干入药。

【性味归经】味甘、咸，性温。归肾、肝经。

【功能主治】补肾阳，益精血，强筋骨，调冲任，托疮毒。用于治疗多种癌症；肾阳虚衰、精血不足证，肾虚骨弱，腰膝无力或小儿五迟，妇女冲任虚寒、崩漏带下，疮疡久溃不敛，阴疽疮肿内陷不起等病证。

【配伍应用】鹿茸甘温补阳，甘咸滋肾，禀纯阳之性，具生发之气，故能壮肾阳，益精血。现代药理研究证实，鹿茸主要有效成分为脑素，少量雌酮，尚含氨基酸，酸性多糖及多种微量元素。常用于各种肿瘤因肾阳虚，精血不足之证。鹿茸为血肉有情之品，能峻补元阳，生精益血，凡真阳衰微，精血亏虚者皆可用之。笔者自制的参茸苍柏丸、参茸枳实利气丸、瓦楞牡蛎消肿丸、玄参牡蛎消肿丸，用于治疗各种癌症，其内皆有鹿茸之品。已故治癌神医郑文友教授的肿消1号、肿消2号，用于治疗消化系统、呼吸系统所有癌症，其内也配伍鹿茸。若治脾肾阳虚型肾癌，可与菟丝子、山茱萸、杜仲等补肾药相须配伍，如《孙桂芝实用中医肿瘤学》右归丸加减。与龙葵、白英清热解毒、消癥散结药同用，可治疗前列腺癌，属肾阳亏虚型，如《孙桂芝实用中医肿瘤学》真武汤合右归丸加减（制附子6克，白术15克，茯苓15克，白芍10克，枸杞子15克，杜仲15克，菟丝子30克，鹿茸3克，龙葵15克，白英15克）。与太子参、生黄芪、白术、茯苓等甘温补脾益气升阳药合用，可用于治疗骨肿瘤，属脾肾气虚者，如《孙桂芝实用中医肿瘤学》归脾汤合右归丸加减；若治癌性贫血，可与紫河车、当归、鸡血藤、熟地黄等补血活血药合用，如《名中医肿瘤科绝技良方》引泉州市中医院孙伟芬等的紫参汤。

鹿茸也常用于因肿瘤化疗后白细胞减少症，可与祁州漏芦清热解毒、消肿排毒药配伍，如河南省开封市第一人民医院邢建强等的生白灵胶囊。

【用法用量】研末吞服，1～2克，或入丸、散。

【处方须知】服用鹿茸宜从小量开始，缓缓增加，不可骤然大量，以免阳升风动，头晕目赤，或伤阴动血。凡发热者均当忌服。

【性能特点】鹿茸甘温，入肝肾二经，能峻补元阳、生精益血，为血肉有情之品。凡真阳衰微，精血亏虚的肿瘤患者均可随证配伍应用。

【常用药对】鹿茸与人参　鹿茸乃角馀，督脉之所发，精气之所充，纯阳气雄，入肝肾二经，为血肉有情之品，能峻补元阳，生精益血；人参气味俱轻，味甘纯正，温而不燥，苦而强阴，入脾肺二经，补后天，益五脏，生气血，固真元，故能大补元气，拯危救脱；一为补元阳，一为补元气，两者相使配伍，益真元之气，补元阳真火，救危笃重症。现代药理研究证实，两者皆有抗癌作用。如笔者经验方参茸苍柏丸。

【各家论述】

1. 鹿茸为血肉有情之品，能峻补元阳，生精益血，但价格昂贵，临床用之较少，常用其代替品如鹿角胶等，其作用不及鹿茸。

2. 癌为顽疾，肿块坚硬如岩石，其形成如冰冻三尺非一日之寒耳。笔者认为癌之形成与人体内环境发生变化有很大关系。《黄帝内经》云："人过四十，命门火衰。"而患癌者大多超过此年龄，当然也有年纪尚轻者患之，可能与先天禀赋不足有关。故笔者认为，治癌之道，治肾为本，补肾壮阳，使阳光（命门之火）普照人体这个小天地，让阳气上升，阴气下降，使人体处于春暖花开的季节，万物生长，气血活跃，积可自除矣。

3. 鹿茸虽为补益之品，用之不当可出现不良反应，如《鹿茸通考》所述："鹿茸补精填髓之功甚伟，服食不善往往发生吐血、衄血、尿血、目赤、头晕、中风昏厥等症。……余每遇当用鹿茸之症，自一厘渐增致数分、数钱，每获妥效，此即大虚缓补之义。"

淫羊藿 《神农本草经》

【概述】又名仙灵脾、羊藿、羊角风、羊藿叶。为小檗科植物淫羊 *Epimedium brevicornum* Maxim.和箭叶淫羊藿 E. *sagittatum*（S. et Z.）Maxim.或柔毛淫羊藿 E. *pubescens* Maxim.等的全草。主产于陕西、辽宁、山西、湖北、四川等地。夏秋两季茎叶茂盛时采收，割取地上部分，晒干，切碎。生用或以羊脂油炙用。

【性味归经】味辛、甘，性温。归肾、肝经。

【功能主治】补肾壮阳，祛风除湿。用于治疗肺癌、肾癌、前列腺癌、脑肿瘤等；肾阳虚衰、阳痿尿频、腰膝无力、风寒湿痹、肢体麻木等病证。

【配伍应用】淫羊藿辛甘性温燥烈，长于补肾壮阳；辛温散寒，祛风胜湿，入肝肾而强筋骨。现代药理研究证实，有镇咳祛痰，增强性功能、降压、抗衰老、抗肿瘤等作用。常用于肾阳不足、风湿阻滞的肺癌、肾癌、前列腺癌、脑肿瘤等患者。常与露蜂房、黄精、麦饭石等药配伍，如笔者经验方扶正茶，用于各种癌症的治疗。若治肺癌，可与冬虫夏草、仙茅益肺补肾药配伍同用，如上海中医学院王玉润的冬虫夏草汤；《集验中成药》冬虫夏草丸。与熟地黄、怀山药、山茱萸、菟丝子等健脾补肾药配伍，可治疗肾癌术后体虚者，如《集验百病良方》补肾寄生丸。与黄芪、党参、肉苁蓉、巴戟天等益气补肾药同用，可治疗早期老年前列腺癌，如《名医治验良方》参芪花仙散〔生黄芪、穿山甲（代）、土茯苓、白花蛇舌草各15克，党参、淫羊藿、枸杞子、制牛膝、重楼、杭白芍各12克，肉苁蓉、巴戟天、制大黄、知母、炙甘草各6克，何首乌、炒黄柏各10克〕。若治脑垂体瘤，可与川芎、当归、丹参、桃仁、红花等活血化瘀药配伍，如南京中医药大学邹云翔院长的脑垂体肿瘤方（小川芎5克，枸杞子15克，当归9克，枳椇子9克，丹参15克，炙远志9克，红花9克，桃仁9克，淫羊藿30克，太子参24克，桔贝半夏曲9克，炙蜈蚣5克，制豨莶草15克）。

【用法用量】水煎服，3～15克。

【处方须知】阴虚火旺者不宜服。

【性能特点】淫羊藿辛以润肾，温以助阳，辛散走窜，具有补肾壮阳、祛风除湿之功效。常用于肺癌、肾癌、前列腺癌、脑肿瘤等多种肿瘤。

【常用药对】

1. 淫羊藿与枸杞子 枸杞子味甘气平，质地滋润，能补肾益精，养肝明目；淫羊藿辛以润肾，温以助阳，辛散走窜，具有补肾壮阳、祛风除湿之效；二药一为补阳，一为滋阴，二药合用滋补肝肾、阴阳又补。现代药理研究证实，二药皆有抗肿瘤，增强免疫功能。如《孙桂芝实用中医肿瘤学》左归丸加减。

2. 淫羊藿与仙茅 淫羊藿辛以润肾，温以助阳，辛散走窜，具有补肾壮阳，祛风除湿；仙茅辛热、散而燥烈，善补肾阳而兼散寒湿，强筋骨之功，二药常相须配伍，可增强补肾壮阳之功，并祛寒湿之效。现代药理研究证实，二药皆有抗肿瘤，增强免疫功能。如《当代抗肿瘤妙方》引《陕西中医》鹿仙散结汤（鹿角霜、生牡蛎、瓦楞子各30克，仙茅、淫羊藿、贝母、郁金各15克，山慈菇、全蝎、露蜂房、炙甘草各10克）可治疗晚期乳腺癌。

【各家论述】临床应用本品，口服后有轻微的反应，以口干、恶心为多见，其次为腹胀、头晕，但多可自行消失。

【验方举例】脑垂体肿瘤 ［抗肿瘤中药的临床应用］淫羊藿30克，川芎、炙蜈蚣各5克，丹参、枸杞子、制豨莶草各15克，当归、枳椇子、炙远志、红花、桃仁、半夏各9克，太子参24克。用法：水煎药服，每日1剂。主治：脑垂体肿瘤。［黄红兵. 抗肿瘤中药临床应用与图谱. 广州：广东科技出版社，2008.］

仙茅 《海药本草》

【概述】又名独茅根、独脚仙茅、仙茅参。为石蒜科植物仙茅 *Curculigo orchioides* Gaertn.的根茎。产于西南及长江以南各省，四川产量较大。春初发芽前及秋末地上部分枯萎时采挖，除去须根，晒干，防蛀。切片生用，或经米泔水浸泡切片。

【性味归经】味辛，性热；有毒。归肾、肝经。

【功能主治】温肾壮阳，祛寒除湿。用于治疗肺癌、鼻咽癌、肝癌、白血病、肠癌、乳腺癌等；肾阳不足、命门火衰、阳痿精冷、小便频数、腰膝冷痛、筋骨痿软等病证。

【配伍应用】仙茅辛热、散而燥烈，善补肾阳而兼散寒湿，强筋骨之功。现代药理研究证实，有抗肿瘤、抗惊厥、抗炎、雄激素样作用等。常用于肺癌、鼻咽癌、肝癌、白血病、肠癌、乳腺癌等多种肿瘤属肾阳不足、寒湿凝滞者。治晚期肺癌，可与炮附子、桂枝、干姜等温阳药配伍，如《山东中医杂志》陈世伟、王欣的温阳益气汤；《光明中医》周震自拟三草二仙汤。《抗癌中草药大辞典》用此与清热解毒的白花蛇舌草配伍，治疗结肠癌、肝癌。《抗癌良方》用此与炙黄芪、党参、当归、熟地黄、何首乌、补骨脂、女贞子、墨旱莲、淫羊藿、菟丝子益气活血，滋阴补肾药配伍，治疗白血病。《常氏抗癌集简方》用此与白芥子、鹿角胶、炙甘草、炙麻黄、守宫配伍同用，可治疗乳腺癌。

【用法用量】水煎服，5～15克。或酒浸服，亦入丸、散。

【处方须知】阴虚火旺者忌服。仙茅烈性有毒，不宜久服。

【性能特点】仙茅是补阳温肾之专药，亦兼能去除寒湿外邪，与巴戟天、淫羊藿等品功效相似，而猛烈又过之。常用于肺癌、鼻咽癌、肝癌、白血病、肠癌、乳腺癌等。

【各家论述】服用过量，可引起全身冷汗出，四肢厥逆、麻木，舌肿胀，烦躁，进而昏迷。可用大黄、玄明粉煎水服，解毒。另可用六一散进行解救。

【验方举例】肺癌晚期 ［集验中成药］二仙留行丹：仙茅、淫羊藿、菟丝子、锁阳、王不留行、三棱、莪术、当归各9克，黄精、牡蛎、铁树叶、芙蓉叶、石上柏各30克，天冬、赤芍各12克，北沙参、夏枯草各15克，山豆根30克。用法：上药共为细末，过100目筛，和匀，水泛为丸，如梧桐子大，晒干，储瓶备用。每次口服6～10克，每日3次，温开水送服，1个月为1个疗程。功能：温肾益肺、破瘀软坚、抗癌解毒。主治：晚期肺癌。［程爵棠，程功文. 中国丸散膏丹方药全书. 北京：学苑出版社，2010.］

蛤蚧 《雷公炮炙论》

【概述】又名仙蟾。为脊椎动物壁虎科动物蛤蚧 *Gekko gecko* Linnaeus.除去内脏的干燥体。主产于广西、广东、云南等地亦产。全年均可捕捉。剖开除去内脏，拭去血液（不可用水洗），以竹片先从横面撑开，再用长竹一条撑住下腭延至尾末端，用微火焙干，两支合成一对。用时去头（有小毒）、足和鳞片，也有单取其尾，或炒酥研末。

【性味归经】味咸，性平。归肺、肾经。

【功能主治】补肺益肾，纳气平喘，助阳益精。用于治疗肺癌、恶性胸腔积液、肠癌等；肺虚咳嗽、肾虚作喘、虚劳喘咳、肾虚阳痿。

【配伍应用】蛤蚧禀属纯阴，其性主守，能温肾阳、益精血，补肺气、宁喘咳之功效。常用于肺癌、恶性胸腔积液、肠癌等多种肿瘤属肺肾两虚者。笔者用其与露蜂房、淫羊藿、黄精等配伍，自拟的扶正茶，用于治疗所有癌症患者，具有调节免疫功能的作用。治癌神医郑文友教授的抗癌茶中也有蛤蚧之配伍，用于各种癌症的治疗。若治肺癌，可与人参、茯苓、贝母、知母等益气养阴、健脾化痰药同用，如《卫生宝鉴》人参蛤蚧散〔人参、茯苓、贝母各60克，蛤蚧1对，杏仁150克，炙甘草、桑白皮各90克，知母30克（酒炒）〕。《当代抗肿瘤妙方》引《河南中医》用此与生半夏、生天南星、青黛、川贝母、杏仁、白英、漏芦、桔梗、甘草、瓜蒌清热化痰解毒药配伍，可治疗因肿瘤而引起的恶性胸腔积液。与白术、郁金、预知子、山茱萸等配伍同用，可治疗大肠癌术后转移复发，如《上海中医药杂志》马骏的健脾消瘤方。

【用法用量】水煎服，5～10克；研末每次1～2克，每日3次；浸酒服用1～2对。

【处方须知】风寒或实热咳喘忌服。

【性能特点】蛤蚧质润不燥，入肺肾二经，长于补肺气、助肾阳兼能益精养血，有固本培元之功，为肺肾双补之要药。常用于肺癌、恶性胸腔积液、肠癌等。

附子 《神农本草经》

【概述】又名盐附子、白附片、黑顺片。为毛茛科植物乌头 *Aconitum carmichaeli* Debx.的子根的加工品。主产于四川、湖北、湖南等地。6月下旬至8月上旬采挖，除去母根、须根及泥沙，习称"泥附子"。加工炮制为盐附子、黑附片（黑顺片）、白附片、淡附片、炮附片。

【性味归经】味辛、甘，性大热。有毒。归心、肾、脾经。

【功能主治】回阳救逆，补火助阳，散寒止痛。用于治疗肺癌、食管癌、胃癌、前列腺癌、宫颈癌、脑肿瘤等；亡阳证、阳虚证、寒痹证。

【配伍应用】附子大辛大热，气味俱厚，回阳退阴，彻内彻外，内温脏腑骨髓，外暖筋肉肌肤，上益心脾阳气，下补命门真火，既能追复散失之亡阳，又能峻补不足之元阳，有卓绝的回阳救逆、扶危救脱之功。气雄性悍，走而不守，温通经络，无处不到，能温经脉，逐经络中风寒湿邪，故有较强的散寒止痛作用。回阳救逆、补阳温中、蠲痹止痛是附子之功。《本草正义》云："附子，本是辛温大热，其性善走，故为十二经纯阳之要药，外则达皮毛而除表寒，里则达下元而温痼冷，彻内彻外，凡三焦经络，诸脏诸腑，果真有寒，无不可治。"现代药理研究证实，附子对 lewis 肺癌和 W_{256} 癌均具有抗癌活性，有抗炎、抗寒冷、强心、抗休克、镇痛、增强免疫功能等作用。常用于肺癌、食管癌、胃癌、前列腺癌、宫颈癌、脑肿瘤等证属脾肾阳虚、寒湿内阻者。北京中医肿瘤研究基金会门诊部孙秉严主任医师把临床各种癌症分为八证，即气滞、血瘀、寒瘀、热瘀、虚瘀、实瘀、痰湿闭阻、津枯液燥毒结，经临床观察认为其中寒瘀毒结型最多见，占肿瘤病人的 80%。脾肾阳虚、寒瘀毒结者多见，故临床常用肉桂、附子、高良姜等辛热温里药配伍，并组成胃阳虚温补心阳方（陈皮10克，半夏10克，高良姜10克，佛手10克，桂皮15克，干姜15克，附子15克，远志10克，酸枣仁10克，茯苓10克，白术10克，熟地黄20克，木香10克，厚朴10克，枳壳10克，牵牛子30克，槟榔30克）；脾阳虚温补肾阳方（陈皮10克，白术10克，山药15克，肉桂15克，干姜15克，附子15克，补骨脂10克，核桃仁5克，菟丝子20克，白芍15克，黄芪20克，党参10克，砂仁6克，鸡内金6克，升麻10克，柴胡10克，肉豆蔻10克）。笔者自制的复方元胡川芎镇痛丸，治癌神医郑文友教授发明的癌痛消均配伍附子，用于所有癌症的治疗；郑文友教授认为癌为寒瘤，非毒非热，故用药治癌大多温热。若治阳虚型肺癌，可与桂枝、干姜、黄芪、大枣等温补脾肾、除湿散寒药配伍，如《中国中医秘方大全》引重庆市中医研究所罗本清的温化汤。若治食管癌，可与威灵仙、法半夏、莱菔子、白芥子、皂角刺、川芎等活血化痰药同用，如《江西中医药》陈美云等的温阳化瘀方。若治脾胃虚寒型胃癌，可与太子参、白术、白豆蔻、砂仁、吴茱萸等健脾和胃、温胃止呕、化湿止泻、行气止痛药配伍，如《孙桂芝实用中医肿瘤学》桂附理中丸合白豆蔻散加减。若治肾气亏虚型前列腺癌，可与肉桂、淫羊藿、仙茅等温阳补肾药同用，如《集验中成药》双仙桂附丸［制附子6克，肉桂10克，熟地黄15克，牡丹皮10克，山茱萸肉12克，赤茯苓15克，山药10克，淫羊藿10克，仙茅10克，鹿角胶10克，炮山甲（代）15克，鸡内金10克，刺猬皮10克］。《抗癌中药大辞典》用此与麻黄、细辛、川芎、白芥子、干漆、五灵脂、昆布、海藻、当归、丹参、蔓荆子、藁本、蜈蚣共同配伍应用，可治疗脑部肿瘤。

附子辛甘大热其性又善走，补命门益先天真火以暖脾土、壮元阳，助五脏阳气以散寒凝，故能化气行水之功，可与葶苈子、椒目、生大黄、汉防己等药配伍同用，可治疗癌性腹水，如《名中医肿瘤科绝技良方》抗癌消水方。

附子也可用于肿瘤化疗后白细胞减少症，可与白术、炙甘草、党参、女贞子、菟丝子等健脾补肾药同用，如陕西省中医医院张梅兰等的加味附子理中汤。

【用法用量】水煎服，常用剂量为3～15克，中毒剂量为15～60克。宜先煎0.5～1小时，至口尝无麻辣感为度。

【处方须知】孕妇及阴虚阳亢者忌用。反半夏、瓜蒌、贝母、白蔹、白及。生品外用，内服须炮制。若内服过量，或炮制、煎煮方法不当，可引起中毒。

【性能特点】附子为大辛大热有毒之品，药力峻猛。既上助心阳，中温脾阳，下补肾阳，而有回阳救逆之功；又善峻补元阳，益火消阴。既为治亡阳证之主药，又为治肺癌、食管癌、胃癌、前列腺癌、宫颈癌、脑肿瘤等脾肾阳虚、寒湿内阻者之佳品。且秉性纯阳，散寒力大，温散走窜，亦为散阴寒，除风湿，止痹痛之猛药，善治寒湿痹痛。惟燥烈有毒，临床应用宜慎，足够的煎煮时间，适宜的配伍可以降低或消除毒性。

【常用药对】

1. 附子与干姜　两热药配用，附子为补益先天命门真火之第一要药，走而不守；干姜能走能守，合用则脾肾双温、回阳救逆之力更强。如《孙桂芝实用中医肿瘤学》桂附理中丸合白豆蔻散加减。

2. 附子与肉桂　益火温经，散寒除湿。肉桂辛甘以助阳，辛热以散寒，散血分阴寒，善治沉寒痼冷；附子气雄性悍，走而不守，能温通经络，逐经络中风寒湿邪。二药相须为用，温经散寒功效更佳；外散寒湿，内温经络，并能补肾阳而益火。如《中医文献杂志》泉安抗癌丸［熟地黄12克，鹿角霜9克，玄参9克，牡蛎9克，浙贝母9克，穿山甲（代）9克，半枝莲15克，白花蛇舌草15克，蜀羊泉15克，附片6克，肉桂10克，炮姜4.5克，麻黄6克，白芥子9克］可治疗肾气亏虚型之晚期前列腺癌骨转移。

【各家论述】

1. 制毒配伍　附子总为有毒温燥之品，久服毕竟有害，适当地配伍可以兴利制害。附子与防风合用，能降低附子的毒性，治痹古方多将附子、防风并对使用。北京名中医焦树德教授亦倡用附子、防风并用，以减轻附子的毒性。甘草、生姜、黑豆等也是附子的减毒药物，这些配伍经验已被众多医家所证实。笔者的复方元胡川芎镇痛丸中也配伍了防风以减轻附子之毒性。

2. 附子不可滥用　附子在临床应用广泛，用之得当，效果卓著。但也不可滥用附子，某些医生，因其温阳振颓有速效，往往滥用附子，曾有人统计过某名医一段时期的处方，无一方不用附子，无一人不用附子；还有人撰文说任何方药里都可加附子，就像做菜放味精提鲜一样，这都背弃了辨证论治精神，是欠妥的。所有药物，都有利弊，必当用始用之。

3. 附子的用法及用量　国医大师朱良春教授曾多次向吾辈指出：一是不同的人对附子有不同的耐受性，有人用 30～60 克没有问题，有人仅用几克就会出现中毒反应。因此，除危急情况外，应当慎重，不妨先从小剂量 3～6 克开始，如无反应，可以逐渐加大，采取递增的方式，大致以 30 克为度。得效后就不必再用大量，亦可同样采取递减的方式，慢慢减下来。二是熟附子加工，是用卤水浸泡后再在笼屉蒸熟，其有毒的成分会受到破坏，而有效成分不变。但其蒸制过程目前仍是经验性的，建议研究单位作一些测试，为加工者提供最佳加工方案。日本的加工方法是高温高压，以破坏其乌头碱内酯，这样入汤剂就安全了，也毋需先煎、久煎（当然日本汉方医附子的用量很小）。以目前状况而言，如附子用量较大，仍以制者入药为妥。且必须先煎 30 分钟，煎时最好加三五片生姜，或再加入蜂蜜一匙同煎更好。四川医生的经验是：以口尝不麻为度。如果感觉口舌发麻，就应再煎。另外煎附子之水要一次放足，不能中途再添加水。煎煮附子还应掌握一个诀窍：取一片煎好的附子，咬一口慢慢咀嚼，如果没有麻口的感觉，表明火候到了，这时可以放入其他药物，如果仍感觉麻口，则需继续煎煮。笔者为试验制附子的毒性，用四逆汤煎煮服用，并没有任何毒性，且也无上火，其煎煮方法为：制附子 30 克，用开水先煎 70 分钟，口尝附子无麻感，再下干姜 15 克，炙甘草 10 克，再煎 30 分钟，然后第二煎再加适量开水，煎煮 30 分钟，第三煎如第二煎一样，把三次药液合一起，分二次服完。第二剂加制附子至 40 克，先用开水泡至几小时，然后加足开水，煎煮 2 小时，其他如前，第三剂再加制附子至 50 克，加足开水先煎 2 小时，逐日加 10 克煎煮服用，也未见任何毒副作用。

4. 附子的不良反应与救治方法　附子中含多种乌头碱类化合物，具有较强的毒性，尤其表现为心脏的毒性。但经水解后形成的乌头碱，毒性则大大降低。乌头碱类结构属三萜类生物碱，具有箭毒样作用，即阻断神经肌肉接头传导，还具有乌头碱样作用，表现为心律失常、血压下降、体温降低、呼吸抑制、肌肉麻痹和中枢神经功能紊乱等。附子大剂量粗制生物碱可导致多种动物全身性及呼吸麻痹症状，症状表现为呼吸停止先于循环紊乱。附子中毒原因主要是误食或用药不慎（如剂量过大，煎煮不当，配伍失宜等）或个体差异等，严重者可致死亡。因此，必须严格炮制，按照规定的用法用量使用，才能保证用药安全。附子中毒最先出现的症状是：头晕，心慌，口、舌、唇、四肢发麻，说话不爽利。此际可用淘米水一大碗即服，有缓解中毒症状的作用，然后可用甘草60克水煎服。早期也可催吐，洗胃；有呼吸麻痹症状时，及时使用呼吸兴奋剂，给氧；心搏缓慢而弱时可皮下注射阿托品；出现室性心律失常可用利多卡因。

【验方举例】

1. 阳虚型肺癌 ［重庆市中医研究所罗本清］温化汤：制附片（先煎4小时）120克，黄芪60克，桂枝30克，王不留行30克，大枣12枚，干姜6克，炙甘草15克，丹参15克，莪术15克。用法：水煎服。加减：咯血加白茅根、地榆、儿茶、三七粉、白及、仙鹤草、花蕊石、侧柏叶；咳嗽加枇杷叶、百部、马兜铃、制南星；气虚加党参。功能：温补脾肾，活血化瘀。主治：阳虚型肺癌。疗效：本方治疗35例原发性肺癌，治后症状有所改善，病灶基本稳定19例，无效16例，有效为54%，1年以上生存率为14.28%；其中鳞癌17例，有效10例；腺癌5例，有效3例；未分化癌3例，有效3例；未定型10例，有效4例。按：方中重用附子、黄芪、桂枝、干姜、大枣温补脾肾，除湿散寒；伍以王不留行、丹参、莪术活血化瘀，故治疗阳虚型肺癌有良好的近期疗效。［胡熙明. 中国中医秘方大全. 上海：文汇出版社，1990.］

2. 肿瘤化疗后白细胞减少症 ［陕西省中医医院张梅兰等］加味附子理中汤：制附子12克，干姜、白术各30克，炙甘草、党参、女贞子、菟丝子各15克，砂仁10克，冬虫夏草（冲）3克。用法：每日1剂，水煎取汁300毫升，早晚2次分服，3周为1个疗程。加减：兼大便不成形者，用炒白术；兼大便干结者，用生白术。功能：补肾温阳，益气健脾。主治：肿瘤化疗后白细胞减少症。按：方中制附子、女贞子、菟丝子等补温肾阳，填精补髓；干姜、白术、炙甘草、党参、砂仁温脾阳，益气健脾，补养后天气血生化之源；配合冬虫夏草大补先天；用甘草补中气，调和诸药。现代药理学研究证实，制附子具有提高耐缺氧能力，改善微循环，增强免疫功能作用；冬虫夏草所含多糖有增强免疫功能、升高白细胞作用；党参、白术可增强免疫功能，改善骨髓微循环，从而保护人体造血系统。虽然该方与瑞白对比，在提升白细胞方面无明显差异，但同时能明显改善临床症状，停药后白细胞数值无明显下降，且价廉易得，应用方便，值得推广。[吴大真，李素云，杨建宇，等. 名中医肿瘤科绝技良方. 北京：科学技术文献出版社，2010.]

肉桂《神农本草经》

【概述】又名牡桂、大桂、筒桂、玉桂。为樟科植物肉桂 *Cinnamomum cassia* Presl 的干燥树皮。主产于广东、广西、海南、云南等地。多于秋季剥取，刮去栓皮，阴干。因剥取部位及品质的不同而加工成多种规格，常见的有企边桂、板桂、油板桂等，生用。

【性味归经】味辛、甘，性大热。归肾、脾、心、肝经。

【功能主治】补火助阳，散寒止痛，温经通脉，引火归原。用于治疗肝癌、食管癌、子宫颈癌、卵巢癌、肾癌等。肾阳不足，畏寒肢冷，腰膝酸软，阳痿遗精，宫寒不孕，小便不利或尿频、遗尿，短气喘促，水肿尿少；脾肾阳虚，脘腹冷痛，食少便溏；命门火衰，火不归原，上热下寒，面赤足冷，头晕耳鸣，口舌糜烂；虚寒腰痛，寒湿痹痛，寒疝，痛经经闭，产后瘀滞腹痛，阴疽流注，痈疡脓成不溃，或溃后不敛。

【配伍应用】肉桂辛甘大热，能补火助阳、益阳消阴，作用温和持久；辛香温暖，能走能守，善补阳气而暖脾肾，益心火而通营卫，散沉寒而止疼痛；为补命火、壮元阳之要药。现代药理研究证实，有抗肿瘤、升白细胞、抗放射、抗溃疡、镇静、镇痛、解热、抗菌等作用。常用于肝癌、食管癌、子宫颈癌、卵巢癌、肾癌等属肾阳不足、寒湿凝滞者。常与附子、小茴香等温里药相须配伍，笔者自制的复方元胡川芎镇痛丸；治癌神医郑文友教授的癌痛消，用于治疗所有癌症，其内均配伍肉桂。若治肝癌，可与红粉、轻粉、紫河车粉、血竭、草乌等药同用，如《集验中成药》三粉肝癌胶囊（红粉 30 克，轻粉 30 克，紫河车粉 90 克，血竭 60 克，草乌 60 克，全蝎 60 克，肉桂 60 克，田三七 60 克，玳瑁 60 克，蜈蚣 90 克，川乌 90 克，乳香 90 克，没药 90 克，当归 90 克，延胡索 90 克，蟾蜍皮 20 个）研末装入胶囊，每粒 0.35 克，每次 4 粒，每日 2 次。治脾肾阳虚型食管癌，可与太子参、白术、茯苓、黄芪等益气健脾药同用，如《孙桂芝实用中医肿瘤学》四君子汤合肾气丸加减。与熟地黄、山药、山萸肉、枸杞子等培补肾阴药同用，可治疗脾肾阳虚型子宫颈癌，如《孙桂芝实用中医肿瘤学》双和饮合完带汤（熟地黄 12 克，枸杞子 15 克，山萸肉 15 克，甘草 10 克，杜仲 10 克，菟丝子 30 克，补骨脂 12 克，生黄芪 30 克，肉桂 6

克，太子参 20 克，炒白术 15 克，苍术 15 克，陈皮 10 克，柴胡 10 克，山药 12 克）。与制附片、淫羊藿等温阳补肾药同用，如《集验中成药》桂附消癌散（肉桂 6 克，制附片、怀山药、茯苓、淫羊藿、丹参、半枝莲、白花蛇舌草各 30 克，熟地黄、山萸肉各 15 克，三七粉 6 克，人参 10 克），治疗肾阳虚衰型肾癌。

【用法用量】水煎服，1～4.5 克，宜后下或焗服；研末冲服，每次 1～2 克。

【处方须知】阴虚火旺，里有实热，血热妄行出血及孕妇忌用。畏赤石脂。

【性能特点】肉桂为纯阳辛热之品，善补命门之火，益阳消阴，并能引火归原，为治命门火衰及虚阳上浮诸证之要药。常用于治疗肝癌、食管癌、子宫颈癌、卵巢癌、肾癌等属肾阳不足、寒湿凝滞者。

【常用药对】

1. 肉桂与黄连　肉桂为温热之品，擅长和心血，补命火；黄连苦寒，善于清心热，泻心火。二药参合，寒热并用，共奏泻南补北、交通心肾之良功。如《古今名医临证金鉴——肿瘤卷》引明代医家李中梓的伏梁丸［黄连 45 克，人参、姜制厚朴各 15 克，黄芩 9 克，肉桂、茯神、炒丹参各 3 克，川乌（炮）、干姜（炮）、赤小豆、石菖蒲、巴豆霜各 1.5 克］。

2. 肉桂与干姜　益火温中，散寒除湿。肉桂辛甘助阳，温热散寒；干姜辛散寒结，温热除冷，二药合用，能温中助阳，温散脾胃之虚寒。如《癌症的治疗与预防》治小肠癌方。

【各家论述】

1. 肉桂有引火归原之作用，大热而入肝肾，能使因下元虚衰所致浮越虚阳回归故里，即所谓的："引火引原。"常用肉桂直入下焦，引火归原，同时重用熟地黄、山茱萸、女贞子、五味子等，填补真阴，使阴能涵阳，阴阳平秘。

2. 质量好，药力足的肉桂称为"紫油桂"；刮去外面粗皮及里面薄皮的称"桂心"，性不太燥，适用于助心阳，交心肾；幼桂树皮，称"官桂"，力弱性燥，适用于温中燥湿。一般通称肉桂。

【验方举例】肾癌　［集验中成药］桂附消癌散：肉桂 6 克，制附子 30 克，山药 30 克，茯苓 30 克，淫羊藿 30 克，丹参 30 克，半枝莲 30 克，白花蛇舌草 30 克，熟地黄 15 克，山萸肉 15 克，三七粉 6 克，人参 10 克。用法：上药共研细末，和匀，储瓶备用。每次服 10～15 克，每日 3 次，开水冲服。1 个月为 1 个疗程。功能：补肾壮阳，益气健脾，解毒抗癌。主治：肾阳虚衰型肾癌。［程爵棠，程功文. 中国丸散膏丹方药全书. 北京：学苑出版社，2010.］

肿瘤本草

吴茱萸 《神农本草经》

【概述】又名食茱萸、吴萸、气辣子、曲药子。为芸香科植物吴茱萸 *Evodia rutaecarpa*（Juss.）Benth.、石虎 E. *rutaecarpa*（Juss.）Benth. var. *officinalis*（Dode）Huang 或疏毛吴茱萸 E. *rutaecarpa*（Juss.）Benth. var. *bodinieri*（Dode）Huang 的干燥近成熟果实。主产于贵州、广西、湖南、云南、陕西、浙江、四川等地。8－11 月份果实尚未开裂时，剪下果枝，晒干或低温干燥，除去枝、叶、果梗等杂质。用甘草汤制过应用。

【性味归经】味辛、苦，性热。有小毒。归肝、脾、胃、肾经。

【功能主治】散寒止痛，降逆止呕，助阳止泻。用于治疗积聚、肝癌、胃癌、大肠癌、子宫癌等；寒凝疼痛、胃寒呕吐、虚寒泄泻等证。

【配伍应用】吴茱萸辛散而苦泄，性热而祛寒，善能散寒止痛，还能疏肝解郁，降逆止呕，兼能制酸止痛。为治肝寒气滞诸痛、胃寒呕吐之主药。《本草经疏》云："吴茱萸，辛温暖脾胃而散寒邪，则中自温、气自下，而诸证悉除。"常用于积聚、食管癌、肝癌、胃癌、大肠癌、子宫癌等属寒湿气郁证。笔者自制的参茸苍柏丸治疗消化系统癌症，其内就配伍之，对于肝、胃、肠等有寒者用之，可见卓效。已故治癌神医郑文友研制的肿消一号，是治疗消化系统癌症之主药，其内也配伍吴茱萸。明代医家李中梓，用其与干姜、官桂、川乌、肉桂等药配伍，可治五积、六聚、七癥、八瘕、痃癖、虫血、痰食、不问阴阳皆效，如《古今名医临证金鉴——肿瘤卷》新制阴阳攻积丸［吴茱萸、干姜（炒）、官桂（去皮）、川乌（炮）各 30 克，黄连（炒）、半夏（洗）、化橘红、茯苓、槟榔、厚朴（炒）、枳实（炒）、石菖蒲（忌铁）、延胡索（炒）、人参（去芦）、沉香、琥珀、桔梗各 24 克，巴豆霜（另研）15 克］为细末，皂荚 180 克，煎汁，泛为丸，如绿豆大，每服 2.4 克，渐加 4.5 克，生姜汤送下。若治食管癌，可与生地黄、当归、麦冬等滋阴养血药配伍，如《名中医肿瘤科绝技良方》引河南省南阳市宛城区卫生防疫站王天虎的加味通幽汤。若治原发性肝癌，属肝郁脾虚型，可与凌霄花、陈皮、赭石、黄连等清肝利胆、降逆制酸药同用，如《孙桂芝实用中医肿瘤学》四君子汤合逍遥散、左金丸加减（醋柴胡 10 克，当归 10 克，杭白芍 15 克，茯苓 20 克，太子参 15 克，生黄芪 30 克，郁金 10 克，香附 10 克，青皮 10 克，陈皮 10 克，预知子 15 克，白术 15 克，凌霄花 6 克，赭石 30 克，黄连 20 克，吴茱萸 3 克）。可若治胃癌已出现幽门梗阻者，可与党参、茯苓、熟地黄、天冬、白英、羚羊角等健脾滋阴、清热解毒药配伍，如《集验中成药》参苓白英丸［党参 15 克，茯苓 15 克，熟地黄 15 克，天冬 15 克，白英 15 克，白术 9 克，赭石 9 克，生半夏 9 克，甘草 3 克，吴茱萸 3 克，木香 6 克，鸡内金 6 克，旋覆花 6 克，羊肚枣 6 克，砂仁 6 克，麦（谷）芽 30 克，白花蛇舌草 15 克，大枣 5 枚，田三七粉 2 克]；《备急千金要方》羚羊角汤（羚羊角 20 克，通草 20 克，陈皮 20 克，厚朴 30 克，干姜 30 克，吴茱萸 30 克，制乌头 5 克），治气噎不通不得饮食者（胃癌）；治大肠癌，可与焦山楂、焦槟榔等行气活血、消食导滞药配伍，如《孙桂芝实用中医肿瘤学》理中丸合四神丸加味。治子宫癌，可与桂枝、茯苓、桃仁、红花、赤芍等药配伍，如《当代抗肿瘤妙方》引《四川中医》许世瑞的桂枝茯苓丸。

吴茱萸也常用于胃癌化疗中后期，以和胃降逆、健脾补肾为主，如《孙桂芝实用中医肿瘤学》橘皮竹茹汤加味（陈皮 10 克，竹茹 10 克，清半夏 10 克，枸杞子 15 克，女贞子 10 克，补骨脂 10 克，鸡血藤 20 克，生黄芪 30 克，赭石 30 克，鸡内金 30 克，吴茱萸 5 克，黄连 12 克，生麦芽 30 克）。

【用法用量】水煎服，1.5～4.5 克；外用适量。

【处方须知】吴茱萸辛热燥烈，易耗气动火，故不宜多用、久服。阴虚有热者忌用。

【性能特点】吴茱萸应用于肿瘤科治疗积聚、肝癌、胃癌、大肠癌、子宫癌等是取其辛苦而热，能散寒止痛，疏肝行滞之功。

【常用药对】吴茱萸与黄连　重用黄连清热燥湿，配少量吴茱萸（6∶1）温中散寒止痛，并以吴茱萸之辛热制黄连之苦寒。二药同用，和胃制酸。如《古今名医临证金鉴——肿瘤卷》痞气丸［厚朴（姜炒）15 克，黄连 24 克，吴茱萸 9 克，黄芩、白术各 6 克，茵陈（酒炒）、砂仁、干姜（炒）各 4.5 克，茯苓、人参、泽泻各 3 克，川乌（炮）、川椒各 1.5 克，巴豆霜、肉桂各 1.2 克］。

【各家论述】

1. 吴茱萸有小毒，服用过量或使用不当，也可出现中毒症状：呕吐，腹痛，腹泻，体温升高，视力障碍、错觉，毛发脱落，孕妇易流产等。

2. 中毒救治：①洗胃、导泻，补液；②剧烈腹痛时，注射阿托品；③视力障碍，毛发脱落时可采用组织疗法，补充维生素 B 等。

菟丝子 《神农本草经》

【概述】又名菟丝实、吐丝子、萝丝子、豆须子。为旋花科植物菟丝子 *Cuscuta chinensis* Lam. 的成熟种子。我国大部分地区均有分布。秋季果实成熟时割取地上部分，晒干，打下种子。生用，或煮熟捣烂作饼用。

【性味归经】味辛、甘，性平。归肾、肝、脾经。

【功能主治】补肾益精，养肝明目，止泻，安胎。用于治疗胃癌、鼻咽癌、骨肿瘤、膀胱癌等；肾虚腰痛、阳痿遗精尿频、宫冷不孕、肝肾不足、目暗不明、脾肾阳虚、便溏泄泻、肾虚胎动不安等病证。

【配伍应用】菟丝子辛以润燥，甘以补虚，为平补阴阳之品，能补肝肾益精髓，助阳道而坚筋骨，固冲任而安胎气，其性平正，补而不峻，温而不燥，滋而不腻，为平补肝肾之要药；能滋肾水以育木，养血祛风而明目，又为养肝明目之品。现代药理研究证实，有抗肿瘤、明目、抑菌、雌激素样作用等。常用于胃癌、鼻咽癌、骨肿瘤、膀胱癌等多种肿瘤属肝肾不足、肾虚不固者。若治胃癌，可与黄芪、太子参、鸡血藤、白术、茯苓、枸杞子、女贞子扶正抗癌药配伍同用，如《集验中成药》扶正散。《抗肿瘤中药的临床应用》用此与女贞子、麦冬、卷柏、辛夷、苍耳子、白芷、石斛、黄芪、白术、紫草、玄参、北沙参、知母、山药、山豆根、石菖蒲配伍同用，可治疗鼻咽癌。与山萸肉、枸杞子、补骨脂、骨碎补、杜仲等滋阴壮阳药合用，可用于治疗骨肿瘤，属脾肾气虚者，如《孙桂芝实用中医肿瘤学》归脾汤合右归丸加减。与血余炭、仙鹤草等止血药同用，可治疗肾气亏虚型膀胱癌，如《孙桂芝实用中医肿瘤学》肾气丸加减（熟地黄 15 克，怀山药 30 克，山茱萸 12 克，茯苓 12 克，生黄芪 30 克，血余炭 20 克，仙鹤草 30 克，菟丝子 30 克，制附子 3 克，肉桂 6 克）。

菟丝子还常用于化疗后毒副反应以及白细胞减少症等，如《中国中医秘方大全》引中国中医科学院广安门医院余桂清的健脾补肾汤；中国中医科学院广安门医院胃癌研究组的脾肾方。二方皆用于胃癌化疗后引起的毒副反应。

【用法用量】水煎服，10～20 克。

【处方须知】菟丝子为平补之药，但偏补阳，阴虚火旺、大便燥结、小便短赤者不宜服。

【性能特点】菟丝子为中正平和之品，具有补而不峻、温而不燥、滋而不腻的特点。能补肾固涩，益精健骨，养肝明目，固冲安胎。常用于胃癌、鼻咽癌、骨肿瘤、膀胱癌等癌瘤病证。

小茴香 《新修本草》

【概述】又名茴香子、土茴香、野茴香。为伞形科植物茴香 *Foeniculum vulgare* Mill.的干燥成熟果实。全国各地均有栽培。秋季果实初熟时采割植株，晒干打下果实，除去杂质。生用或盐水炙用。

【性味归经】味辛，性温。归肝、肾、脾、胃经。

【功能主治】散寒止痛，理气和胃。用于治疗食管癌、卵巢癌、卵巢囊肿、盆腔肿块等；腰膝疼痛、寒疝腹痛、睾丸偏坠胀痛、少腹冷痛、痛经、中焦虚寒气滞证等。

【配伍应用】小茴香味辛微温，不燥不烈，能补命门、暖丹田、益肝肾、除寒湿、行滞气、理疝瘕。《医林纂要》云："茴香，大补命门，而升达于膻中之上，命门火固，则脾胃能化谷而气血生，诸寒皆散矣。"常用于食管癌、卵巢癌、卵巢囊肿、盆腔肿块等属肝肾虚寒者。笔者自制的复方元胡川芎镇痛丸，用于治疗所有癌症，其内就配伍小茴香。已故治癌神医郑文友教授研制的癌痛消中也配伍了小茴香，用于各种癌症患者。与蜂蜜、芝麻油、黑芝麻、核桃仁、大枣、白果仁、甘草、柿饼、白糖清润食管、理气和中药配伍，如《中国丸散膏丹方药全书——肿瘤》引《集验中成药》噎膈丸，可治疗食管癌（噎食），气膈，慢性咽炎等。若治卵巢癌（素体强壮者），可与白花蛇舌草、白英、半枝莲等清热解毒抗癌药配伍，如《中医方剂临床手册》治卵巢癌方；《中国中医秘方大全》引湖北中医药大学附属医院蛇莲地鳖汤。若治卵巢囊肿，可与桃仁、红花、醋延胡索、五灵脂、川芎、乳香、没药等活血化瘀药配伍同用，如《中国丸散膏丹方药全书——肿瘤》引《集验中成药》茴姜散。若治盆腔肿块（均为卵巢囊肿及附件炎性包块），可与桂枝、牡丹皮、青皮等药配伍，如《当代抗肿瘤妙方》引《广西中医药》吴金娥的桂枝茯苓丸加味（桂枝、牡丹皮、青皮、小茴香、川楝子、昆布、海藻、桃仁各10克，茯苓、赤芍各15克）。

【用法用量】水煎服，3～6克；外用适量。

【处方须知】阴虚火旺者慎用。

【性能特点】小茴香气味辛温，散寒理气以止痛，助阳补火以温肾、理气和中以开胃。用治肝肾虚寒之食管癌、卵巢癌、卵巢囊肿、盆腔肿块等。小茴香入肝肾二经，常作为治疗肝肾经脉分布区病变的引经药。

【各家论述】有接触茴香气味后发生变态反应的报道，表现为突然感到胸闷、气短、呼吸困难，面色苍白，大汗淋漓，心率加快，血压下降，意识逐渐朦胧，以致完全丧失。

【验方举例】卵巢囊肿　［集验中成药］茴姜散：小茴香10克，炮姜10克，桃仁10克，红花10克，醋延胡索12克，五灵脂12克，川芎12克，乳香9克，没药9克，川楝子9克，肉桂9克，赤芍9克，白芍9克，柴胡9克，熟地黄18克，炙甘草6克。用法：上药共研极细末，和匀，储存备用，每次口服10～15克，每日2～3次，开水冲服，1个月为1个疗程。功能：活血化

瘀，疏肝理气，温经通络。主治：卵巢囊肿。［程爵棠，程功文. 中国丸散膏丹方药全书. 北京：学苑出版社，2010.］

补骨脂《药性论》

【概述】又名胡韭子、破故纸、黑故子、胡故子。为豆科植物补骨脂 *Psoralea corylifolia* L.的成熟果实。主产于陕西、河南、山西、江西、安徽、广东、四川、云南等地。栽培或野生，以河南、四川等地较多。秋季果实成熟时采收，晒干。生用，炒或盐水炒用。

【性味归经】味苦、辛，性温。归肾、脾经。

【功能主治】补肾壮阳，固精缩尿，温脾止泻，纳气平喘。用于治疗食管癌、胃癌、肺癌、肠癌、急性白血病、骨软骨瘤等；肾虚阳痿、腰膝冷痛、肾虚遗精、遗尿、尿频、脾肾阳虚、五更泄泻、肾不纳气、虚寒喘咳等病证。

【配伍应用】补骨脂辛以润肾，温以助阳，为补肾阳、兴阳道、固精气、温脾土、止泻痢之常用药，但补骨脂的主要功效以补肾壮阳为主。《本草经疏》云："补骨脂，能暖水脏，阴中生阳，壮火益土之要药也。"现代药理研究证实，有升白细胞、抑菌、杀虫、安眠、镇静、抗肿瘤等作用，常用于食管癌、胃癌、肺癌、肠癌、急性白血病、骨软骨瘤等属脾肾阳虚、运化失司、痰湿凝滞者。若治食管癌，可与北沙参、丹参、黄芪、太子参、鸡血藤等滋阴补气活血药同用，如《当代抗肿瘤妙方》引《中国中西医结合杂志》张兆泉的启膈通噎汤（北沙参、丹参、黄芪、太子参、鸡血藤、白花蛇舌草各 30 克，石斛、山豆根、旋覆花、黄药子各 15 克，赭石、姜半夏、桃仁、当归、茯苓、川贝母、补骨脂各 12 克，露蜂房 9 克）；治痰湿凝结型胃癌，可与陈皮、清半夏健脾燥湿、化痰止呕药配伍，如《孙桂芝实用中医肿瘤学》二陈汤合五苓散、反突复疡汤加减；治气阴两虚型肺癌，可与党参、白术、沙参、麦冬、生地黄等益气养阴药同用，如北京中医药大学东直门医院补气养阴煎（党参、麦冬、桑白皮、地骨皮、生地黄、补骨脂各 15 克，白术 10 克，猪苓、茯苓、沙参、白花蛇舌草各 30 克，夏枯草 20 克）。治寒湿凝滞型大肠癌，可与干姜、吴茱萸等温中散寒药配伍，如《孙桂芝实用中医肿瘤学》理中丸合四神丸加味。与淡附片、桂枝、淫羊藿、枸杞子、巴戟天、熟地黄配伍同用，可治疗老年急性白血病，如《名中医肿瘤科绝技良方》引广东省中医院吴顺杰的温阳方。与杜仲、核桃仁等温补肝肾、强壮筋骨药同用，可治疗骨软骨瘤，如谷铭三的补骨当辛汤。

补骨脂也常用于放疗、化疗引起的白细胞减少及其他各种原因的白细胞减少症，如陕西省西安医科大学第一附属医院王晋源的升白方。

【用法用量】水煎服，5～15克。

【处方须知】补骨脂性质温燥，能伤阴助火，故阴虚火旺及大便秘结者忌服。

【性能特点】补骨脂为温壮脾肾之要药，常用于食管癌、胃癌、肺癌、肠癌、急性白血病、骨软骨瘤等属脾肾阳虚、运化失司、痰湿凝滞者。

【常用药对】补骨脂与杜仲　补骨脂辛以润肾，温以助阳，以补肾壮阳为主；杜仲色紫而润，其性甘辛，走肝入肾，能补肾润肝、温肾助阳、益精补髓、强筋壮骨、除湿止痛。二药相须为用，可加强补益肝肾之作用。凡肝肾阳虚之肿瘤患者皆可配伍应用。如谷铭三的补骨当辛汤。

【各家论述】

1. 补骨脂以粒大、饱满、色黑者为佳，故亦称黑故纸。经炒制后可缓解苦燥而减其辛窜，功偏于温阳止泻。盐制后擅入肾经，可加强补肾之功。酒炒后借酒之辛散，可用于肾阳虚弱、寒湿内侵之痹证。

2. 补骨脂含有多种呋喃骈香豆素类化合物等光敏物质，其初制剂有致光敏作用，口服或局部用药后，使皮肤对紫外线敏感，易出现色素沉着。外用可致接触性皮炎或光敏性皮炎，表现为皮肤潮红灼热，痒不可忍，光照处皮肤出现痛感及日晒样损害，自觉烧灼感和痒痛肿胀，继之出现浆液性大疱。口服可致口唇发麻灼热，口腔、食管烧灼感。临床也有注射补骨脂提取液引起过敏性休克的报道。

【验方举例】

1. 骨软骨瘤　［谷铭三］补骨当辛汤：补骨脂15克，杜仲15克，核桃仁25克，威灵仙50克，秦艽15克，细辛5克，川乌5克，桂枝10克，当归15克，木香8克。用法：水煎服。功能：温经通络，温肾祛寒。主治：骨软骨瘤。疗效：本方治疗1例骨软骨瘤，获愈，恢复工作8年。按：中医认为肾气亏损，寒凝血瘀内聚于骨，是骨瘤产生的病因。方中用补骨脂、杜仲、核桃仁温补肝肾，强壮筋骨治其本；川乌、桂枝、细辛入骨搜风，温经散寒治其标；当归养血祛风，和营止痛；木香理气，有助活血通络之效。［胡熙明. 中国中医秘方大全. 上海：文汇出版社, 1990.］

2. 化疗引起的白细胞减少及其他各种原因的白细胞减少症　［陕西省西安医科大学第一附属医院王晋源］升白方：补骨脂30克，淫羊藿15克，紫河东粉15克，女贞子60克，山茱萸15克，黄芪30克，大枣30克，当归15克，丹参15克，鸡血藤60克，三七粉9克，虎杖30克。用法：制成每片含生药

1.85 克的片剂。每次服 4 片，每日 2 或 3 次，温开水送服。功能：健脾补肾，养血活血。主治：化疗引起的白细胞减少及其他各种原因的白细胞减少症。按：白细胞减少属于中医学的"虚劳""血虚"等范畴。中医学认为脾肾亏虚，脾虚则生化无源，肾虚则髓不得满，从而血虚之证发生，虚且留瘀。治疗当补益脾肾，重在补骨，同时应当养血化瘀，在补肾中略侧重补阳。本方中补骨脂、淫羊藿、紫河东粉、女贞子、山茱萸等补肾填精；黄芪、大枣健脾益气；当归、鸡血藤、丹参、三七养血化瘀。本方动物实验结果表明具有促进小鼠骨髓多能干细胞及粒系祖细胞的增殖作用，因而具有升高白细胞作用。个别患者服药后有口干、眼干等轻微不适反应，无其他不良反应。[胡熙明. 中国中医秘方大全. 上海：文汇出版社, 1990.]

巴戟天 《神农本草经》

【概述】又名巴戟、戟天、兔儿肠。为茜草科植物巴戟天 *Morinda officinalis* How.的根。主产于广东、广西、福建、江西、四川等地。全年均可采挖。去须根略晒，压扁晒干。用时润透或蒸过，除去木质心，切片或盐水炒用。

【性味归经】味辛、甘，性微温。归肾、肝经。

【功能主治】补肾助阳，祛风除湿。用于治疗肝癌、胃癌、肺癌、乳腺癌、多发性骨髓瘤、前列腺癌、脑肿瘤以及老年急性白血病等；阳痿不举、宫冷不孕、小便频数、风湿腰膝疼痛、肾虚腰膝酸软等病证。

【配伍应用】巴戟天气雄味烈，善走肾经血分，能补肾助阳，强筋骨，且能散寒湿，除风邪等作用。现代药理研究证实，有抗炎、促肾上腺皮质激素、降压、安定、利尿、抗肿瘤等作用，常用于噎膈、肝癌、胃癌、肺癌、乳腺癌、多发性骨髓瘤、前列腺癌、脑肿瘤以及老年急性白血病等属肾阳不足、风湿痹阻者。若治消化系统肿瘤，可与肉苁蓉、淫羊藿、鹿茸、紫河车等补肾壮阳药相须配伍，如笔者自制的参茸苍柏丸；若治肺癌，可与太子参、黄芪、麦冬等益气养阴药配伍，如《山东中医杂志》陈世伟等的温阳益气汤；若治噎膈，脾胃劳伤、气血亏损型，可与白术、白扁豆、陈皮、砂仁、神曲、谷芽等调理脾胃药配伍，如《中国丸散膏丹方药全书——肿瘤》引《揣摩有得集》调胃噎膈液（潞党参 4.5 克，炒白术 4.5 克，炒白扁豆 9 克，陈皮 1 克，砂仁 3 克，当归身 3.5 克，炒川芎 3 克，炒神曲 3 克，炒白芍 3 克，炒谷芽 4.5 克，巴戟天 15 克，茯苓 4.5 克，泽兰叶 6 克，豆蔻仁 1.5 克，生甘草 3 克，柿蒂 9 克，竹茹 1.5 克）；若治原发性肝癌，可与大黄、凌霄花、阿胶、桂枝、石韦等药配伍同用，如《辽宁中医药大学学报》姚世勇的鳖甲煎丸加减；若治乳腺癌，可与枸杞子、女贞子、当归、熟地黄等滋阴补血药配伍，如《中国中西医结合杂志》张义泽的脾肾汤。《抗癌植物药及其验方》用此与黄芪、党参、当归、肉苁蓉、山茱萸、焦三仙、山药、赤小豆、补骨脂、白术、肉桂、五味子、附子共同配伍应用，可治疗多发性骨髓瘤。与附片、桂枝、淫羊藿、枸杞子、补骨脂、熟地黄同用，可治疗老年急性白血病，如《名中医肿瘤科绝技良方》引广东省中医院吴顺杰的温阳方。

【用法用量】水煎服，5～15 克。

【处方须知】阴虚火旺及有热者不宜服。

【性能特点】巴戟天气雄味烈，善走肾经血分，能补肾助阳，强筋骨，且能散寒湿、除风邪等作用。常用于肝癌、胃癌、肺癌、乳腺癌、多发性骨髓瘤、前列腺癌、脑肿瘤以及老年急性白血病等属肾阳不足、风湿痹阻者。

【常用药对】巴戟天与淫羊藿　补肾壮阳、散寒除湿。巴戟天气雄味烈，善走肾经血分，能补肾助阳，强筋骨，且能散寒湿、除风邪等作用；淫羊藿辛以润肾，温以助阳，辛散走窜，具有补肾壮阳，祛风除湿。二药相须配伍，补肾壮阳、散寒除湿。如《名中医肿瘤科绝技良方》引广东省中医院吴顺杰的温阳方。

肉苁蓉 《神农本草经》

【概述】又名苁蓉、大芸、寸芸、金笋。为列当科植物肉苁蓉 *Cistanche deserticola* Y. C. Ma.的带鳞叶的肉质茎。主产于内蒙古、甘肃、新疆、青海等地。春季苗未出土或刚出土时采挖，除去花序。切片生用，或酒制用。

【性味归经】味甘、咸，性温。归肾、大肠经。

【功能主治】补肾助阳，润肠通便。用于治疗食管癌、甲状腺癌骨转移、前列腺癌、卵巢癌、妇女外阴恶性肿瘤等；肾阳亏虚、精血不足、阳痿早泄、宫冷不孕、腰膝酸痛、痿软无力、肠燥津枯便秘等病证。

【配伍应用】肉苁蓉甘温助阳，质润滋养，为补肾阳，益精血之良药，具有阴阳双补之效，温而不热，暖而不燥，补而不峻，滑而不泄，为平补之药也。现代药理研究证实，有抗氧化、抗衰老、利尿、降血压、雄激素样作用、抗肿瘤等作用。常用于食管癌、甲状腺癌骨转移、前列腺癌、卵巢癌、妇女外阴恶性肿瘤等属肾虚精亏、肾阳不足者。若治噎膈（食管癌），吞咽哽噎不顺，饮食不下者，可与党参、天冬、赭石、清半夏、当归身、知母、柿霜饼等配伍同

肿瘤本草

用，如《医学衷中参西录》参赭培气汤。与女贞子、墨旱莲、山药、牛膝、木瓜、补骨脂、骨碎补、透骨草、鸡血藤、络石藤、海藻益气补肾、活血软坚、健脾利湿药配伍，可治甲状腺癌晚期、淋巴结转移、骨转移性截瘫、石瘿、郁结伤阴、肾气不足、脾湿不化之痿证者，如《名医治验良方》三合一口服液；《中国丸散膏丹方药全书——肿瘤》引《集验中成药》透骨散（透骨草、补骨脂、骨碎补、鸡血藤、络石藤、海藻、肉苁蓉、女贞子、墨旱莲各 50 克，山药、牛膝、木瓜各 25 克），可治甲状腺癌骨转移。与黄芪、党参等补气药同用，可治疗前列腺癌，如《中国中医秘方大全》引上海中医药大学方伯英的参芪蓉仙汤，具有益气补肾，行气散结之功。与土鳖虫、三棱、郁金、姜黄、莪术等活血化瘀药同用，可治疗卵巢癌，如《辽宁中医药大学学报》王会仓的复方土元汤。《千金要方》用此与山药、远志、蛇床子、菟丝子、五味子、山茱萸、附子、巴戟天共同配伍，治疗妇女外阴恶性肿瘤。

肉苁蓉还可用于预防恶性肿瘤化疗患者骨髓抑制，常与龟甲、阿胶、熟地黄、制何首乌等滋阴补血药配伍，如《名中医肿瘤科绝技良方》引汕头大学医学院附属肿瘤医院陈志明的填精充髓方。

【用法用量】水煎服，10～15 克。

【处方须知】肉苁蓉能助阳、滑肠，故阴虚火旺及大便泄泻者不宜服。肠胃实热、大便秘结者亦不宜用。

【性能特点】肉苁蓉甘温助阳，质润滋养，为补肾阳，益精血之良药，具有阴阳双补之效，温而不热，暖而不燥，补而不峻，滑而不泄，为平补之药也。常用于食管癌、甲状腺癌骨转移、前列腺癌、卵巢癌、妇女外阴恶性肿瘤等属肾虚精亏、肾阳不足者。

【常用药对】肉苁蓉与巴戟天　补肾壮阳。肉苁蓉甘温助阳，质润滋养，为补肾阳，益精血之良药，具有阴阳双补之效，温而不热，暖而不燥，补而不峻，滑而不泄，为平补之药也；巴戟天气雄味烈，善走肾经血分，能补肾助阳，强筋骨，且能散寒湿、除风邪等作用。二药常相须配伍，以补肾壮阳。如《中国中医秘方大全》引上海中医学院方伯英的参芪蓉仙汤。

杜仲 《神农本草经》

【概述】又名思仙、思仲、扯丝皮、丝连皮。为杜仲科植物杜仲 *Eucommia ulmoides* Oliv.的树皮。主产于四川、云南、贵州、湖北等地。4—6 月份采收，去粗皮堆置"发汗"至内皮呈紫褐色，晒干。生用或盐水炒用。

【性味归经】味甘，性温。归肝、肾经。

【功能主治】补肝肾，强筋骨，安胎。用于治疗食管癌、骨癌、骨膜肉瘤及骨转移癌、骨软骨瘤、肺癌、结肠癌、宫颈癌、膀胱癌、子宫肌瘤、恶性淋巴瘤等；肾虚腰痛及各种腰痛、胎动不安、习惯性堕胎等病证。

【配伍应用】杜仲色紫而润，其性甘辛，走肝入肾，能补肾润肝、温肾助阳、益精补髓、强筋壮骨、除湿止痛。《本草汇言》云"方氏<直指>云：凡下焦之虚，非杜仲不补；下焦之湿，非杜仲不利；足胫之酸，非杜仲不去；腰膝之疼，非杜仲不除。"现代药理也研究证实，有降压、利尿、镇静、镇痛、抗衰老、增强免疫功能、抗肿瘤等作用，常用于食管癌、骨癌、骨膜肉瘤及骨转移癌、骨软骨瘤、肺癌、结肠癌、宫颈癌、膀胱癌、子宫肌瘤、恶性淋巴瘤等属肝肾不足者。若治脾肾阳虚型食管癌，可与太子参、白术、黄芪等补气药配伍同用，如《孙桂芝实用中医肿瘤学》四君子汤合肾气丸加减。与威灵仙、徐长卿、木瓜等舒筋通络药配伍，可治疗骨癌、骨膜肉瘤及骨转移癌，如《肿瘤的中医治疗》伟达十三号方（威灵仙10克，徐长卿15克，狗脊10克，桑寄生15克，丝瓜络10克，杜仲15克，牛膝15克，川续断15克，骨碎补10克，女贞子15克，枸杞子15克，木瓜15克）。与补骨脂、核桃仁等温补肝肾药同用，以加强强筋壮骨之效，可治疗骨软骨瘤，如《中国中医秘方大全》引谷铭三的软骨消瘤方。与金银花、贯众、蒲公英等清热解毒药配伍，可治疗肺癌、结肠癌、宫颈癌、膀胱癌等，如《肿瘤的诊断与防治》补益消癌汤。与伏龙肝、茯神、龙眼肉、炒酸枣仁、远志等安神药配伍，可治疗子宫肌瘤伴脾虚失眠等证，如《集验百病良方》龙肝口服液。与紫河车、熟地黄、天冬、麦冬、牛膝、黄柏、鳖甲配伍，可治疗恶性淋巴瘤，如《中国医药学报》许继平的河车大造胶囊。

杜仲也常用于因恶性肿瘤化疗后而引起的白细胞减少症，常与黄芪、鸡血藤、黄精、党参、熟地黄、何首乌等益气补血药配伍，如《天津中医》贾树才的补血汤。

【用法用量】水煎服，10～15克。

【处方须知】炒用破坏其胶质，更利于有效成分煎出，故比生用效果好。杜仲为温补之品，阴虚火旺者慎用。

【性能特点】杜仲甘温能补，为平补肝肾之要药。常用于食管癌、骨癌、骨膜肉瘤及骨转移癌、骨软骨瘤、肺癌、结肠癌、宫颈癌、膀胱癌、子宫肌瘤、恶性淋巴瘤等属肝肾不足者。

【常用药对】杜仲与桑寄生　杜仲善于补肝肾而强筋骨。桑寄生善于祛风湿、补肝肾等作用，二药合用补肝肾、强筋骨、祛风湿，并有抗肿瘤作用。常用于肝肾不足之证。如《名中医肿瘤科绝技良方》引湖北省宣恩县民族医院侯恩仁的补肾填精壮骨方（生地黄、熟地黄、桑寄生各 50 克，川续断、杜仲、骨碎补、自然铜、怀牛膝各 20 克，川乌、草乌、水蛭各 6 克，龙葵、山慈菇各 30 克）可治疗恶性肿瘤骨转移。

【各家论述】杜仲亦称生杜仲，以皮质厚，折断时白丝多而如绵者为佳，称厚杜仲或绵杜仲。产于四川大巴山及贵州娄山山脉者称为川杜仲，质细肉厚，品质最优，奉为道地药材。产于陕西、湖北、集散于汉口者，称为汉杜仲，品质也佳。

骨碎补 《药性论》

【概述】又名碎补、肉碎补、毛姜、过山龙。为水龙骨科植物槲蕨 *Drynaria fortunei*（Kunze）J. Sm 的干燥根茎。前者产于浙江、湖北、广东、广西、四川等地；后者的产于陕西、甘肃、青海、四川等地。全年均可采挖，以冬春两季为主。除去叶及鳞片，洗净，润透，切片，干燥。生用或砂烫用。

【性味归经】味苦，性温。归肝、肾经。

【功能主治】活血续伤，补肾强骨。用于治疗颅骨黄色瘤、骨肿瘤、甲状腺癌及多种肿瘤并发骨转移者；跌打损伤或创伤、筋骨损伤、瘀滞肿痛、肾虚腰痛脚弱、耳鸣耳聋、牙痛、久泻等病症。

【配伍应用】骨碎补苦温而入肾，能温补肾阳、强筋健骨。现代药理研究证实，对骨肿瘤病灶周围的正常骨细胞有保护作用，能控制肿瘤的进一步发展。并能促进骨钙吸收，有降血脂、镇静、镇痛、防止动脉粥样硬化等作用。常用于颅骨黄色瘤、骨肿瘤、肾癌、甲状腺癌及多种肿瘤并发骨转移者。与鹿角霜、补骨脂、桑寄生、女贞子等补肾壮骨药配伍，可治疗颅骨黄色瘤，如《中国中医秘方大全》引上海中医学院附属曙光医院沈楚翘的补骨软坚方（当归、云苓、党参、炒白术、炒白芍、鹿角霜、骨碎补、补骨脂各 10 克，桑寄生、制女贞子各 15 克，淮小麦 30 克）。若治恶性肿瘤骨转移，可与熟地黄、当归、桃仁、乳香、没药、延胡索等补血活血药同用，如《北京中医学大学学报》王居祥的益肾活血剂；若治脾肾气虚型骨肿瘤，可与太子参、生黄芪、白术、茯苓等补脾益气药配伍，如《孙桂芝实用中医肿瘤学》归脾汤合右归丸加减；若治肾癌，属肾虚脾弱、邪毒蕴结型，可与生地黄、牡丹皮、白英、龙葵等清热、解毒药配伍，如《名医治验良方》段凤舞的肾癌扶正丸（生地黄、熟地黄各 6 克，山

171

药、山茱萸各 12 克，牡丹皮、茯苓、泽泻、骨碎补、女贞子、怀牛膝、萹蓄、阿胶各 10 克，桂枝 7 克，猪苓、龙葵、白英各 15 克，黄芪、枸杞子各 30 克）。

骨碎补也常用于化疗后白细胞减少症，如《浙江中西医结合杂志》倪育淳的升血汤。

【用法用量】水煎服，10～15 克。外用适量，研末调敷或鲜品捣敷，亦可酒浸擦患处。

【处方须知】阴虚火旺、血虚风燥者忌用。

【性能特点】骨碎补苦温而入肾，能温补肾阳，强筋健骨。颅骨黄色瘤、骨肿瘤、甲状腺癌及多种肿瘤并发骨转移者。

【各家论述】有服用大剂量造成急性中毒的报道，表现为口干、多语、心慌胸闷、有恐惧感。继而出现神志恍惚，胡言乱语，时而欣快，时而悲泣等精神失常。

续断 《神农本草经》

【概述】又名川断、小续断、接骨草、川萝卜根。为川续断科植物川续断 *Dipsacus asperoides* C. Y. Cheng et T. M. Ai. 的干燥根。主产于四川、湖北、湖南、贵州等地。云南、陕西等地亦产。以四川、湖北产的质量较佳。野生栽培均有。秋季采挖，除去根头及须根，用微火烘至半干堆置"发汗"后再烘干，切片用。

【性味归经】味苦、辛，性微温。归肝、肾经。

【功能主治】补益肝肾，强筋健骨，止血安胎，疗伤续折。用于治疗肾癌、乳腺癌、宫颈癌、多发性骨髓瘤、子宫肌瘤等；阳痿不举、遗精遗尿、腰膝酸痛、寒湿痹痛、崩漏下血、胎动不安、跌打损伤、筋伤骨折等病证。

【配伍应用】续断气味俱厚，甘温助阳，辛以散瘀，兼有补益肝肾，强筋壮骨，通利血脉之功。现代药理研究证实，含维生素 E，有一定的防治肿瘤作用，能显著促进巨噬细胞的吞噬功能。常用于肾癌、乳腺癌、宫颈癌、多发性骨髓瘤、子宫肌瘤等属肝肾不足者。若治肾癌，可与石见穿、菝葜、小蓟、瞿麦等药配伍，如《名医治验良方》段凤舞的石见菝葜丸［小蓟、瞿麦、菝葜、石见穿、白花蛇舌草、薜荔果、续断、牛膝各 30 克，京赤芍 25 克，炮山甲（代）15 克，补骨脂 10 克］。与露蜂房等攻毒消肿药配伍，制成膏滋，可治疗乳腺癌，如《中国膏药学》蜂房膏（露蜂房 6 克，天冬 15 克，重楼 15 克，醋炒柴胡 6 克，当归 9 克，杭白芍 9 克，郁金 6 克，党参 6 克，焦白术 8 克，茯苓 6 克，生薏苡仁 20 克，枸杞子 9 克，川续断 12 克，桑寄生 15 克，女贞子 12 克，金银花 12 克，生地黄 12 克，栀子 6 克，川黄柏 6 克，玄参 20 克，夏枯草 9 克，生牡蛎 20 克，山慈菇 3 克）。与蜈蚣、全蝎、昆布、海藻等息风散结药配伍，如《湖北中医杂志》陈明信的二虫昆藻液，可治疗肝郁气滞型宫颈癌；若治肝肾气阴两虚型、多发性骨髓瘤，可与北沙参、黄芪、生地黄、熟地黄、石斛、麦冬等益气养阴药配伍，如《辽宁中医杂志》陈达中的益气养阴散；若治子宫肌瘤，可与橘核、荔枝核、小茴香、乌药、川楝子等行气散结药配伍，如《秘方求真》罗元恺的橘荔散结丸（橘核、荔枝核、川续断、小茴香、乌药、川楝子、海藻、岗捻根、莪术、制首乌、党参、生牡蛎、罂粟壳、益母草各适量）。

【用法用量】水煎服，9～15 克，或入丸、散；外用适量研末敷。崩漏下血宜炒用。

【处方须知】风湿热痹者忌服。

【性能特点】续断气味温和，入肝肾经，走气血分，能补益肝肾，强壮筋骨，宣行百脉，通利关节。常用于肾癌、乳腺癌、宫颈癌、多发性骨髓瘤、子宫肌瘤等属肝肾不足者。

【各家论述】偶见皮肤红色斑块或丘疹，奇痒难受，且有灼热感等过敏反应症状。

桑寄生 《神农本草经》

【概述】又名桑上寄生、寄生草、寄生树、茑木。为桑寄生科植物桑寄生 *Taxillus chinensis*（DC.）Danser 的干燥带叶茎枝。主产于广东、广西、云南等地。冬季至次春采割，除去粗茎，切段，干燥，或蒸后干燥。切厚片，生用。

【性味归经】味苦、甘，性平。归肝、肾经。

【功能主治】祛风湿，补肝肾，强筋骨，安胎。用于治疗肺癌、恶性淋巴癌、骨肉瘤、肾癌等；风湿痹痛、腰膝酸软、胎动不安、崩漏经多、妊娠漏血等证。

【配伍应用】桑寄生苦能燥，甘能补，不寒不热，既能祛风湿，又长于补肝肾、强筋骨。现代药理研究证实，有抗肿瘤作用，并能提高免疫功能作用。临床常用于肺癌、恶性淋巴癌、骨肉瘤、肾癌等属肾气不足者。若治气阴两虚型肺癌，可与女贞子、生薏苡仁、生黄芪、玉竹、制何首乌、沙参、生地黄、炒麦芽、陈皮配伍同用，具有益气养阴、扶正培本之功，如《验方选编》女贞寄生汤。与沉香、丁香、连翘、射干、独活等药配伍，可治一切积热、结核、瘰疬（恶性淋巴癌）、痈疽、恶疮、肿疖，如《仙授外科集验方》五香连翘散。与党参、黄芪、白术、川续断、狗脊等健脾补肾药配伍，可治疗骨肉瘤，如《中国中医秘方大全》引上海中医药大学附属曙光医院雷永仲的寄生软化汤［党参12克，黄芪12克，白术9克，木香6克，川续断15克，狗脊12克，桑寄生12克，丹参15克，当归9克，王不留行9克，地龙粉（分吞）9克，全蝎粉（分吞）4.5克，牡蛎30克，夏枯草12克，海藻12克］；若治肾癌术后体虚，可与菟丝子、山茱萸、淫羊藿等补肾药配伍，如《集验百病良方》经验方补肾寄生丸。

桑寄生也可用于治疗因化疗致周围神经病变，如《名中医肿瘤科绝技良方》引福建省连城县医院邓建辉的补阳还五汤合六味地黄汤［生黄芪30克，女贞子30克，赤芍12克，地龙15克，红花10克，桃仁10克，熟地黄15克，山茱萸15克，怀山药15克，泽泻10克，茯苓15克，鸡血藤15克，蜈蚣（去头足）2条，桑寄生15克，甘草6克］。

【用法用量】煎服，9～15克。

【性能特点】桑寄生得桑之余气而生，似藤像筋，其性苦甘平和，不寒不热，为益肾补血之要药。临床常用于肺癌、恶性淋巴癌、骨肉瘤、肾癌等属肾气不足者。

【各家论述】

1. 桑寄生简称寄生，以寄生于老桑树上之桑寄生带叶茎枝为本药之正品，处方常称真桑寄生、真寄生、桑上寄生。寄生于柿、柳、槐等多种落叶树上的槲寄生的带叶茎枝为其通用品，主产于我国北方，又称北桑寄生或北寄生。一般认为，真寄生长于补肝肾，养血安胎力强；北寄生善于通利，祛风湿，通血脉功效显著。产于两广者称广寄生，产于浙江、安徽、江西者称杜寄生。古代所用的桑寄生，来源于桑寄生科不同属的数种植物，除钝果寄生属，梨果寄生属以外，尚包括槲寄生属植物。桑寄生科植物槲寄生 *Viscum cololratum*（komar.）Nakai 的干燥带叶茎枝，其性能，功效与应用均与桑寄生相似，过去作桑寄生应用，《中国药典》已将其单独收载。另外，四川寄生 *Taxillus sutchuenensis*、红花寄生 *Scurrula parasitica* L.、毛叶钝果寄生 *Taxillus nigrans*（Hance）Danser 等多种植物亦作桑寄生入药。

2. 毒副作用，据报道，部分患者服用柿寄生后出现肝区疼痛和肝功能异常，少数患者有肝大，厌食、短时间期外收缩及窦性心率过速。部分患者临床应用槲寄生注射液者，可有一过性头晕，头胀，咽部感染等，但不影响疗效。

沙苑子 《本草衍义》

【概述】又名沙苑蒺藜。为豆科植物扁茎黄芪 *Astragalus complanatus* R. Br. 的成熟种子。主产于内蒙古和东北、西北地区。秋末冬初果实成熟尚未开裂时割取或连根拔出，晒干，打下种子，除去杂质。生用或盐水炒用。

【性味归经】味甘，性温。归肝、肾经。

【功能主治】补肾固精，养肝明目。用于治疗食管癌、直肠癌、膀胱癌、骨肉瘤等。肾虚腰痛、阳痿遗精、遗尿尿频、白带过多、目暗不明、头昏眼花。

【配伍应用】沙苑子甘温补益，兼具涩性，似菟丝子平补肝肾而以收涩见长。《本草汇言》云："沙苑蒺藜，补肾涩精之药也。……能养肝明目，润泽瞳仁，能补肾固精，强阳有子，不烈不燥，兼止小便遗沥，乃和平柔润之剂也。"现代药理研究证实，有抗肿瘤作用，体外实验证实能抑制肿瘤细胞。并有增强免疫、降血压、减慢心率、降低脑血管阻力、增加脑血流量、降低转氨酶等作用。临床常用于食管癌、直肠癌、膀胱癌、骨肉瘤等属肝肾不足者，以肾气不足、寒湿凝滞、气滞血瘀者最为适宜。《癌症的治疗与预防》用其与黄药子、续断、远志、钩藤、附子、干姜、肉桂、党参、生地黄、熟地黄、射干、牛蒡子、红花、桃仁、大黄、玄明粉共同配伍，可治疗食管癌。若治膀胱癌，可与山慈菇、桑寄生、猪苓、白花蛇舌草同用，具有补肾解毒、清热利水之功，如解放军总医院王小雄的寄生猪苓汤；《集验中成药》蛇苓寄生丹。《抗癌植物药及其验方》用其与补骨脂、牛膝、丹参、山药、桃仁同用，可治疗骨肉瘤。

【用法用量】水煎服，10～20 克。

【处方须知】沙苑子为温补固涩之品，阴虚火旺及小便不利者忌服。

【性能特点】沙苑子甘温补益，兼具涩性，不烈不燥，乃和平柔润之剂也，似菟丝子平补肝肾而以收涩见长。常用于食管癌、直肠癌、膀胱癌、骨肉瘤等属肝肾不足者，以肾气不足、寒湿凝滞、气滞血瘀者最为适宜。

【验方举例】膀胱癌　［解放军总医院王小雄］寄生猪苓汤：沙苑子 15 克，山慈菇 15 克，桑寄生 30 克，猪苓 30 克，白花蛇舌草 30 克。水煎服。功能：补肾解毒，清热利水。主治：膀胱癌。加减：气短、乏力、头晕加党参 15 克，黄芪 30 克，茯苓 30 克，女贞子 30 克。疗效：本方治疗膀胱癌 53 例，治后临床治愈 2 例，显效 33 例，有效 11 例，无效 7 例，总有效率 86.8%。其中有效病例 44 例中有 37 例加用膀胱镜电灼或电切。按：方中桑寄生滋补肝肾；山慈菇、猪苓、白花蛇舌草清利下焦湿热；沙苑子既能补肾，又能泻

邪湿去癥瘕,故治疗膀胱癌取得良好疗效。[胡熙明. 中国中医秘方大全. 上海：文汇出版社, 1990.]

益智仁 《本草拾遗》

【概述】 为姜科植物益智 *Alpinia oxyphylla* Miq.的成熟果实。主产于广东、广西、云南、福建等地。夏秋两季间果实由绿转红时采收，晒干。沙炒后去壳取仁，生用或盐水微炒用。用时捣碎。

【性味归经】 味辛，性温。归肾、脾经。

【功能主治】 暖肾固精缩尿，温脾开胃摄唾。用于治疗食管癌、颅内肿瘤、膀胱癌等。下元虚寒、遗精、遗尿、小便频数、脾胃虚寒、腹痛吐泻、口涎自流。

【配伍应用】 益智仁味辛性温，气香而燥，温摄收敛，行阳退阴，能温肾助阳，补益命门，醒脾燥湿而开胃降浊，具有温肾暖脾之功，善温下焦而固气，暖脾胃而调中。现代药理研究证实，有抗肿瘤、抗溃疡、抑制前列腺素合成、强心等作用。常用于食管癌、颅内肿瘤、膀胱癌等属脾肾阳虚、湿浊凝聚者。若治寒在膈上，噎塞咽膈不通（食管癌），可与木香、青皮、人参、陈皮、吴茱萸等药配伍，如《兰室秘藏》吴茱萸丸。与穿山甲、鳖甲、土鳖虫、九香虫、山慈菇等通络软坚药配伍，可治疗脾虚气弱型颅内肿瘤，如《孙桂芝实用中医肿瘤学》益气聪明汤加减［生黄芪 30 克，党参 15 克，白术 10 克，升麻 6 克，葛根 10 克，川芎 10 克，蔓荆子 10 克，陈皮 10 克，益智仁 15 克，穿山甲（先煎）10 克，鳖甲（先煎）10 克，土鳖虫 10 克，九香虫 10 克，山慈菇 15 克，生麦芽 15 克］；若治膀胱癌，可与生蒲黄、五灵脂、三棱、莪术、土茯苓等活血化瘀、清热解毒药同用，如《名医治验良方》王沛的失笑三妙散。

【用法用量】 水煎服，3～10 克。

【性能特点】 益智仁具有温肾暖脾之功，善温下焦而固气，暖脾胃而调中。常用于食管癌、颅内肿瘤、膀胱癌等属脾肾阳虚、湿浊凝聚者。

海螵蛸 《神农本草经》

【概述】 为乌贼科动物无针乌贼 *Sepiella maindroni* Rochebrune 或金乌贼 *Sepia esculenta* Hoyle 的内壳。产辽宁、江苏、浙江沿海等省。收集其骨状内壳洗净，干燥。生用。

【性味归经】 味咸、涩，性微温。归肝、肾经。

【功能主治】固精止带，收敛止血，制酸止痛，收湿敛疮。用于治疗妇科肿瘤及泌尿系统肿瘤、气瘿（甲状腺癌）、纵隔肿瘤、绒毛膜上皮癌等。遗精带下、崩漏、吐血、便血及外伤出血、胃痛吐酸、湿疮、湿疹、溃疡不敛。

【配伍应用】海螵蛸温涩收敛，有固精止血之功。现代药理研究证实，具有抗消化性溃疡、抗肿瘤、抗放射及接骨作用。并含有多种微量元素。海螵蛸依地酸提取液对 S_{180} 肉瘤及腹水型肉瘤均有抑制作用。常用于妇科肿瘤及泌尿系统肿瘤、气瘿（甲状腺癌）、纵隔肿瘤、绒毛膜上皮癌等肾虚不固及内有出血者。若治妇科肿瘤及泌尿系统肿瘤，常与艾叶炭、茜草炭、血余炭、花蕊石等止血药同用，如已故治癌神医郑文友教授研制的肿消三号；笔者自制的陈氏艾蛎消肿丸；治气瘿（甲状腺癌），可与青木香、陈皮、海蛤粉、海带、海藻、昆布配伍同用，具有理气解郁、软坚散结之功，如《疡医大全》四海舒郁丸；河南中医学院第一附属医院陈剑的消瘿化核汤。与青木香、陈皮、柴胡、郁金等疏肝理气药同用，可治疗气郁痰阻型纵隔肿瘤，如《孙桂芝实用中医肿瘤学》四海舒郁丸加减；治绒毛膜上皮癌，可与五灵脂、红花、丹参、乳香、没药等活血药配伍，如《中国医秘方大全》引湖北中医药大学蒋玉伯的五灵红花汤。

【用法用量】水煎服，6～12克，散剂酌减；外用适量。

【性能特点】海螵蛸味咸而涩，其性微温，温涩而收敛，故有固精止血之功。常用于妇科肿瘤及泌尿系统肿瘤、气瘿（甲状腺癌）、纵隔肿瘤、绒毛膜上皮癌等肾虚不固及内有出血者。

血余炭 《神农本草经》

【概述】为人发制成的炭化物。各地均产。收集头发，除去杂质，用碱水洗去油垢，清水漂净，晒干，焖煅成炭用。

【性味归经】味苦，性平。归肝、胃经。

【功能主治】收敛止血，化瘀利尿。用于治疗胃癌、膀胱癌、卵巢癌、乳腺癌术后皮瓣坏死等各种癌症。出血证、小便不利。

【配伍应用】血余炭气浊味苦，其性平和，发乃血之余，故可入血，并以炭入药，故有收涩止血之功，且能消瘀，有止血而不留瘀的特点。现代药理研究证实，其主要成分是一种优蛋白，含水分 12%～15%，脂肪 3.5%～5.8%，氮 17.4%，硫 5.0%，灰分 0.3%；灰分中含钙、钾、锌、铜、铁、锰、砷。常用于胃癌、膀胱癌、卵巢癌、乳腺癌术后皮瓣坏死等各种癌症。由于血余炭中富含人体所需之矿物质，故已故治癌神医郑文友教授研制的肿消一至四号中，都配伍了血余炭，既防癌瘤出血之症，又能增加人体所需的矿物质。笔者自制的参茸苍柏丸、参茸枳实利气丸、陈氏艾蛎消肿丸、陈氏玄牡消肿丸也同样配伍之，可治疗各种癌症。若治胃癌，可与生蒲黄、白屈菜、白芷、补骨脂共同配伍，具有活血生肌之功，如《孙桂芝实用中医肿瘤学》反突复疡汤。与菟丝子、枸杞炭、山萸肉、女贞子等滋补肝肾药同用，可治疗膀胱癌，如《实用中西医肿瘤治疗大全》肝肾丸（菟丝子 10 克，枸杞炭 10 克，生地黄炭 15 克，山萸肉 15 克，女贞子 20 克，墨旱莲 30 克，牡丹皮 15 克，生黄芪 30 克，血余炭 20 克，仙鹤草 30 克）；《孙桂芝实用中医肿瘤学》肾气丸加减（熟地黄 15 克，怀山药 30 克，山茱萸 12 克，茯苓 12 克，生黄芪 30 克，血余炭 20 克，仙鹤草 30 克，菟丝子 30 克，制附子 3 克，肉桂 6 克），治疗肾气亏虚型膀胱癌。与露蜂房、蛇蜕、地龙、棕榈炭、木鳖子等攻毒抗癌、通络散结、止血等配伍同用，可治疗卵巢癌，如《肿瘤研究》平瘤丸。若治乳腺癌术后皮瓣坏死，可与肉桂、当归、油茶树叶、乳香、没药等配伍研细末为膏外敷，如广西壮族自治区桂林市中医医院温建余的自拟玉桂膏。

【用法用量】水煎服，6～10 克，研末服，1.5～3 克；外用适量。

【性能特点】血余炭乃发焖煅成炭，而发又为血之余，故可入血，以炭入药，故有收涩止血之功，其化学成分研究，富含多种矿物质，既防癌瘤出血之症，又能增加人体所需的矿物质。故临床在治疗所有癌症的配方中，皆可配伍之。

艾叶 《名医别录》

【概述】为菊科植物艾 *Artemisia argyi* Levl. et Vant.的叶。全面大部分地区均产。以湖北蕲州产者为佳，称"蕲艾"。夏季花未开时采摘，除去杂质，晒干或阴干，生用、捣绒或制炭用。

【性味归经】味辛、苦，性温。有小毒。归肝、脾、肾经。

【功能主治】温经止血，散寒调经，安胎。用于治疗甲状腺腺瘤、癌性腹水、卵巢癌等妇科多种肿瘤。出血证、月经不调、痛经、胎动不安等病证。

【配伍应用】艾叶气香性温，善走三阴而逐寒湿，开一切郁滞，固阴以和阳，能温三阴、利阴气、温气血，除寒凝、固阴血、止血溢，为温经止血之要药。常用于甲状腺腺瘤、癌性腹水、卵巢癌等多种肿瘤。若治甲状腺腺瘤，可与海藻、夏枯草、白芥子等消痰结、散瘿瘤之药配伍，如上海市中医医院肿瘤科王羲明等的艾椒消瘿软坚汤。与花椒、莱菔子、槟榔、红花、香附共同配伍，可治疗癌性腹水，具有行水、行气、消胀之功，如《陕西中医》苗友红的利水散。《孙桂芝实用中医肿瘤学》用此与香附、乌药、小茴香、川楝子、橘核、荔枝核、莪术、甘草、茯苓配伍同用，可治疗卵巢癌少腹冷痛拒按。笔者自制的陈氏海牡艾炭丸，用于治疗泌尿系统及妇科肿瘤。治癌神医郑文友教授研制的肿消三号，用于治疗泌尿及妇科肿瘤，具有温补肾阳、暖子宫之效能，治癌症血瘀型，可与丹参、莪术、紫草、地榆、石见穿、守宫配伍，如《中医学》丹莪紫草汤。

【用法用量】水煎服，3～10克，温经止血宜炒炭用，余生用；外用适量。

【性能特点】艾叶气香味辛，温可散寒，能暖气血而温经脉，为温经止血之要药，常用于甲状腺腺瘤、癌性腹水、卵巢癌等多种肿瘤。

【验方举例】肺癌　百部全蝎甘草汤：生艾叶 20 克，大蒜 20 瓣，百部、木瓜各 12 克，陈皮、山豆根、露蜂房、全蝎、生姜各 10 克，瓦楞子 30 克，生甘草 3 克。用法：水煎服，每日 1 剂。功能：养阴生津，解毒散结。主治：肺癌。加减：痰多加土贝母、山慈菇、浮海石；咯血者加仙鹤草、生侧柏叶、三七；发热者加大青叶、鱼腥草；胸腔积液者加猪苓、茯苓、半边莲、半枝莲；元气衰弱者加黄芪、党参、补骨脂、桑椹。疗效：治疗肺癌 60 例，以平消丹配合此汤服用，按照 1978 年全国抗癌药会议制定的肿瘤药评定标准，肺癌Ⅱ期（31 例）显效 5 例，有效 18 例，总有效率 74.2%；肺癌Ⅲ期（29 例）显效 3 例，有效 16 例，总有效率 65.5%；两期总有效率为 70%。按：方中生艾叶、山豆根凉血滋阴；大蒜、百部、露蜂房解毒杀虫；木瓜养阴生津；陈皮行气化痰；全蝎、瓦楞子通络散结；生姜行水通络；生甘草缓急止咳。[刘春安，彭明. 抗癌中草药大辞典. 武汉：湖北科学技术出版社，1994.]

神曲 《药性论》

【概述】又名六曲、六神曲。为面粉和其他药物混合后经发酵而成的加工品。全国各地均有生产。其制法是：取较大量面粉或麸皮，与杏仁泥、赤小豆粉，以及鲜青蒿、鲜苍耳、鲜辣蓼自然汁，混合拌匀，使干湿适宜，放入筐内，复以麻叶或楮叶，保温发酵一周，长出黄菌丝时取出，切成小块，晒干即成。生用或炒用。

【性味归经】味甘、辛，性温。归脾、胃经。

【功能主治】消食和胃。用于治疗食管癌、胃癌、肝癌、膀胱癌。饮食积滞。

【配伍应用】神曲辛以行散消食，甘温健脾开胃，和中止泻之功。常用于食管癌、胃癌、肝癌、膀胱癌等多种肿瘤属脾失健运，食积不化之证。常配苍术、白术、枳实等健脾燥湿，宽中下气药配伍，以增强健脾之功，如笔者自制的参茸苍柏丸、参茸枳实利气丸，均配伍之，用于治疗消化系统肿瘤。已故治癌神医郑文友教授的肿消一号也配伍神曲，用于治疗消化系统所有肿瘤。与炒麦芽相须配伍，以加强健脾消食之功，可治疗腹胀胸闷，咳嗽痰多，气滞食阻（食管癌），如《江苏省药品标准（1977年）》越鞠二陈丸，具有健脾消食、化痰顺气之效能。与陈皮、木香、枳壳、川楝子等理气止痛药配伍，可治疗胃癌，如《集验中成药》治癌丸。若治原发性肝癌，不能手术的中、晚期患者，可与柴胡、白花蛇舌草、半枝莲、白英、龙葵等疏肝解毒药配伍，如《中国当代中医名人志》陈延昌的肝癌散（二）；治膀胱癌，可与石韦、萹蓄、瞿麦、猪苓等利水渗湿药配伍，如《集验百病良方》喜树果丸（白花蛇舌草、仙鹤草、龙葵、喜树果各30克，白茅根、苦参、生黄芪、女贞子、红花各20克，石韦、萹蓄、枳壳各10克，瞿麦、猪苓、川牛膝、蛇莓、大蓟、小蓟、焦山楂、焦神曲各15克）。

神曲也常用于肿瘤放疗、化疗后引起的毒副反应，症见疲乏无力、食欲不振、恶心呕吐、腹泻便溏等脾胃气虚之症，并可制成膏滋口服，如《中医膏方指南》参芪苓术膏（黄芪100克，党参150克，白术100克，茯苓200克，炙甘草30克，柴胡50克，升麻30克，川厚朴60克，枳壳150克，陈皮100克，制半夏100克，薏苡仁300克，谷芽100克，神曲150克，阿胶150克）。

【用法用量】水煎服，6～15克。消食宜炒焦用。

【性能特点】神曲辛不烈，甘不壅，温不燥，能化宿食，降胃气，理中焦，暖脾胃，为消面积之佳口。常用于食管癌、胃癌、肝癌、膀胱癌等多种肿瘤属脾失健运、食积不化之证。

麦饭石 《本草纲目》

【概述】为花岗岩的风化矿石，产于辽宁、河南等地。采集后煅红醋淬研细入药。

【性味归经】甘、温，无毒。归肺、脾、肾经。

【功能主治】解表消肿。主治一切恶性肿瘤及痈疽发背。

【配伍应用】麦饭石味甘温而无毒，甘则能补虚扶弱，用于治疗虚弱证。经现代化学实验证实，富含锌、铁、锗、硅、硒等多种微量元素，故对于肿瘤病人体质虚弱者，有良好疗效，并治疗各种疮疡肿毒，可与蛤蚧、淫羊藿、黄精等益肾补精药配伍，制成散剂，泡茶频服，如笔者自拟的扶正茶（淫羊藿30克，露蜂房30克，黄精15克，麦饭石20克，蛤蚧1对，甘草6克），用于治疗所有癌症患者，具有调节免疫功能，经常服用亦可达到预防之效。治癌神医郑文友教授的四味扶正茶中，也配伍了麦饭石，用于各种癌症的治疗。

也可研细外敷或制成膏外敷，每日1换，治疗各种疮疡肿毒。

【用法用量】10～20克。

【性能特点】麦饭石甘温而无毒，富含多种微量元素，不仅可防治恶性肿瘤，而且对疮疡肿毒也有良好疗效。对体质虚弱者，经适当配伍，可有佳效。

第9章　理气类

　　凡以疏理气机为主要作用的药物，称为理气类药物。

　　此类药物主要用于气机不畅者。现代药理研究证实，此类药物具有防止肿瘤复发或转移、提高机体多疫力、调控基因及其蛋白表达；体外可诱导细胞凋亡、抑制端粒酶活性、抑制血管内皮生长因子、调节免疫功能，对放、化疗有减毒增效的作用。

陈皮《神农本草经》

　　【概述】又名橘皮、橘子皮、广橘皮、红皮。为芸香科植物橘 *Citrus reticulata* Blanco 及其栽培变种的干燥成熟果皮。主产于广东、福建、四川、浙江、江西等地。秋末、冬初果实成熟时采收果皮，晒干或低温干燥。以陈久者为佳，故称陈皮。产广东新会者称新会皮、广陈皮。切丝，生用。

　　【性味归经】味辛、苦，性温。归脾、肺经。

　　【功能主治】理气健脾，燥湿化痰。用于治疗多种肿瘤；闪腰岔气、各种损伤气滞疼痛、脾胃气滞证、呕吐、呃逆、湿痰、寒痰咳嗽、胸痹等病证。

　　【配伍应用】陈皮苦能泻能燥，辛能散，温能和。其治百病，总是取其理气燥湿之功，同补药则补，同泻药则泻，同升药则升，同降药则降。现代药理研究证实，有抗肿瘤作用，该药对多种肿瘤均有一定程度的缓解作用。常用于多种肿瘤的脘腹胀满、疼痛、胃气不和、食少呕吐、寒湿痰壅、咳嗽痰多等症。现代治肿瘤专家钱伯文教授善用陈皮，用于治疗各种肿瘤的配方中，取其善调脾胃气机、醒脾化痰开胃之效。与旋覆花、赭石降逆药配伍，可治疗食管癌初期，如《中华名方大全》经验方旋覆代赭石汤加减（旋覆花、急性子、郁金、姜半夏各9克，赭石15克，陈皮、厚朴各6克）。若治脾胃虚寒型胃癌，可与干姜、制附片温中散寒药配伍，如《孙桂芝实用中医肿瘤学》桂附理中丸合白豆蔻加减；若治肝癌，可与生莪术、生三棱、生水蛭等破瘀化癥药配伍，如《集验中成药》化癥散（生莪术、生三棱、生水蛭、瓦楞子各 18 克，苏木、红花、延胡索、香附、木香、砂仁、陈皮、半夏、厚朴、枳实、木通各 15 克，大黄 9 克）。与党参、白术、茯苓等健脾和中药配伍，可治疗胰腺癌，如《名中医肿瘤科绝技良方》引江苏省无锡市中医院尤建良等的调脾抑胰方（潞党参、炒白术、全瓜蒌、紫苏梗各 10 克，茯苓、茯神、姜半夏各 12 克，陈皮 6 克，枳实、薏苡仁、炒谷芽、炒麦芽各 20 克，怀山药 15 克，猪苓、徐长卿、预知子各 30 克）。与贝母、青皮、半夏等化痰散结药配伍，可治疗乳腺增生症（乳中桔核），乳腺瘤，肝癌，如《外科正宗》清肝解郁汤。与海藻、土贝母、全瓜蒌、白芥子等化痰软坚、消肿散结药同用，可治疗甲状腺腺瘤，如湖南中医学院第一附属医院曹建雄等的消瘿抗瘤汤。

【用法用量】水煎服，3～9 克。

【处方须知】陈皮性味香燥，过用、久用可耗散正气；无气滞者勿用。

【性能特点】陈皮辛散，能行能燥、理气健脾、燥湿化痰，在肿瘤的配方中，虽不能成君药，但在调脾胃气机、醒脾化痰开胃方面将起到一定的卓越功效。其治病之功，源于理气燥湿。唯一缺陷就是药效温和，多需与其他药物配伍使用。

【常用药对】陈皮与茯苓　陈皮善调脾胃气机，醒脾化痰开胃，药性和缓；茯苓渗湿利湿，又有健脾之功，利而不猛，补而不峻，甘淡平和，孙思邈云："主治万病，久服延年。"二药合用，相辅相成。如钱伯文教授的六君子汤加减方（常参 20 克，白术 12 克，茯苓 20 克，黄芪 30 克，陈皮 6 克，姜半夏 12 克，佛手 20 克，淫羊藿 15 克，合欢皮 20 克，白花蛇舌草 30 克，三棱 20 克，莪术 20 克）可治疗乳腺癌。

【各家论述】一般认为新鲜橘皮味甚辛辣，气较燥烈，入药一般以放置陈久，辛味缓和的橘皮为宜，故有陈橘皮之名，简称陈皮，陈皮行而不峻，温而不燥，可行气而不耗气。若用治湿浊较甚，则当用新鲜者或放置时间较短者为宜。

青皮《本草图经》

【概述】又名青橘皮、青柑皮。为芸香科植物橘 *Citrus reticulata* Blanco 及其栽培变种的干燥幼果或未成熟果实的干燥果皮。产地同陈皮。5—6 月间收集自落的幼果，晒干，称为"个青皮"，7—8 月间采收未成熟的果实，在果皮上纵剖成四瓣至基部，除尽瓤瓣，晒干，习称"四花青皮"。生用或醋炙用。

【性味归经】味苦、辛，性温。归肝、胆、胃经。

【功能主治】疏肝破气，消积化滞。用于治疗食管癌、肝癌、鼻咽癌、肾透明细胞癌、乳癌、皮肤癌等；胸腹部伤痛、肝郁气滞证、气滞脘腹疼痛、食积腹痛、癥瘕积聚、久疟痞块等病证。

【配伍应用】青皮气味峻烈，苦泄力大，辛散温通力强，能破气散结。常用于多种肿瘤属肝郁气滞者。用治食积痰滞，气滞血瘀之积聚、痞块、疟母、癥瘕，皆可用此行气破积，削坚消癥，常与三棱、莪术、鳖甲、香附配伍，如《选奇方》三棱煎。若寒在膈上，噎塞咽膈不通（食管癌），可与陈皮、木香等相须为用，以加强理气之功，如《兰室秘藏》吴茱萸丸。若治肝癌，可与炙甲片、生鳖甲等软坚消癥药配伍，如《中国中医秘方大全》二甲消癥汤。与马鞭草、当归、川芎、土茯苓、昆布、丹参等药同用，制成膏滋内服，可治疗气血凝滞型鼻咽癌，如《临床验方集》笔者祖传秘方青马当归膏。与牡蛎、全蝎等药配伍，可治疗肾透明细胞癌，如上海医科大学肿瘤医院胡安邦的蝎鳖蛎甲汤。单用青皮适量煎而徐服之，具有疏肝破气、散结消痰之功，如《中药大辞典》青皮煎，可治疗因久积忧郁，乳房内有核如指头，不痛不痒，五七年成痈，名乳癌者。若治早期皮肤癌，可与防风、细辛、僵蚕、蝉蜕、泽兰叶等疏风散结药同用，如《集验中成药》独角莲散。

【用法用量】水煎服，3～9克。醋炙疏肝止痛力强。

【处方须知】气虚忌用。

【性能特点】青皮气味峻烈，苦泄力大，辛散温通力强，能破气散结。常用于多种肿瘤属肝郁气滞者。

【常用药对】青皮与陈皮　陈皮性温而不峻，行气力缓，偏入脾肺，长于燥湿化痰，用于多种肿瘤属脘腹胀满、疼痛、胃气不和、食少呕吐、寒湿痰壅、咳嗽痰多等症。青皮性较峻烈，行气力猛，苦泄下行，偏入肝胆，能疏肝破气、散结止痛、消积化滞，用于多种肿瘤属肝郁气滞者。二药常相须为用，共奏疏肝理气、燥湿化痰、健胃消积。如《证治准绳》海带丸（海带、贝母、青皮、陈皮各等份）治瘿气日久不消。

【验方举例】

1. 乳癌　［中药大辞典］青皮煎：青皮12克。用法：水一盏半，煎一盏，徐徐服之，每日一服，或用酒服（朱丹溪）。功能：疏肝破气，散结消痰。主治：因久积忧郁，乳房内有核如指头，不痛不痒，五七年成痈，名乳癌者。［李明哲. 治癌验方400. 南京：江苏科学技术出版社，1995.］

2. 鼻咽癌　［临床验方集·笔者经验方］青马当归膏：青皮15克，当归12克，川芎12克，马鞭草30克，泽兰30克，土茯苓30克，昆布15克，

肿瘤本草

两面针 15 克，丹参 15 克，五灵脂 15 克，红花 9 克，田三七 5 克，陈皮 9 克。用法：上药除三七外，余药加水煎煮 3 次，滤汁去渣，合并 3 次滤液，加热浓缩成清膏滋状，再将三七研细末兑入和匀，然后加糖适量收膏即成。储罐备用。每次口服 15～30 克，每日服 2 次，温开水调服。1 个月为 1 个疗程。功能：理气活血，利水解毒。主治：气血凝滞型鼻咽癌。[程爵棠，程功文. 中国丸散膏丹方药全书. 北京：学苑出版社，2010.]

木香 《神农本草经》

【概述】又名蜜香、五木香、南木香、广木香。为菊科植物木香 *Aucklandia lappa* Decne.、川木香 *Vladimiria souliei*（Franch.）Ling 的干燥根。产于印度、巴基斯坦、缅甸者，称为广木香，现我国已栽培成功。主产于云南、广西者，称为云木香；主产于四川、西藏等地者，称为川木香。秋冬两季采挖，除去泥沙及须根，切段，大的再纵剖成瓣，干燥后撞去粗皮。生用或煨用。

【性味归经】味辛、苦，性温。归脾、胃、大肠、胆、三焦经。

【功能主治】行气止痛，健脾消食。用于治疗食管癌、反胃膈气（胃癌）、肝癌、胰腺癌、乳腺癌、瘿疾（甲状腺肿瘤）等。胸腹部跌打损伤之瘀肿、胀痛、刺痛、脾胃气滞证、泻痢里急后重、腹痛胁痛、黄疸、疝气疼痛、胸痹等证。

【配伍应用】木香芳香浓烈，善开壅导滞，升降诸气，能醒脾开胃，疏肝理气，消积导滞，散寒止痛，为行气止痛之要药，又为健脾消食之佳品。现代药理研究证实，体外实验有抑制肿瘤的作用。常用于肝胃气滞，郁结日久的消化系统肿瘤，以及肝经气血郁滞引起的乳房、甲状腺肿瘤等。若治食管癌，可与预知子、枸橘、丁香等理气降逆药配伍，如上海中医药大学附属龙华医院刘嘉湘的理气化结汤（预知子 12 克，枸橘 30 克，急性子 30 克，干蟾皮 12 克，白花蛇舌草 30 克，丹参 30 克，生马钱子 4.5 克，公丁香 9 克，广木香 9 克，生天南星 9 克，蜣螂虫 9 克，夏枯草 15 克，紫草根 30 克，苦参 30 克，瓦楞子 30 克，天龙 9 克）。若治反胃膈气（胃癌），可与守宫、人参、朱砂、乳香配伍，如《摘元方》壁虎丸 [守宫 7 个（炒微焦），木香、人参、朱砂各 6 克，乳香 4 克]，用《太平惠民和剂局方》卷十的木香汤（木香、青皮各 30 克，姜黄、炒麦芽各 50 克，炒甘草、炒盐各 110 克，莪术 40 克）煎汤送服；若治原发性肝癌，可与党参、白术、茯苓、香附、陈皮、半夏、当归、黄芪、升麻、柴胡、甘草健脾理气药配伍，如上海医科大学附属肿瘤医院于尔辛的健脾理气汤。与丁香、三棱、莪术、枳壳、青皮、炒川楝子、炒小茴香配伍，可治疗五积，破痰癖，消癥块，及冷热积聚（胰腺癌等），如《济生方》香棱丸。与柴胡、砂仁、白术、焦山楂、陈皮等疏肝健脾药配伍，可治疗乳腺癌，如《集验中成药》归芍解毒散（柴胡、广木香、砂仁各 7 克，当归、赤芍各 10 克，白芍、蒲公英、白花蛇舌草、生白术各 12 克，半枝莲、云茯苓、夏枯草、延胡索、焦山楂各 15 克，金银花 30 克，陈皮 9 克，太子参 20 克）；若治瘿疾（甲状腺肿瘤），可与沉香、化橘红、珍珠、猪靥子配伍，如《证治准绳》神效开结散。

【用法用量】水煎服，1.5～6 克。生用行气力强，煨用行气力缓而实肠止泻，用于泄泻腹痛。

【处方须知】阴虚、津液不足者慎用。

【性能特点】木香辛行苦泄温通，芳香气烈而味厚，善能行脾胃之滞气，既为行气止痛之要药，又为健脾消食之佳品。《本草求真》云："木香，下气宽中，为三焦气分要药。然三焦则又以中为要……中宽则上下皆通，是以号为三焦宣滞要剂。"常用于肝胃气滞，郁结日久的消化系统肿瘤，以及肝经气血郁滞引起的乳房、甲状腺肿瘤等。

【各家论述】未经炮制的生木香，味辛气香，行气散滞之力较强，为调气之要药。经煨炒，炙炒过的木香，因其挥发油已减，辛散力较缓，功专醒脾止泻，对阴虚气弱而须用木香者为宜。

枳实 《神农本草经》

【概述】又名鹅眼枳实。为芸香科植物酸橙 *Citrus aurantium* L.及其栽培变种或甜橙 *C. sinensis* Osbeck 的干燥幼果，主产于四川、江西、福建、江苏等地。5−6 月份采集自落的果实，自中部横切为两半，晒干或低温干燥，较小者直接晒干或低温干燥。用时洗净、闷透，切薄片，干燥。生用或麸炒用。

【性味归经】味苦、辛、酸，性温。归脾、胃、大肠经。

【功能主治】破气消积，化痰除痞。用于治疗胃癌、肝癌、结肠癌、直肠癌、胸膜肿瘤、脑肿瘤、淋巴瘤、甲状腺瘤等。胃肠积滞、湿热泻痢、胸痹、结胸、气滞胸胁疼痛、产后腹痛等病证。

【配伍应用】枳实气香味厚，性勇慓悍，走而不守，善泻胃实以开坚结，行瘀滞而调气机；辛散苦泄，性烈而速，又能破气滞以行痰湿，消积滞以通痞塞。现代药理研究证实有抗肿瘤作用，枳实热水提取物对子宫颈癌 JTC26 抑制率为 90%以上。对小鼠 Lewis 肺癌有效。常用于胃癌、肝癌、结肠癌、直肠癌、胸膜肿瘤、脑肿瘤、淋巴瘤、甲状腺瘤等的治疗，常与其他抗癌药配伍以增强疗效。已故治癌神医郑文友教授的肿消一号、肿消二号，其内就配伍枳实。笔者自制的参茸苍柏丸、参茸枳实利气丸，分别是治疗消化系统和呼吸系统癌症，具有宽中下气，消积除痞之功。若治胃癌，可与鸡内金、焦建曲、焦山楂、焦麦芽、薏苡仁等消食健脾药同用，如《中国丸散膏丹方药全书——肿瘤》引《集验成药》元胡失笑散；湖北省武汉市中医医院邵德石的乌石藤汤（乌骨藤、石见穿、藤梨根、白花蛇舌草、半枝莲、薏苡仁各 30 克，重楼 15 克，枳实、半夏各 9 克），具有解毒软坚、化痰散结之功，主治胃癌。与凌霄花、预知子、赭石等疏肝解郁、活血化瘀、降逆止呕药同用，可治疗原发性肝癌，属脾虚湿困型，如《孙桂芝实用中医肿瘤学》枳实消痞丸加减（枳实 10 克，白术 15 克，太子参 15 克，黄芪 30 克，茯苓 15 克，生麦芽 30 克，薏苡仁 30 克，制半夏 10 克，厚朴 10 克，黄连 15 克，干姜 6 克，鸡内金 30 克，赭石 30 克，藤梨根 15 克，凌霄花 6 克，预知子 10 克，白花蛇舌草 30 克）。与半枝莲、红藤、败酱草等清热解毒药配伍，可治疗结肠癌、直肠癌，如《实用内科学》莲藤汤［半枝莲、红藤、败酱草各 30 克，制大黄、穿山甲（代）、枳实各 9 克，地榆炭 15 克］。若治肺气壅滞型胸膜肿瘤，可与生牡蛎、生龙骨、浙贝母等软坚散结药配伍，如《孙桂芝实用中医肿瘤学》导痰汤加味［姜半夏 10 克，陈皮 10 克，茯苓 10 克，制南星 10 克，枳实 10 克，生牡蛎（先煎）20 克，生龙骨（先煎）20 克，玄参 10 克，生薏苡仁 20 克，浙贝母 10 克，桃仁 10 克，全瓜蒌 15 克，五灵脂 10 克，重楼 10 克］。《抗癌中药药理与应用》用此与白芍、桔梗、山豆根、鸡蛋黄为伍，用于治疗脑肿瘤。《抗癌中草药大辞典》用此与郁金、柴胡、白术、五灵脂、红花、茯苓、鸡内金、杭白芍、木香、砂仁、丹参、生牡蛎、鳖甲、甘草同用，可治疗淋巴癌。与生南星、生半夏配伍，实脾胜湿，化散经络之痰瘀，用于治疗甲状腺瘤，如《名中医肿瘤科绝技良方》引浙江省瑞安市邱志济的自拟星夏消瘿汤。

【用法用量】水煎服，3～9 克，大量可用至 30 克，炒后性较平和。

【处方须知】孕妇慎用。

【性能特点】枳实专泄胃实，开导坚结，故主中脘以治血分，疗脐腹间实满，消痰癖祛停水，逐宿食，破结胸，通便闭，非此不能也。用于治癌配伍中，常与其他抗癌药同用，才能发挥更好疗效。常用于胃癌、肝癌、结肠癌、直肠癌、胸膜肿瘤、脑肿瘤、淋巴瘤、甲状腺瘤等的治疗。

枳壳 《雷公炮炙论》

【概述】为芸香科植物酸橙 *Citrus aurantium* L.及其栽培变种未成熟的果实。主产于四川、江西、湖南、浙江等地。四川产者名"川枳壳"，江西产者名"江枳壳"，湖南产者名"湘枳壳"。7月下旬至8月上旬，果实未成熟时采摘，大者横切成两半，晒干或微火烘干。

【性味归经】味苦、酸，性微寒。归肺、脾、大肠经。

【功能主治】理气宽中，行滞消积。用于治疗胃癌、肝癌、大肠癌、肺癌、乳癌、卵巢癌等；胸胁气滞，痞满胀痛，食积不化，呃逆，湿热痢疾，气虚下陷之子宫脱垂、脱肛等症。

【配伍应用】枳壳辛散苦泄，善破气开结，宣导气滞，为行气之佳品。功效与枳实相近似，但枳实主入脾胃，枳壳主入脾肺，故枳壳常用于散留结胸膈痰滞之证。现代药理研究表明，能增强免疫功能，抑制肿瘤生长之作用。临床经适当配伍，可用于多种肿瘤的治疗，如胃癌、肝癌、大肠癌、肺癌、乳癌、卵巢癌等属气滞之证者。与红参、香茶菜配伍制成片剂，具有益气消肿之功，可治疗胃癌，如《中国中医秘方大全》引浙江省中医药研究所的人参香茶方。与姜黄、桂心、当归、郁金、红藤等同用，可治疗肝癌疼痛，如《中国中医大辞典》引胡安黎的姜桂行气散（姜黄、枳壳、桂心、当归、红藤、厚朴、蜈蚣、郁金、柴胡各30克，丹参50克，制天南星、半夏、大黄各18克，白芍6克，炙甘草12克）。与半枝莲、山豆根、重楼等清热解毒药配伍，可治疗大肠癌，如湖北中医药大学附属医院的昆布石莲汤。与仙鹤草、鱼腥草、山慈菇、山海螺、守宫等清肺解毒、化瘀散结药配伍同用，对中晚期原发性支气管肺癌，有良好疗效，如广州中医药大学第一附属医院李穗晖的仙鱼汤。与千金子、五灵脂、绿矾、花蕊石等配伍，如《中国丸散膏丹方药全书——肿瘤》引《集验中成药》千金丸（千金子、五灵脂各6克，绿矾、郁金、花蕊石、山慈菇、白矾各3克，干漆、火硝、制马钱子各9克，枳壳60克），可治疗乳腺癌广泛转移。若治卵巢癌，可与三棱、莪术、土鳖虫、红花、桃仁等活血化瘀药配伍，如《集验百病良方》桃红双枝丸。

【用法用量】水煎服，5～10克，大量可用至60克，或入丸、散；外用适量，煎水洗或炒热熨。行气宽中宜生用，健脾消食宜炒用或蜜炙用，下利便血宜炒炭用。

【处方须知】凡脾胃虚弱或孕妇慎用。

【性能特点】枳壳辛散苦泄，能破气除痞，化痰消积，行气调滞而除满胀，滑窍破结而通痞塞。常用于胸胁痞满，脘腹胀痛，便秘等证的治疗。本品功效比枳实稍缓和。

【各家论述】枳实一名首载于《神农本草经》。宋以前所用枳实并不是后世以幼果入药之枳实，而正是今日之枳壳。仲景方中所用枳实亦是今之枳壳。《梦溪笔谈》曰："六朝以前医方，惟有枳实无枳壳，故本草亦只有枳实。后人用枳之嫩小者为枳实，大者为枳壳。主疗各有所宜，遂别出枳壳一条。……古人言枳实者，便是枳壳。"

厚朴《神农本草经》

【概述】又名川朴、厚皮、重皮、烈朴。为木兰科植物厚朴 *Magnolia officinalis* Rehd. et Wils. 或凹叶厚朴 *Magnolia officinalis* Rehd. et Wils. var. *biloba*. Rehd. et Wils.的干燥干皮、根皮及枝皮。主产于四川、湖北等地。4—6月份剥取，根皮及枝皮直接阴干，干皮置沸水中微煮后堆置阴湿处，"发汗"至内表面变紫褐色或棕褐色时，蒸软取出，卷成筒状，干燥。切丝，姜制用。

【性味归经】味苦、辛，性温，归脾、胃、肺、大肠经。

【功能主治】燥湿消痰，下气除满。用于治疗食管癌、肝癌、大肠癌、鼻咽癌、淋巴癌、皮肤癌等；湿阻中焦、脘腹胀满、食积气滞、腹胀便秘、痰饮喘咳等病证。

【配伍应用】厚朴苦燥辛散，燥湿消痰，又能下气宽中除胀满。常用于消化系统肿瘤痰湿内盛者及鼻咽癌、淋巴瘤、皮肤癌等。若食管癌，可与旋覆花、赭石、广木香、公丁香等理气降逆药配伍，如上海中医药大学附属曙光医院雷永仲的软坚降气汤（夏枯草15克，煅牡蛎30克，海带15克，急性子30克，蜣螂虫9克，川楝子12克，姜半夏12克，姜竹茹12克，旋覆花9克，赭石30克，广木香9克，公丁香6克，川厚朴9克，南沙参30克，北沙参30克，当归9克，石斛15克）。与当归、肉桂、姜黄、丹参、大黄温经活血止痛药配伍，可治疗肝癌疼痛，如《中国中医秘方大全》引胡安黎的姜桂行气方，具有化痰散结、理气化瘀之功效；与柴胡、郁金、枳实、泽兰等疏肝解郁，与条达肝气药同用，可治疗原发性肝癌，如《名中医肿瘤科绝技良方》引山东省肿瘤防治研究院赵付芝的疏肝化瘀汤（柴胡15克，枳实15克，泽兰15克，郁金12克，厚朴15克，土鳖虫10克，龙葵20克，半枝莲20克，丹参15克，莪术15克，穿山甲12克，桃仁10克，黄芪30克，当归15克，生薏苡仁20克）。治大肠癌，可与败酱草、仙鹤草、白花蛇舌草、槐花等清热解毒止血药配伍，如《中国丸散膏丹方药全书——肿瘤》引《集验中成药》三草槐花散（败酱草、仙鹤草、白花蛇舌草、白毛藤各 30 克，槐花、黄芩各 9 克，地榆、秦皮、茯苓各 12 克，金银花、白术各 10 克，厚朴 8 克，薏苡仁 20 克，党参、绞股蓝各 15 克，甘草 3 克）。与党参、白术、茯苓等益气健脾药同用，可治疗放疗后脾虚痰湿的鼻咽癌，如上海中医药大学附属龙华医院张青的鼻咽消肿汤〔党参 12 克，白术 9 克，茯苓 12 克，山药 12 克，制天南星 12 克，制半夏 12 克，陈皮 9 克，薏苡仁 30 克，苍术 9 克，川厚朴 9 克，白扁豆 15 克，砂仁（后下）3 克，猪苓 15 克〕。《中医文摘》用此与苍术、法半夏、山慈菇、重楼、陈皮、白芥子、川芎、茯苓、薏苡仁、丹参、白豆蔻、甘草、天南星配伍同用，可治疗淋巴癌。《抗癌中药药理与应用》用此与川芎、白芷、桔梗、防风、肉桂、金银花、黄芪、当归、人参、木香、天花粉共用，研末好酒调服，可治疗皮肤癌。

笔者用此与火麻仁、白芍、枳实、大黄、芦荟、杏仁、甘草配伍同用，自制的梗通丸内服，可用于治疗恶性肿瘤因肠道梗阻而大便秘结者，具有润肠通便之功。

【用法用量】水煎服，3～10 克。或入丸、散。

【处方须知】厚朴辛苦温燥湿，易耗气伤津，故气虚津亏者及孕妇当慎用。

【性能特点】厚朴苦味而重，苦降下气消积除胀满，又下气消痰平喘，既可除无形之湿满，又可消有形之实满，为消除胀满之要药。常用于治疗食管癌、肝癌、大肠癌、鼻咽癌、淋巴癌、皮肤癌等多种恶性肿瘤所引起的痞满胀痛，湿困中阻。

乌药 《本草拾遗》

【概述】又名旁其、矮樟根、土木香。为樟科植物乌药 Lindera aggregata (Sims) Kosterm. 的块根。主产于浙江、安徽、江苏、陕西等地。全年均可采挖，除去细根，洗净，趁鲜切片，晒干。生用或麸炒用。

【性味归经】味辛，性温。归脾、肺、肾、膀胱经。

【功能主治】行气止痛，温肾散寒。用于治疗食管癌、胃癌、胰腺癌、肉瘿、肉瘤、膀胱癌、绒毛膜上皮癌、子宫肌瘤等；肾虚寒湿筋骨痹痛、寒凝气滞胸腹诸痛证、尿频、遗尿等病证。

【配伍应用】乌药味辛行散，性温祛寒，入肺而宣通，入脾而宽中，故能行气散寒止痛；又辛散温通，入肾与膀胱而温肾散寒，缩尿止遗。可用于治疗多种肿瘤，尤多用于中焦虚寒，运化失常的消化道癌症。《抗癌中药药理与应用》用此与乌梅、龙葵、万毒虎、白英、白花蛇舌草、山绿豆、半枝莲、黄药子、无根藤、三七配伍，可用于治疗食管癌。与太子参、生黄芪、当归、熟地黄等益气补血药配伍，可治疗瘀毒内阻型胃癌，如《孙桂芝实用中医肿瘤学》四物汤合当归补血汤、金铃子散加减［太子参 15 克，生黄芪 30 克，熟地黄 12 克，当归 6 克，桃仁 6 克，红花 5 克，赤芍 10 克，延胡索 10 克，川楝子 10 克，乌药 10 克，侧柏炭 12 克，仙鹤草 30 克，干蟾皮 6 克，虎杖 15 克，徐长卿 15 克，刘寄奴 15 克，露蜂房 5 克，生蒲黄（包煎）10 克，白芷 10 克，补骨脂 10 克，白花蛇舌草 15 克，白屈菜 5 克］。若治气血瘀滞型胰腺癌，可与紫丹参、炮山甲（代）、延胡索、蓬莪术等活血药配伍同用，如北京西城区中医医院王涛的膈下逐瘀汤化裁［紫丹参 15 克，台乌药 9 克，炮山甲（代）12 克，制香附 12 克，藤梨根 30 克，预知子 9 克，延胡索 24 克，全当归 12 克，蓬莪术 15 克，肿节风 15 克，草红花 9 克，桃仁、杏仁 9 克］，治脾郁而致的肉瘿、肉瘤，可与香附、陈皮、木香、酸枣仁、远志等理气解郁、养心安神药配伍，如《医宗金鉴》加味归脾丸，治膀胱癌，可与藤梨根、忍冬藤、白毛藤、半枝莲、半边莲等合用，如《中国丸散膏丹方药全书——肿瘤》引自《名医治验良方》段凤舞的三藤二莲液。治绒毛膜上皮癌，可与五灵脂、红花、丹参、乳香、没药等活血药配伍，如《中国中医秘方大全》引湖北中医药大学蒋玉伯的五灵红花汤。治子宫肌瘤，可与鳖甲、鹿角片等补肾之品配伍，通过补肾调冲以达消瘤之功，如上海中医药大学附属曙光医院钱麟的补肾消瘤方。

乌药也可用于放疗引起的白细胞减少症，常与黄芪、全当归、地黄、黄芩、鸡血藤等益气生血、养阴清热药配伍，如《中国中医秘方大全》引中国人民解放军兰州军区总医院赵立贵的紫黄鸡汤。

【用法用量】水煎服，3～9 克。

【处方须知】气虚、阴虚内热者慎用。

【性能特点】乌药味辛行散，性温祛寒，入肺而宣通，入脾而宽中，故能行气散寒止痛；又辛散温通，入肾与膀胱而温肾散寒，缩尿止遗。可用于治疗多种肿瘤，尤多用于中焦虚寒，运化失常的消化道癌症。

【各家论述】乌药以浙江天台所产者为道地药材，称为天台乌药，简称台乌药、台乌，品质较佳。乌药经炒制后称为炒乌药，辛燥之性已缓，散寒之力较强，适用于虚寒气滞作痛者。

香附 《名医别录》

【概述】 又名香附米、香附子、莎草根、三棱草根。为莎草科植物莎草 *Cyperus rotundus* L.的干燥根茎。全国大部分地区有产，主产于广东、河南、四川、浙江、山东等地。秋季采挖，燎去毛须，置沸水中略煮蒸透后晒干，或燎后直接晒干。生用，或醋炙用。用时碾碎。

【性味归经】 味辛、微苦、微甘，性平。归肝、脾、三焦经。

【功能主治】 疏肝解郁，调经止痛，理气调中。用于治疗食管癌、胃癌、肝癌、胰腺癌、乳腺癌、子宫颈癌等；郁证、月经不调、痛经、闭经、脘腹诸痛、吐血尿血、崩漏下血以及跌打损伤、瘀滞疼痛等病证。

【配伍应用】 香附主入肝经气分，芳香辛行，善散肝气之郁结，味苦疏泄以平肝气之横逆，故为疏肝解郁、行气止痛之要药。现代药理研究证实，有抗肿瘤作用，调整病变内脏功能，改变病变部位血液循环，抑制病理性细胞增生，进而可使肿块逐渐缩小。常用于食管癌、胃癌、肝癌、胰腺癌、乳腺癌、子宫颈癌等恶性肿瘤属气机郁滞者。笔者自制的复方元胡川芎镇痛丸，是用于各种癌症的治疗之臣药，其内之香附既可疏肝解郁，又有行气止痛之功。已故治癌神医郑文友教授之癌痛消，是系列治癌中药之一种，所有癌症患者必用之，其香附之配伍，即取其解郁止痛之能。治肝气郁结之食管癌，多与柴胡、枳壳等疏肝行气解郁药同用，以增强药效，如《孙桂芝实用中医肿瘤学》柴胡疏肝散加减（柴胡 10 克，川芎 15 克，白芍 15 克，香附 10 克，枳壳 10 克，陈皮 10 克，郁金 12 克，佛手 10 克，荷梗 6 克，绿萼梅 10 克，天龙 6 克，全蝎 5 克，僵蚕 10 克，白花蛇舌草 15 克，生甘草 10 克）。治瘀毒内结之胃癌，可与生蒲黄、五灵脂、当归、桃仁、牡丹皮等同用，如上海中医肿瘤专家教授刘嘉湘主任运用膈下逐瘀汤加减（生蒲黄 9 克，五灵脂 9 克，当归 9 克，桃仁 9 克，牡丹皮 6 克，赤芍 9 克，郁金 9 克，香附 9 克，仙鹤草 30 克，延胡索 15 克，参三七 6 克，藤梨根 30 克，野葡萄藤 30 克）。与党参、黄芪、白芍、当归等益气养血药配伍，可治疗肝癌，如江苏省中医院张泽生的二甲消癥汤。与穿山甲（代）、龙葵等化瘀解毒药配伍，可治疗胰腺癌，如《中国中医秘方大全》引江苏省苏州市东山人民医院高国俊的山甲龙葵汤；治乳腺癌，可与全瓜蒌、生地黄、土贝母、煅牡蛎等同用，如《肿瘤病良方大全》萧汉江的乳癌无忧方；治子宫颈癌，可与蜈蚣、全蝎等虫类药配伍同用，如湖北省随州市中医医院陈明信的蝎蜈软化汤（蜈蚣 3 条，全蝎 6 克，昆布 24 克，海藻 24 克，当归 24 克，续断 24 克，半枝莲 24 克，白花蛇舌草 24 克，白芍 15 克，香附 15 克，茯苓

15克，柴胡9克，云南白药2克）。

【用法用量】水煎服，6～9克。醋炙止痛力增强。

【处方须知】血气虚弱者不宜单用，阴虚内热者慎用。

【性能特点】香附辛香走散，散气解郁而条达气机，涤痰开郁以和中州。入肝经而能散肝气之郁，性平而无寒热之偏，为疏肝理气解郁之要药。常用于食管癌、胃癌、肝癌、胰腺癌、乳腺癌、子宫颈癌等属气机郁滞者。

【常用药对】香附与丹参　香附辛香气浓，能走善降，为疏肝理气，调经止痛之良药；丹参苦微寒而润，苦能降泄，微寒清热，入心肝二经血分，有活血化瘀而不伤气血之特点，且能凉血消痈，养血安神；二药合用，一气一血，气血并治，具有较好的行气化瘀、通络止痛之功。如《现代中医药应用与研究大系》山甲龙葵汤。

佛手《滇南本草》

【概述】又名五指柑、手柑。为芸香科植物佛手 *Citrus medica* L.var. *sarcodactylis* Swingle 的干燥果实。主产于广东、福建、云南、四川等地。秋季果实尚未变黄或刚变黄时采收，纵切成薄片，晒干或低温干燥。生用。

【性味归经】味辛、苦，性温。归肝、脾、胃、肺经。

【功能主治】疏肝解郁，理气和中，燥湿化痰。用于治疗胃癌、肝癌、胰头癌、鼻咽癌等恶性肿瘤；肝郁胸胁胀痛、气滞脘腹疼痛、久咳痰多、胸闷作痛。

【配伍应用】佛手辛行苦泄，气味芳香，善疏肝解郁、行气止痛，又能醒脾理气，和中导滞。《本草再新》云："治气舒肝，和胃化痰，破积，治噎膈反胃，消癥瘕瘰疬。"现代药理研究证实，有抗肿瘤作用，佛手热水提取物对小鼠 S_{180} 细胞肉瘤体内实验，抑瘤率达51%，有明显的抗癌活性，佛手柑酯对艾氏腹水癌细胞有杀灭作用。常用于胃癌、肝癌、胰头癌、鼻咽癌等恶性肿瘤属肝、胃气滞者，可与其他行气活血散结之品同用。治中晚期胃癌，脾虚痰瘀互结型，可与炒党参、炒白术、炒谷芽、炒麦芽等药同用，如《名医治验良方》张明远的健脾散结膏；与莪术、预知子、徐长卿、露蜂房等行气祛瘀、解毒散结药配伍，可治疗胃癌癌前病变，如温州医学院附属第一医院叶人等医师的治萎化异汤（生黄芪30克，炒白术、莪术、法半夏各12克，炙甘草6克，当归8克，丹参、生晒参、徐长卿、茯苓、预知子各15克，佛手、露蜂房、陈皮、炒黄芩各10克），该方无论对改善患者的临床症状还是逆转胃黏膜的萎缩、肠腺化生，肠上皮不典型增生都具有确切的疗效；治原发性肝癌，可与川楝子、郁金、大腹皮、陈皮、橘叶等同用，如上海中医药大学钱伯文教授的川楝郁金汤，具有疏肝理气之功。《抗癌中药药理与应用》用此与醋大黄、红花、延胡索、制香附、三棱、莪术、三七、王不留行、青皮、陈皮、台乌药、木香共同配伍，可治疗胰头癌；治鼻咽癌并淋巴转移未溃破者，可与牡蛎、葵树子、白花蛇舌草、穿破石等药同用，如《中国丸散膏丹方药全书——肿瘤》引《集验中成药》消癌散，具有祛瘀化痰、软坚散结、解毒消癌之功。

【用法用量】水煎服，3～9克。

【性能特点】佛手辛行苦泄，气味芳香，善疏肝解郁、行气止痛，又能醒脾理气，和中导滞。《本草再新》云："治气舒肝，和胃化痰，破积，治噎膈反胃，消癥瘕瘰疬。"常用于胃癌、肝癌、胰头癌、鼻咽癌等恶性肿瘤属肝、胃气滞者，可与其他行气活血散结之品同用。

川楝子 《神农本草经》

【概述】又名楝实、金铃子、川楝实。为楝科植物川楝 *Melia toosendan* Sieb. et Zucc 的干燥成熟果实。我国南方各地均有产，以四川产者为佳。冬季果实成熟时采收，除去杂质，干燥。用时打碎。生用或炒用。

【性味归经】味苦，性寒。归肝、胃、小肠、膀胱经。

【功能主治】行气止痛，杀虫。用于治疗食管癌、胃癌、肝癌、胰腺癌、乳腺癌、卵巢癌、膀胱癌等；肝郁化火诸痛证、虫积腹痛。

【配伍应用】川楝子味辛行散，性温祛寒，入肺而宣通，入脾而宽中，故能行气散寒止痛。现代药理研究证实，有抗肿瘤作用，体外筛选对肿瘤细胞有抑制作用。用 Hela 细胞单纯培养法筛选表明，川楝子有抑制肿瘤细胞作用。川楝子对人子宫颈癌 JTC-26 有明显抑制作用，其抑瘤率在 90% 以上。常用于食管癌、胃癌、肝癌、胰腺癌、乳腺癌、卵巢癌、膀胱癌等多种癌症，以肝郁化火，湿热郁滞疼痛明显者尤为适宜。治肝胃阴虚型食管癌、贲门癌，可与北沙参、麦冬、生地黄、枸杞子、当归配伍，如《实用中医内科学》一贯煎。治胃癌，可与炒山楂、六神曲、炒麦芽、鸡内金、陈皮、枳壳等消食导滞之品配伍，如上海中医药大学附属曙光医院汤新民的消积导滞汤（炒山楂 9 克，六神曲 9 克，炒麦芽 15 克，鸡内金 9 克，煅瓦楞子 30 克，陈皮 9 克，木香 9 克，枳壳 9 克，川楝子 9 克，延胡索 15 克，丹参 15 克，桃仁 6 克，赤芍 9 克，海藻 12 克，牡蛎 30 克，夏枯草 15 克，党参 12 克，黄芪 9 克，甘草 6 克，蒲黄

9 克，白芍 12 克，仙鹤草 30 克，白及 4.5 克）。治原发性肝癌，可与活血止痛、行气解郁之郁金配伍，如上海中医药大学钱伯文教授的川楝郁金汤（预知子 15 克，川楝子 9 克，郁金、大腹皮各 15 克，陈皮 12 克，橘叶 12 克，枳壳 9 克，木香 9 克，佛手片 6 克，郁金 12 克，莱菔子 12 克）；治晚期胰腺癌，可与铁树叶、牡蛎、夏枯草、海藻、海带、漏芦等同用，如上海中医药大学附属曙光医院雷永仲的铁树牡蛎汤。《抗癌植物药及其验方》用此与胡桃仁、金银花、川贝母、露蜂房共同配伍，可治疗乳腺癌；治卵巢癌，可与白花蛇舌草、半枝莲等清热解毒药配伍，如湖北中医药大学附属医院的蛇莲地鳖汤；治瘀毒型膀胱癌晚期，可与苦参、黄柏、白茅根、连翘、赤小豆等清热利湿药配伍，如《名医治验良方》睢文发的白英龙蛇液。

【用法用量】水煎服，4.5～9 克；外用适量，炒用寒性减低。

【处方须知】川楝子有毒，不宜过量或持续服用，以免中毒。又因性寒，脾胃虚寒者慎用。

【性能特点】川楝子味辛行散，性温祛寒，入肺而宣通，入脾而宽中，故能行气散寒止痛。常用于食管癌、胃癌、肝癌、胰腺癌、乳腺癌、卵巢癌、膀胱癌等多种癌症，以肝郁化火、湿热郁滞疼痛明显者尤为适宜。

【验方举验】癌痛　［朱彤等. 山东中医杂志. 1989.］川楝子 15～20 克，延胡索 20～40 克，白芍 20～60 克。用法：上述药物用量，应从小量用起，视病情而定，水煎至手捏捻延胡索能呈黏糊状即可，取汁频服。功能：理气和血定痛。主治：适用于各种癌症后期，出现脏腑、肢体疼痛者。疗效：笔者曾治因肺癌、肝癌、食管癌、胃癌、宫颈癌等引起的脏腑、肢体疼痛患者百余例，未见无效者，亦未发现明显毒副作用。［陈琳贤，李玉凤，韦挥德. 新编全国大众验方精选. 南宁：广西民族出版社，1990.］

郁金 《药性论》

【概述】又名黄郁、玉金。为姜科植物温郁金 Curcuma wenyujin Y. H. Chen et C. Ling 、姜黄 Curcuma. Longa L.、广西莪术 Curcuma. Kwangsiensis S. G. Lee et C. F. Liang 或蓬莪术 Curcuma. Phaeocaulis Val.的块根。温郁金主产于浙江，以温州地区最有名，为道地药材；黄郁金（植物郁金）及绿丝郁金（蓬莪术）主产于四川；广西莪术主产于广西。野生或栽培。秋季茎叶枯萎后采挖，摘取块根，除去细根，蒸或煮至透心，干燥。切片或打碎，生用，或明矾水炙用。

【性味归经】味辛，苦，性寒。归肝、胆、心经。

【功能主治】行气解郁，凉血破瘀，抗癌止痛。用于治疗食管癌、胃癌、肝癌、胰腺癌、肺癌、乳腺癌等；气滞血瘀痛证、热病神昏、癫痫痰闭、吐血、衄血、倒经、尿血、血淋、肝胆湿热黄疸、胆石症。

【配伍应用】郁金辛开苦降，清扬善窜，上达高巅，下行下焦，能行滞气，散肝郁，降逆气，泄壅滞，为行气解郁之要药。现代药理研究证实，郁金对人子宫颈癌 JTC-26 细胞的抑瘤率在 50%～70%；郁金挥发油对癌细胞有抑制作用，且有促进胆汁分泌的作用。常用于食管癌、胃癌、肝癌、胰腺癌、肺癌、乳腺癌等多种恶性肿瘤。治痰气交阻型食管癌，可与丹参、沙参、茯苓、砂仁、川贝母、杵头糠同用，如广州中医药大学第一附属医院陈玉琨的启膈散加减，具有理气化痰，开郁散结之功。治胃癌，可与白英、蛇莓、龙葵、丹参、当归配伍，具有清热消肿、活血化瘀之效，同时用蟾酥皮注射液静滴，如北京市肿瘤研究所李岩的白蛇六味汤。治原发性肝癌，可与红花、桃仁、凌霄花等活血化瘀药配伍，如《中国中医秘方大全》引徐葆华的红桃郁金汤；上海中医药大学附属曙光医院庞泮池的凌霄郁金汤〔太子参、黄芪、丹参、郁金、凌霄花、桃仁、预知子、制香附各 9 克，炙鳖甲 12 克，全蝎散（吞服）6 克〕，具有益气化瘀；治胰腺癌，可与穿山甲（代）、川楝子、香附等理气化瘀药配伍，如《名医治验良方》高国俊的八月山楝液〔穿山甲（代）15 克，川楝子 10 克，香附 12 克，广郁金 10 克，石见穿 30 克，丹参 15 克，青皮 12 克，陈皮 12 克，夏枯草 24 克，红花 30 克，龙葵 30 克，广木香 10 克，枸橘 30 克，预知子 12 克〕。与山海螺、蜀羊泉、龙葵、菝葜等药同用，可治疗肺癌、乳腺癌、膀胱癌、宫颈癌，如《肿瘤临证备要》李岩的山海螺液（山海螺 60 克，蜀羊泉 30 克，龙葵 30 克，菝葜 30 克，生薏苡仁 30 克，生牡蛎 30 克，蛇莓 15 克，夏枯草 15 克，山慈菇 15 克，浙贝母 10 克，郁金 20 克，瓜蒌 30 克，赭石 30 克，旋覆花 10 克，青皮 10 克）。

【用法用量】水煎服，5～12 克，研末服，2～5 克。

【处方须知】畏丁香。

【性能特点】郁金味辛能行能散，既能活血，又能行气。辛散苦泄，能解郁开窍。《本草备要》云："行气、解郁、泄血、破瘀。凉心热，散肝郁。"常用于食管癌、胃癌、肝癌、胰腺癌、肺癌、乳腺癌等多种恶性肿瘤。

砂仁 《药性论》

【概述】又名春砂仁、缩砂仁、缩砂蜜。为姜科植物阳春砂 *Amomum villosum*

Lour.、绿壳砂 A. *villosum* Lour.var. *xanthioiddes* T. L. Wu et Senjen 或海南砂 A. *longiligularee* T. L. Wu.的干燥成熟果实。阳春砂主产于广东、广西、云南、福建等地；绿壳砂主产于广东、云南等地；海南砂主产于海南及雷州半岛等地。于夏秋两季间果实成熟时采收，晒干或低温干燥。用时打碎生用。

【性味归经】味辛，性温。归脾、胃、肾经。

【功能主治】化湿行气，温中止泻，安胎。用于治疗食管癌、胃癌、肝癌、胰腺癌等；湿阻中焦及脾胃气滞证、脾胃虚寒吐泻、气滞妊娠恶阻及胎动不安。

【配伍应用】砂仁辛散温通，气味芬芳，其化湿醒脾，行气温中之效均佳，古人曰其："为醒脾调胃要药。"现代药理研究证实，有抗肿瘤作用，对消化道肿瘤及消化腺肿瘤有一定作用，对白血病有一定程度的抑制作用。常用于消化道肿瘤如食管癌、胃癌、肝癌、胰腺癌等属湿阻气滞者，亦可用于白血病的治疗。临床常与其他抗癌中药共同配伍以增强疗效。治气虚阳微型食管癌，常与白术、陈皮、大枣等同用，如广州中医药大学第一附属医院陈玉琨的补气运脾汤加减（人参、黄芪各 30 克，茯苓、白术各 15 克，半夏、陈皮、砂仁、甘草各 6 克，生姜 3 片，大枣 5 枚）；治毒瘀内阻型中晚期胃癌，可与半枝莲、白花蛇舌草、山豆根等清热解毒抗癌中药合用，如《湖南中医杂志》陈长义的三宝功得丹［半枝莲、白花蛇舌草、黄芪、威灵仙、羚羊角（代）各 100 克，广木香、大黄各 60 克，石斛、砂仁、炮山甲（代）、山豆根、露蜂房、马鞭草、地骨皮、核桃树枝各 50 克］；治中晚期肝癌，可与柴胡、莪术、清半夏、田基黄、蒲公英等同用，如《四川中医》刘朝霞等的肝积散（柴胡、莪术、清半夏、陈皮、砂仁各 12 克，田基黄、生黄芪、白花蛇舌草、蒲公英各 30 克，党参、茯苓各 20 克，炒白术、预知子各 15 克，蜈蚣 2 条，焦山楂、焦神曲、焦麦芽各 10 克，甘草 6 克）。《湖南中医药大学学报》陆运鑫用此与炙黄芪、肿节风、人参、炙甘草、木香、三七、白术、麦芽、炮山甲（代）、三棱、莪术、茯苓、神曲、白花蛇舌草共同配伍，治疗中晚期胰腺癌，具有益气健脾化瘀之功。

砂仁也可用于预防恶性肿瘤化疗患者骨髓抑制，可与龟甲、阿胶等血肉有情之品配伍，以填精充髓，如汕头大学医学院附属肿瘤医院陈志明等的填精充髓方。

【用法用量】水煎服，3～6 克，入汤剂宜后下。

【处方须知】阴虚血燥者慎用。

【性能特点】砂仁辛散温通，气味芬芳，其化湿醒脾、行气温中之效均佳，古人曰其："为醒脾调胃要药。"常用于消化道肿瘤如食管癌、胃癌、肝癌、胰腺癌等属湿阻气滞者，亦可用于白血病的治疗。临床常与其他抗癌中药共同配伍以增强疗效。

槟榔 《名医别录》

【概述】又名大腹槟榔、大腹子、槟榔子、橄榄子。为棕榈科植物槟榔 *Areca catechu* L.的干燥成熟种子。主产于海南、福建、云南、广西、台湾等地。春末至秋初采收成熟果实，用水煮后，干燥，除去果皮，取出种子，晒干。浸透切片或捣碎用。

【性味归经】味苦、辛，性温。归胃、大肠经。

【功能主治】杀虫消积，行气，利水，截疟。用于治疗食管癌、胃癌、肺癌、乳腺癌、白血病等；肠道寄生虫病、食积气滞、泻痢后重、水肿、脚气肿痛、疟疾。

【配伍应用】槟榔辛散苦泄，入胃肠经，善行胃肠之气，消积导滞，兼能缓泻通便，且有利水之功。《本草约言》云："槟榔，入胸腹破滞气而不停，入肠胃逐痰癖而直下，能调诸药下行，逐水攻脚气。"现代药理研究证实有抗肿瘤作用。常用于食管癌、胃癌、肺癌、乳腺癌、白血病等多种肿瘤。治阴津亏损之食管癌，沙参、麦冬、玉竹等生津润燥药配伍，如《孙桂芝实用中医肿瘤学》沙参麦门冬汤加减。治胃癌，可与水蛭、丹参、木香等理气化瘀药配伍，如陕西省榆林县医院张世雄的硇蛭赭石汤，具有理气化痰、攻积逐瘀之功。治肺癌，可与白花蛇舌草、白茅根、海藻、牡蛎、百部等药同用，如《孙秉严经验方》治肺癌方。与当归、白芍、人参、黄芪、白芷、枳壳、桔梗等药配伍，可治疗乳癌，如《医宗金鉴》十六味流气饮。与雄黄、巴豆、生川乌、乳香、郁金等药同用，可治疗急性白血病，如《中国中医秘方大全》引中国中医科学院西苑医院郑金福的抗白丹方［雄黄、巴豆（去外皮及油）生川乌、乳香、郁金、槟榔、朱砂各3克，大枣7枚］。

槟榔与艾叶、花椒、莱菔子、红花、香附共同研末，布包热敷于腹部，可治疗癌性腹水，具有行水、行气、消胀之功，如《陕西中医》苗友红的利水散。

【用法用量】水煎服，3～10克。驱绦虫、姜片30～60克。生用力佳，炒用力缓；鲜者优于陈久者。

【处方须知】脾虚便溏或气虚下陷者忌用；孕妇慎用。

【性能特点】槟榔宣行通达，破气为先，不仅可驱虫，还常用于食管癌、胃癌、肺癌、乳腺癌、白血病等多种肿瘤的治疗。

旋覆花《神农本草经》

【概述】又名金钱花、金沸花、满天星、金福花。为菊科植物旋覆花 *Inula japonica* Thunb.或欧亚旋覆花 I. *Britannica* L.的头状花序。主产于河南、河北、江苏、浙江、安徽等地。夏秋两季花开时采收，除去杂质，阴干或晒干。生用或蜜炙用。

【性味归经】味苦、辛、咸，性微温。归肺，胃经。

【功能主治】降气化痰，降逆止呕。用于治疗食管癌、胃癌、直肠癌、肺癌、乳癌等；咳喘痰多、痰饮蓄结、胸膈痞满、噫气、呕吐等病证。

【配伍应用】旋覆花辛散温通，咸润苦降，能软坚散结，消痰行水，又善降胃气而止呕噫。现代药理研究证实，旋覆花对免疫性肝损伤有保护作用，天人菊内酯有抗癌作用。常用于食管癌、胃癌、直肠癌、肺癌、乳癌等属痰气内阻而致气机上逆者。治食管癌，常与重镇降逆的赭石配伍，如贵州中医医院的孟金海等的旋覆代赭石汤。治晚期胃癌，可与威灵仙、姜半夏、刀豆子、急性子、姜竹茹、赭石等理气和胃降逆药配伍，如《中国中医秘方大全》引上海市闸北区北站医院的和胃降逆汤；治直肠癌，可与白英、蛇莓、龙葵、鸡血藤、当归、川芎等清热解毒、和血消肿药配伍，如北京市中日友好医院李岩的白马龙蛇汤。与党参、沙参、麦冬、枸杞子等益气养阴药同用，可治疗原发性支气管肺癌，如《名中医肿瘤科绝技良方》引上海华东医院张栩医师的益肺降气汤；治痰湿郁结、气血凝滞而致的乳癌、乳痈，以此软坚散结、消痰通滞，可与行气散瘀、清热解毒之白芷、青皮、蒲公英、甘草合用，如《治癌验方400》引《滇南本草》的旋覆青皮汤。

【用法用量】水煎服，3～10 克。本品有绒毛，易刺激咽喉作痒而致呛咳呕吐，故宜包煎。

【处方须知】阴虚劳嗽，津伤燥咳者忌用。

【性能特点】旋覆花辛散温通，咸润苦降，能软坚散结，消痰行水，又善降胃气而止呕噫。常用于食管癌、胃癌、直肠癌、肺癌、乳癌等属痰气内阻而致气机上逆者。

【验方举例】

1. 食管癌　［贵州中医学院学报］通降解毒方：旋覆花（包）、陈皮、瓜蒌皮、薤白、桃仁、红花、重楼各 10 克，赭石（包）、法半夏、茯苓、火麻仁各 15 克，蜈蚣（研吞）3 条，守宫 5 条（研吞，或用守宫、蜈蚣各 20 条，白酒 500 毫升，浸泡 7 日，加水至 2000 毫升，每天 5 毫升，分 3 次口服），白花蛇舌草、半枝莲各 20 克。用法：水煎分 2 次温服，每日 1 剂。功效：降逆止呕，开郁散结，以通为补。主治：食管癌。加减：呕吐噎膈进食受阻加丁香、柿蒂、刀豆子；酌加软坚散结药海藻、昆布，抗癌药预知子、蜣螂、三棱、莪术、三七、木馒头、藤梨根、嫩核桃枝和消导药焦三仙、鸡内金。疗效：治疗 30 例，其中治愈 2 例，显效 5 例，有效 15 例。按：方中旋覆花、法半夏、薤白、赭石等重镇降逆止呕，陈皮、瓜蒌皮、云茯苓理气开郁化痰，桃仁、红花活血化瘀散结，白花蛇舌草、半枝莲、重楼清热解毒消肿助散结，守宫、蜈蚣白酒浸泡后活血散结通络，使全方抗癌之力更强。[李成卫，吴洁，李泉旺. 恶性肿瘤名家传世灵验药对. 北京：中国医药科技出版社，2010.]

2. 晚期胃癌　[上海市闸北区北站医院]和胃降逆汤：旋覆花 15 克，威灵仙 15 克，姜半夏 9 克，刀豆子 9 克，急性子 9 克，姜竹茹 9 克，赭石 30 克，山慈菇 9 克，五灵脂 9 克，菝葜 15 克。用法：水煎服。功能：理气和胃降逆。主治：晚期胃癌。加减：梗阻严重加硇砂 0.3 克吞服；血虚加阿胶 9 克，仙鹤草 30 克；呕吐重加姜汁 4.5 克冲入。疗效：本方治疗晚期胃癌 27 例。生存半年以上 5 例、1 年以上 14 例、2 年以上 4 例、3 年以上 4 例。按：晚期胃癌，特别是贲门部、幽门部癌肿，出现严重梗阻，本方并加用硇砂，重用姜汁，改善梗阻症状，能取得一定的疗效。[胡熙明. 中国中医秘方大全. 上海：文汇出版社，1990.]

3. 乳癌、乳痈　[滇南本草]旋覆青皮汤：旋覆花（包煎）6 克，蒲公英 3 克，甘草节 2.5 克，白芷 3 克，青皮 3 克。用法：水酒为引，水煎服。功能：疏肝理气，行水软坚。主治：乳癌、乳痈。[李明哲. 治癌验方 400. 南京：江苏科学技术出版社，1995.]

4. 噎膈　蜣螂旋覆代赭汤：旋覆花（包）10 克，赭石 15 克，姜半夏 12 克，党参 12 克，生姜 6 克，大枣 15 克，炙甘草 3 克，蜣螂 12 克，杜红花 6 克，蒲黄 6 克，五灵脂 12 克。用法：水煎服。功能：和中降逆，化瘀消癥。主治：噎膈，食物难以下咽，嗳气吞腐，或反胃呕吐宿食，形瘦神疲，脉沉，舌淡。按：本方以旋覆代赭汤和胃降逆；蜣螂虫寒有小毒，化瘀散结，为推陈致新之良药；红花、五灵脂活血止痛，蒲黄化瘀止血。若大便秘结者可加生大黄。魏老用此方治疗幽门梗阻或食管癌晚期无法手术者有一定的临床疗效。[张文康，等. 中国百年百名中医临床家丛书——魏长春. 北京：中国中医药出版社，2004.]

丁香 《雷公炮炙论》

【概述】又名丁子香、雄丁香、公丁香。为桃金娘科植物丁香 *Eugenia caryophyllata* Thunb.的干燥花蕾。习称公丁香。主产于坦桑尼亚、马来西亚、印度尼西亚，我国主产于广东、海南等地。通常于9月份至次年3月份，花蕾由绿转红时采收，晒干。生用。

【性味归经】味辛，性温。归脾、胃、肺、肾经。

【功能主治】温中降逆，散寒止痛，温肾助阳。用于治疗食管癌、胃癌、肝癌等；寒湿痹痛、筋骨痿痹、阴证肿疡、胃寒呕吐、呃逆、脘腹冷痛、阳痿、宫冷等证。

【配伍应用】丁香辛温而散寒止痛，入肾经，有温肾助阳起痿之效。现代药理研究证实，有抗肿瘤作用，体外实验对肿瘤细胞有抑制作用。常用于食管癌、胃癌、肝癌等消化系统肿瘤以及乳腺癌属脾胃虚寒，呃逆呕吐，胃脘作痛，食少吐泻等症的治疗。治食管癌，可与半夏、党参、赭石、紫苏梗、旋覆花等益气扶正、和胃降逆药配伍，如《中国中医秘方大全》引湖北省武汉市商业职工医院的半龙汤。治肝郁瘀结型胃癌，可与柴胡、香附、郁金、枳实、陈皮等疏肝理气药配伍，如《中国丸散膏丹方药全书——肿瘤》引《集验百病良方》张晓明的柴喜液（柴胡、白芍药、枳实各10克，陈皮、香附、郁金、延胡索、生姜、丁香各6克，鲜喜树叶50克）。与制马钱子、五灵脂、干漆、火硝、枳壳等同用，可治疗中晚期肝癌属湿热瘀毒者，如《名医治验良方》潘国贤的化癥丹（制马钱子25克，五灵脂30克，干漆12克，火硝36克，枳壳60克，仙鹤草90克，公丁香50克，土鳖虫50克，明矾30克，莪术30克，郁金30克，蜘蛛80克），具有活血解毒、破瘀化癥之功。与木香、沉香、乳香、麝香等药同用，可治疗痈疽、瘰疬、乳癌、恶肿，如《妇人大全良方》五香连翘汤。

丁香经适当配伍也可与他药研末外用，如《中国中医秘方大全》引湖北省武汉市第一医院孙忠义的消积止痛方（樟脑、阿魏、丁香、山柰、白蚤休、藤黄各等量，研末撒在胶膏上敷贴于疼痛处），具有软坚散结、理气止痛之功，治肿瘤疼痛；浙江中医药大学名老中医潘国贤教授的消肿止痛膏（制乳香、没药各30克，龙胆15克，煅寒水石60克，铅丹15克，冰片15克，密陀僧30克，干蟾皮30克，公丁香15克，雄黄15克，细辛15克，大黄30克，姜黄50克，生南星20克），研末凡士林调敷肿块处，隔日1换，治肝癌、肝大、肝区疼痛。

【用法用量】水煎服，1～3 克；外用适量。

【处方须知】热证及阴虚内热者忌用。畏郁金。

【性能特点】丁香辛温，散寒止痛、温肾助阳、温中降逆，常用于治疗食管癌、胃癌、肝癌等消化系统肿瘤以及乳腺癌属脾胃虚寒、呃逆呕吐、胃脘作痛、食少吐泻等病。丁香辛温补功力较弱，多与同类药物配伍使用，外用尤为多见。

【各家论述】丁香有公母之分，于花蕾由青转红时采集，除去花梗，晒干入药者称为公丁香；将成熟果实晒干入药者为母丁香。母丁香又称鸡舌香，性味、功能及其用法用量与公丁香相似，但气味较淡，功力稍逊，但药理持久，两者常相须为用，以增强疗效。

第 10 章　清热解毒类

凡具有清热泻火、燥湿、凉血、解毒、清虚热等药物，称为清热解毒类药物。

此类药物主要适用于热毒蕴结或热毒炽盛的患者。清热、解毒抗癌药是通过调整机体的免疫力，阻断致癌和反突变，诱导肿瘤细胞凋亡，抗炎排毒，抑制癌基因转录，调控基因表达等方面来实现抑制肿瘤的。

白花蛇舌草 《广西中药志》

【概述】又名蛇舌草、白花十字草、龙舌草、蛇针草、尖刀草、蛇总管。为茜草科植物白花蛇舌草 *Oldenlandia diffusa*（Willd.）Roxb.的全草。产于福建、广西、广东、云南、浙江、江苏、安徽等地。夏秋两季采收，洗净。或晒干，切段，生用。

【性味归经】味微苦、甘，性寒。归胃、大肠、小肠经。

【功能主治】清热解毒，利湿通淋。用于治疗食管癌、胃癌、肝癌、直肠癌及子宫颈癌、淋巴癌、鼻咽癌等；痈肿疮毒、咽喉肿痛、毒蛇咬伤、热淋涩痛等病证。

【配伍应用】白花蛇舌草苦寒，有较强的清热解毒作用，用治热毒所致诸证，内服外用均可。可单味水煎服或制成注射液、丸剂、糖浆剂使用，也可与其他抗癌药物配伍同用。现代药理研究表明，白花蛇舌草具有抗肿瘤和增强免疫功能的活性。白花蛇舌草在体外对急性淋巴细胞型、粒细胞型、单核细胞型以及慢性粒细胞型白血病细胞均有较强抑制作用。在抗胃癌作用方面，有关白花蛇舌草乙醇提取物的动物实验研究表明，三萜类抗肿瘤效果最优，甾醇类为无效部分。白花蛇舌草还具有抗菌、抗蛇毒和抑制精子生成作用，临床对胃癌、各型胃炎等均有较好的治疗作用。近年利用本品清热解毒消肿之功，已广泛用于食管癌、胃癌、肝癌、直肠癌及子宫颈癌、淋巴癌、鼻咽癌等，以热毒壅盛、痰湿瘀滞者最为适宜。与穿心莲相须配伍，以增强清热解毒之效，可治疗食管癌、贲门癌，如《实用中医内科学》穿心莲汤。治胃癌，可与党参、炙黄芪、蟾皮配伍，具有益气健脾、解毒消瘤之功，如江苏省扬中市人民医院陈南杨医师的参芪蛇蟾汤。与柴胡、郁金、枳实、川楝子、青皮、陈皮、大腹皮等疏肝理气药配伍，如《名中医肿瘤科绝技良方》引湖北省高等中医药专科学校陶文琪的白花蛇舌草汤，内服外敷，治疗晚期肝癌，颇有良效；治直肠癌，可与无花果、猫人参、生薏苡仁、槐角、生地榆、侧柏叶等健脾利湿止血药配伍，如浙江中医药大学王绪鳌的槐角地榆汤；治子宫颈癌，可与海带、海藻、夏枯草等软坚散结药配伍，如《中国丸散膏丹方药全书——肿瘤》引《集验百病良方》双海蛇莲散；治淋巴癌，可与望江南、牡蛎、野菊花、白茅藤、紫丹参等药同用，如《治癌验方400》引上海中医学院刘嘉湘的江南白花汤［望江南、白花蛇舌草、夏枯草、海藻、牡蛎、野菊花、白茅藤、紫丹参、全瓜蒌各30克，昆布、怀山药各15克，桃仁9克，南沙参、王不留行、露蜂房各12克，小金片10片（分2次吞服），天龙片15片（分3次吞服）］；治鼻咽癌，可与龙葵、山豆根、山慈菇、土贝母、半枝莲、重楼、木鳖蓉、薜荔果同用，可清热解毒，软坚散结，如《肿瘤临证备要》耿老经验方。

【用法用量】水煎服，15～60克。外用适量。

【处方须知】阴疽及脾胃虚寒者忌用。

【性能特点】白花蛇舌草甘寒而微苦，不仅有较强的清热解毒之功，且有清热利湿通淋之效，近年已被广泛应用于各种癌症的治疗，常与其他抗癌药以及扶正之品配伍，以增强疗效。

【常用药对】白花蛇舌草与半枝莲　白花蛇舌草味苦甘，性寒，归心、肺、肝、大肠经，清热解毒，利湿；半枝莲味辛、苦，性寒，归肺、肝、肾经，清热解毒，散瘀止血，利尿消肿。二药相伍，能增强清热解毒之效，用于各种癌瘤晚期热毒炽盛，效果颇佳。如《中医肿瘤、呼吸病临证证治》消积饮（生黄芪30克，云茯苓30克，半枝莲30克，全蝎6克，蜈蚣4条，薏苡仁30克，白花蛇舌草30克），可治疗各型肺癌。

【验方举例】

1. 肝癌　［湖北省高等中医药专科学校陶文琪］白花蛇舌草汤：白花蛇舌草60～100克，半枝莲30克，石上柏、金钱草、仙鹤草、车前草、茵陈、牡蛎、板蓝根各15克，柴胡、郁金、枳实、炒川楝子、山药、生鸡内金、焦三仙、青皮、陈皮、大腹皮、黄芪、党参、生地黄、泽泻、茯苓各12克，芒硝（冲服）9克，用法：早、晚用人参9克煎汤。吞服逍遥丸10克。上方药

肿瘤本草

渣用纱布包，入锅内蒸热，敷肝区 10～15 分钟。主治：晚期肝癌。[吴大真，李素云，杨建宇，等. 名中医肿瘤科绝技良方. 北京：科学技术文献出版社，2010.]

2. 上颌窦癌　[山东省惠民中医院郑鸿志]白石黄莲汤：白花蛇舌草 30 克，石见穿 30 克，黄芩 30 克，半枝莲 30 克，生地黄 30 克，玄参 30 克，沙参 10 克，蒲公英 10 克，薄荷 5 克，杭菊花 10 克，生牡蛎 30 克，川大黄 10 克。用法：水煎服。加减：脾虚加炒山药 15 克，炒白术 15 克；阴虚加百合 30 克，石斛 15 克，麦冬 15 克，天花粉 15 克。功能：清热解毒，养阴通腑。主治：上颌窦癌。疗效：本方治疗 2 例上颌窦癌（其中 1 例曾做姑息手术，为鳞状细胞癌），皆愈。随访 5 年和 6 年均未见复发。[胡熙明. 中国中医秘方大全. 上海：文汇出版社，1990.]

3. 膀胱癌　[上海市中医院朱彬彬]三蛇解毒汤：白花蛇舌草 30 克，龙葵 30 克，白英 30 克，土茯苓 30 克，蛇莓 30 克，蛇六谷 30 克，土大黄 30 克。用法：水煎服。功能：清热解毒，消瘀散结。主治：膀胱癌。疗效：本方治疗 1 例膀胱癌，治后血尿消失，获显效。[胡熙明. 中国中医秘方大全. 上海：文汇出版社，1990.]

4. 卵巢癌　[湖北中医药大学附属医院]蛇莲地鳖汤：白花蛇舌草 60 克，半枝莲 60 克，橘核 15 克，昆布 15 克，桃仁 15 克，地龙 15 克，土鳖虫 9 克，川楝子 9 克，小茴香 9 克，莪术 12 克，党参 12 克，红花 3 克，薏苡仁 30 克。用法：水煎服。功能：清热解毒，疏肝理气，软坚散结。主治：卵巢癌。疗效：本方治疗卵巢癌及卵巢囊肿恶性变 5 例，其中 4 例系统观察，显效 2 例，有效 1 例，无效 1 例，总有效率为 75%。按：方中白花蛇舌草、半枝莲清热解毒；桃仁、莪术、红花活血化瘀；昆布、土鳖虫化痰软坚；川楝子、小茴香、橘核疏肝理气，通络止痛，故对于肝郁气滞、痰瘀毒邪互结所致的卵巢癌具有一定的疗效。[胡熙明. 中国中医秘方大全. 上海：文汇出版社，1990.]

5. 癌性黄疸　抑癌退黄汤：白花蛇舌草 50 克，半枝莲 30 克，山慈菇 50 克，五加皮 50 克，三棱 10 克，莪术 10 克，茵陈 50 克，败酱草 10 克，酒大黄 5 克，千金子 3 克，黄芪 50 克，党参 20 克，猪苓 10 克，砂仁 10 克，姜黄 10 克。用法：水煎服。功效：扶正祛邪，退黄除疸，抑制肝癌。主治：肝癌黄疸，腹水消瘦，乏力食不下。按：方中黄芪、党参顾护正气，防止利水逐邪之药伤及正气；砂仁温中和胃，防苦寒之药伤胃；三棱、莪术、姜黄行气活血，破瘀消瘤，莪术与砂仁同用，还可行滞消积，健胃和中；白花蛇舌草、半枝莲、山慈菇、千金子均为清热解毒、利湿抗癌之药；茵陈、败酱草、酒大黄利湿退黄，消除黄疸；五加皮既能利水消肿，又能补肝肾、益精气。诸药合用，协同收效，共同起到扶正祛邪，退黄除疸，抑制肝癌的作用。[张文康，等. 中国百年百名中医临床家丛书——陈景河. 北京：中国中医药出版社，2006.]

半边莲《本草纲目》

【概述】又名蛇利草、蛇舌草、细米草、腹水草。为桔梗科植物半边莲 *Lobelia chinensis* Lour.的干燥全草。各地均有分布，主产于湖北、湖南、江苏、江西、广东、浙江、四川、安徽、广西、福建、台湾等地。夏季采收，拔起全草，除去杂质，切段，晒干。鲜用或生用。

【性味归经】味辛，性平。归心、小肠、肺经。

【功能主治】清热解毒，利水消肿。用于治疗眼睑板腺癌、直肠癌、肛管癌、肝癌、恶性淋巴瘤、白血病；疮痈肿毒、蛇虫咬伤、腹胀水肿、湿疮湿疹。

【配伍应用】半边莲辛平，有较好的清热解毒作用，治疗肿瘤常与其他药物配伍使用，如白花蛇舌草、半枝莲、七叶莲等，以增强其清热解毒消肿之功，可治疗眼睑板腺癌，如湖南省人民医院周跃曾的三莲汤。治疗肝癌，可与白术、当归、鹅不食草、薏苡仁等同用，如《中国中医秘方大全》引王连舫的慈菇软坚汤；江西省南昌市第二医院的黄天二莲汤。治恶性淋巴瘤，可与党参、白术、生地黄、白芍、女贞子、何首乌等益气健脾、滋阴养血药配伍，如安徽中医学院附属医院王正雨的双草汤。治疗白血病，可与龟甲、鳖甲、赤芍、莪术等软坚散结、活血祛瘀药配伍，如《名中医肿瘤科绝技良方》引湘潭县中医院马志忠的参芪杀白汤。

【用法用量】水煎服，干品 10～15 克，鲜品 30～60 克；外用适量。

【处方须知】虚证水肿忌用。

【性能特点】半边莲辛平，归心、小肠、肺经，具有清热解毒、利水消肿之功，多随症配伍治疗多种癌症，如与白花蛇舌草、半枝莲、石见穿等配伍，可治肝、胆、胰腺等肿瘤。

【各家论述】

1. 临床在使用半边莲时，因其有小毒，过量可致中毒，尤其是半边莲碱注射给药过量时，极易导致中毒，因而应用本品要注意用量，确保安全。

2. 半边莲煎剂口服，正常应用未见明显毒副反应。其针剂肌内注射时，少数病人有头晕汗出等反应。注射给药过量时可出现中毒症状，主要表现为初起流涎、恶心呕吐、头痛、腹泻、血压升高、脉搏先缓后速，继而肌肉颤搐、呼吸困难，重者昏迷、瞳孔散大、血压下降，最后因呼吸中枢麻痹而死亡。

3. 中毒救治，先催吐，洗胃，后饮浓茶，注射葡萄糖液。对症治疗：如出现惊厥可给解痉剂，针刺人中、合谷、涌泉等穴位；呼吸麻痹时给予强心剂和兴奋剂，保暖，必要时给氧或人工呼吸。民间用黄豆汁，甜桔梗煎水服，或甘草煎水内服或饮盐水，或榨姜汁口服。

【验方举例】眼睑板腺癌　［湖南省人民医院周跃曾］三莲汤：半边莲90克，半枝莲90克，七叶莲45克，白花蛇舌草90克，山豆根30克，白英30克，藤梨根45克，仙鹤草90克，玄参30克。用法：水煎服。功能：清热解毒，抗癌消肿。主治：眼睑板腺癌。疗效：本方治疗2例眼睑板腺癌，均获痊愈。分别随访2年和8年未见复发。按：方中重用半边莲、半枝莲、七叶莲和白花蛇舌草等以清热解毒，据现代药理学研究证实，本方中药物对实验性肿瘤均有一定抑制作用。［胡熙明. 中国中医秘方大全. 上海：文汇出版社，1990.］

半枝莲《江苏省植物药材志》

【概述】又名通径草、牙刷草、偏头草、耳挖草。为唇形科植物半枝莲 *Scutellaria barbata* D. Don 的全草。产于华北、中南、华东、华南、西南等地。夏秋两季茎叶茂盛时采挖，洗净，晒干。

【性味归经】味辛、苦，性寒。归肺、肝、肾经。

【功能主治】清热解毒，散瘀利尿。用于治疗食管癌、胃癌、肝癌、直肠癌、宫颈癌等多种肿瘤；热毒痈肿、毒蛇咬伤、跌打损伤、瘀紫疼痛、血热吐血、衄血、血淋、小便不利、淋证、水肿、腹水。

【配伍应用】半枝莲有较好的清热解毒、消肿散结、祛瘀止血之功。现代药理研究证实，其作用为抗肿瘤、抗感染、抗菌。近年发现是一种常见的抗肿瘤中药，对肝癌、胃癌、直肠癌、肺癌、鼻咽癌等均有一定的疗效。抗癌活性实验表明，半枝莲水提物均有明显的抗肺癌、消化系统癌、肝癌、乳腺癌、绒毛膜上皮癌的活性，其作用机制是促进细胞凋亡和细胞毒作用。半枝莲还有免疫增强作用，半枝莲多糖可促进细胞免疫。临床常配伍其他药物治疗多种恶性肿瘤，也可制成片剂、注射剂等使用，适用于消化道肿瘤，也广泛用于肿瘤伴出血之证。如与山豆根、露蜂房、山慈菇同用，可治疗各种肿瘤，如《治癌验方400》引焦树德的《用药心得十讲》的半枝莲丸。治结肠癌、直肠癌，可与制大黄、穿山甲（代）、枳实、地榆炭等配伍，如《实用内科学》莲藤汤；治脾胃虚寒型胃癌，可与干姜、制附片等温中散寒药配伍，如《孙桂芝实用中医肿瘤学》桂附理中丸合白豆蔻散加减；治原发性肝癌，可与重楼、山慈菇、蜈蚣、莪术、三七、牛黄同用，如《中国中医秘方大全》引广州中医学院肝瘤研究室周岱翰的莲花方；治气阴两虚型肺癌，可与沙参、天冬、麦冬、生地黄等滋阴药配伍，如黑龙江省哈尔滨医科大学附属医院王帼珍的参冬白莲汤；治鼻咽癌，可与党参、白术、甘草等健脾理气药配伍，如《中国丸散膏丹方药全书——肿瘤》引《集验中成药》蛇莲二冬丸。

【用法用量】水煎服，15～30克，鲜品30～60克，或入丸散；外用适量。

【处方须知】体虚者及孕妇慎用。

【性能特点】半枝莲辛苦而寒，具有清热解毒、消肿散结、祛瘀止血之功。常用于肝癌、胃癌、直肠癌、肺癌、鼻咽癌等，临床常配伍其他药物治疗多种恶性肿瘤。

【常用药对】半枝莲与半边莲　半枝莲辛寒，清热解毒，化瘀止痛，利尿消肿；半边莲清热解毒，利水消肿。半枝莲以化痰散结为主，半边莲以利水消肿为要。二药伍用，化瘀血、止疼痛、去水湿，消肿满，抗癌肿作用力彰。如江西省南昌市第二医院黄天二莲汤。

【各家论述】半枝莲、半边莲伍用，用于治疗多种癌症。治疗肺癌，与升陷汤合用；治疗食管癌，与旋覆花、赭石、桃仁、杏仁伍用；治疗胃癌，与白花蛇舌草、藤梨根参合；治疗肝癌，与合欢皮、白蒺藜配伍。

【验方举例】

1. 食管癌　［湖北省南漳县人民医院］莲蒲汤：半枝莲 60 克，蒲公英30 克，黄药子30 克，法半夏9 克，全瓜蒌15 克，黄连6 克。用法：水煎服。加减：呕吐加旋覆花、赭石、开导散；痰涎多加制南星、薏苡仁、礞石滚痰丸；大便干结加大黄、郁李仁；胸痛加路路通、薤白、延胡索、丹参；津液干枯加天花粉、玄参、石斛；气虚加党参、黄芪、白术。功能：清热解毒，化痰宽胸。主治：食管癌。疗效：本方结合辨证治疗食管癌25 例，显效6 例，有效9 例，无效 10 例，总有效率为60%。生存 3 年以上 3 例。按：中医学认为痰瘀毒邪互结阻于食管，气机不得宣畅通降是噎膈产生的原因。方中半枝莲、蒲公英等清热解毒；半夏、黄连化痰和胃降逆；全瓜蒌宽胸化痰，结合辨证治疗痰热互结型食管癌取得了较好的疗效。[胡熙明. 中国中医秘方大全. 上海：文汇出版社, 1990.]

2. 原发性肝癌　［上海医科大学中山医院唐辰龙］消积软坚汤：半枝莲15 克，白花蛇舌草15 克，铁树叶15 克，三棱9 克，莪术9 克，土鳖虫9 克，炙鳖甲9 克，党参15 克，当归9 克，白芍9 克，白术12 克，枳实6 克，薏苡仁 30 克。用法：水煎服。功能：健脾益气，消症软坚，清热解毒。主治：原发性肝癌。疗效：本方与合并化疗者生存率作比较：单用者 1 年、2 年生存率分别为 30.8%、16.7%，最长生存 8 年 10 个月；本方合并化疗者分别为 11.6%、6.3%，最长生存 8 年 5 个月。单独使用本方生存率较合并化疗者稍高。按：本方用破血消癥的三棱、莪术、土鳖虫等药，辅以党参、白术祛邪而不伤正。有出血倾向者慎用。[胡熙明. 中国中医秘方大全. 上海：文汇出版社, 1990.]

3. 肝癌 [江西省南昌市第二医院]黄天二莲汤：半枝莲 30 克，半边莲 30 克，黄毛耳草 30 克，鹅不食草 60 克，薏苡仁 30 克。用法：水煎服。功能：清热解毒。主治：肝癌。疗效：本方治疗肝癌 156 例，其中原发性肝癌 146 例，继发性肝癌 10 例；治后获得明显效果者 42 例，有效者 59 例。[胡熙明. 中国中医秘方大全. 上海：文汇出版社, 1990.]

4. 喉癌 [湖北省武汉市汉阳区英武卫生院董瑞雄]喉癌散结汤：半枝莲 31 克，蛇莓 15 克，山豆根 15 克，丹参 21 克，急性子 15 克，僵蚕 10 克，蜈蚣 1 条，射干 10 克，夏枯草 15 克，昆布 15 克，威灵仙 12 克，浙贝母 21 克。加减：热盛加黄连 8 克，天葵子 15 克，天花粉 12 克；津伤加沙参 15 克，天冬 20 克，麦冬 10 克，玉竹 10 克，百合 15 克，玄参 12 克；痰多加法半夏 10 克，茯苓 10 克，桔梗 10 克。用法：水煎服。功能：清热化痰，软坚散结。主治：喉癌。疗效：本方治疗 1 例左侧声带高分化鳞状上皮癌，治后肿块消失，咽及声带表面光滑，活动良好。按：喉癌一症多阳盛阴虚，痰火毒结所致。故治当清热化痰散结。徐灵胎云："实有邪气凝结之处，药入胃中不过到耳，安能祛凝结之邪，……若欲速效，必用外治之法。"所以用内外兼治，可获良效。[胡熙明. 中国中医秘方大全. 上海：文汇出版社, 1990.]

5. 大肠癌 [湖北中医药大学附属医院]昆布石莲汤：半枝莲 60 克，石见穿 30 克，生地榆 30 克，薏苡仁 30 克，忍冬藤 30 克，昆布 30 克，山豆根 15 克，槐角 15 克，胡麻仁 15 克，白重楼 12 克，枳壳 9 克，川厚朴 9 克。用法：水煎服。功能：清热解毒，凉血散结，活血止痛。主治：大肠癌。疗效：本方治疗 7 例大肠癌，显效 2 例，症状缓解 5 例。按：方中半枝莲、山豆根、重楼具有清热解毒的功效；生地榆、槐角能凉血止血；石见穿、昆布活血软坚止痛；薏苡仁健脾利湿；枳壳、川厚朴理气散满，诸药相合，共奏清热解毒、凉血止血、散结软坚之功。故本方对大肠癌有效。[胡熙明. 中国中医秘方大全. 上海：文汇出版社, 1990.]

6. 膀胱癌 [上海中医药大学附属曙光医院雷永仲]莲蓟地花汤：半枝莲 30 克，大蓟 30 克，小蓟 30 克，六一散（包）30 克，五苓散 15 克，蒲黄炭 15 克，藕节炭 15 克，贯众炭 15 克，知母 9 克，黄柏 9 克，生地黄 12 克，车前子（包）30 克，槐花 15 克。用法：水煎服。加减：血尿不止加白及 12 克，荠菜花 15 克，阿胶 9 克，三七 12 克；乏力较甚加党参 15 克，太子参 15 克，黄芪 15 克。功能：清热利水，凉血止血。主治：膀胱癌。疗效：本方治疗膀胱癌32例，治后生存1年以上19例，占59.38%；2年以上11例，占34.38%；3年以上6例，占18.75%；4年以上4例，占18.75%；5年以上3例，占9.38%。

［胡熙明. 中国中医秘方大全. 上海：文汇出版社，1990.］

山慈菇 《本草拾遗》

【概述】又名金灯花、毛慈菇、太白及。为兰科植物杜鹃兰 *Cremastra appendiculata*（D. Don）Makino、独蒜兰 *Pleione bulbocodioides*（Franch.）Rolfe 或云南独蒜兰 *P. yunnanensis* Rolfe 的干燥假鳞茎。前者习称"毛慈菇"后二者习称"冰球子"。主产于四川、贵州等地。夏秋两季采挖，除去地上部分及泥沙，分开大小，置沸水锅中蒸煮至透心，干燥。切片或捣碎用。

【性味归经】味甘、微辛，性凉。归肝、脾经。

【功能主治】清热解毒，消痈散结。用于治疗食管癌、肺癌、鼻咽癌、乳腺癌、白血病、恶性淋巴瘤等；痈疽疔毒、瘰疬痰核、癥瘕痞块等病证。

【配伍应用】山慈菇味辛能散，寒能清热，故有清热解毒、消痈散结之功，近年来被广泛用于癥瘕痞块、瘰疬痰核以及多种肿瘤的治疗。可单味水煎服或提取有效成分制成注射剂、片剂使用，还可配合其他抗癌药物治疗多种恶性肿瘤，如食管癌、肺癌、鼻咽癌、乳腺癌、白血病、恶性淋巴瘤等，以痰湿凝滞，痰火交阻者尤为适宜。治食管癌，可与三七、红花、制乳香、制没药等活血化瘀药同用，如《中国丸散膏丹方药全书——肿瘤》引《集验中成药》山慈菇散（三七 18 克，山慈菇 120 克，海藻、浙贝母、柿蒂霜各 60 克，制半夏、红花各 30 克，制乳香、制没药各 15 克）。治阴阳两虚型肺癌，可与鹿角片、五味子、白芍、当归等温阳养血药配伍，如河南省肿瘤会议选方菇母散。与龙葵、山豆根、白花蛇舌草、半枝莲、重楼等清热解毒药配伍，可增强其抗癌功效，如《肿瘤临证备要》耿老经验方，用于治疗鼻咽癌。治乳腺癌，可与黄芪、丹参、赤芍等益气活血药同用，如《中国中医秘方大全》引浙江中医药大学马吉福的慈菇金盘汤（八角金盘、露蜂房各 12 克，山慈菇、石见穿、预知子、皂角刺各 30 克，黄芪、丹参、赤芍各 15 克）。《抗肿瘤中草药大辞典》用此与板蓝根、当归、丹参、赤芍、沙参、山豆根、川芎、麦冬合用，可治疗白血病。

肿瘤本草

治恶性淋巴瘤，可昆布、僵蚕、牡蛎等化痰，软坚散结药配伍，如《中国中医秘方大全》引陈林才的慈菇消瘤汤。

【用法用量】水煎服，3～9克；外用适量。

【处方须知】正虚体弱者慎用。

【性能特点】山慈菇味辛能散，寒能清热，故有清热解毒、消痈散结之功。近年来被广泛用于癥瘕痞块、瘰疬痰核以及多种肿瘤的治疗。

【验方举例】

1. 食管腔狭窄　[集验百病良方]双砂散：山慈菇200克，硼砂80克，硇砂20克，三七20克，冰片30克，沉香50克。用法：共研极细末，每次口服10克，每日4次，10天为1个疗程。服完1个疗程后，改每日服2次，每次服10克。功能：消炎解毒，顺气散瘀，开通食管。主治：食管腔狭窄，兼治食管癌梗阻。加减：若呕吐血性物质，加云南白药或白及粉；大便困难，加大黄苏打片；食管有炎症，口服庆大霉素片或5%链霉素；贲门痉挛，服6%颠茄酊；气虚乏力，加人参蜂王浆，或双宝素；严重梗阻者，予补液疗法。疗效：治疗118例，显效64例，有效38例，总有效率为86.44%，治疗1个月后，经复查证实，有102例患者食管腔狭窄有不同程度改善。[程爵棠，程功文. 中国丸散膏丹方药全书. 北京：学苑出版社，2010.]

2. 子宫颈癌　[中国中医科学院广安门医院孟磊]催脱钉方：山慈菇18克，砒霜9克，枯矾18克，麝香0.9克。用法：共研细末，加入适量江米粉，用水调匀，制成"丁"字形或圆形的栓剂，每枚药钉长1～1.5厘米，直径0.2厘米，晾干备用。每次1～3枚，3～5天换药1次。连续用3或4次。加减：用本方待癌组织坏死脱落后，改用玉红膏（当归身60克，白芷90克，紫草90克，甘草30克，制成油膏）；如宫颈癌合并局部感染，可先用漳丹15克，儿茶15克，蛤粉30克，乳香9克，没药3克，冰片1.8克，雄黄15克，硼砂0.9克，制成粉剂，纳入阴道中，待感染控制后，再用本方。功能：消蚀破瘀。主治：子宫颈癌。疗效：本方治疗子宫颈癌11例，结果全部达到临床近期治愈（症状消失，局部肿块消失，阴道细胞学检查连续3次以上阴性）。按：本方采用砒霜、枯矾等腐蚀以峻药制成外用药钉，对局部肿物施以腐蚀，意在以毒攻毒，能使癌组织坏死、脱落。随后再用玉红膏祛腐生肌而收效。如能配合扶正抗癌汤药内服，收效更佳。本方对宫颈癌已破溃者慎用。[胡熙明. 中国中医秘方大全. 上海：文汇出版社，1990.]

3. 早期子宫颈癌　[北京市妇产科医院刘长江]新催脱方：山慈菇18克，炙砒霜9克，雄黄12克，蛇床子3克，硼砂3克，麝香0.9克，枯矾18克，冰片 3 克。用法：制成钉剂外用。功能：清热解毒抗癌。主治：早期子宫颈癌、宫颈鳞状上皮细胞非典型增生。疗效：本方治疗 96 例，其中宫颈鳞状上皮细胞非典型增生 30 例，近期治愈 30 例，占 100%；原位癌 32 例，近期治愈 29 例，占 90.62%；患者已随访 5～9 年无复发。浸润癌 27 例，近期治愈 14 例，占 51.85%，有 13 例随诊 5～9 年，无新生病变及远处转移病变。按：本方治疗局部或全身毒副反应轻微，少数人初用时有恶心、头晕、无力、腹胀、腹下坠感，阴道上段或宫颈口粘连、闭锁。未发现其他严重的并发症。［胡熙明. 中国中医秘方大全. 上海：文汇出版社，1990.］

白英 《全国中草药汇编》

【概述】又名白毛藤、白草、毛千里光、毛风藤、排风藤、毛秀才、葫芦草、金线绿毛龟。为茄科植物白英 *solanum lyratum* Thunbr 的全草。产于甘肃、陕西、山西、河南、山东、江苏、浙江、安徽、江西、福建、台湾、广东、广西、湖南、湖北、四川、云南等地。日本、朝鲜、中南半岛亦有分布。夏秋两季采收，洗净、晒干或鲜用。

【性味归经】味苦，性平，有小毒。归肝、胃经。

【功能主治】清热解毒，利湿消肿，抗癌。用于治疗食管癌、胃癌、喉癌、肺癌、鼻咽癌、膀胱癌、子宫颈癌等。感冒发热、乳痈、恶疮、湿热黄疸、腹水、白带、肾炎水肿、胆囊炎、胆石症、宫颈糜烂；外用治痈疖肿毒，根治风湿痹痛。

【配伍应用】白英苦平而有小毒，有较好的清热解毒、消肿利湿及抗癌之效。常与其他抗癌药配伍应用，可治疗食管癌、胃癌、喉癌、肺癌、鼻咽癌、膀胱癌、子宫颈癌等多种肿瘤属湿热瘀毒内结者。与龙葵、蛇莓、石打穿、半枝莲等清热解毒药相须配伍，以增强其疗效，如《实用中医内科学》龙葵白英汤，可治疗食管癌、胃癌梗阻严重，吞咽困难，或呕吐者；《中国中医秘方大全》引上海大隆机器厂职工疗养所裴渊英的白英清喉汤，可治疗热毒壅盛之喉癌。与丹参、当归、郁金等活血化瘀药配伍，可治疗胃癌，如北京市肿瘤研究所李岩的白蛇六味汤。与野菊花、臭牡丹等配伍，可治疗鼻咽癌、胃癌、肺癌等证属毒热型者。如《肿瘤的诊断与防治》白英菊花饮。治膀胱癌，可与海金沙、土茯苓、灯心草、威灵仙等药同用，如上海市第一人民医院谢桐的龙蛇羊泉汤。与单味大枣水煎去渣温服，或兑绍兴酒适量内服之，可治子宫颈癌，如《中药大辞典》白英红枣汤。

肿瘤本草

【用法用量】煎服，全草、根 15～30 克；外用适量，鲜全草捣烂敷患者。

【处方须知】正虚体弱者慎用。

【性能特点】白英具有清热解毒、利湿消肿、抗癌之功，临床常与其他抗癌药物随症加减配伍应用，可治疗食管癌、胃癌、喉癌、肺癌、鼻咽癌、膀胱癌、子宫颈癌等多种肿瘤。

【各家论述】白英全草含生物碱，叶中含有α-苦茄碱和β-苦茄碱、蜀羊泉碱等成分，对小白鼠肉瘤 S_{180} 有抑制作用。据资料报道，蜀羊泉和大枣以1：1混合制成的煎剂、糖浆剂对小白鼠艾氏腹水癌、梭形细胞肉瘤的实体型及腹水型有抑制作用，临床上对子宫颈癌有效，但重复率低，尚有待进一步研究。据安徽医学院附属医院肿瘤科资料报道，采用蜀羊泉18克，大枣5枚、明党参、红茜草3克组方，水煎服，用治宫颈癌，近期治愈率51%，总有效率为73%。

【验方举例】

1. 胃癌　[北京市肿瘤研究所李岩]白蛇六味汤：白英 30 克，蛇莓 30 克，龙葵 30 克，丹参 15 克，当归 9 克，郁金 9 克。用法：水煎服。同时用蟾酥皮注射液静脉滴注。功能：清热消肿，活血化瘀。主治：胃癌。疗效：本方治疗经纤维胃镜及病理证实的晚期胃癌 10 例，治后肿瘤缩小 4 例，多数病人食欲改善，体重增加，精神好转，疼痛减轻，呃逆呕吐减少。[胡熙明. 中国中医秘方大全. 上海：文汇出版社, 1990.]

2. 鼻咽癌　[肿瘤的诊断与防治]白英菊花饮：白英、野菊花、臭牡丹各 30 克，三颗针、苦参、白头翁各 15 克，重楼 15 克，白花蛇舌草 20 克。用法：水煎服。功能：清热解毒。主治：用于鼻咽癌、胃癌、肺癌等证属毒热型者。症见发热身痛，口干舌燥，头痛，大便干结，小便黄赤，局部红肿，灼热压痛，舌苔黄，脉弦数。[李永来. 中华名方. 哈尔滨：黑龙江科学技术出版社, 2012.]

3. 喉癌　[上海大隆机器厂职工疗养所裘渊英]白英清喉汤：白英30 克，龙葵 30 克，蛇莓 24 克，半枝莲 24 克，藤梨根 30 克。用法：水煎服。功能：清热解毒。主治：喉癌。加减：热毒壅盛者加一枝黄花 9 克，蒲公英 15 克，夏枯草 15 克；热盛津伤者加鱼腥草 9 克，石韦 9 克，岩珠 9 克，灯笼草 9 克，玄参 15 克，麦冬 15 克；气血亏虚者加党参 15 克，黄芪 15 克，太子参 9 克，大枣 30 克。疗效：本方治疗 1 例喉癌（右侧声带鳞状细胞癌），治疗 2 个月后声音增响，咽痛痊愈，喉镜检查肿块消失，随访 7 年，未见复发。按：对于喉癌热毒壅盛者，当以清热解毒为治，故方中用白英、龙葵、蛇莓、半枝莲为主药清热解毒。现代药理研究表明，本方中药物均有一定的抗癌作用。[胡熙明.

中国中医秘方大全. 上海：文汇出版社, 1990.]

4. **直肠癌** ［北京市中日友好医院李岩］白马龙蛇汤：白英 20 克，蛇莓 20 克，龙葵 20 克，马齿苋 30 克，赭石 30 克，旋覆花 9 克，鸡血藤 30 克，当归 9 克，川芎 6 克，白头翁 20 克。用法：水煎服。功能：清热解毒，理气降逆，和血消肿。主治：直肠癌。疗效：本方合用氟尿嘧啶注射液治疗 1 例经病理检查诊断为直肠癌的患者，治后存活已 5 年，未见远处转移，排便宜无痛苦，并已恢复工作。按：方中重用清热解毒之品，并用化疗以抗癌消肿，旋覆花、赭石化瘀降逆以减轻化疗不良反应，所以能取得一定疗效。[胡熙明. 中国中医秘方大全. 上海：文汇出版社, 1990.]

蒲公英 《新修本草》

【概述】又名蒲公草、黄花地丁、黄花草、蒲公丁。为菊科植物蒲公英 *Taraxacum mongolicum* Hand.–Mazz.、碱地蒲公英 *T. sinicum* Kitag.或同属数种植物的干燥全草。全国各地均有分布。夏至秋季花开时采挖，除去杂质，洗净，切段，晒干。鲜用或生用。

【性味归经】味苦、甘，性寒。归肝胃经。

【功能主治】清热解毒，消肿散结，利湿通淋。用于治疗胃癌、肝癌、胰腺癌、上颌窦癌、乳腺癌、膀胱癌、恶性淋巴瘤等；痈肿疔毒、乳痈内痈、热淋涩痛、湿热黄疸、骨髓炎等病证。

【配伍应用】蒲公英苦甘气寒，既能清热解毒，又能降泄滞气，故为清热解毒、消痈散结之佳品。其药性平和，有苦泄而不伤正，消热而不伤阴的特点。内服或外敷，单用或入复方使用均可。现代药理研究证实，蒲公英多糖类物质有抗肿瘤作用，对小鼠 S_{180} 细胞肉瘤、艾氏肿瘤细胞，MM_{46} 肿瘤细胞均有抑制作用，还有增强机体免疫功能，抗菌、消炎、降血脂作用。常用于胃癌、肝癌、胰腺癌、上颌窦癌、乳腺癌、膀胱癌、恶性淋巴瘤等多种恶性肿瘤属热毒内蕴者。治胃癌，可与木莲果、炒谷麦芽、佛手等配伍，如《中国丸散膏丹方药全书——肿瘤》引《集验百病良方》木莲果散（木莲果 10 克，炒谷麦芽 20 克，佛手 10 克，白芍 10 克，当归 10 克，吴茱萸 3 克，黄连 5 克，广木香 5 克，陈皮 9 克，姜半夏 6 克，炒川楝子 6 克，蒲公英 12 克，太子参 12 克）。与三棱、莪术、赤芍、川芎、延胡索等活化瘀药配伍，可治疗原发性肝癌，如解放军 180 医院张克平的化瘀解毒汤。与炮山甲（代）、干蟾皮等解毒软坚消积药同用，可治疗胰腺癌，如上海中医药大学附属龙华医院刘嘉湘的祛瘀散结

肿瘤本草

汤。与生地黄、玄参、沙参等滋阴清热药配伍，可治疗上颌窦癌，如《中国中医秘方大全》引山东省惠民中医院郑鸿志的白石黄莲汤。治乳腺癌，可与黄芪、当归、赤芍、天花粉等益气活血养阴生津药配伍，如《中国中医秘方大全》引辽宁省抚顺新宾人民医院的公英汤。与人参、陈皮、地榆、大蓟、小蓟、三七等益气止血药配伍，如《古今名方》补益消癌汤，可治疗肺癌、结肠癌、宫颈癌、膀胱癌等。与白花蛇舌草、夏枯草、败酱草、天冬、半枝莲清热解毒，活血养阴药共同配伍，可治疗恶性淋巴瘤，如《中国丸散膏丹方药全书——肿瘤》引《集验中成药》三草口服液。

【用法用量】水煎服，9～15克；外用鲜品适量，捣敷或煎汤熏洗患处。

【处方须知】用量过大可致缓泻。

【性能特点】蒲公英苦甘气寒，既能清热解毒，又能降泄滞气，故为清热解毒、消痈散结之佳品。其药性平和，有苦泄而不伤正，消热而不伤阴的特点。内服或外敷，单用或入复方使用均可。常用于胃癌、肝癌、胰腺癌、上颌窦癌、乳腺癌、膀胱癌、恶性淋巴瘤等多种恶性肿瘤属热毒内蕴者。

【常用药对】蒲公英与夏枯草　蒲公英清热解毒，又善消肿散结；夏枯草平肝，解郁积，且长清热散结。二药相伍，清热平肝，解郁散结，常用于肝郁火旺之经前乳痛或乳腺癌。如《现代中医药应用与研究大系》公英汤。

【各家论述】有患者服用蒲公英出现变态反应，表现为：全身皮肤瘙痒灼热，出现红斑或荨麻疹，可伴有恶心、呕吐、腹部不适或轻泻等胃肠道反应。

【验方举例】

1. 肺癌　［山东省惠民中医院郑长松］三参莲苡汤：蒲公英30克，北沙参30克，半枝莲30克，薏苡仁30克，白花蛇舌草30克，黄芪30克，鱼腥草30克，藕节30克，生百合20克，瓜蒌20克，夏枯草20克，玄参30克，猫爪草30克，麦冬15克，冬虫夏草15克，墨旱莲15克，党参15克，川贝母10克。用法：水煎服。功能：壮水清金，泻火凉血。主治：肺癌。疗效：本方治疗1例左下肺鳞癌，经剖胸探查见病灶已扩散，无法切除，化疗因反应大停用，改用中药治疗后症状好转，治疗6个月摄胸片复查见两肺清晰，并恢复正常工作。按：方中重用生地黄、玄参、墨旱莲、玉竹、黄精、五味子、百合、北沙参、麦冬、冬虫夏草壮水益肾以制约气分之火，清金养肺以补金受火克之损；蒲公英、鱼腥草、半枝莲、白花蛇舌草清内苑之热，解血中之毒；猫爪草、夏枯草、鳖甲、生牡蛎益阴除热，散结解凝；藕节凉血止血；白茅根导热下行；党参、黄芪虽为补益扶羸诸药之冠，但阴虚火动之际，不宜轻投，以其善补真阳之气，恐有助火益焰之弊，务宜慎之。［胡熙明. 中国中医秘方大

全. 上海：文汇出版社，1990.]

2. 乳腺癌　　［辽宁省抚顺新宾人民医院］公英汤：蒲公英 10 克，瓜蒌 60 克，穿山甲（代）6 克，紫花地丁 10 克，夏枯草 15 克，金银花 15 克，当归 30 克，黄芪 15 克，天花粉 6 克，白芷 15 克，桔梗 15 克，赤芍 6 克，薤白 15 克，远志 10 克，官桂 10 克，甘草 6 克。用法：水煎服。加减：淋巴结转移者加薏苡仁 30 克，海藻 15 克，牡蛎 24 克，玄参 24 克；肿瘤已溃烂者去蒲公英、紫花地丁，倍加黄芪；体虚易汗，面色苍白者加黄芪 30 克；口干、便秘者加枳实 10 克，青皮 10 克；怕冷，带下色白，腰酸，四肢不温者官桂用 18 克；面赤发热，口干心烦者加黄芩 10 克，黄连 10 克，柴胡 15 克。外敷药：五灵脂、雄黄、马钱子、阿胶各等份，研细末，用麻油调敷肿块上。功能：益气活血，清热解毒。主治：乳腺癌。疗效：本方治疗乳腺癌 18 例，结果 6 例痊愈（肿块消失）；6 例显效（肿块体积缩小 1/2 以上）。按：方中用蒲公英、瓜蒌、紫花地丁、夏枯草等清热解毒；黄芪、当归、赤芍益气活血；穿山甲珠、天花粉养阴生津；薤白、远志、官桂温化痰浊。全方扶正抑癌并举，寒热温凉兼顾，药性较平和。但方中官桂、当归、赤芍有破血温通之力，故本方孕妇忌用。［胡熙明. 中国中医秘方大全. 上海：文汇出版社，1990.］

3. 直肠癌　　［中药学］治肠癌方：蒲公英 24 克，半枝莲 24 克，白花蛇舌草 30 克，银花藤 30 克，野葡萄根 30 克，露蜂房 9 克，蜈蚣 2 条。用法：水煎服。功能：清热解毒，活血止痛。主治：直肠癌。［李明哲. 治癌验方 400. 南京：江苏科学技术出版社，1995.］

青黛《药性论》

【概述】又名靛花、青蛤粉、淀花、蓝靛。为爵床科植物马蓝 *Baphicacanths cusia*（Nees）Bremek.、蓼科植物蓼蓝 *Polygonum tinctorium* Ait.或十字花科植物菘蓝 *Isatis indigotica* Fort.的叶或茎叶经加工制得的干燥粉末或团块。主产于浙江、江苏、安徽、河北等地。福建所产品质优，称为"建青黛"。秋季采收以上植物的落叶，加水浸泡，至叶腐烂，叶落脱皮时，捞去落叶，加适量石灰乳，充分搅拌至浸液由乌绿色转为深红色时，捞取液面泡沫，晒干而成。研细用。

【性味归经】味咸，性寒。归肝、肺经。

【功能主治】清热解毒，凉血消斑，清肝泻火，定惊。用于治疗慢性粒细胞性白血病，并可用于食管癌、肝癌、胰腺癌、肺癌等；温毒发斑、血热吐衄、咽痛口疮、火毒疮疡、咳嗽胸痛、痰中带血、暑热惊痫、惊风抽搐等病证。

【配伍应用】青黛功擅清热、解毒、凉血，有较强的清热泻火之功，为解毒除热之要药。《本草汇言》云："青黛，清脏腑郁火，化膈间热痰。"《本草逢原》云："治噎膈之痰。"现代药理研究证实具有抗癌作用，其有效成分靛玉红对动物移植性肿瘤有中等强度的抑制作用，还有抗菌消炎之功。常用于慢性粒细胞性白血病，并可用于食管癌、肝癌、胰腺癌、肺癌等其他多种不同癌肿的治疗。治慢性粒细胞性白血病，可与软坚散结之鳖甲配伍，如河南省安阳地区医院刘秀文的青黛鳖甲丸；与麝香、雄黄、乳香共研细末口服，主治慢性粒细胞性白血病及真性红细胞增多症，如北京名老中医郭士魁的黛麝散。国医大师朱良春教授善用青黛与白及粉，再加少许白糖，组成的黛及散，具有清热化痰、解毒消肿作用，用于治疗食管癌，辅以降逆和胃，扶正祛邪之汤剂，疗效确切。《实用中医内科学》用此单味青黛粉研末服，治左胁腹之积，泻肝经实火（肝癌），具有清热、凉血、解毒之功。治疗胰腺癌，可与人工牛黄、紫金锁、野菊花合用，研末内服，具有良好疗效，如《中国中医秘方大全》引安徽省人民医院肿瘤科的青黄金菊方；治癌毒犯肺、毒热炽盛之肺癌，可与生石膏、蒲公英、黄芩、黄连、鱼腥草、贝母等清热解毒、软坚散结药同用，如北京中医药大学东直门医院的泻火解毒汤（生石膏、蒲公英、鱼腥草、仙鹤草各 30 克，酒大黄、知母、黄连、黄芩各 10 克，土贝母 15 克，青黛 4 克）。

【用法用量】水内服，1.5～3 克，本品难溶于水，一般作散剂冲服，或入丸剂服用；外用适量。

【处方须知】胃寒者慎用。

【性能特点】青黛寒能清热，咸以入血，故有清热解毒，凉血消肿之功，泻肝清肺之效，为解毒除热之要药。常用于慢性粒细胞性白血病，并可用于食管癌、肝癌、胰腺癌、肺癌等其他多种不同癌肿的治疗。

【常用药对】青黛与雄黄　青黛味咸，性寒，入肝经，可消肿散瘀，凉血解毒，现代药理研究证实，主要有效成分为靛玉红、靛兰；雄黄味辛、性温，可解百毒，消积聚，化腹中之瘀血，主要有效成分为三硫化二砷，含砷量约为75%。二药合用，化瘀解毒，以达祛瘀生新的目的。临床可用于慢性粒细胞性白血病。如《中国中医秘方大全》引中国中医科学院西苑医院周霭祥的青黄散方。

【验方举例】胰腺癌　　［安徽省人民医院肿瘤科］青黄金菊方：青黛 12克，人工牛黄 12 克，紫金锁 6 克，野菊花 60 克。用法：研末，每次 3 克，每日 3 次。功能：清热解毒。主治：胰腺癌。加减：热甚加紫草根 15 克，蒲公英 30 克，炒白芍 9 克，牡丹皮 9 克，薏苡仁 30 克，金银花 30 克，鸡内金 9

克；上腹疼痛加川厚朴 9 克，广木香 9 克，延胡索 9 克，参三七 3 克；黄疸加茵陈 15 克，金钱草 15 克，半枝莲 30 克，广郁金 9 克；纳差加生谷芽 15 克，生麦芽 15 克，建神曲 15 克；恶心加法半夏 9 克，陈皮 9 克。疗效：单纯用本方治疗 4 例胰腺癌，其中剖腹探查 2 例，1 例存活 9 个月，1 例存活 1 年余，临床诊断 2 例治后各存活 3 年 6 个月和 5 年以上。按：本方由具有清热解毒凉血的药物组成，佐以辨证施治，治疗晚期胰腺癌具有良好疗效。［胡熙明. 中国中医秘方大全. 上海：文汇出版社，1990.］

重楼 《神农本草经》

【概述】又名蚤休、重楼、草河车。为百合科植物云南重楼 *Paris polyphylla* Smith var. *yunnanensis*（Franch.）Hand.—Mazz.或重楼 P. *polyphylla* Simth var. *chinensis*（F.）Hara 的干燥根茎。主产于长江流域及南方各省。秋季采挖，除去须根，洗净，晒干，切片生用。

【性味归经】味苦，性微寒，有小毒。归肝经。

【功能主治】清热解毒，消肿止痛，凉肝定惊。用于治疗食管癌、胃癌、肝癌、胰腺癌、肺癌、鼻咽癌、大肠癌等；痈肿疔疮、咽喉肿痛、毒蛇咬伤、惊风抽搐、跌打损伤等病证。

【配伍应用】重楼苦以降泄，寒能清热，故有清热解毒，消肿止痛之功。现代药理研究证实，有抗癌活性，对人子宫颈癌 JTC$_{26}$ 细胞的抑制率达 50%～70%；对小鼠 S$_{180}$ 细胞肉瘤、艾氏腹水癌、腹水肝癌等有抑制作用。常用于食管癌、胃癌、肝癌、胰腺癌、肺癌、鼻咽癌、大肠癌等属热毒壅盛，瘀热内结者。笔者自制的参茸苍柏丸中配伍重楼，用于治疗消化系统肿瘤，疗效确切。已故治癌神医郑文友教授研制的肿消一号中也配伍重楼，具有清热解毒消肿之功，治疗消化系统所有癌症以及白血病、骨癌。与生地黄、熟地黄等滋阴润燥药配伍，如《中国丸散膏丹方药全书——肿瘤》引《集验百病良方》黄志华的双地归蛇液，治晚期食管癌吞咽困难，胃癌顽固性呕吐。与黄芪、藤梨根等益气清热消肿药配伍，可治疗胃癌，如湖北省肿瘤医院的黄芪蚤藤汤。治气滞血瘀型原发性肝癌，可与疏肝解郁之柴胡配伍，如《中国中医秘方大全》引浙江省中医院的柴胡蚤休汤。治胰腺癌，可与穿山甲（代）、三棱、莪术等活血药同用，如《中国丸散膏丹方药全书——肿瘤》引《集验中成药》二甲莪棱散［黄芪 80 克，丹参、鳖甲、穿山甲（代）各 60 克，三棱、莪术各 50 克，草河车 90 克］；治原发性肺癌，可与石仙桃、蟾酥皮、急性子、土贝母、玄参等配伍，如湖南省涟源市疑难病专科医院石海澄的保肺消瘤汤。治疗热毒内盛之鼻咽癌，可与苍耳子、辛夷、白芷等清热利窍药配伍，如《孙桂芝实用中医肿瘤学》银翘散加减（金银花15克，连翘15克，牛蒡子10克，生甘草6克，苍耳子10克，辛夷10克，白芷10克，石上柏15克，蛇蜕10克，蜈蚣2条，僵蚕10克，土茯苓15克，半枝莲15克，草河车15克）；治大肠癌，可与苦参、红藤、白头翁、半枝莲、白槿花等合用，如浙江中医药大学肿瘤研究室瞿范的苦参红藤汤。

重楼经适当配伍，还可研末制膏，外用治疗各种癌症疼痛，如上海中医药大学附属龙华医院刘嘉湘的蟾酥膏方。

【用法用量】水煎服，3～9克；外用适量，捣敷或研末调涂患处。

【处方须知】体虚、无实火热毒者、孕妇及患阴证疮疡者均忌服。

【性能特点】重楼苦寒有毒，其性峻烈，苦以降泄，寒能清热，故有清热解毒、消肿止痛之功。常用于食管癌、胃癌、肝癌、胰腺癌、肺癌、鼻咽癌、大肠癌等属热毒壅盛，瘀热内结者。

【常用药对】重楼与夏枯草　重楼味苦，微寒，既能清热解毒、消肿止痛，又能息风定惊；夏枯草长于清肝胆之火以解毒明目，畅利气机以散郁结。二药合用，清热解毒、散结消肿之力加强。如《天津医药》甲状腺3号（青皮、陈皮、川芎、赤芍、三棱、莪术各12克，桃仁、当归各10克，丹参、石上柏、重楼、蛇六谷各30克，夏枯草、昆布、海藻各15克，甘草6克）可治疗甲状腺癌。

【各家论述】

1. 重楼与拳参，其商品名称有相同之称，即"重楼"或"草河车"，两者常易混用。拳参系蓼科植物，其与重楼虽性味相近，而且也有清热解毒作用，但拳参尤以治疗里热所致的痢疾、肠炎为其特长，重楼则长于清肺泻热，疗痈疽疔疮，毕竟有所区别，故临床应加以区别应用，不可混淆。

2. 现时一般皆谓重楼有毒，应慎用，国医大师朱良春教授认为其毒性甚微，不必畏忌。唯苦寒之品易伤中阳，故脾胃虚寒者用之宜慎而已。

3. 已故治癌神医郑文友教授研制的肿消1号治疗消化系统各种肿瘤，其中就有重楼之成分，我们在临床应用中，有的患者服用达一年之多，也未见一例有中毒者。

4. 重楼毒性虽小，临床应用也应注意。据报道，重楼的中毒量为60～90克，中毒潜伏期为1～3小时，中毒症状为恶心、呕吐、腹泻、头痛头晕，严重者可导致痉挛。

5. 救治。洗胃、导泻。内服稀醋酸或甘草15克，水煎取汁加适量白米醋、生姜汁 60 克，混匀，一半含漱，一半内服。出现痉挛则用解痉剂。

【验方举例】卵巢癌 ［集验百病良方］桃红双枝丸：重楼 30 克，半枝莲 30 克，蒲公英 30 克，龙葵 30 克，蛇莓 30 克，三棱 15 克，莪术 15 克，赤芍 15 克，土鳖虫 12 克，枳壳 12 克，红花 10 克，桃仁 10 克，大黄 6 克，甘草 5 克。用法：共研细末，水泛为丸，如绿豆大，每次口服 6～10 克，每日 3 次，温开水送服。1 个月为 1 个疗程，每个疗程间隔 3 天，再服下 1 个疗程。或每日 1 剂，水煎服。功能：清热解毒，活血化瘀。主治：卵巢癌。［程爵棠，程功文. 中国丸散膏丹方药全书. 北京：学苑出版社，2010.］

金银花《新修本草》

【概述】又名忍冬花、银花、双花、二宝花。为忍冬科植物忍冬 *Lonicera japonica* Thunb.、红腺忍冬 *L. hypoglauca* Miq.、山银花 *L. confusa* DC.或毛花柱忍冬 *L. dasystyla* Rehd.的干燥花蕾或带初开的花。我国南北各地均有分布，主产于河南、山东等地。夏初花开放前采摘，阴干。生用、炒用或制成露剂使用。

【性味归经】味甘，性寒。归肺、心、胃经。

【功能主治】清热解毒，疏散风热。用于治疗鼻咽癌、唇癌、颅内肿瘤、肺癌、乳腺癌、膀胱癌等；痈疽疔疮、外感风热、温病初起、热毒血痢、风湿热痹、跌打损伤局部感染等。

【配伍应用】金银花清热解毒之力颇强。长于清气分热邪，透营达气、解火毒、消痈肿、为疮疡之要药。其气清芬，宣散平和，清热不伤气，化毒不伤阴，为治疗温热火毒之佳品。现代药理研究证实，有抗肿瘤作用，该药的水及酒浸液体外实验对 S_{180} 细胞肉瘤及艾氏腹水癌有明显的细胞毒作用；并可增强机体免疫力，金银花能促进白细胞的吞噬功能。常用于鼻咽癌、唇癌、颅内肿瘤、肺癌、乳腺癌、膀胱癌等多种恶性肿瘤，常与其他抗癌药物配伍联用。如治鼻咽癌，可与人参、白花蛇舌草、夏枯草益气解毒药合用，如广东省湛江第二人民医院蔡懿的二草双花汤。治唇癌，可与玄参、金石斛、鲜生地黄、麦冬等润燥生津药配伍，如《中医外科临床手册》清凉甘露饮［I］［玄参、金石斛（先煎）各 12 克，鲜生地黄 18 克，麦冬、金银花、连翘、知母、生栀子、黄芩 9 克，生甘草 3 克］；治颅内肿瘤，可与瓦楞子、礞石、牡蛎、瓜蒌等化痰软坚化瘀药配伍，如山东省医科院科苑医院李文海自制的脑瘤消方；治肺癌，可与鱼腥草、白英、龙葵等清热解毒药配伍，如《孙桂芝实用中医肿瘤学》验方一（南沙参 30 克，北沙参 30 克，天冬 15 克，麦冬 15 克，百部 15 克，鱼

肿瘤本草

腥草 30 克，山海螺 15 克，薏苡仁 15 克，金银花 30 克，干蟾皮 5 克，葶苈子 15 克，预知子 12 克，苦参 15 克，白花蛇舌草 30 克，牡蛎 15 克，白英 15 克，龙葵 15 克）；治乳癌初生者，可与青皮、石膏、生甘草、瓜蒌、橘络、皂角刺同用，如《外科传薪集》乳癌方。与黄芪、人参、地榆、大蓟、小蓟等益气、止血药配伍，如《古今名方》补益消癌汤，可治疗肺癌、结肠癌、宫颈癌、膀胱癌等。

【用法用量】水煎服，6～15 克。

【处方须知】脾胃虚寒及气虚疮疡脓清者忌用。

【性能特点】金银花既清气分和血分之热邪火毒，又能通营达表，溃坚消肿，解痈疡之毒。常用于鼻咽癌、唇癌、颅内肿瘤、肺癌、乳腺癌、膀胱癌等多种恶性肿瘤。

【常用药对】金银花与连翘　金银花性味甘寒，气味芳香，功能清热解毒，既可清风温之热，又可解血中之毒，性平稳而功著，偏于透上半身之热；连翘苦寒清热，轻清上浮，透达表里，既长于清心火，解疮毒，又能凉解上焦之风热。二药相须配伍，轻清升浮宣散走于上，清气凉血，其清热解毒之功尤强，既透热解表，又清里热，表里双清，并能宣导经脉气滞血凝以消肿散结止痛。如《名老中医肿瘤验案辑按》清火散郁汤（金银花 30 克，连翘、葛花、全瓜蒌各 15 克，茯苓、知母、天冬、陈皮、清半夏、枳壳、乌梅肉、柿饼霜、薤白、白药各 10 克，青黛 6 克）可治疗食管癌属热壅痰结。

【验方举例】

1. 颅内肿瘤　［山东省医科院科苑医院李文海］脑瘤消方：金银花 15 克，连翘 15 克，蒲公英 15 克，紫花地丁 15 克，夏枯草 15 克，三棱 12 克，莪术 12 克，半枝莲 15 克，白花蛇舌草 15 克，瓜蒌 20 克，瓦楞子 15 克，礞石 20 克，水蛭 15 克，蜈蚣 3 条，猪苓 40 克，牡蛎 15 克。用法：每日 1 剂（约 250 毫升），连续服用 3～6 个月，服药 3 个月以上复查 CT 或 MR。按：本方以瓦楞子、礞石、牡蛎、瓜蒌化痰、软坚、化瘀；三棱、莪术等行气破血，消积止痛；水蛭破血逐瘀、通经；猪苓利尿渗湿；金银花、连翘、蒲公英、紫花地丁、半枝莲、白花蛇舌草清热解毒；夏枯草清肝散结。［吴大真，李素云，杨建宇，等.名中医肿瘤科绝技良方. 北京：科学技术文献出版社，2010.］

2. 肠癌　［《中医大辞典·方剂分册》］清肠饮：金银花 60 克，当归 30 克，白芍 30 克，炙甘草 30 克，地榆 20 克，麦冬 30 克，玄参 30 克，薏苡仁 15 克，黄芩 9 克。用法：水煎服。功能：养肝清肠，缓急止痛。主治：治脘腹诸痛、肠痈腹痛拒按，肝胃阴虚型肠癌等。［李明哲. 治癌验方 400. 南京：

江苏科学技术出版社,1995.]

3. **甲状腺癌** 二虫合剂：金银花、生鳖甲各60克，生牡蛎、天花粉、白花蛇舌草、蒲公英各30克，连翘15克，三棱、莪术、海藻、昆布各9克，生大黄3克，全蝎4.5克，蜈蚣5条。用法：上药加水煎煮，共煎4次，每次取药500毫升，口服，以上药量共2日分6次饮完。功能：清热解毒，祛痰软坚，化瘀散结。主治：甲状腺癌，症见颈前肿块，质硬不移，心烦口干，便秘，舌质红，苔薄白腻，脉弦滑。加减：咽颈不适加射干、桔梗、牛蒡子；胸闷不舒加柴胡、郁金、香附。按：本方适用于甲状腺癌初中期证属热毒、痰浊、瘀血凝结者。治宜清热毒，化痰浊，散瘀血，消坚积。方中金银花、白花蛇舌草、蒲公英、连翘清热解毒，消肿抗癌以清热毒；三棱、莪术破血行气逐瘀以消散瘀血；海藻、昆布化痰散结以祛痰浊；天花粉养阴生津以防热毒伤阴；生鳖甲、生牡蛎软坚散结以消坚积；生大黄荡涤积滞，引诸邪下行；全蝎、蜈蚣为虫类药，性善走窜，通经达络，直达病所以攻毒散结，为方中主药，故名二虫合剂。诸药合用，共奏清热、化痰、化瘀之功。[柏今祥.抗癌中草药制剂.北京：人民卫生出版社,1981.]

鱼腥草 《名医别录》

【概述】又名蕺菜、蕺子、紫背鱼腥草、紫蕺。为三白草科植物蕺菜 *Houttuynia cordata* Thunb.的干燥地上部分。分布于长江流域以南各省。夏季茎叶茂盛花穗多时采割，除去杂质，迅速洗净，切段，晒干。生用。

【性味归经】味辛，性微寒。归肺经。

【功能主治】清热解毒，消痈排脓，利尿通淋。用于治疗肺癌、喉癌、扁桃体癌、甲状腺癌、绒毛上皮癌、子宫颈癌及癌性腹水等；肺痈吐脓、肺热咳嗽、热毒疮痈、湿热淋证等病证。

【配伍应用】鱼腥草辛香气寒，寒能泄降，辛以散结，主入肺经，以清解肺热见长，又具消痈排脓之效，故为治肺痈之要药。现代药理研究证实，有抗肿瘤作用，新鱼腥草素对艾氏腹水癌具有抑制作用；从全草中提取到一种熔点为140℃的针状结晶，对胃癌有一定的疗效。并有提高机体免疫能力，抗菌镇痛等作用。常用于肺癌、喉癌、扁桃体癌、甲状腺癌、绒毛上皮癌、子宫颈癌及癌性腹水等癌症的治疗，对证属热毒炽盛者尤为适宜。临床常与其他抗癌中药联用。如与收敛止血之仙鹤草等配伍，可治疗中晚期原发性支气管肺癌，如广州中医药大学第一附属医院李穗晖的仙鱼汤。治喉癌，可与龙葵、白英、蒲公英、半枝莲、蛇莓等药配伍，以增强清热解毒之效，如《中国丸散膏丹方药全书——肿瘤》引《集验百病良方》龙蛇莲英口服液。治扁桃体癌，可与蛇牙草、金丝桃、虎杖、板蓝根等药同用，如《集验中成药》金鱼膏（蛇牙草、鱼腥草、金丝桃、虎杖、白花蛇舌草、板蓝根各 30 克，虎掌草、赤芍、夏枯草、射干各 15 克）。与生薏苡仁、丹参、生黄芪、土贝母等配伍，可治疗甲状腺癌，如《集验中成药》银花二草散（金银花、紫草根、生薏苡仁、山豆根、白英、丹参、鱼腥草、夏枯草各 30 克，生黄芪 15 克，土贝母、重楼各 12 克）。与赤小豆、冬瓜仁、茜草、当归、阿胶珠等药配伍，可治疗绒毛上皮癌，恶性葡萄胎，如《集验中成药》赤豆参芪散。《抗癌中草药制剂》用此与牡蛎、白花蛇舌草、丹参、党参、当归、白术、赤芍、茜草、土茯苓、大枣共同配伍，可治疗子宫颈癌。《肿瘤的诊断与防治》用此与赤小豆配伍，治疗癌性腹水。

【用法用量】水煎服，15～25 克，鲜品用量加倍，水煎或捣汁服；外用适量，捣敷或煎汤熏洗患处。

【处方须知】本品含挥发油，不宜久煎。虚寒证及阴证疮疡忌服。

【性能特点】鱼腥草辛香气寒，长于外拔内攻，因主入肺经，故临床用于治疗肺癌之方多见。

【常用药对】鱼腥草与白花蛇舌草　鱼腥草味辛，性微寒，归肺经，寒能泄降，辛能散结，主入肺经以清肺见长；白花蛇舌草味苦甘，性寒，归心、肺、肝、大肠经，清热解毒，利湿；二药相须为用，治疗肺癌，能清肺止咳排脓止血，效果颇佳。如《抗癌中草药大辞典》知母沙参汤（白花蛇舌草、半枝莲、鱼腥草、玄参、知母、马兜铃、款冬花、白果各 10 克，川贝母、桔梗、沙参、枇杷叶、半夏各 15 克，生甘草 20 克）。

【验方举例】肺癌　[福建中医药]消肿解毒方：鱼腥草、漏芦、土茯苓、升麻、重楼、芙蓉叶、羊蹄根、白花蛇舌草、山豆根各 30 克，苦参 12 克。用法：水煎分 2 次饭后服，每日 1 剂。功效：清热解毒，散结消肿。主治：肺癌中期，症见咳嗽气息粗促，痰稠黄或吐血痰，胸胁胀满，咳时引痛，面赤，口干欲饮，舌红苔黄腻，脉滑数。加减：胸痛甚者加郁金、延胡索、丹参；气急不得卧加紫苏子、葶苈子；疲乏无力，纳差加党参、白术、黄精。按：本方适用于肺癌中期证属热毒亢盛者。肺癌中期正气渐衰而邪气渐盛，治宜攻邪为主。方中鱼腥草、漏芦、土茯苓、重楼、白花蛇舌草、山豆根、苦参清热解毒，散结消肿，抑制癌瘤生长；升麻透解邪毒，升举阳气而解毒抗癌；羊蹄根、芙蓉叶清热凉血止血。诸药合用使邪毒得清，癌肿得消。[李成卫，吴洁，李泉旺. 恶性肿瘤名家传世灵验药对. 北京：中国医药科技出版社，2010.]

石上柏 《全国中草药汇编》

【概述】又名大叶菜、梭罗草、地梭罗、金龙草、龙鳞草、地侧柏、虾麻叶、锅巴草、岩青、岩扁柏、过路蜈蚣、大凤尾草、地柏草。为卷柏科植物深绿卷柏 Selaginella doederleinii Hieron.的全草。产于西南及安徽、浙江、江西、福建、台湾、湖南、广西、广东等地。全年均可采收，洗净，鲜用或晒干用。

【性味归经】味甘，微苦、涩，性凉。

【功能主治】清热解毒，祛风除湿，抗癌，止血。用于治疗肺癌、鼻咽癌、喉癌、肝癌、绒毛上皮癌、肾癌等；咽喉肿痛、急性扁桃体炎、目赤肿痛、眼结膜炎、肺热咳嗽、肺炎、乳腺炎、湿热黄疸、风湿痹痛、外伤出血。

【配伍应用】石上柏味甘而苦涩，具有较好的清热解毒之功。现代药理研究证实，有较高的抗癌活性，对小鼠 S_{180} 细胞肉瘤、子宫颈癌 U_{14}、L_{160} 均有抑制作用。常用于肺癌、鼻咽癌、喉癌、肝癌、绒毛上皮癌、肾癌等恶性肿瘤的治疗。可单味水煎或与其他抗癌中药合用，以提高临床疗效。《抗癌食药本草》用此单味药用量为 60～120 克，水煎内服，可治疗肺癌、咽喉癌、绒毛膜癌。与苍耳子宣通鼻窍药配伍，可治疗鼻咽癌，如《中国中医秘方大全》引解放军第 366 医院的苍天山海汤，具有清热解毒、化痰软坚之功效。治热毒壅盛、痰湿内聚型肝癌，可与白花蛇舌草、龙胆草、板蓝根、土茯苓等清热解毒药配伍，如《中国丸散膏丹方药全书——肿瘤》引《集验中成药》八月龙蛇散。治肾癌，可与猪苓、生薏苡仁、汉防己等健脾利湿药配伍，如《中医成功治疗肿瘤100例》谢文华的双石八月液。

【用法用量】水煎服，10～30 克，鲜品倍量；外用适量。

【性能特点】石上柏有较好的清热解毒、抗癌之功，常用于肺癌、鼻咽癌、喉癌、肝癌、绒毛上皮癌、肾癌等恶性肿瘤的治疗。

一枝黄花 《植物名实图考》

【概述】又名金锁匙、大叶七星剑、蛇头王、大败毒、黄花一枝香。为菊科植物一枝黄花的 Solidago decurrens Lour.全草或根。产于华东、中南、西南及陕西、台湾等地。

【性味归经】味辛，苦，性凉。有小毒。归肝、胆、肺经。

【功能主治】清热解毒，疏风泄热，抗癌。用于治疗舌癌、食管癌、直肠癌、甲状腺肿瘤、子宫癌等；风热感冒、头痛、咽喉肿痛、肺热咳嗽、黄疸、泄泻、热淋、痈肿疮疖、毒蛇咬伤等。

【配伍应用】一枝黄花味辛苦而性凉，有较好的清热解毒之功。现代药理研究证实，应用总细胞容积法，对腹水型肉瘤 S180 进行抑瘤测定。一枝黄花根茎的甲醇提取物以 100mg/kg（体重），每日 1 次腹腔注射给荷瘤小鼠，5 天后测定结果，本品有较强的抗肿瘤活性，抑制肿瘤生长率为82%。乙醇提取物的抑制率为12.4%。用噬菌体法进行体外抗癌筛选，表明有抗肿瘤活性。常用于舌癌、乳腺癌、食管癌、直肠癌、甲状腺肿瘤、子宫癌等多种恶性肿瘤。可单味水煎服或配伍其他药物联用，如《中华肿瘤治疗大成》用一枝黄花 15 克，加水 500 毫升，煮沸，每日以此漱口，治疗舌癌。《抗癌本草》引经验方用一枝黄花 30 克，水煎服，治疗乳腺癌。《抗癌中草药大辞》用此与大蓟、玄参、鲜青风藤配伍，水煎内服，每日 1 剂，可治疗食管癌。与山海螺、草河车、白花蛇舌草、六月雪等清热解毒抗癌药配伍，如《浙江中医药大学学报》潘国贤的山海螺散（山海螺 15 克，草河车 9 克，白花蛇舌草 30 克，六月雪 30克，吕宋果 6 克，一枝黄花 24 克，木贼草 9 克，甘松 4.5 克，甜瓜子 9 克），可治疗瘀毒内阻型直肠癌，症见腹痛便血。《福建药物志》用此与半枝莲、马兰、星宿菜同用，可治疗甲状腺肿瘤。与芡实、焦栀子、凤仙花、乌梅、香附等药配伍，如《治癌百草春秋图》子宫复原汤（芡实 20 克，焦栀 8 克，凤仙花 20 克，乌梅 10 克，香附 15 克，一枝黄花 10 克，艾叶 10 克，生甘草 10克，鸡冠花 10 克，桑枝 15 克，杜仲 15 克，月季花 10 克，蕹菜 15 克），可治疗子宫癌中期，症见白带增多、阴道有不规则出血（常见于性交后）、血量不多而能自止者。

【用法用量】水煎服，9～15 克，大剂量 100 克。

【性能特点】一枝黄花既能清热解毒，又可疏风达表，经适当配伍，可用于治疗多种恶性肿瘤。

【各家论述】

1.《广东中药》云："一枝香，煎水至沸即服，不可久煎，久煎令人作呕。"

2.《南方主要有毒植物》云："一枝黄花，全草有毒。未见有人误食中毒的报道。家畜中毒后出现萎靡，运动障碍，麻痹。如食量过多，引起狂乱，长期食用，会引起肠胃出血症。"

3.《朱良春用药经验集》云："本品无毒副作用，常用量 10～20 克，用时宜后下，不可久煎。"

【验方举例】

1. 乳腺癌　[经验方]一枝黄花 30 克，水煎浓液，每日 3 次，25 天为 1

个疗程。[常敏毅. 抗癌本草. 中国微循环与莨菪类药研究学会. 宁波市中西医结合研究会,1984.]

2. 甲状腺肿瘤 [福建药物志] 一枝黄花 15 克，半枝莲、马兰各 12 克，星宿菜 24 克。水煎，分 3 次服。每日 1 剂，20 天为 1 个疗程。肿物消退后仍续服 1～3 个疗程。福建莆田萩芦卫生院用此治疗 53 例甲状腺肿瘤病人，病程 1 年内的治愈 28 例，2 年内的治愈 36 例，10 年内的 1 例。[常敏毅. 抗癌本草. 中国微循环与莨菪类药研究学会. 宁波市中西医结合研究会,1984.]

金钱草 《本草纲目拾遗》

【概述】又名大金钱草、过路黄、路过黄、对座草、铜钱草、蜈蚣草。为报春花科植物过路黄 *Lysimachia christinae* Hance 的干燥全草。江南各省均有分布。夏秋两季采收。除去杂质，晒干，切段生用。

【性味归经】味甘、咸，性微寒。归肝、胆、肾、膀胱经。

【功能主治】利湿退黄，利尿通淋，解毒消肿。用于治疗湿热黄疸、石淋、热淋、痈肿疔疮、毒蛇咬伤等病证。

【配伍应用】金钱草气味俱薄，味淡咸，能清肝胆之火，除下焦湿热，具有清热利湿、解毒消肿之功。《采药志》云：“反胃噎膈，水肿臌胀，黄白火丹。”现代药理研究证实，有抗肿瘤作用，该药对膀胱肿瘤有明显的抑制作用；多种氨基酸还能部分抑制肝肿瘤的发生。常用于肝癌、胰腺癌、胆囊癌、膀胱癌、前列腺癌等恶性肿瘤的治疗，多与其他药物配伍应用。如与山乌龟根（又名白药子）、车前子、瓜子金等药配伍，如《江西草药》山乌龟根方（山乌龟根（用老糠炒制）9 克，车前子 15 克，过路黄、白花蛇舌草、瓜子金、丹参根 30 克），可治疗肝硬化腹水、肝癌；也可与石见穿、平地木、广郁金等药同用，治肝癌出现黄疸，肝区胀痛者，如《名医特色经验精华》潘国贤经验方退黄消胀方（石见穿 30 克，白花蛇舌草 30 克，丹参 15 克，预知子 15 克，平地木 15 克，广郁金 9 克，小金钱草 15 克，半枝莲 30 克）。与茵陈、泽泻、茯苓、车前子等清热利湿药配伍，可治疗胰腺癌伴阻塞性黄疸，如《集验百病良方》土元双金丸。《中医肿瘤的防治》用此与薏苡仁、马鞭草、射干合用，可治疗胆囊癌。与石韦、瞿麦、萹蓄、冬葵子等利尿通淋药配伍，如《中国丸散膏丹方药全书——肿瘤》引《集验中成药》三金通淋丸，可治疗膀胱癌，症见尿血鲜红，小便艰涩，舌红、苔薄黄、脉弦。《抗癌中草药大辞典》用此与马鞭草、半枝莲、淡竹叶、泽兰、泽泻、白花蛇舌草配伍应用，可治疗

肿瘤本草

前列腺癌。

【用法用量】水煎服，15～60克，鲜品加倍；外用适量。

【性能特点】金钱草善于清利，具有除湿、利胆、通淋、解毒之功效。常用于肝癌、胰腺癌、胆囊癌、膀胱癌、前列腺癌等恶性肿瘤的治疗。

【验方举例】膀胱癌　〔河南省郑州市中医院霍万韬〕三金汤：金钱草60克，海金沙30克，鸡内金20克，石韦12克，冬葵子12克，滑石25克，瞿麦20克，萹蓄20克，赤芍15克，木通12克，泽兰12克，甘草梢10克。用法：水煎服。功能：清热利湿，活血化瘀。主治：膀胱癌。加减：凉血化瘀加赤芍30克，红花10克，丹参30克，紫草20克，当归尾12克，王不留行30克，牡丹皮12克；清热解毒加白花蛇舌草30克，半枝莲30克。疗效：本方治疗1例膀胱肿瘤，经膀胱镜检查，见右侧输尿管口处膀胱黏膜充血，水肿，其上方1厘米处可见到一黄豆大小突出肿物，膀胱内可见1厘米×0.5厘米×0.5厘米大结石，确诊为膀胱肿瘤。因病人不愿手术，用本方治疗1个月后，再次膀胱镜检查未发现异物。随访1年未复发。〔胡熙明. 中国中医秘方大全. 上海：文汇出版社, 1990.〕

紫花地丁 《本草纲目》

【概述】又名铧头草、光瓣堇菜。为堇菜科植物紫花地丁 *Viola yedoensis* Makino 的干燥全草。产于我国长江下游至南部各省。春秋两季采收，除去杂质，洗净，切碎，鲜用或干燥生用。

【性味归经】味苦、辛，性寒。归心、肝经。

【功能主治】清热解毒，凉血消肿。用于治疗疔疮肿毒、乳痈肠痈、毒蛇咬伤等病证。

【配伍应用】紫花地丁苦泄辛散，寒能清热，入心肝血分，故能清热解毒，凉血消肿，消痈散结，为治血热壅滞、痈肿疮毒、红肿热痛之常用药物，尤以治疗毒为其特长。《本草纲目》云："主治一切痈疽发背，疔肿瘰疬，无名肿毒，恶疮。"现代药理研究证实，体外实验证明该药有抗癌活性，还能促进淋巴细胞的转化。常用于肝癌、胃癌、乳腺癌、肺癌、膀胱癌等多种恶性肿瘤。常与其他抗癌中药联合应用。与乌韭、延胡索、葛根、卷柏等药配伍，如《治癌百草春秋图》肝癌调理方（乌韭10克，延胡索15克，紫花地丁20克，葛根15克，卷柏10克，炒鸡金15克，藤根15克，水芹10克，黄杨木15克，牡丹皮10克，金盘10克，万年青10克，金钱草15克），可治疗肝癌手术之后调理，防止复发者。《抗癌良方》用此与赤芍、重楼、枳壳、木香、乌药、桃仁、郁金、蒲公英、白花蛇舌草、半枝莲、半边莲、当归、香附、延胡索配伍合用，可治疗胃癌。治乳癌，可与夏枯草、漏芦、五灵脂、川贝母、橘叶、陈皮等药配伍，如《疡医大全·卷二十》消乳岩丸（夏枯草、蒲公英各 120 克，金银花、漏芦各 60 克，山慈菇、五灵脂、川贝母、连翘、橘叶、白芷、菊花、没药、瓜蒌仁、乳香、茜草根、甘草、陈皮、紫花地丁各 45 克）。治肺癌，可与南北沙参、望江南、野菊花、百部、鱼腥草等药同用，如《孙桂芝实用中医肿瘤学》新癥煎；治膀胱癌，可与猪苓、泽泻、车前、萆薢等利水渗湿药配伍，如《中草药验方选编》方二（金银花 30 克，藕节 15 克，泽泻 6 克，元柏 12 克，猪苓 9 克，车前 9 克，毛菇 9 克，萆薢 12 克，甘草 9 克，蒲公英 15 克，紫花地丁 15 克，生贯众 15 克，栀子 9 克）。

【用法用量】水煎服，15～30 克；外用鲜品适量，捣烂敷患处。

【处方须知】体质虚寒者忌服。

【性能特点】紫花地丁辛散苦泄，寒能清热，入血分，善解血热壅滞，以消肿痛，攻毒散结而活血，能泻火毒、败疮毒、消壅滞、破硬结、利湿热、通水道，为外科阳证之要药。常用于肝癌、胃癌、乳腺癌、肺癌、膀胱癌等多种恶性肿瘤。

败酱草 《神农本草经》

【概述】又名黄花败酱、龙芽败酱。为败酱科植物黄花败酱 *Patrinia scabiosaefolia* Fisch. ex Link.、白花败酱 *P. villose* Juss.的干燥全草。全国大部分地区均有分布，主产于四川、河北、河南、东北三省等地。夏秋两季采收，全株拔起，除去泥沙，洗净，阴干或晒干。切段，生用。

【性味归经】味辛、苦，性微寒。归胃、大肠、肝经。

【功能主治】清热解毒，消痈排脓，祛瘀止痛。用于治疗肠痈、肺痈、痈肿疮毒、产后瘀阻腹痛等病证。

【配伍应用】败酱草辛散苦泄寒凉，既可清热解毒，又可消痈排脓，且能活血止痛，为治内痈要药，无论痈肿已成未成，已脓未脓，皆可伍用。现代药理研究证实，本品在体外实验对癌细胞有强烈的抗癌作用。对小鼠 S_{180} 细胞肉瘤、子宫颈癌 JTC_{26} 细胞有抑制作用，抑制率分别为 62.5% 和 50%～70%。对急性白血病细胞毒作用显著。能明显对抗环磷酰胺所致的白细胞降低，并可刺激骨髓造血功能，具有升白作用。常用于食管癌、鼻侧未分化癌、肠癌、膀胱癌、绒毛膜上皮癌、子宫颈癌等多种恶性肿瘤。临床多与其他抗癌中药联用，以提高临床疗效。如与黄药子、斑蝥、金银花、急性子等药配伍，如王光清的《中国膏药学》黄独膏，可治疗食管癌。治鼻侧未分化癌，可与炙鳖甲、地骨皮、地龙等药配伍，以清肝经血分之伏热，如《中国中医秘方大全》引上海医科大学肿瘤医院胡安邦的双龙消瘤方。与半枝莲、红藤等清热解毒药配伍，可治疗结肠癌、直肠癌，如《治癌验方400》引《实用内科学》莲藤汤。与车前草、海金沙、木通等利尿通淋药配伍，可治疗膀胱癌，如《集验百病良方》双白土苓丸。与黄芪、党参、桃仁、红花等益气活血药同用，如《中国丸散膏丹方药全书——肿瘤》引《集验中成药》赤豆参芪散，可治疗绒毛膜上皮癌，恶性葡萄胎。《肿瘤防治研究》用败酱草与仙鹤草配伍，可治疗子宫颈癌。

【用法用量】水煎服，6～15克；外用适量。

【处方须知】脾胃虚寒，食少泄泻者忌服。

【性能特点】败酱草辛散苦降，寒能胜热，能泄湿结，祛瘀滞，消痈肿，排脓浊，为治内痈要药，无论痈肿已成未成，已脓未脓，皆可伍用。常用于食管癌、鼻侧未分化癌、肠癌、膀胱癌、绒毛膜上皮癌、子宫颈癌等多种恶性肿瘤。

板蓝根《新修本草》

【概述】又名靛青根、蓝靛根。为十字花科植物菘蓝 *Isatis indigotica* Fort. 的干燥根。主产于河北、江苏、浙江、安徽等地。秋季采挖，除去泥沙，晒干。切片，生用。

【性味归经】味苦，性寒。归心、胃经。

【功能主治】清热解毒，凉血，利咽。用于治疗外感发热、温病初起、咽喉肿痛、温毒发斑、痄腮、丹毒、痈肿疮毒等病证。

【配伍应用】板蓝根苦寒，有清热解毒、凉血消肿之功，主治多种瘟疫热毒之证。《分类草药性》云："解诸毒恶疮，散毒去火，捣汁或服或涂。"现代药理研究证实，有抗肿瘤作用，特别对淋巴系统肿瘤有较好作用；靛玉红有显著抗白血病作用。常用于食管癌、上颌窦癌、皮肤癌、急性白血病、恶性淋巴瘤、甲状腺瘤等恶性肿瘤。临床常与其他抗癌中药联合应用。如治食管癌，可与猫眼草、人工牛黄、硇砂、威灵仙、制天南星共同配伍，以清热解毒、化痰散结，如安徽省人民医院经验方蓝猫散；治上颌窦癌，可与玄参、栀子、黄芩、黄连、连翘等清心泻火药合用，如《中国丸散膏丹方药全书——肿瘤》引《集验中成药》板蓝根丸（板蓝根 30 克，玄参、淡竹叶、蒲公英、栀子各 15 克，黄芩、黄连、连翘、牛蒡子各 12 克，僵蚕 10 克，升麻 6 克，甘草 6 克）。《实用抗癌验方》用板蓝根与金银花、连翘、皂角刺同用水煎内服，可治疗皮肤癌；治急性白血病，可与沙参、麦冬、赤芍、山慈菇等养阴清热药配伍，如《中国中医秘方大全》引辽宁市第一人民医院叶耀光的慈菇化瘀汤；治恶性淋巴瘤，可与大贝母、僵蚕、露蜂房、法半夏等化痰散结药同用，如《中国丸散膏丹方药全书——肿瘤》引《集验中成药》蓝蜂草苓丸。与柴胡、桔梗、姜半夏、胆南星等药伍用，可治疗甲状腺瘤，如《名中医肿瘤科绝技良方》引青岛医学院附院张玉珍的甲腺平汤。

【用法用量】水煎服，6～15 克。

【处方须知】体虚而无实火热毒者忌服，脾胃虚寒者慎用。

【性能特点】板蓝根苦寒，有清热解毒、凉血消肿之功，主治多种瘟疫热毒之证。常用于食管癌、上颌窦癌、皮肤癌、急性白血病、恶性淋巴瘤、甲状腺瘤等恶性肿瘤。

【验方举例】

1. **肠癌** 鱼腥草麦芽汤：板蓝根、薏苡仁、鱼腥草、合欢皮各 20 克，仙鹤草、麦芽各 24 克，旋覆花、山豆根、醋莪术、姜黄、汉防己各 9 克，泽兰、焦山楂、鸡血藤、花斑竹各 15 克，白鲜皮、刺五加各 12 克，白茅根、糯米草、白花蛇舌草各 30 克，土茯苓 18 克。用法：水煎服，每日 1 剂。功能：清热解毒，化湿和胃，利湿止泻。主治：肠癌。疗效：李某，男，51 岁，因患结肠肉瘤于 1980 年 2 月手术切除，术中发现肝转移，因体弱没有化疗。服用本方，另用宜兴药厂"抗癌平"，服药 10 余剂，即见转机，饮食大增，睡眠佳，精神好，连续用药 4 个月，以后间断用药，4 年后曾追访，病无再发之兆。［刘春安，彭明. 抗癌中草药大辞典. 武汉：湖北科学技术出版社，1994.］

2. **恶性淋巴瘤** ［《集验中成药》］蓝蜂草苓丸：板蓝根 30 克，露蜂房 30 克，土茯苓 30 克，连翘 30 克，地锦草 30 克，鬼针草 30 克，败酱草 30 克，半枝莲 30 克，野菊花 15 克，天花粉 15 克，浙贝母 20 克，川楝子 15 克，僵蚕 15 克，法半夏 15 克。用法：共为细末，水泛为丸，如梧桐子大，每次口服 10 克，每日 3 次，温开水送服，1 个月为 1 个疗程。或每日 1 剂，水煎服。功能：清热解毒，化痰散结。主治：恶性淋巴瘤。［程爵棠，程功文. 中国丸散膏丹方药全书. 北京：学苑出版社，2010.］

大青叶《名医别录》

【概述】又名蓝叶、蓝菜。为十字花科植物菘蓝 *Isatis indigotica* Fort.的干燥叶片。主产于江苏、安徽、河北、浙江等地。冬季栽培，夏秋两季分 2 或 3 次采收，略洗，切碎，鲜用或晒干生用。

【性味归经】味苦，性寒。归心、胃经。

【功能主治】清热解毒，凉血消斑。用于治疗喉癌、白血病、多发性骨髓瘤、癌性疼痛以及癌热等；热入营血、温毒发斑、喉痹口疮、痄腮、丹毒等病证。

【配伍应用】大青叶性禀重阴，味苦大寒，善能泻肝胆实火，解心胃热毒。以大寒而不燥，折火不伤阴为见长。现代药理研究证实，有抗肿瘤作用，该药提取的抗癌有效成分主要为靛玉红，对动物移植性肿瘤有中等强度的抑制作用，对腹水型肉瘤 W_{256}、Lewis 肺癌、小鼠乳腺癌均有一定抑制作用。靛玉红对慢性粒细胞白血病（CML）也有较好疗效，并且无骨髓抑制作用等。常用于喉癌、白血病、多发性骨髓瘤、癌性疼痛以及癌热等恶性肿瘤属热毒壅盛者。临床常与其他抗癌药联合应用。如治喉癌，可与白花蛇舌草、白英、山豆根等清热解毒药配伍，如《中国丸散膏丹方药全书——肿瘤》引《集验中成药》二白三根散。《中华血液学杂志》用大青叶提取的靛玉红制成的片剂，即靛玉红片 150～200 毫克，成年人每日 3 次口服，可连服 1 个月至半年以上，可治疗白血病。治多发性骨髓瘤，可与仙鹤草、三棱、莪术、赤芍、红花等活血消肿止痛药配伍，如《中国中医秘方大全》引刘镛振的喜树仙鹤汤。与百合、石斛、石菖蒲、穿山甲（代）、延胡索等药合用，如南京中医药大学第一临床医学院彭海燕的消痛方，可治疗癌性疼痛（如肝癌、肺癌、胸膜及骨转移、胃癌、肠癌等）。与柴胡、金银花、青蒿、水牛角等清解邪毒药配伍，可治疗癌热，如《名中医肿瘤科绝技良方》引四川南充市中心医院任大成的达郁解毒方。

【用法用量】水煎服，6～15 克，鲜品 30～60 克；外用适量。

【处方须知】脾胃虚寒者忌用。

【性能特点】大青叶味苦气寒，善解心胃二经实火热毒，又入血分而能凉血，气血两清，为清热解毒之上品。常用于喉癌、白血病、多发性骨髓瘤、癌性疼痛以及癌热等恶性肿瘤属热毒壅盛者。

野菊花《本草正》

【概述】又名山菊花、千层菊、黄菊花。为菊科植物野菊 *Chrysanthemum*

indicum L.的干燥头状花序。全国各地均有分布，主产于江苏、四川、安徽、广东、山东等地。秋冬两季花初开时采摘，晒干，生用。

【性味归经】味辛、苦，性微寒。归肝、心经。

【功能主治】清热解毒。用于治疗痈疽疔疖、咽喉肿痛、目赤肿痛、头痛眩晕等病证。

【配伍应用】野菊花辛散苦降之力颇强，为外科疗痈要药。能疏风热、清热邪、泻火毒、解疗毒、破坚结、消瘀滞、排脓液、生新肉。其疏风清热之力胜于黄菊花、解疗毒与紫花地丁不相上下，往往相须为用，效力益彰。现代药理研究证实，有抗肿瘤作用，对人子宫颈癌细胞及小鼠艾氏腹水癌，有明显抑制作用。常用于脑瘤、肝癌、胰腺癌、肺癌、鼻咽癌、甲状腺瘤、淋巴瘤等恶性肿瘤。若治脑瘤，可与草决明、生牡蛎、木贼、白芍等柔肝息风药配伍，如陕西省中医医院李增战的加味菊明汤。《抗癌中草药大辞典》用此与半枝莲、金银花、鳖甲、瓜蒌、党参、白花蛇舌草、山豆根、夏枯草、穿山甲珠、木香、延胡索、茵陈、败酱草、川楝子、甘草、陈皮、白芍、大枣配伍，可治疗肝癌；治胰腺癌，可与青黛、人工牛黄、紫金锁同用，如《中国中医秘方大全》引安徽省人民医院肿瘤科的青黄金菊散；治肺癌，可与生麻黄、杏仁、生石膏末、金银花等清热透邪药伍用，如《中国丸散膏丹方药全书——肿瘤》引《集验中成药》抗癌解毒丹。广州市第一人民医院用野菊花与龙胆草、夏枯草、苍耳子、玄参、太子参、重楼、两面针、蛇泡勒合用，可治疗鼻咽癌；治甲状腺瘤，可与重楼、金银花、蒲公英、紫花地丁等清热解毒药配伍，如内蒙古察右中旗防疫站武明侠的解毒活血散结汤；治淋巴瘤，可与望江南、海藻、牡蛎、白茅藤、丹参、王不留行等药合用，如《名医治验良方》刘嘉湘的江南口服液（望江南、白花蛇舌草、夏枯草、海藻、牡蛎、野菊花、白茅藤、紫丹参、全瓜蒌各30克，昆布、怀山药各15克，桃仁9克，南沙参、王不留行、露蜂房各12克）。

【用法用量】水煎服，10～15克；外用适量。

【性能特点】野菊花辛散苦降，其清热泻火，解毒消肿止痛力胜，为治外科疗痈之良药。《本草纲目》云："治痈肿疔毒，瘰疬眼瘜。"常用于脑瘤、肝癌、胰腺癌、肺癌、鼻咽癌、甲状腺瘤、淋巴瘤等恶性肿瘤。

【验方举例】

1. 脑瘤 ［陕西省中医医院李增战］加味菊明汤：野菊花、草决明、连翘、生牡蛎、生黄芪、茯苓、白茅根各30克，木贼、瓦楞子、白芍各15克，山豆根、露蜂房、全蝎各10克。用法：每日1剂，水煎服，20天为1个疗程，连服1～3个疗程。加减：头痛甚者加白芷、水蛭各10克；恶心、呕吐甚者加竹茹、半夏各 12 克；伴半身不遂者加乌蛇、牛膝各 12 克。功能：解毒散结，活血利水，镇静止痛。主治：脑瘤。按：菊明汤是陕西省中医医院已故名老中医贾老治疗头颈部肿瘤的经验方。能改善脑瘤患者整体状况，缓解局部状况，减少复发。加味菊明汤中野菊花、草决明、生牡蛎、木贼、白芍柔肝息风；连翘、山豆根、露蜂房、全蝎、瓦楞子、水蛭解毒散结、化瘀止痛；黄芪、茯苓、白茅根扶正利水消肿。加味菊明汤临床随证加减，可有效控制患者病情，缓解症状，提高患者生存质量，值得同仁临床探究。[吴大真，李素云，杨建宇，等.名中医肿瘤科绝技良方. 北京：科学技术文献出版社，2010.]

2. 甲状腺瘤 [内蒙古察右中旗防疫站武明侠] 解毒活血散结汤：野菊花 20 克，重楼 20 克，金银花 10 克，蒲公英 15 克，猫爪草 15 克，紫花地丁 15 克，山慈菇 10 克，黄药子 10 克，生山楂 15 克，没药 10 克，莪术 15 克。用法：水煎服，每日 1 剂。加减：气滞加柴胡 10 克，郁金 10 克，香附 10 克；血瘀加京三棱 10 克，红藤 15 克；阴虚加玄参 15 克，女贞子 15 克，麦冬 10 克；痰湿加陈皮 10 克，半夏 10 克，石菖蒲 10 克，天南星 10 克；热毒甚加黄芩 15 克，大黄、赤芍各 15 克，生地黄 15 克，牡丹皮 15 克；气虚加黄芪 20 克，党参 20 克，山药 15 克；阳虚加附子 20 克，白芥子 10 克，肉桂 10 克，干姜 10 克。功能：清热解毒，活血通络，化瘀散结。按：解毒活血散结汤中重楼、野菊花清热解毒散结，配以金银花、蒲公英、紫花地丁以加强解毒散结之力；莪术、没药活血逐瘀，通络散结；山慈菇、黄药子、猫爪草、生山楂软坚消肿，化痰散结。解毒活血散结汤可以从根本上治疗甲状腺腺瘤的病因，消除形成肿瘤机制，同时要以免去手术之苦。[吴大真，李素云，杨建宇，等. 名中医肿瘤科绝技良方. 北京：科学技术文献出版社，2010.]

菊花《神农本草经》

【概述】又名甘菊、真菊、金蕊、药菊。为菊科植物菊 *Chrysanthemum morifolium* Ramat.的干燥头状花序。主产于浙江、安徽、河南等地。四川、河北、山东等地亦产。多栽培。9～11 月份花盛开时分批花采收，阴干或焙干，或熏、蒸后晒干。生用。药材按产地和加工方法的不同，分为"亳菊""滁菊""贡菊""杭菊"等，以亳菊和滁菊品质最优。由于花的颜色不同，又有黄菊花和白菊花之分。

【性味归经】味辛、甘、苦，性微寒。归肺、肝经。

【功能主治】疏散风热，平抑肝阳，清肝明目，清热解毒。用于治疗风热感冒、温病初起、肝阳眩晕、肝风实证、目赤昏花、疮痈肿毒等病证。

【配伍应用】菊花味苦性微寒，能清热解毒，可用治疮痈肿毒。现代药理研究证明，菊花可抑制皮肤癌的形成，对小鼠 S_{180} 细胞肉瘤（腹水型）抑制率为 54.8%，并有增强免疫功能。临床常与其他抗癌药物联用。常用于眼睑癌、上颌窦癌、鼻咽癌、舌癌、脑膜瘤等多种恶性肿瘤。治眼睑癌，可与马钱子、蜈蚣等祛风止痛药同用，如湖北中医药大学第二附属医院尚梓荣的菊藻方；治上颌窦癌，可与白花蛇舌草、半枝莲、蒲公英、黄芩等清热解毒药配伍，如山东省惠民中医院郑鸿志的白石黄莲汤；治肝郁痰凝型鼻咽癌，可与桑叶、草决明、龙胆草、栀子等药同用，如《名医治验良方》谷铭三的桑菊口服液；治舌癌，可与黄连、黄芩、黄柏、栀子等清热泻火药合用，如《孙桂芝实用中医肿瘤学》黄连上清丸加减［黄连 10 克，黄芩 15 克，黄柏 15 克，栀子 10 克，菊花 12 克，桔梗 10 克，连翘 15 克，生大黄 6 克，葛根 10 克，姜黄 10 克，天花粉 10 克，玄参 30 克，川芎 10 克，苦参 10 克，白芷 10 克，草河车 15 克，山豆根 10 克，夏枯草 15 克，炮山甲（代）10 克，龟甲 10 克，山慈菇 15 克，石见穿 10 克，浙贝母 15 克］。《抗癌草药》用此与桃仁、土茯苓、何首乌、钩藤、草决明、川芎、当归共同伍用，可治疗脑膜瘤。

【用法用量】水煎服，5～9 克。疏散风热宜用黄菊花，平肝、清肝明目宜用白菊花。

【性能特点】菊花有疏风、清肝、解毒之功效，辛散不增热，苦凉不碍胃，能散能补，可外可内。因其清热解毒，消散痈肿之力不及野菊花，故临床较野菊花少用。常用于眼睑癌、上颌窦癌、鼻咽癌、舌癌、脑膜瘤等多种恶性肿瘤。

【验方举例】眼睑基底细胞癌　　［湖南中医药大学第二附属医院尚梓荣］菊藻方：菊花 100 克，海藻 100 克，三棱 100 克，莪术 100 克，党参 100 克，黄芪 100 克，金银花 100 克，山豆根 100 克，山慈菇 100 克，漏芦 100 克，黄连 100 克，重楼 75 克，制马钱子 50 克，制蜈蚣 50 克，马蔺子 75 克，紫草 25 克，熟大黄 15 克。用法：上药共研细末，用紫石英 1000 克煅红置于 2000 毫升黄醋水中，冷却后将其过滤，以此醋为丸，如梧桐子大，每日 2 或 3 次，每次 25～30 粒。功效：清热解毒，软坚散结，活血化瘀，祛风止痛。主治：眼睑基底细胞癌。加减：热毒壅盛者加黄芩、金银花、川楝子、千里光、夏枯草、生地黄、山豆根等汤剂。疗效：本方治疗 2 例眼睑基底细胞癌，均愈。分别随访 8 年和 10 例，均未见复发。按：眼睑部肿瘤多属心经有火，脾肺有热，热毒壅阻于眼睑经络皮肤之间，气血凝滞。方中用菊花、金银花、

肿瘤本草

山豆根、黄连、重楼等清热解毒；三棱、莪术、熟大黄等活血化瘀；海藻、山慈菇、醋等软坚散结；马钱子、蜈蚣祛风止痛；病久正气易耗，故用党参、黄芪兼以扶正，诸药配合，使邪去而正不伤。现代药理研究证实海藻、莪术、山豆根、重楼等药均有一定的抑瘤作用。［胡熙明. 中国中医秘方大全. 上海：文汇出版社, 1990.］

地耳草 《生草药性备要》

【概述】又名田基黄。为藤黄科植物地耳草 *Hypericum japonicum* Thunb. Ex Murray 的干燥全草。主产于江西、福建、广东、广西、四川、湖南等地。夏秋两季采收。晒干。生或鲜用。

【性味归经】味苦、甘，性凉。归肝、胆经。

【功能主治】利湿退黄，清热解毒，活血消肿。用于治疗肝癌、黄疸、痈肿、跌打损伤。

【配伍应用】地耳草味苦而性凉，入肝经，有清热解毒、活血消肿之功，为治疗湿热黄疸、湿热泻痢及恶疮肿毒所常用。《福建民间草药》曰："田基黄活血破瘀，消肿解毒。"近来研究发现，地耳草对多种肿瘤细胞株都具有抑制作用，故又为常用的抗肿瘤中药之一。可单用水煎服或与其他抗癌中药合用，目前多用于肝癌、胰腺癌的治疗。《一味中药巧治病》用单味田基黄30克，研细末，用砂糖开水冲服，每次3克，每日3次，可治疗原发性肝癌。治热毒壅盛、痰湿内聚型肝癌，可与白花蛇舌草、石上柏、龙胆草、板蓝根、土茯苓等清热解毒药配伍，如《中国丸散膏丹方药全书——肿瘤》引《集验中成药》八月龙蛇散。《中草药防癌抗癌》用田基黄与川楝子、郁金、陈皮、橘叶、预知子、枳壳、佛手、白芥子、薏苡仁合用，用于治疗肝癌。《陈友芝中医治癌百例》用田基黄与金钱草、茵陈、垂盆草、车前草、杭白芍、炒三仙、藿香、茯苓、绞股蓝、炒冬术、西黄丸、参三七合用，可治疗炎症性肝癌手术后。上海中医肿瘤专家钱伯文教授用田基黄与醋柴胡、土茯苓、广陈皮、白花蛇舌草、仙鹤草、制大黄、赤芍、白芍、苍术、白术、焦山楂、生薏苡仁、生黄芪、苦参合用，可治疗胰腺癌，其田基黄之作用有二，一可清肝胆之邪毒，二可起到一定的直接抑瘤作用。

【用法用量】煎服，15～30克；外用适量。

【性能特点】地耳草阴寒味苦，善清善泻，能燥湿清热以消痈肿，宣泄导滞而拔毒散结。目前多用于肝癌、胰腺癌。

夏枯草 《神农本草经》

【概述】又名春夏枯、铁色草、棒槌草、夏枯头。为唇形科植物夏枯草 *Prunella vulgaris* L. 的干燥果穗。全国各地均有产，主产于江苏、浙江、安徽、河南等地。夏季果穗呈棕红色时采收，除去杂质，晒干。生用。

【性味归经】味辛、苦，性寒。归肝、胆经。

【功能主治】清热泻火，明目，散结消肿。用于治疗瘰疬、瘿瘤、食管癌、胃癌、胰腺癌、肝癌、肺癌、乳腺癌、甲状腺癌、恶性淋巴肉瘤及颅内肿瘤等。目赤肿痛、头痛眩晕、目珠夜痛、瘰疬、瘿瘤、乳痈肿痛等病证。

【配伍应用】夏枯草味辛能散结，苦寒能泄热，为治瘰疬，瘿瘤之常用药。《本草经》曰："破癥，散瘿结气。"现代药理研究证实，夏枯草对小鼠 S_{180} 细胞肉瘤，小鼠子宫颈癌 U_{14} 有抑制作用。煎剂能抑制 S_{180} 细胞肉瘤及艾氏腹水癌细胞的生长。水煎液浓缩物对人子宫颈癌 JTC_{26} 细胞抑制率为 50%～70%。常用于瘰疬、瘿瘤、食管癌、胃癌、胰腺癌、肝癌、肺癌、乳腺癌、甲状腺癌、恶性淋巴肉瘤及颅内肿瘤等多种恶性肿瘤。临床可单味水煎服或与其他抗癌中药联用。如治郁而化火、痰火结聚之瘰疬、瘿瘤、结核，用此清肝解郁、涤痰散结，可单用，如《摄生众妙方》夏枯草汤，单用本品煎膏服，并涂患处治瘰疬马刀；亦可与玄参、浙贝母、牡蛎、昆布之类同用，以增强其化痰软坚散结之功，如《医宗金鉴》夏枯草膏。与党参、白术、黄芪等健脾益气药配伍，可治疗食管癌后期，证属气虚津亏、痰瘀凝结者，如《古今名方》增损八珍汤。《抗癌中草药大辞典》用夏枯草与马蹄香、白花蛇舌草、太子参、燕麦灵、生山楂、化肉藤、红糖合用，可治疗胃癌。与龙葵、红花、石见穿、煅牡蛎、穿山甲等药配伍，可治疗胰腺癌，如《中国丸散膏丹方药全书——肿瘤》引《集验中成药》红龙见穿液。与北沙参、麦冬、当归、枸杞子等滋补肝肾药同用，可治肝癌，伴脂肪肝患者尤宜，如《中医药临床杂志》引吴良村的扶正肝癌丸（北沙参 30 克，麦冬、当归、枸杞子、莪术、丹参、延胡索、重楼、青蒿、夏枯草、半枝莲、垂盆草、山楂、麦芽各 15 克，川楝子 6 克，三棱 10 克）。与天花粉、赤芍、炙穿山甲（代）、当归、红花等药配伍，可治原发性肺癌证属气滞血瘀者，如《古今名方》活血软坚汤。与白花蛇舌草、野菊花、山慈菇等清热解毒药配伍，可治疗乳腺癌，如《临床验方集》程爵棠祖传秘方二甲消癌丸。与柴胡、郁金、制香附、全蝎、露蜂房、黄药子等疏肝解毒药配伍，可治疗肝郁气滞型甲状腺癌，如《名医治验良方》贾堃的星石消瘿散。与生牡蛎、蛇果草、蛇六谷、首乌藤、土贝母等药同用，如《上海中医药杂志》庄芝华的化痰散结散，可治疗痰热蕴结型恶性淋巴瘤。与蜈蚣、天龙、全蝎、桃仁、红花、王不留行等通络止痛、活血祛瘀药同用，可治疗颅内肿瘤，如《中国丸散膏丹方药全书——肿瘤》引《集验中成药》双龙解毒丸。

【用法用量】水煎服，9～15克，或熬膏服。

【处方须知】脾胃虚弱者慎用。

【性能特点】夏枯草味辛能散结，苦寒能泄热，为治瘰疬、瘿瘤之常用药。常用于瘰疬、瘿瘤、食管癌、胃癌、胰腺癌、肝癌、肺癌、乳腺癌、甲状腺癌、恶性淋巴肉瘤及颅内肿瘤等。

【常用药对】夏枯草与半夏　夏枯草味辛苦，性寒，入肝胆经，具有清肝泻火、解郁散结之功，善治痰火郁结之瘿瘤瘰疬；半夏味辛性温，具有燥湿化痰、降逆止呕、消痞散结之效，常用于痈疽痰核；二药合用，散结之效益彰，且以夏枯草之苦寒制半夏之温燥，寒温并用，相辅相成，常用于甲状腺肿瘤、乳腺肿瘤、淋巴瘤及软组织肿瘤。此外半夏得至阴之气而生，夏枯草得至阳之气而长，二药配伍，调和肝胆，平衡阴阳，交通季节，顺应平秘而治疗肿瘤患者之失眠。如《山东中医学院学报》消瘿汤。

【验方举例】

1. 食管癌　［上海中医药大学附属曙光医院雷永仲］软坚降气汤：夏枯草15克，煅牡蛎30克，海带15克，急性子30克，蜣螂虫9克，川楝子12克，姜半夏12克，姜竹茹12克，旋覆花9克，赭石30克，广木香9克，公丁香6克，川厚朴9克，南沙参30克，北沙参30克，当归9克，石斛15克。用法：水煎服。功能：化痰软坚，理气降逆。加减：胃气上逆加降香12克，豆蔻仁6克，炙九香虫9克，刀豆子15克，青皮9克，藿香12克；吐黏痰加生天南星24克，山豆根12克，青礞石30克，板蓝根30克；胸部疼痛加延胡索15克，乳香9克，没药9克，郁金12克，丹参30克，桃仁9克；呕血便血加白及12克，蒲黄9克，仙鹤草30克，藕节15克；体虚乏力加太子参15克，黄芪15克，白术9克，熟地黄9克；软坚消癥加石见穿30克，黄药子12克，重楼30克。疗效：本方治疗晚期食管癌182例，生存6个月以上96例，占52.75%；1年以上27例，占14.83%；2年以上4例，占2.2%；3年以上2例，占1.1%；4年以上1例，占0.6%。按：方中夏枯草、海藻、海带、煅牡蛎化痰软坚；姜竹茹、姜半夏化痰和胃降逆；急性子、蜣螂虫化瘀消肿，与化痰软坚相配则消肿、散结之功益佳；旋覆花、赭石、广木香、川厚朴、公丁香理气降逆；当归、石斛、沙参滋阴养血。本方攻补兼施，攻大于补，适用于痰瘀交阻，胃气失降，偏于实证的食管癌。［胡熙明. 中国中医秘方大全. 上

海：文汇出版社,1990.]

2. **瘿瘤、瘰疬、痰核** 夏枯膏：夏枯草 750 克，当归、白芍、玄参、乌药、浙贝母、僵蚕各 15 克，香附 30 克，昆布、桔梗、陈皮、川芎、甘草各 9 克，红花 6 克。用法：水煎取浓汁，加白蜜 250 克，熬炼成膏。每服 9～15 克，每日服 2 次。功能：清热化痰，软坚散结。主治：瘿瘤、瘰疬、痰核属阴血不足者。按：方中夏枯草、贝母、昆布合用可清热化痰，软坚散结；当归、白芍、川芎可养血活血。常用本方作为汤剂加上牛膝、益母草、龙骨、牡蛎，治疗甲状腺功能亢进伴有闭经者，其效甚佳。[清·吴谦，等. 医宗金鉴. 北京：人民卫生出版社,1973.]

3. **肺癌** [上海中医药大学曙光医院]清肺抑癌汤：夏枯草、海藻、海带、生牡蛎、石见穿、徐长卿、生地黄、野菊花、王不留行、铁树叶、蜀羊泉、望江南、鱼腥草、蒲公英各 30 克，牡丹皮 9 克，瓜蒌 15 克。用法：水煎服。功能：清热解毒，化瘀散结。主治：肺癌。按：方中夏枯草、海藻、海带等软坚散结；生地黄、野菊花、蒲公英、牡丹皮等清热解毒，活血化瘀。据临床报道，在用本方治疗病例中，存活 3 年以上者占 14.29%。[李永来. 中华名方. 哈尔滨：黑龙江科学技术出版社,2012.]

4. **腮腺癌** [上海中医药大学附属龙华医院刘嘉湘]见穿牡蛎汤：夏枯草 30 克，王不留行 30 克，生鳖甲 30 克，石见穿 30 克，生牡蛎 30 克，天花粉 24 克，海藻 15 克，丹参 15 克，瓜蒌子 15 克，苦参 15 克，昆布 12 克，桃仁 12 克，生地黄 12 克，露蜂房 12 克，干蟾皮 9 克。用法：水煎服。功能：化痰软坚，消瘀散结。主治：腮腺癌。疗效：本方治疗 1 例晚期左侧腮腺癌患者，治疗时左侧腮腺区肿块约 5 厘米×5 厘米，质硬固定，左下颌淋巴结约 2 厘米×1.5 厘米，枕后正中有约 1.5 厘米×2 厘米质硬固定淋巴结各 1 个，左侧面瘫。经活检病理证实为"左腮腺圆柱型腺癌Ⅱ级"，无法手术及放疗。经本方治疗肿块均明显缩小，4 个月后左腮腺肿块缩小至 1 厘米×1 厘米，质软结节。左颌下及颈部枕后淋巴结均未能扪及，继续服药治疗，随诊 3 年，全身情况良好，未见增大复发。按：方中以夏枯草、王不留行、海藻、昆布、牡蛎、瓜蒌仁等化痰软坚；佐以丹参、露蜂房、桃仁活血祛瘀；石见穿、天花粉、苦参清热解毒，共奏化痰软坚，消瘀散结之功。[胡熙明. 中国中医秘方大全. 上海：文汇出版社,1990.]

5. **甲状腺癌** [湖北中医研究所]黄白汤：夏枯草 15 克，山豆根 15 克，生牡蛎 15 克，黄药子 15 克，白药子 15 克，橘核 12 克，王不留行 12 克，天葵子 12 克，穿山甲珠 9 克，紫苏梗 9 克，射干 9 克，马勃 9 克，昆布 30 克。

肿瘤本草

用法：水煎服。功能：化痰软坚，解毒消核。主治：甲状腺癌。疗效：本方治疗甲状腺癌 11 例，近期治愈 1 例，显效 7 例，无效 3 例，总有效率为 72.7%。按：中医学认为甲状腺癌可归属于"瘿瘤""痰核"等范畴。由气滞痰毒互结而成。方中用黄药子、山豆根等清热解毒；夏枯草、昆布、生牡蛎化痰软坚；王不留行活血化瘀，故治疗甲状腺癌有一定疗效。[胡熙明. 中国中医秘方大全. 上海：文汇出版社，1990.]

6. 甲状腺囊肿恶性变　[湖北中医药大学附属医院]桔核二仁汤：夏枯草 15 克，昆布 15 克，海藻 15 克，橘核 15 克，生牡蛎 15 克，赤芍 9 克，穿山甲珠 9 克，泽兰 9 克，桃仁 12 克，王不留行 12 克，薏苡仁 30 克。用法：水煎服。功能：活血化瘀，化痰软坚。主治：甲状腺囊肿恶性变。疗效：本方治疗甲状腺囊肿恶性变 3 例，获近期治愈 2 例，显效 1 剂。按：本方中夏枯草、昆布、海藻、牡蛎具有化痰软坚，消核抗癌的作用；王不留行，桃仁、泽兰、赤芍活血化瘀，诸药相合，治疗甲状腺囊肿恶性变有较好的疗效。[胡熙明. 中国中医秘方大全. 上海：文汇出版社，1990.]

7. 原发性肝癌　[上海中医药大学附属曙光医院雷永仲]肝益煎汤：夏枯草 15 克，海藻 15 克，海带 15 克，铁树叶 15 克，白花蛇舌草 30 克，漏芦 12 克，赤芍 9 克，桃仁 9 克，预知子 15 克，郁金 12 克，川楝子 9 克，生香附 9 克，木香 9 克，白芍 9 克，党参 15 克，白术 12 克，薏苡仁 30 克，茵陈 15 克，车前子 15 克，丹参 15 克，当归 12 克，炙穿山甲 12 克，炙鳖甲 12 克，甘草 6 克，三棱 12 克，莪术 12 克，王不留行子 9 克。用法：水煎服。功能：清热祛瘀，软坚化痰。主治：原发性肝癌。疗效：本方治疗 II 期原发性肝癌 40 例，治后 6 个月生存率为 50%，1 年生存率为 32.5%，2 年生存率为 17.5%。按：中医学认为肝癌原因有气滞血瘀，湿痰内聚，热毒内蕴，脾气受损等。本方具有清热解毒、软坚化瘀、活血消、健脾理气之功。祛邪为主，佐以扶正，攻补兼施，故治疗中晚期肝癌取得了一定的疗效。[胡熙明. 中国中医秘方大全. 上海：文汇出版社，1990.]

8. 瘿瘤、瘰疬　[疡医大全]内消瘰疬丸：夏枯草 240 克，玄参、青盐各 150 克，海藻、贝母、薄荷、天花粉、海蛤粉、白蔹、连翘、熟大黄、生地黄、桔梗、枳壳、当归、生甘草、硝石各 30 克。用法：研为细末，酒糊为丸，每服 9 克，温开水送下。功能：软坚散结，清热化痰。主治：瘿瘤、瘰疬、痰核或肿或痛。按：本方所治为情志不遂，肝火郁结，煎液成痰，滞于经络，致生瘰疬之证。方中以夏枯草清肝火，散结气，消瘰疬为主药。配以滋阴清热，化痰软坚散结之品，使其肝气舒，郁火清，痰结散，瘰疬得以消散，故取名内消瘰疬丸。临床使用本方基本同海藻玉壶饮，但本方清火散结之力大于海藻玉壶饮。［李永来. 中华名方. 哈尔滨：黑龙江科学技术出版社，2012.］

连翘 《神农本草经》

【概述】又名旱莲子、空翘、空壳、落翘。为木犀科植物连翘 *Forsythia suspensa*（Thunb.）Vahl 的干燥果实。产于我国东北、华北、长江流域至云南。秋季果实初熟尚带绿色时采收，除去杂质，蒸熟，晒干，习称"青翘"；果实熟透时采收，晒干，除去杂质，习称"老翘"或"黄翘"。青翘采得后即蒸熟晒干，筛取籽实作"连翘心"用。生用。

【性味归经】味苦，性微寒。归肺、心、小肠经。

【功能主治】清热解毒，消肿散结，疏散风热。用于治疗食管癌、鼻咽癌、喉癌、乳腺癌、卵巢癌、恶性淋巴瘤、左臀部脂肪肉瘤等；痈肿疮毒、瘰疬痰核、风热外感、温病初起、热淋涩痛。

【配伍应用】连翘苦寒，主入心经，既能清心火，解疮毒，又能消散痈肿结聚，故有"疮家圣药"之称。现代药理研究证实，有抗肿瘤作用，该药有抗噬作用以及诱导作用；体外实验对肿瘤细胞有抑制作用。常用于食管癌、鼻咽癌、喉癌、乳腺癌、卵巢癌、恶性淋巴瘤、左臀部脂肪肉瘤等多种恶性肿瘤。常与其他抗癌中药合用，以增强疗效。治食管癌，可与海藻、浮海石、丹参、王不留行等软坚散结，活血化瘀药配伍，如《中国丸散膏丹方药全书——肿瘤》引《集验中成药》双海丸。与制天南星、制川乌、法半夏、当归等攻毒散结、化痰活血药配伍，如《新中医》张景述的双山星苓丸（海藻、昆布各 24 克，制天南星、制川乌、法半夏、山慈菇、山豆根、夏枯草、当归、漏芦、连翘、金银花各 12 克，土茯苓 30 克），可治疗鼻咽癌晚期，伴淋巴结转移，痰瘀毒聚，邪毒弥漫型。《肿瘤的防治》用连翘与黄连、黄芩、天花粉、金银花、芍药、玄参、羊角粉合用，可治疗喉癌。与全蝎、蜈蚣、生穿山甲（代）、净僵蚕、生大黄等药配伍，可治疗乳腺癌，如《中国中医秘方大全》引江苏省靖江卫生学校潘金邦的五虎下川汤［全蝎 12 克，蜈蚣 12 克，生穿山甲（代）15 克，净僵蚕 24 克，生大黄 30 克，柴胡 12 克，白芍 9 克，木香 9 克，乳香 12 克，没药 12 克，山栀子 12 克，青皮 9 克，陈皮 9 克，连翘 12 克，化橘红 9 克，川贝母 12 克，赤芍 12 克，牡丹皮 6 克，蒲公英 30 克，金银花 15 克，生甘草 5 克，水煎服，配合服用蟾蛋散（大蟾蜍 1 只，小黑蛋 1 枚，火烤研末即成）］。与玄参、青盐、天花粉、甘草、白蔹等同用，可治疗卵巢癌，如《中国

肿瘤本草

丸散膏丹方药全书——肿瘤》引《集验中成药》双海化癌丸（玄参、青盐各150克，天花粉、甘草、白蔹、当归、海藻、枳壳、桔梗、川贝母、连翘、薄荷、制大黄、生地黄、海蛤粉各30克）。治恶性淋巴瘤，可与柴胡、土贝母、露蜂房、玄参、鬼针草等合用，如陕西省渭南地区中医学校元海荣的山土汤。治左臀部脂肪肉瘤，可与生黄芪、党参、白术、陈皮等益气健脾药配伍，如河南洛阳医专附属医院林芹璧的参芪银翘汤。

【用法用量】水煎服，6~15克。

【处方须知】脾胃虚寒及气虚脓清者不宜用。

【性能特点】连翘苦寒，主入心经，既能清心火，解疮毒，又能消散痈肿结聚，故有"疮家圣药"之称。常用于食管癌、鼻咽癌、喉癌、乳腺癌、卵巢癌、恶性淋巴瘤、左臀部脂肪肉瘤等多种恶性肿瘤。

【常用药对】

1. 连翘与金银花　清热解毒、消肿散结。连翘轻扬而味苦性寒，具升浮宣散，透营达表之力，与金银花功效相似，但连翘侧重清里而消壅滞，金银花长于解表热而凉血消痈，二药相须为用，效力尤佳。如《中国丸散膏丹方药全书——肿瘤》引《集验中成药》银翘解毒丸。

2. 连翘与蒲公英　连翘苦微寒，用于解毒消痈而散结；蒲公英苦甘寒，功效为清热解毒，消肿散结；二药同用，其清热解毒，散结功效益增。如《当代著名老中医秘验单方》贝母公英散（金钱草30克，土贝母30克，蒲公英30克，夏枯草30克，红藤30克，连翘15克，天花粉20克，重楼30克，野菊花30克，丹参30克，紫花地丁20克，干蟾皮15克，苦参10克，牡丹皮10克）可治疗乳腺癌肝内火郁。

栀子《神农本草经》

【概述】又名木丹、枝子、山栀子、黄栀子。为茜草科植物栀子 *Gardenia jasminoides* Ellis 的干燥成熟果实。产于长江以南各省。9-11月份果实成熟显红黄色时采收。除去果梗及杂质，蒸至上汽或置沸水中略烫，取出，干燥。生用、炒焦或炒炭用。

【性味归经】味苦，性寒。归心、肺、三焦经。

【功能主治】泻火除烦，清热利湿，凉血解毒。用于治疗食管癌、胃癌、肝癌、喉癌、子宫颈癌、膀胱癌及白血病等；热病心烦、湿热黄疸、血淋涩痛、血热吐衄、目赤肿痛、火毒疮疡等病证。

【配伍应用】栀子苦寒清降，能清热泻火、凉血解毒，为治火毒疮疡，红肿热痛之常用药。现代药理研究证实，有抗肿瘤作用，该药提取的抗癌有效成分主要为熊果酸，对体外肝癌细胞培养具有非常显著的抑制作用。该药热水提取物对小鼠腹水型 S_{180} 细胞肉瘤有抑制作用；以噬菌体外筛选抗肿瘤药物，该药有抗肿瘤活性。常用于食管癌、胃癌、肝癌、喉癌、子宫颈癌、膀胱癌及白血病等多种恶性肿瘤。可单用水煎或与其他药物配伍联用。如《抗癌本草》单用栀子水煎服，可治疗各种癌症。《抗肿瘤中药的治癌验方》用栀子与茵陈、马尾黄连、葛根、薏苡仁、仙鹤草、重楼、三七同用，可治疗胃癌。治肝癌，可与半枝莲、漏芦、山豆根等清热解毒药配伍，如《中草药验方选编》肝癌一号。与生地黄、当归、赤芍、白芍、黄芩等药合用，如《中医外科临床手册》柴胡清肝汤，可治疗喉癌初期，喉部不适，声音嘶哑，时好时坏，或有疼痛，吞咽尤甚。《抗癌中草药大辞典》用栀子与萆薢、半枝莲、白茅根、漏芦、车前子、炒大黄、木香共同配伍，可治疗子宫颈癌；治膀胱癌，可与小蓟、鲜生地黄、蒲黄炭、石见穿、重楼等同用，如《中国中医药信息杂志》李虹的凉血通淋液。中国医学科学院血研所用栀子与黄柏、黄芩、龙胆、当归、青黛、大黄、木香联用，可治疗白血病。

【用法用量】水煎服，5～10克；外用生品适量，研末调敷。

【处方须知】本品苦寒伤胃，脾虚便溏者不宜用。

【性能特点】栀子苦寒清降，能清热泻火，凉血解毒，为治火毒疮疡，红肿热痛之常用药。常用于食管癌、胃癌、肝癌、喉癌、子宫颈癌、膀胱癌及白血病等多种恶性肿瘤。

芦根 《神农本草经》

【概述】又名苇根、芦柴根、芦头。为禾本科植物芦苇 *Phragmites communis* Trin.的新鲜或干燥根茎。全国各地均有分布。全年均可采挖，除去芽、须根及膜状叶。鲜用，或切后晒干用。

【性味归经】味甘，性寒。归肺、胃经。

【功能主治】清热泻火，生津止渴，除烦，止呕，利尿。用于治疗食管癌、肺癌、鼻咽癌及癌性疼痛等；热病烦渴、胃热呕哕、肺热咳嗽、肺痈吐脓、热淋涩痛等病证。

【配伍应用】芦根纯阴性寒而润，质地多液，系清泄肺胃之品，具有开郁涤痰、渗湿养阴之功。现代药理研究证实，该药提取的抗癌有效成分主要为多

肿瘤本草

糖类物质，特别是多聚糖，具有显著的抗癌活性，对小鼠 S_{180} 细胞肉瘤的有效抑制率可达 90%；此外，多糖还具有强化正常细胞抵御致癌物的侵蚀，提高机体的抗病能力等作用。常用于食管癌、肺癌、鼻咽癌及癌性疼痛等恶性肿瘤。治食管癌，可与桃仁、红花、当归、牡丹皮、三七等活血祛瘀药配伍，如《中草药验方选编》逐瘀培气汤（桃仁 9 克，红花 3 克，赭石 24 克，法半夏 9 克，天冬 9 克，当归 18 克，天花粉 9 克，火麻仁 9 克，杏仁 9 克，芦根 9 克，山药 12 克，牡丹皮 9 克，党参 15 克，三七 4.5 克）；参赭培气汤（党参 15 克，赭石 15 克，枳壳 6 克，薤白 9 克，天冬、麦冬各 12 克，芦根 9 克，甘草、肉苁蓉 9 克，火麻仁 15 克，法半夏 9 克，当归 15 克，郁李仁 12 克，萝卜 7 片）。与生晒参、参三七、玄参、南沙参、北沙参等五参配伍，可治疗肺癌中晚期，如《临床验方集》程爵棠师传秘方五参丸（生晒参、参三七、玄参、百合、麦冬各 10 克，炙黄芪 30 克，南沙参、北沙参、楮实子各 12 克，枸骨叶、芦根、莪术各 15 克，桔梗 8 克，陈皮 6 克，蜈蚣 3 条，守宫 5 条）。与雪梨干、天花粉、玄参、荸荠、麦冬、生地黄、桔梗、杭菊花配伍，具有养阴生津、润肺止渴之功，用于治疗鼻咽癌放疗后反应，症见口干、舌燥、恶心、胃纳下降，白细胞降低，口咽部黏膜充血水肿、糜烂及唾液腺受到损害而引起的咽喉疼痛等，如《古今名方》养津饮。

芦根也可与三七、重楼、延胡索、黄药子、川乌、冰片、紫皮蒜、麝香配伍，制成丸或膏剂内服外敷，治疗癌性疼痛，如《名中医肿瘤科绝技良方》引厦门大学海外教育学院吴国营的中药止痛抗癌膏。

芦根也可用于因鼻咽癌放疗引起的毒副反应，可与雪梨干、天花粉、麦冬、生地黄等养阴生津药配伍，如《中国中医秘方大全》引广东省广州市中医医院肿瘤科的养津汤（雪梨干 60 克，芦根 30 克，天花粉 15 克，麦冬 9 克，生地黄 9 克，桔梗 9 克，荸荠 15 克，杭菊花 12 克）。

【用法用量】水煎服，15～30 克，鲜品加倍，或捣汁用。

【处方须知】脾胃虚寒者忌服。

【性能特点】芦根纯阴性寒而润，质地多液，系清泄肺胃之品，具有开郁涤痰，渗湿养阴之功。常用于食管癌、肺癌、鼻咽癌及癌性疼痛等恶性肿瘤。

黄连 《神农本草经》

【概述】又名王连、支连。为毛茛科植物黄连 *Coptis chinensis* Franch.、三角叶黄连 *Coptis deltoidea* C. Y. Cheng et Hsiao 或云连 *Coptis teeta* Wall.的干燥根

茎。以上三种分别习称为"味连""雅连""云连"。多系栽培，主产于四川、云南、湖北等地。秋季采挖，除去须根及泥沙，干燥。生用或清炒、姜汁炙、酒炙、吴茱萸水炙用。

【性味归经】味苦，性寒。归心、脾、胃、胆、大肠经。

【功能主治】清热燥湿，泻火解毒。用于治疗食管癌、胃癌、肝癌、直肠癌、舌癌、脑部蝶鞍癌、子宫颈癌等；湿热痞满、呕吐吞酸、湿热泻痢、高热神昏、心烦不寐、血热吐衄、痈肿疔疮、目赤牙痛、消渴、外治湿疹、湿疮、耳道流脓等病证。

【配伍应用】黄连体阴质燥，至苦极寒，苦以降阳，寒以胜热，气味俱厚，清上泻下，直折火势，入心脾而走血分，既能清热燥湿，又能泻火解毒，能泻心脾之火，解一切疮疖火毒，以疗阳证疮痈，内服外用，皆可取效。现代药理研究证实，该药提取的抗癌有效成分主要为小檗碱。体外实验表明小檗碱对人子宫颈癌 JTC$_{26}$ 细胞珠培养系、艾氏腹水癌、淋巴 NK/LY 细胞有一定的抑制作用。对脑肿瘤细胞具有杀灭作用。小檗碱体外还可以抑制 S$_{180}$ 细胞肉瘤的 DNA、RNA、脂质、蛋白质的合成。还可抑制腹水癌细胞的呼吸，抑制癌细胞嘌呤及核酸的合成。常用于食管癌、胃癌、肝癌、直肠癌、舌癌、脑部蝶鞍癌、子宫颈癌等多种恶性肿瘤。治食管癌，可与半枝莲、蒲公英、黄药子、法半夏、全瓜蒌共同配伍，具有清热解毒、化痰宽胸之功，如《中国中医秘方大全》引湖北省南漳县人民医院的莲蒲汤。与半夏、白豆蔻、人参、茯苓、竹茹、生姜合用，可治噎膈（胃癌），如《治癌验方400》引《证治汇补》七圣汤。与凌霄花、预知子、赭石等疏肝解郁、活血化瘀、降逆止呕药同用，可治疗原发性肝癌，属脾虚湿困型，如《孙桂芝实用中医肿瘤学》枳实消痞丸加减；治直肠癌，可与西当归、白芍、生贯众、金银花等配伍，如《中草药验方选编》方二（西当归12克，白芍9克，生贯众30克，川黄连9克，金银花30克，毛慈菇9克，黄芩12克，地龙9克，薏苡仁9克，甘草9克，蒲公英15克，紫花地丁15克）；治舌癌，可与黄芩、白花蛇舌草等泻火解毒药配伍，如《名中医肿瘤科绝技良方》引广州市肿瘤医院邬晓东的加味黄连解毒汤；治脑部蝶鞍癌，可与丹参、珍珠母、何首乌、生地黄、白芍、女贞子等药同用，如《中国丸散膏丹方药全书——肿瘤》引《集验中成药》珍珠散（丹参、珍珠母各20克，何首乌、生地黄、白芍、女贞子各15克，墨旱莲12克，生赭石30克，广陈皮5克，竹茹、天葵子、紫草、牛膝各10克，蜈蚣1条，蛇蜕3克，川黄连3克）。治子宫颈癌，可与海龙、白花蛇、水蛭、土鳖虫、人指甲等配伍，如《中国中医秘方大全》引上海中医药大学附属曙光医院雷永仲的愈黄丹方。

黄连也可用于防治鼻咽癌放疗中咽部黏膜反应，可与党参、黄芪、桔梗、麦冬等药配伍，如《名中医肿瘤科绝技良方》引湖南医科大学陶正德的益气养阴方。

【用法用量】水煎服，2～5克；外用适量。

【处方须知】本品大苦大寒，过服久服易伤脾胃，脾胃虚寒者忌用；苦燥易伤阴津，阴虚津伤者慎用。

【性能特点】黄连属大苦大寒之品，上泄心胃肝胆实火，下燥胃肠积滞之湿热，亦可清热解毒。常用于食管癌、胃癌、肝癌、直肠癌、舌癌、脑部蝶鞍癌、子宫颈癌等多种恶性肿瘤。

【验方举例】唇癌　清胃散加减方：黄连、生石膏、生地黄、牡丹皮、升麻、防风、山栀子、全蝎、蜈蚣、僵蚕、半枝莲。用法：水煎，每日1剂，分2次服。功能：清热解毒，除痰祛风。主治：适用于唇癌，症见唇起小节，或如豆、如蚕茧，坚硬疼痛，口干口臭，大便干，小便少，舌质暗，舌苔厚黄，脉弦滑。[李岩. 肿瘤临证备要. 北京：人民卫生出版社，1980.]

黄芩《神农本草经》

【概述】又名腐肠、子芩、宿芩、条芩。为唇形科植物黄芩 *Scutellaria baicalensis* Georgi 的干燥根。主产于河北、山西、内蒙古、河南、陕西等地。春秋两季采挖，除去须根及泥沙，晒后撞去粗皮，蒸透或开水润透切片，晒干。生用、酒炙或炒炭用。

【性味归经】味苦，性寒。归肺、胆、脾、胃、大肠、小肠经。

【功能主治】清热燥湿，泻火解毒，止血，安胎。用于治疗肺癌、上颌窦癌、腮腺癌、乳腺癌、子宫颈癌、急性白血病等。湿温、暑湿、胸闷呕恶、湿热痞满、黄疸泻痢、肺热咳嗽、高热烦渴、血热吐衄、痈肿疮毒、胎动不安等病证。

【配伍应用】黄芩气薄味苦，性主寒凉，清上泻下，走表达里，既能泻火解毒，又能清热燥湿，为治火毒炽盛之痈肿疮毒常用之品。现代药理研究证实，该药的抗癌有效成分主要为汉黄芩素，体外筛选对白血病细胞、S_{180} 细胞肉瘤都有抑制作用；体外对人子宫颈癌 JTC_{26} 细胞抑制率为 90% 以上。常用于肺癌、上颌窦癌、腮腺癌、乳腺癌、子宫颈癌、急性白血病等恶性肿瘤。已故治癌神医郑文友教授研制的癌痛消中配伍了黄芩，所有癌症必用之。笔者自制的复方元胡川芎镇痛丸中配伍的黄芩，以清上焦之火，用于治疗各种癌症。治肺癌，可与瓜蒌、冬瓜子、清半夏、山慈菇、七爪红等药同用，如《中草药验方选编》509丸剂（瓜蒌150克，冬瓜子120克，清半夏90克，山慈菇90克，七爪红90克，浮海石120克，葶苈子90克，桑白皮90克，生石膏120克，杏仁120克，薤白90克，炙麻黄90克，甘草60克，黄芩90克，紫苏子90克）；治上颌窦癌，可与生地黄、玄参、沙参等滋阴清热药配伍，如《中国中医秘方大全》引山东省惠民中医院郑鸿志的白石黄莲汤；治腮腺癌，可与蒲公英、板蓝根、败酱草、白花蛇舌草等清热解毒药配伍，如《中国丸散膏丹方药全书——肿瘤》引《集验中成药》蒲蛇口服液。与柴胡、紫苏子、党参、陈皮、甘草等疏肝理气药配伍，可治肝郁气滞型乳腺癌，如《名医治验良方》刘绍武的调神攻坚液（柴胡、黄芩各15克，紫苏子、党参、夏枯草、牡蛎、瓜蒌、石膏、陈皮、白芍各30克，川椒5克，王不留行90克，甘草6克，大枣10枚）。北京市中医院用黄芩与黄连、黄柏等同研末，制成外用散剂，冲洗后撒敷，可治疗子宫颈癌；治急性白血病，可与清热燥湿之龙胆草相须配伍，如四川医学院周国雄的黄芩龙胆汤。

黄芩也可用于放疗引起的白细胞减少症，可与黄芪、当归、白芍、鸡血藤等益气补血药配伍，如兰州军区总医院肿瘤科的血苏汤（黄芪30克，当归15克，白芍9克，鸡血藤30克，黄芩9克，干地黄15克，丹参15克，乌药6克，甘草3克）。

【用法用量】水煎服，3～10克。清热多生用，安胎多炒用，清上焦热可酒炙用，止血可炒炭用。

【处方须知】本品苦寒伤胃，脾胃虚寒者不宜使用。

【性能特点】黄芩味苦气薄，具苦寒之性，为燥湿清热、泻火解毒之要药。常用于肺癌、上颌窦癌、腮腺癌、乳腺癌、子宫颈癌、急性白血病等恶性肿瘤。

黄柏 《神农本草经》

【概述】又名檗木、檗皮、黄檗。为芸香科植物黄皮树 *Phellodendron chinense* Schneid.的干燥树皮。习称"川黄柏"。主产于四川、贵州、湖北、云南等地。清明之后剥取树皮，除去粗皮、晒干压平；润透切片或切丝。生用或盐水炙、炒炭用。

【性味归经】味苦，性寒。归肾、膀胱、大肠经。

【功能主治】清热燥湿，泻火解毒，滋阴降火。用于治疗喉癌、胃癌、肝癌、乳腺癌、膀胱癌、子宫颈癌、外阴癌、皮肤癌、白血病等；湿热带下、热淋涩痛、湿热泻痢、黄疸、湿热脚气、痿证、骨蒸劳热、盗汗、遗精、疮疡肿毒、湿疹瘙痒、口舌生疮、目赤肿痛、烫火伤等病证。

【配伍应用】黄柏气味俱厚，性禀至阴，苦寒沉降而润泽，既能清热燥湿，又能滋阴泻火而解毒，为清泄下焦湿热之要药，内服外用均可。现代药理研究证实，黄柏的抗癌药理作用大体与黄连相似，对癌细胞增殖抑制率在90%以上；黄柏的热水提取物，对小鼠 S_{180} 细胞肉瘤的抑制率在82%。体外实验对艾氏腹水癌、淋巴瘤 NK/LY 细胞、S_{180} 细胞、W_{256} 细胞、人体子宫颈癌 JTC_{26} 细胞均有抑制作用。还有升高白细胞的作用。常用于喉癌、胃癌、肝癌、乳腺癌、膀胱癌、子宫颈癌、外阴癌、皮肤癌、白血病等多种恶性肿瘤。已故治癌神医郑文友教授的苍柏保胃丸，用苍术与黄柏为主药，清热燥湿，治疗消化系统所有癌症。笔者自制的参茸苍柏丸，用于治疗消化系统癌症，收到明显疗效。治喉癌，可与硼砂、玉丹、明腰黄、蒲黄、白芷、大梅片、甘草、薄荷合用，具有散风泄火、攻坚破积之效，如《中国中医秘方大全》引江苏省无锡市第四人民医院黄冕群的吹喉消肿方；治胃癌，可与黑沙、大黄、芒硝、槐花、甘草共用，如《豫章医萃——名老中医临床经验精选》陈茂梧的抗癌丸；治原发性肝癌，可与猪苓、乌梅、皂角刺、蜈蚣、九香虫、白芷、蝉蜕、羚羊角粉（代）同用，如《名中医肿瘤科绝技良方》引北京中医药大学薄少英的清肝抗癌汤。与半枝莲、金银花、野菊花等清热解毒药配伍，可治疗乳腺癌肿块坚硬者，如《肿瘤病良方大全》莲柏口服液；治膀胱癌，可与知母、泽泻、金银花等清热解毒、利湿药配伍，如《中国中医秘方大全》引上海中医药大学附属曙光医院庞泮池的知柏银蓟汤。天津市中心妇产医院用黄柏与蜈蚣、轻粉、雄黄、冰片、麝香共用研末外用，可治子宫颈癌。与利湿之生薏苡仁配伍，可治外阴癌，如《集验百病良方》苡柏口服液；治皮肤癌，可与燥湿止痒之枯矾配伍，如江苏省常熟市中医院黄永昌的枯柏方（枯矾 30 克，黄柏 10 克，煅石膏 20 克，黄升丹 10 克）研末用熟菜油调成糊状外敷。中国医学科学院血研所用黄柏与黄芩、栀子、龙胆、当归、青黛、大黄、木香合用，可治疗白血病。

黄柏也可用于因放疗后引起的直肠炎，可与白花蛇舌草、马兜铃、地榆、槐角等药共用，如安徽省人民医院肿瘤科放疗组黄柏槐角汤（白花蛇舌草 30 克，黄柏 12 克，木香 9 克，陈皮 10 克，马兜铃 12 克，白芍 12 克，地榆 15 克，炒槐角 12 克，诃子肉 6 克，赤石脂 12 克，罂粟壳 6 克，党参 12 克，茯苓 15 克，怀山药 30 克）。

【用法用量】水煎服，3～12 克；外用适量。

【处方须知】黄柏苦寒伤胃，脾胃虚寒者忌用。

【性能特点】黄柏苦寒，入肾、膀胱、大肠经。清热燥湿之中擅清泄下焦湿热；且善泻火解毒，治热毒痛疽；又可清相火，退虚热，为治阴虚火旺之证的常用药物；为实热、虚热两清之品。苍术、知母、黄连、大黄等是黄柏临床常用可供配伍的药物。常用于食管癌、胆管癌、结肠癌、直肠癌、膀胱癌、子宫颈癌、皮肤癌、白血病等多种恶性肿瘤。

【各家论述】黄柏清热泻火宜生用，滋阴降火宜盐水炙用。《本草逢原》云："黄柏，生用降实火，酒制治阴火上炎，盐制治下焦之火，姜制治中焦痰火，姜汁炒黑治湿热，盐酒炒黑制虚火，阴虚火盛面赤戴阳，附子汁制。"

白头翁 《神农本草经》

【概述】又名野丈人、白头公。为毛茛科植物白头翁 *Pulsatilla chinensis* (Bge.) Regel 的干燥根。主产于吉林、黑龙江、辽宁、河北、山东、陕西、山西、江西、河南、安徽、江苏等地。春秋两季采挖，除去叶及残留的花茎和须根，保留根头白绒毛，晒干。切薄片，生用。

【性味归经】味苦，性寒。归胃、大肠经。

【功能主治】清热解毒，凉血止痢。用于治疗鼻咽癌、胃癌、肺癌、大肠癌、子宫颈癌、甲状腺瘤等；热毒血痢、疮痈肿毒等病证。

【配伍应用】白头翁气质轻清，走血分，苦寒降泄，主入阳明，有解毒凉血消肿之功。现代药理实验表明，白头翁醇提物能明显抑制小鼠 S_{180} 细胞肉瘤、HepA 肝癌的生长；对艾氏腹水癌小鼠生存期有延长作用。体外对人大肠癌细胞珠 SW_{1116} 和人白血病细胞珠 K_{562} 有直接杀灭作用，亦能诱导肿瘤坏死因子（TNF）生成、产生自由基，以杀伤或抑制肿瘤细胞。常用于鼻咽癌、胃癌、肺癌、大肠癌、子宫颈癌、甲状腺癌等多种恶性肿瘤。与白英、野菊花、重楼、白花蛇舌草等清热解毒药配伍，可治疗鼻咽癌、胃癌、肺癌等证属毒热型者，如《肿瘤的诊断与防治》白英菊花饮。与华蟾、守宫、泽漆、蜈蚣、人参、三七等药配伍，可治疗肺癌，如《名中医肿瘤科绝技良方》引河南省郑州市台胞小区肿瘤专科门诊部宋洪恩的滋肺解毒汤。与苦参、薏苡仁、无花果等清热利湿药配伍，可治疗大肠癌，如《中国中医秘方大全》引浙江中医药大学肿瘤研究室瞿范的苦参红藤汤。《抗肿瘤中药临床应用与图谱》用白头翁与半枝莲、三棱、黄药子、桂枝、茯苓、茜草、黄柏、黄芩、牡丹皮、红花、桃仁同用，可治疗子宫颈癌。《抗癌良方》用白头翁与黄芪、海藻、水蛭、土鳖虫、大枣

肿瘤本草

合用，可治疗甲状腺瘤。

【用法用量】水煎服，9～15克，鲜品15～30克；外用适量。

【处方须知】虚寒泻痢忌服。

【性能特点】白头翁为苦寒泄降，逐瘀解毒之品。《神农本草经》云："主温疟狂易寒热，癥瘕积聚，瘿气，逐血止痛，疗金疮。"常用于鼻咽癌、胃癌、肺癌、大肠癌、子宫颈癌、甲状腺瘤等多种恶性肿瘤。

【各家论述】

1. 外用中毒后，接触部位的皮肤黏膜可发生肿胀、疼痛。内服中毒后，首先感到口腔灼热、肿胀等口腔炎症状，进而出现咀嚼困难，剧烈腹痛、腹泻，排黑色腐臭粪便，时带血，心律快而弱，血压下降，循环衰竭，呼吸困难，瞳孔散大，严重者可在10余小时内死亡。内服中毒量为30～45克。

2. 救治

（1）皮肤或黏膜中毒者，可用清水、硼酸水、鞣酸溶液洗涤。

（2）内服中毒者，及时催吐后用1：2000高锰酸钾溶液洗胃，再口服蛋清、冷面糊或药用炭等。

（3）血压下降时，间羟胺加入葡萄糖盐水中静脉滴注。

（4）剧烈腹痛可皮下注射阿托品缓解。

（5）心力衰竭时可用毛花苷C等强心剂救治。

（6）中药解毒：①剧烈腹痛、腹泻时，用焦地榆15克，盐黄柏、炙甘草各9克，罂粟壳6克，水煎服；②连翘12克，甘草9克，绿豆30克，金银花15克，水煎服；③甘草15克，绿豆60克，水煎2次，合在一起，每1小时服1次，两次服完，连服3或4剂。

知母《神农本草经》

【概述】又名蚳母、地参、水须、淮知母。为百合科植物知母 *Anemarrhena asphodeloides* Bge. 的干燥根茎。主产于河北、山西及山东等地。春秋两季采挖，除去须根及泥沙，晒干，习称"毛知母"。或除去外皮，晒干。切片入药，生用，或盐水炙用。

【性味归经】味苦、甘，性寒。归肺、胃、肾经。

【功能主治】清热泻火，滋阴润燥。用于治疗食管癌、肝癌、肺癌、骨癌、白血病、子宫颈癌、膀胱癌、皮肤癌等；热病烦渴、肺热燥咳、骨蒸潮热、内热消渴、肠燥便秘等病证。

【配伍应用】知母味苦甘而性寒质润，苦寒能清热泻火，甘寒质润能滋阴润燥，为清气分实热之常用品。现代药理研究证实，知母皂苷为该药提取的抗癌有效成分，体内外实验证明对肿瘤细胞均有抑制作用，特别对肝癌、子宫颈癌、皮肤鳞癌有较好的抑制作用。常用于食管癌、肝癌、肺癌、骨癌、白血病、子宫颈癌、膀胱癌、皮肤癌等恶性肿瘤。与石膏、熟地黄、麦冬、牛膝、龙胆、白花蛇舌草同伍，可治疗郁热化火型食管癌，如《实用中医内科学》加味玉女煎。与广牛角、牡丹皮、黄柏、芦根等清热凉血药配伍，可治疗肝癌腹水，如《中国丸散膏丹方药全书——肿瘤》引《集验百病良方》广角散。与沙参、天冬、麦冬、生地黄等滋肺肾之阴药配伍，可治疗气阴两虚型肺癌，如《中国中医秘方大全》引黑龙江省哈尔滨医科大学附属医院王帼珍的参冬白莲汤。《抗癌良方》用知母与竹叶、生石膏、生甘草、粳米合用，可治疗骨癌。与生石膏、熟地黄、麦冬、牛膝同用，可治疗因急劳、虚劳而致的阴虚热盛型急性白血病，如《治癌验方400》引《景岳全书》玉女煎。与黄芪、当归、三棱、莪术等理气活血、化瘀攻积药配伍，可治疗子宫颈癌，如辽宁省沈阳医学院附属第一医院肿瘤科魏永和的黄棱方。治膀胱癌，可与大蓟、小蓟、生地黄、蒲黄等凉血止血药配伍，如上海中医学院附属曙光医院庞泮池的知柏银蓟汤。青岛市立医院用知母与皂角刺、乳香、急性子、半夏、川贝母、蛇蜕、天花粉、金银花共伍，可治疗皮肤癌。

【用法用量】水煎服，6～12克。

【处方须知】本品性寒质润，有滑肠作用，故脾虚便溏者不宜用。

【性能特点】知母苦寒质润，其性沉降，为清气分实热之常用品，功专清热泻火，清金润燥。常用于食管癌、肝癌、肺癌、骨癌、白血病、子宫颈癌、膀胱癌、皮肤癌等恶性肿瘤。

【常用药对】知母与黄芪　知母苦寒，质润液浓，既升又降，养肺胃之液，润肾燥。黄芪甘温，质轻升浮，补脾益肺，升阳举陷；二药伍用，一温一凉，温补凉润，相辅相成，则有益气、养阴、升阳之妙用。如《中医肿瘤学》沙参仙鹤草汤〔沙参30克，仙鹤草30克，党参15克，茯苓10克，白术10克，甘草3克，当归15克，黄芪30克，生地黄20克，知母10克，竹叶10克，山豆根15克，重楼15克，青黛（包）12克〕可治疗舌癌。

【各家论述】清热泻火宜生用，滋阴降火宜盐水炒。

【验方举例】膀胱癌　〔上海中医药大学附属曙光医院庞泮池〕知母银蓟汤：知母9克，黄柏6克，大蓟9克，小蓟9克，生地黄12克，蒲黄炭9克，泽泻9克，金银花9克，山萸肉3克。用法：水煎服。吞服琥珀粉1.5克。功能：滋阴解毒，清热利湿。主治：膀胱癌。疗效：本方治疗膀胱癌1例，取得显著疗效，已存活5年如正常人。按：方中用知母、黄柏、泽泻、金银花清热解毒，利湿；大小蓟、生地黄、蒲黄凉血止血；琥珀凉血化瘀、通淋利水，故对因湿热毒邪下注，灼伤血络的膀胱癌具有良好效用。[胡熙明. 中国中医秘方大全. 上海：文汇出版社，1990.]

苦参《神农本草经》

【概述】又名苦骨、川参、牛参、地参。为豆科植物苦参 *Sophora flavescens* Ait.的干燥根。我国各地均产。春秋两季采挖，除去根头及小须根，洗净，干燥；或趁鲜切片，干燥。生用。

【性味归经】味苦，性寒。归心、肝、胃、大肠、膀胱经。

【功能主治】清热燥湿，杀虫，利尿。用于治疗湿热泻痢、阴肿阴痒、湿疹湿疮、皮肤瘙痒、疥癣、湿热小便不利等病证。

【配伍应用】苦参大苦大寒，纯阴纯降，极苦味浓，其性尤烈，既能清热燥湿，又能祛风杀虫。《神农本草经》云："主心腹气结，癥瘕积聚，黄疸，溺有余沥，逐水，除痈肿。"现代药理研究证实，该药的抗癌有效成分主要为苦参碱和氧化苦参碱，体内、外实验表明对 S_{180} 细胞、艾氏腹水癌、U_{14}、L_{101} 均有抑制作用。槐果碱对动物移植性肿瘤，如艾氏腹水癌有抑制作用。常用于食管癌、胃肠道肿瘤、大肠癌、肺癌、子宫颈癌、膀胱癌、白血病、皮肤癌等恶性肿瘤。治食管癌，可与预知子、枸橘、木香、丁香等理气降逆药配伍，如上海中医药大学附属龙华医院刘嘉湘的理气化结汤。《实用抗癌药物手册》用苦参与清热解毒、祛风活血之红藤、加之补脾益气之大枣配伍，可治疗胃肠道肿瘤。与黄芪、仙鹤草、薏苡仁、水蛭粉、大黄、甘草共同配伍，具有健脾益气、祛湿化瘀之功，可治疗脾虚湿热型晚期大肠癌，如上海徐汇区中心医院邹海萍的肠宁方；与白头翁、草河车、白花蛇舌草等清热解毒药配伍，可治疗实热型大肠癌，如《中国中医秘方大全》引浙江中医药大学肿瘤研究室瞿范的苦参红藤汤；治肺癌，可与生黄芪、天冬、白术、薏苡仁、补骨脂等养阴益气、健脾补肾药配伍，如《名中医肿瘤科绝技良方》引江苏省中西医结合医院丰衍增的扶正抑瘤汤。《抗癌中草药大辞典》用苦参与白毛藤、土茯苓、半枝莲、墓头回共用，可治疗子宫颈癌；治膀胱癌，可与瞿麦、石韦、木通、车前子、滑石、金钱草等利湿通淋药配伍，如北京市中医医院郑玉英的解毒利湿汤（瞿麦15克，萹蓄15克，石韦30克，黄柏9克，车前子30克，山豆根12克，滑石 30 克，金钱草 30 克，苦参 9 克，赤小豆 30 克，白茅根 30 克，木通 9 克，竹叶 9 克）；治慢性粒细胞性白血病，可与猫爪草、黄芩、黄柏、雄黄、当归等药同用，如《中国中医秘方大全》引中国医学科学院首都医院张之南的猫爪苦参方。《防癌抗癌中药》用苦参与地肤子、蛇床子、白鲜皮合用，可治疗皮肤癌。

【用法用量】水煎服，5～10 克；外用适量。

【处方须知】脾胃虚寒者忌用，反藜芦。

【性能特点】苦参大苦大寒，退热泄降，荡涤湿火，其功效与黄芩、黄连、龙胆皆相近，而苦参之苦愈甚，其燥尤烈，上清而下泄，清燥为最，能祛风毒、清湿热、消肿毒、杀虫等功效。常用于食管癌、胃肠道肿瘤、大肠癌、肺癌、子宫颈癌、膀胱癌、白血病、皮肤癌等恶性肿瘤。

【常用药对】苦参与女贞子　苦参苦寒，气降不升，长于清热燥湿，有免疫抑制之弊；女贞子甘苦而凉，重在补益肝肾，更有增强免疫之优势。二药伍用，一燥一润，一抑一促，以苦参之燥制女贞子之润，又以女贞子之润制苦参之燥，二药合用，燥中寓润，润燥兼备，互制其短，而展其长，共奏升高白细胞抗癌之功。

【各家论述】

1. 个别患者服药后出现头晕、恶心、呕吐及便秘，反应较轻，可自行消失。重者表现有步态不稳，呼吸急促，脉快。内服过量可致中毒，严重中毒者表现为痉挛、惊厥、呼吸慢而不规则，甚至呼吸抑制，危及生命。

2. 救治：①早期催吐、洗胃（惊厥后禁忌）及导泻。以排除消化道内残留之苦参；②口服蛋清、牛奶、鞣酸蛋白（每日 3 次，每次 2 克）；③静脉输入 5%葡萄糖生理盐水，以利排毒；④大黄、枳实、金银花各 10 克，甘草 6 克水煎汁，另加玄明粉 12 克冲服，通里解毒；⑤有惊厥或呼吸抑制时，及时对症治疗。

【验方举例】大肠癌　[浙江中医药大学肿瘤研究室瞿范]苦参红藤汤：苦参 12 克，草河车 15 克，白头翁 15 克，白槿花 12 克，红藤 15 克，无花果 10 克，半枝莲 30 克，生薏苡仁 30 克，白花蛇舌草 30 克。用法：水煎服。功能：清热解毒，祛瘀消肿。主治：大肠癌。疗效：本方治疗 18 例大肠癌，2 例生存 15 个月；10 例生存 20 个月以上；2 例生存 4 年 6 个月和 5 年。平均生存期为 27.5 个月。按：本病病机主要为湿浊内聚，热毒瘀血凝滞，所以相应的治则是清热利湿、解毒祛瘀。方中白头翁、草河车、白花蛇舌草清热解毒；苦参、薏苡仁、无花果清热利湿；白槿花凉血止血，全方均由清热解毒药组成，

故对实热型的大肠癌最为适宜，且获得较好的疗效。[胡熙明. 中国中医秘方大全. 上海：文汇出版社, 1990.]

地榆《神农本草经》

【概述】又名白地榆、红地榆、西地榆、山枣。为蔷薇科植物地榆 *Sanguisorba officinalis* L.或长叶地榆 S. *officinalis* L. var. *longifolia* （Bert.） Yü et Li.的根。前者产于我国南北各地，后者习称"绵地榆"，主要产于安徽、浙江、江苏、江西等地。春季将发芽时或秋季植株枯萎后采挖。除去须根，洗净，晒干生用，或炒炭用。

【性味归经】味苦、酸、涩，性微寒。归肝、大肠经。

【功能主治】凉血止血，解毒敛疮。用于治疗血热出血证、烫伤、湿疹、疮疡痈肿等病证。

【配伍应用】地榆苦寒性降，走下焦，入血分，为清热止血之佳品，又能清热燥湿以消肿，泻火化毒散结滞。现代药理研究证实，体外实验对人子宫颈癌 JTC_{26} 细胞培养株系有明显的抑制作用；地榆的热水提取物对小鼠 S_{180} 细胞肉瘤的抑制率为 54%。常用于食管癌、胃癌、直肠癌、泌尿系统及妇科肿瘤等恶性肿瘤。临床常与其他抗癌药合用。如《抗癌植物药及其验方》用地榆与清热解毒之白英配伍，可治疗食管癌。《肿瘤临证备要》用地榆与槐花、棕榈炭、仙鹤草、三七合用，可治疗胃癌出血。与槐角、侧柏叶等止血药相须配伍，可治疗直肠癌，如《中国中医秘方大全》引浙江中医药大学王绪鳌的槐角地榆汤。与海螵蛸、牡蛎、茜草炭、花蕊石、艾叶炭、血余炭等同用，可治疗泌尿系统及妇科肿瘤，如已故治癌神医郑文友教授研制的肿消三号。与瓦楞子、牡蛎、土茯苓、艾叶炭、血余炭、益母草、当归等药合用，可治疗泌尿系统及妇科肿瘤，如笔者自制的瓦楞牡蛎消肿丸。

【用法用量】水煎服，10~15 克，大剂量可用至 30 克，或入丸、散；外用适量。止血多炒炭用，解毒敛疮多生用。

【处方须知】本品性寒酸涩，凡虚寒性便血、下痢、崩漏及出血有瘀者慎用。对于大面积烧伤病人，不宜使用地榆制剂外涂，以防其所含鞣质被大量吸收而引起中毒性肝炎。

【性能特点】地榆味苦性寒入血分，长于泄热而凉血止血，味兼酸涩，又能收敛止血，可用治多种血热出血之证。又因其性下降，故尤宜于下焦之出血证。其苦寒之性，又能泻火解毒，味酸涩而能敛疮，用治疮疡痈肿，无论成脓与否均可运用。

槐花《日华子本草》

【概述】又名槐蕊。为豆科植物槐 *Sophora japonica* L.的干燥花蕾及花。全国各地区产，以黄土高原和华北平原为多。夏季花未开放时采收其花蕾，称为"槐米"；花开放时采收，称为"槐花"。采收后除去花序的枝、梗及杂质，及时干燥，生用、炒用或炒炭用。

【性味归经】味苦，性微寒。归肝、大肠经。

【功能主治】凉血止血，清肝泻火。用于治疗常用于胃癌、大肠癌、膀胱癌、子宫颈癌、乳癌等多种恶性肿瘤。血热出血证、目赤、头痛等病证。

【配伍应用】槐花体轻气薄，性主下行而寒凉，既能凉血止血，又能清泻肝火，为泻火凉血之佳品。现代药理研究证实，槐花所含槲皮素能显著抑制促癌剂的作用；能抑制离体恶性肿瘤细胞 DNA、RNA 和蛋白质的合成，对人子宫颈癌 JTC$_{26}$ 细胞培养株系，抑制率在 90%以上。并能促进淋巴细胞转化，从而加强癌症病人的免疫力。常用于胃癌、大肠癌、膀胱癌、子宫颈癌、乳癌等多种恶性肿瘤。临床常与其他抗癌中药合用。如治胃癌，可与黑沙、大黄、芒硝、黄柏、甘草共用，如《豫章医萃——名老中医临床经验精选》陈茂梧的抗癌丸。与败酱草、仙鹤草、白花蛇舌草等三草配伍，可治疗大肠癌，如《中国丸散膏丹方药全书——肿瘤》引《集验中成药》三草槐花散。与大蓟、小蓟、蒲黄炭、贯众炭等凉血祛瘀止血药配伍，可治疗膀胱癌，如《名医治验良方》常敏毅的二蓟半白液。《抗癌良方》用槐花与金银花、蒲公英、冬瓜子、生黄芪、白花蛇舌草、当归、紫花地丁、生地黄、制乳香、没药、香附炭、焦山楂、焦神曲、沉香粉、血竭粉、人参粉合用，可治疗子宫颈癌。《治癌验方 400》引《药酒配方八百例》单用槐花炒黄泡酒内服，可治疗乳癌，硬如石者。

【用法用量】水煎服，10～15 克；止血多炒炭用，清热泻火宜生用；外用适量。

【处方须知】脾胃虚寒及阴虚发热而无实火者慎用。

【性能特点】槐花味苦，苦能直下，性属寒凉，而能凉血止血，善清泄大肠之火热而止血，以治下部出血证为宜；常用于胃癌、大肠癌、膀胱癌、子宫颈癌、乳癌等多种恶性肿瘤。

天花粉 《神农本草经》

【概述】又名栝楼根、栝楼粉、天瓜粉。为葫芦科植物栝楼 *Trichosanthes kirilowii* Maxim.或双边栝楼 *Trichosanthes rosthornii* Herms 的干燥根。全国南北各地均产，以河南安阳一带产者质量较好。秋、冬两季采挖，洗净，除去外皮，切厚片。鲜用或燥用。

【性味归经】味甘、微苦，性微寒。归肺、胃经。

【功能主治】清热泻火，生津止渴，消肿排脓。用于治疗食管癌、胃癌、肝癌、肺癌、绒毛膜上皮癌、恶性葡萄胎等多种恶性肿瘤。热病烦渴、肺热燥咳、内热消渴、疮疡肿毒等病证。

【配伍应用】天花粉苦甘并济，既走气分，又入血分，既能清热泻火而解毒，又能消肿排脓以疗疮，用治疮疡初起，热毒炽盛，未成脓者可使消散，脓已成者可溃疮排脓。现代药理研究证实，天花粉提取物对恶性葡萄胎治愈率达90%以上；对子宫颈癌 JTC$_{26}$ 细胞抑制率高达 90%以上；对绒毛膜上皮癌的治愈率达 50%，对子宫颈癌 U$_{14}$、S$_{180}$ 细胞肉瘤和艾氏腹水癌细胞都有抑制作用。此外，还有抑制胃癌细胞增殖和诱导癌细胞凋亡的作用，对黑色素瘤细胞有杀伤作用。常用于食管癌、胃癌、肝癌、肺癌、绒毛膜上皮癌、恶性葡萄胎等多种恶性肿瘤。临床常与其他抗癌中药联合应用。如治食管癌，可与桃仁、红花、赭石等活血沉降药配伍，如《中草药验方选编》桃仁代赭汤［桃仁 9 克，红花 9 克，赭石 30 克，山药 18 克，天花粉 18 克，天冬 9 克，土鳖虫 15 克，党参 15 克，汉三七（冲服）6 克］；治胃癌，可与党参、黄芪、当归、白术等补益气血药配伍，如《中国中医秘方大全》引江苏省中医院张泽生的半打威灵汤。与人参、女贞子、丹参、预知子、郁金等药合用，可治疗原发性肝癌，如《中国丸散膏丹方药全书——肿瘤》引《集验中成药》夏星双鳖散。与夏枯草、贝母、海藻等软坚散结药配伍，可治疗原发性肺癌证属气滞血瘀型，如《古今名方》活血软坚汤。天花粉也可制成注射剂，静脉滴注，治疗绒毛膜上皮癌及恶性葡萄胎，如上海第二医科大学瑞金医院天花粉方。与猪牙皂合用，制成 10%合剂，装入胶囊，阴道给药，也可治疗绒毛膜上皮癌及恶性葡萄胎，如江苏省南京市妇产科医院黄跃兰的花粉牙皂方。

【用法用量】水煎服，10～15 克。

【处方须知】不宜与乌头类药材同用。

【性能特点】天花粉为瓜蒌之根，既走气分，又入血分，能清泄肺胃之热，又能消肿止痛，排脓生肌。可单用也可与其他抗癌中药联用，治疗食管癌、胃癌、肝癌、肺癌、绒毛膜上皮癌、恶性葡萄胎等多种恶性肿瘤。

【常用药对】天花粉与金银花　天花粉味甘，微苦微酸，既清泻肺胃之火热，又滋养肺胃之阴液，且能通行经络，解一切疮家热毒；金银花甘寒，芳香疏散，善散肺经热邪而透热达表，且凉血解毒；二药相须配伍，共奏清热解毒、凉血消肿之功。如《抗癌中草药制剂》山龙汤。

【各家论述】据《抗癌治验本草》载：金银花、天花粉与瓜蒌、蒲公英、紫花地丁等配用治疗乳腺癌，能使肿块缩小或消失；金银花、天花粉与山慈菇、蒲公英、连翘、土茯苓配用，治疗上颌窦癌，能使鼻腔异常分泌物减少，鼻出血、颊痛停止，鼻塞通畅，肿块缩小。

【验方举例】

1. 食管癌　[陕西中医验方选编]天花粉18克，党参、生山药各15克，天冬、麦冬各9克，桃仁9克，生赭石30克，用法：水煎服，每日1剂。主治：食管癌。[常敏毅. 抗癌本草. 中国微循环与莨菪类药研究学会. 宁波市中西医结合研究会, 1984.]

2. 肺癌　花粉麦冬汤：天花粉、沙参、海蛤壳各15克，麦冬、白薇各12克，白花蛇舌草、半枝莲各30克，生甘草6克，川贝粉（吞服）3克。用法：水煎服，每日1剂。功效：养阴清肺，解毒化痰。主治：肺癌。疗效：共治疗肺癌105例，其中5例配合化疗、放疗或手术治疗。咳嗽均明显改善，1年以上生存率40%，其中3例生存期达9年以上。按：方中天花粉、沙参、麦冬、白薇、海蛤壳养阴清肺；白花蛇舌草、半枝莲清热解毒；川贝母化痰止咳；生甘草缓急和药。[刘春安, 彭明. 抗癌中草药大辞典. 武汉：湖北科学技术出版社, 1994.]

龙胆草《神农本草经》

【概述】又名龙胆、草龙胆、水龙胆。为龙胆科植物条叶龙胆 *Gentiana manshurica* Kitag.、龙胆 *G. scabra* Bge.、三花龙胆 *G.triflora* Pall.或坚龙胆 *G. rigescens* Franch.的干燥根及根茎。前三种习称"龙胆"，后一种习称"坚龙胆"。各地均有分布。以东北产量最大，故习称"关龙胆"。春秋两季采挖，洗净，晒干，切段。生用。

【性味归经】味苦，性寒。归肝、胆经。

【功能主治】清热燥湿，泻肝胆火。用于治疗食管癌、胰腺癌、肝癌、鼻咽癌、白血病、前列腺癌、甲状腺癌、子宫颈癌等；湿热黄疸、阴肿阴痒、带下、湿疹瘙痒、肝火头痛、目赤耳聋、胁痛口苦、惊风抽搐等病证。

【配伍应用】龙胆草苦寒沉降，气味厚重，走上彻下，主守行内，具有清热燥湿、泻肝降火之功。尤善清下焦湿热，常用治下焦湿热所致诸证。现代药理研究证实，龙胆草热水提取物对 S_{180} 细胞肉瘤、子宫颈瘤 U_{14}、淋巴瘤-1 号腹水型（L_1）有抑制作用；对子宫颈癌 JTC_{26} 细胞抑制率为 70%～90%。常用于食管癌、胰腺癌、肝癌、鼻咽癌、白血病、前列腺癌、甲状腺癌、子宫颈癌等多种恶性肿瘤。常与其他抗癌中药合用，以增强临床疗效。如与石膏、熟地黄、麦冬、知母、牛膝、白花蛇舌草配伍，可治疗郁热化火型食管癌，如《实用中医内科学》加味玉女煎。与疏肝理气之柴胡配伍，可治疗胰腺癌，如《中国中医秘方大全》引上海市嘉定区中医院杨炳奎的柴胡龙胆汤。与散结消肿之马钱子配伍，可治疗肝癌，如《中草药验方选编》灭癌汤（马钱子 0.9 克，板蓝根 30 克，金银花 30 克，龙胆 15 克，夏枯草 30 克，山楂 9 克，麦芽 9 克，神曲 9 克，紫草 30 克）。广州市第一人民医院用龙胆草与夏枯草、苍耳子、野菊花、玄参、太子参、重楼、两面针、蛇泡勒共同配伍，可治疗鼻咽癌。与清热燥湿之黄芩相须配伍，可治急性白血病，如四川医学院周国雄的黄芩龙胆汤。与肿节风、土茯苓、瞿麦等药配伍，可治疗前列腺癌，属湿热蕴结型，如《临床验方集》程爵棠师授秘方肿节风膏。与山海螺、海蛤壳粉、海藻、海螵蛸等四海药配伍，可治疗甲状腺癌，如《中国丸散膏丹方药全书——肿瘤》引《集验中成药》四海消瘿丸。与海龙、白花蛇、水蛭、土鳖虫、人指甲等配伍，可治疗子宫颈癌，如《中国中医秘方大全》引上海中医药大学附属曙光医院雷永仲的愈黄丹方。

【用法用量】煎服，3～6 克。

【处方须知】脾胃虚寒者不宜用，阴虚津伤者慎用。

【性能特点】龙胆苦寒，清热燥湿之中，尤善清下焦湿热，常用治下焦湿热所致诸证；性主沉降，又善清肝胆实火。清肝利胆之功胜于黄芩、黄连，燥湿之力不逊于黄柏，但侧重于肝胆湿热。常用于食管癌、胰腺癌、肝癌、鼻咽癌、白血病、前列腺癌、甲状腺癌、子宫颈癌等多种恶性肿瘤。

【验方举例】

1. 胰腺癌　柴胡龙胆汤：龙胆 6 克，山栀子 9 克，黄芩 9 克，黄连 3 克，茵陈 15 克，生地黄 12 克，柴胡 12 克，丹参 12 克，大黄 9 克，蒲公英 15 克，白花蛇舌草 30 克，土茯苓 30 克，薏苡仁 30 克，茯苓 12 克，郁金 12 克。用法：水煎，每日 1 剂。功能：清热解毒，活血化瘀。主治：胰腺癌。加减：瘀血内阻加丹参、桃仁、红花、水红花子、重楼等；阴虚加鳖甲、知母、地骨皮、银柴胡、西洋参、蛇莓等；气虚加党参、白术、黄芪、陈皮、甘草；胀痛加郁金、香附、预知子、枳壳、橘叶、枸橘李等；胃肠道出血加大黄、白及、参三七、血余炭、墨旱莲、生地榆、侧柏炭。疗效：本方辨证治疗中晚期胰腺癌42例，治后生存5年以上者2例，4~5年3例，3~4年6例，2~3年10例，1~2年17例。5年生存率为4.8%，2年生存率为50%、1年生存率为90.5%。治疗患者临床症状均有不同程度减轻，好转或消失，黄疸消退。[胡熙明.中国中医秘方大全.上海：文汇出版社,1990.]

2. 急性白血病　　［四川医学院周国雄］黄芩龙胆汤：龙胆 10 克，黄芩10克，栀子10克，木通10克，当归10克，生地黄10克，柴胡10克，猪苓10克，泽泻10克，鸡血藤30克，丹参30克。用法：水煎服。功能：清热泻火，养阴利湿。主治：急性白血病。加减：热重加五味消毒饮、黄连解毒汤、清瘟败毒饮、夏枯草、半枝莲、白花蛇舌草、山豆根等。湿重加藿朴夏苓汤、三仁汤、二陈汤、五苓散等；气阴两虚加人参、北沙参、党参、怀山药、白芍、甘草、麦冬、生地黄、龙骨、牡蛎、五味子、酸枣仁、山萸肉、浮小麦、大枣等补气养阴。疗效：本方治疗急性白血病26例（部分病例配合间歇化疗），结果完全缓解14例，部分缓解10例，总缓解率为92.3%；未缓解2例。存活1年以上13例，2年以上3例。按：急性白血病初期多以实证、热证、阳证为主。本方用龙胆、黄芩、栀子清热泻火；当归、生地黄、丹参、鸡血藤养阴活血，泻中有补，不致苦燥伤阴；并加夏枯草、半枝莲等具有抗癌作用的清热解毒中药，协同攻邪抗癌而取得疗效。[胡熙明.中国中医秘方大全.上海：文汇出版社,1990.]

龙葵《药性论》

【概述】又名苦菜、黑天天、苦葵、老鸦眼睛草、天茄子、天泡草等。为茄科植物龙葵 Solanum nigrum L.的全草。生于路旁或田野中。全国各地均有分布。夏秋两季采收。

【性味归经】味苦，性寒，有小毒。归肺、胃、膀胱经。

【功能主治】清热解毒，活血消肿。用于治疗食管癌、胃癌、肝癌、胰腺癌、肺癌、乳腺癌、卵巢肿瘤、绒毛膜细胞癌、膀胱癌等。疔疮、痈肿、丹毒、跌打扭伤、慢性气管炎、急性肾火等病证。

【配伍应用】龙葵味苦而性寒，虽有小毒，但煎煮后可减除其毒性，既能清热解毒，又能活血消肿。现代药理研究证实，龙葵有抗细胞核分裂作用。龙葵干燥绿果中提取的龙葵总碱，对动物移植性肿瘤脑膜瘤细胞生长有抑制作用。从龙葵总碱分离的碱Ⅱ成分抗癌活性最强，有明显的细胞毒作用，可使Hela细胞解体。龙葵叶提取物对小鼠腹水型 S_{180} 细胞肉瘤、子宫颈瘤 U_{14}、淋巴细胞白血病、艾氏腹水癌都有抑制作用。龙葵碱可用作造血系统的刺激剂，使白细胞升高。常用于食管癌、胃癌、肝癌、胰腺癌、肺癌、乳腺癌、卵巢肿瘤、绒毛膜细胞癌、膀胱癌等多种恶性肿瘤，症见热毒内蕴，或湿热内结者，以及癌性胸腔积液、腹水者。临床可单味水煎或与其他抗癌药物联用。如与白英清热解毒药相须配伍，可治疗食管癌、胃癌梗阻严重，吞咽困难，或呕吐者，如《实用中医内科学》龙葵白英汤。治胃癌，可与黄毛耳草、白花蛇舌草、蜀羊泉同用，如《实用中医内科学》龙葵汤。《新编中医入门》用龙葵与清热燥湿解毒之十大功劳配伍，可治疗肝癌。与破血消癥之穿山甲配伍，可治疗胰腺癌，如《中国中医秘方大全》引江苏省苏州市东山人民医院高国俊的山甲龙葵汤。北京日坛医院单用鲜品龙葵 500 克，水煎服，每日 1 剂，用于治疗肺癌性胸腔积液、腹水。《抗癌本草》引上海群力草药店方，用龙葵与白英、蒲公英、蛇莓、薜荔果、重楼合用，可治疗乳癌。与白英、马鞭草、蛇果草合用，可治疗卵巢肿瘤，如《民间秘方治百病》解毒口服液。与十大功劳根、白英、白花蛇舌草、菝葜根同用，可治疗绒毛膜细胞癌，恶性葡萄胎，如《集验百病良方》龙葵口服液。治膀胱癌，可与白英、蛇莓、土茯苓、白花蛇舌草等清热解毒药配伍，如上海市第一人民医院谢桐的龙蛇羊泉汤。

【用法用量】水煎服，15～30 克；外用，捣敷或煎水洗。

【处方须知】龙葵用量过大、时间过长可引起白细胞下降，应注意。

【性能特点】龙葵味苦而性寒，既能清热解毒，又能活血消肿。《本草纲目》云："消热散血，压丹石毒。"其种子可治疗肿，其根通利小便；茎叶"捣烂和土敷疗肿火丹疮良"及"消肿散血"。常用于食管癌、胃癌、肝癌、胰腺癌、肺癌、乳腺癌、卵巢肿瘤、绒毛膜细胞癌、膀胱癌等多种恶性肿瘤，症见热毒内蕴，或湿热内结者。

【验方举例】

1. 食管癌 ［福建省蒲田县人民医院］龙虎白蛇汤：龙葵 15 克，万毒虎 15 克，白英 15 克，白花蛇舌草 15 克，半枝莲 15 克，山绿豆 15 克，黄药子 15 克，乌梅 15 克，田三七 15 克，无根藤 15 克。用法：水煎服。功效：清热解毒，理气活血。主治：食管癌。疗效：本方治疗食管癌 70 例，显效 33 例，有效 29 例，无效 8 例，总有效率为 88.57%。按：本方采用大量清热解毒药物，是以抗癌攻邪为主的方剂，适用于正气未虚的食管癌患者。［胡熙明. 中国中

医秘方大全. 上海：文汇出版社，1990.]

2. **子宫绒毛膜上皮癌** 复方龙葵汤：龙葵 15 克，薏苡仁 15 克，天花粉 15 克，紫草 15 克，白英 15 克，丹参 15 克，山豆根 30 克，半枝莲 30 克，水煎服。主治：子宫绒毛膜上皮癌、恶性葡萄胎。疗效：近期治愈率 83%。[谢文纬. 中医成功治疗肿瘤一百例. 4 版. 北京：中国财政经济出版社，2007.]

3. **膀胱癌** ［上海市第一人民医院调桐］龙蛇羊泉汤：龙葵 30 克，白英 30 克，蛇莓 15 克，海金沙 9 克，土茯苓 30 克，灯心草 9 克，威灵仙 9 克，白花蛇舌草 30 克。用法：水煎服。功能：清热解毒。主治：膀胱癌。疗效：治疗 21 例膀胱癌，治后 5 年生存率 90.47%（19/21），肿痛消失 4 例（4/17），肿瘤缩小或由多发变为单发 6 例（6/17）。临床观察以乳头状瘤，临床分期属于 T_1、T_2 期效果较好。部分患者免疫功能测定，绝大多数显示对免疫功能有促进作用。按：本方由具有清热解毒作用的龙葵、白英、蛇莓等中药组成。实验证明本方能提高小鼠艾氏腹水癌细胞内 cAMP 的水平，临床亦表明本方对膀胱癌患者免疫功能有促进作用。[胡熙明. 中国中医秘方大全. 上海：文汇出版社，1990.]

贯众《神农本草经》

【概述】又名绵马贯众、贯节、东北贯众、东绵马。为鳞毛蕨科植物粗茎鳞毛蕨 *Dryopteris crassirhizoma* Nakai 的带叶柄基部的干燥根茎。主产于黑龙江、吉林、辽宁三省山区，习称"东北贯众""绵马贯众"。秋季采挖，洗净，除去叶柄及须根，晒干。切片生用或炒炭用。

【性味归经】味苦，性微寒。有小毒。归肝、脾经。

【功能主治】清热解毒，凉血止血，杀虫。用于治疗脑肿瘤、直肠癌、乳腺癌、子宫肌瘤、膀胱癌、绒毛膜上皮癌等肿瘤；风热感冒、温毒发斑、血热出血、虫疾等病证。

【配伍应用】贯众味苦而微寒，既能清热解毒，又能凉血止血，既能清气分实热，又能解血分之热毒，凡热毒所致之证，皆可用之。现代药理研究证实，该药提取的抗癌有效成分主要为间苯三酚类化合物，对小鼠 P_{388} 白血病、子宫颈瘤 U_{14}、肉瘤 S_{180} 细胞、Lewis 肺癌、MA_{737} 乳腺癌、B-22 脑瘤均有明显的抑瘤活性，其粗制剂经临床证明对卵巢癌有疗效。常用于脑肿瘤、直肠癌、乳腺癌、子宫肌瘤、膀胱癌、绒毛膜上皮癌等肿瘤。临床常与其他抗癌中药联用。如《实用抗癌验方 1000 首》用贯众与白花蛇舌草、蛇六谷、菝葜、野菊花同用，可治疗脑肿瘤。与夏枯草、海藻、海带、牡蛎、玄参等软坚散结药配伍，可治疗直肠癌，如《中国中医秘方大全》引上海中医药大学附属曙光医院雷永仲的海蛇软坚汤。与全瓜蒌、白芍、西当归、青皮等药配伍，可治疗乳腺癌，如《中草药验方选编》方三（全瓜蒌 30 克，白芍 9 克，西当归 12 克，生贯众 30 克，公英 30 克，青皮 9 克，漏芦 9 克，夏枯草 12 克，生地黄 9 克，大贝母 9 克，山慈菇 9 克，香附 12 克）。《当代抗肿瘤妙方》引辽宁中医杂志，王建红用生贯众与桂枝、茯苓、海藻、夏枯草、鬼箭羽、赤芍、三棱、丹参、半枝莲、生牡蛎、花蕊石同用，可治疗子宫肌瘤。与金银花、藕节、泽泻、元柏、猪苓、车前等药配伍，可治疗膀胱癌，如《中草药验方选编》方二。与血余炭、藕节炭等止血药配伍，可治疗绒毛膜上皮癌，如《中草药验方选编》绒毛膜上皮癌方（当归 15 克，白芍 9 克，子草根 30 克，生贯众 15 克，山慈菇 9 克，血余炭 12 克，人参 3 克，藕节炭 15 克，金银花 15 克，甘草 6 克，夏枯草 12 克）。

【用法用量】水煎服，4.5～9 克，杀虫及清热解毒宜生用，止血宜炒炭用；外用适量。

【处方须知】本品有小毒，用量不宜过大。服用本品时忌油腻。脾胃虚寒者及孕妇慎用。

【性能特点】贯众味苦微寒，生用具有清热解毒之功，炒炭用则有止血之能，能清气分、血分之热毒，故热毒所致之证，皆可用之。常用于脑肿瘤、直肠癌、乳腺癌、子宫肌瘤、膀胱癌、绒毛膜上皮癌等肿瘤。

马勃 《名医别录》

【概述】又名马疕、马屁包、灰包、灰色菌。为灰包科真菌脱皮马勃 *Lasiosphaera fenzlii* Reich.、大马勃 *Calvatia gigantea* （Batsch ex Pers.）Lloyd. 或紫色马勃 *Calvatia lilacina*（Mont. et Berk.）Lloyd 的干燥子实体。脱皮马勃主产于辽宁、甘肃、湖北、江苏、湖南、广西、安徽等地；大马勃主产于内蒙古、河北、青海、吉林、湖北等地；紫色马勃主产于广东、广西、湖北、江苏、安徽等地。夏秋两季子实成熟时及时采收，除去泥沙，干燥。除去外层硬皮，切成方块，或研成粉，生用。

【性味归经】味辛，性平。归肺经。

【功能主治】清热解毒，利咽，止血。用于治疗咽喉癌、白血病、甲状腺癌等恶性肿瘤。咽喉肿痛、咳嗽失音、吐血衄血、外伤出血等病证。

【配伍应用】马勃味辛质轻，又有微涩之感，具有清热解毒、利咽止血之功。《本草纲目》云："清肺，散血热，解毒。"现代药理研究证实，该药的抗癌有效成分主要为马勃素、秃马勃素，能抑制多种癌细胞。还有抗白血病作用。常用于咽喉癌、白血病、甲状腺癌等恶性肿瘤。常与其他抗癌中药联用，以增强其疗效。如《实用抗癌药物用册》用马勃与射干、金荞麦、重楼同用，治疗咽喉癌。辽宁中医学院用马勃与白芍、黄药子、生地黄、白花蛇舌草、板蓝根、党参、玄参、半枝莲、丹参、阿胶共用，治疗白血病。与夏枯草、昆布、生牡蛎等化痰软坚药配伍，可治疗甲状腺癌，如《中国中医秘方大全》引湖北中医研究所的黄白汤。

【用法用量】水煎服，1.5～6 克，布包煎，或入丸、散；外用适量，研末撒，或调敷患处，或作吹药。

【处方须知】风寒伏肺咳嗽失音者禁服。

【性能特点】马勃清扬辛平，主入肺经，能清泻肺经之实火，长于解毒利咽，为喉证良药；其味辛微涩，故又有收敛止血之功。常用于咽喉癌、白血病、甲状腺癌等恶性肿瘤。

青蒿 《神农本草经》

【概述】又名香青蒿、草蒿、臭蒿、香蒿、蒿子。为菊科植物黄花蒿 *Artemisia annua* L.的干燥地上部分。全国大部分地区均有分布。夏秋两季花开时采割，除去老茎。鲜用或阴干，切段生用。

【性味归经】味苦、辛，性寒。归肝、胆经。

【功能主治】清透虚热，凉血除蒸，解暑，截疟。用于治疗肝癌、肠癌、鼻咽癌、颅脑肿瘤、肺癌、乳腺癌、白血病等多种恶性肿瘤。温邪伤阴、夜热早凉、阴虚发热、劳热骨蒸、暑热外感、发热口渴、疟疾寒热等病证。

【配伍应用】青蒿气味芬芳，性寒而不伤胃，既能达于表，透发肌间郁热，以清热去暑，又能入于里，升发舒脾，泄热杀虫。现代药理研究证实，体外对子宫颈癌 JTC_{26} 细胞抑制率为 70%～90%。青蒿酯钠（SA）对体外培养人低分化鳞状上皮鼻咽癌 SUNE-1 细胞、CNE2 细胞和人子宫颈癌（Hela）细胞均有杀伤作用。对小鼠 S_{180} 细胞肉瘤、肝癌、网状细胞肉瘤 L_{II} 均有抑制作用。对白细胞 P_{388} 细胞有抗癌活性。常与其他抗癌中药联用，治疗肝癌、肠癌、鼻咽癌、颅脑肿瘤、肺癌、乳腺癌、白血病等多种恶性肿瘤。如与干蟾、鳖甲、黄精、丹参等药合用，可治疗消化系统各类癌症，如《中草药验方选编》延中丸（干蟾 20 个，鳖甲 600 克，黄精 300 克，丹参 300 克，三棱 150 克，莪术 150

克，白花蛇 300 克，僵蚕 300 克，青蒿 300 克）为末以赭石为衣，水泛为丸，每日 3 次，每次 3～6 克。与北沙参、麦冬、当归、枸杞子等滋补肝肾药同用，可治肝癌，伴脂肪肝患者尤宜，如《中医药临床杂志》引吴良村的扶正肝癌丸。《抗癌中草药及处方》用青蒿与鲜野葡萄根、地榆、鲜蛇莓同用，治疗肠癌；与半枝莲、白花蛇舌草、覆盆子、两面针合用，可治鼻咽癌；与当归、生地黄、熟地黄、黄芩、鳖甲、牡丹皮、白芍、黄连、黄柏、知母、甘草、黄芪、地骨皮配伍，可治颅内肿瘤。《抗癌中草药制剂》用青蒿与藤梨根、野葡萄根、半枝莲、丹参、白花蛇舌草、大黄、博落回、佛手、地榆并用，可治疗肺癌、肝癌、乳腺癌、胃癌。《抗肿瘤中药临床应用与图谱》用青蒿与鳖甲、沙参、银柴胡、水牛角、生地黄、龟甲配伍，可治疗白血病。

青蒿也常用于癌性发热，如华中科技大学同济医学院附属协和医院薛卡明的清热灵Ⅰ号，用于热毒内盛者；清热灵Ⅱ号，用于阴虚内热者。

【用法用量】水煎服，6～12 克，不宜久煎，或鲜用绞汁服。

【处方须知】脾胃虚弱，肠滑泄泻者忌服。

【性能特点】青蒿辛香透散，苦寒清热，退热而不伤正，既能达于表，透发肌间郁热，以清热去暑，又能入于里，升发舒脾，泄热杀虫。常与其他抗癌中药联用，治疗肝癌、肠癌、鼻咽癌、颅脑肿瘤、肺癌、乳腺癌、白血病等多种恶性肿瘤。

【常用药对】青蒿与鳖甲　青蒿气味芬芳，性寒而不伤胃，既能达于表，透发肌间郁热，以清热去暑，又能入于里，升发舒脾，泄热杀虫。鳖甲为介虫之类，咸寒属阴，功专滋阴潜阳，软坚散结，清肝间之邪热。二药伍用，相互促进，清虚热，退伏邪的效力增强。如《名中医肿瘤科绝技良方》引武警浙江省总队杭州医院张霆的青蒿鳖甲汤。

【验方举例】左股骨上端尤因肉瘤　　［湖南省邵阳市中医院戴求义］龟龙双枝汤：①青蒿 10 克，桑枝 12 克，桂枝 6 克，川续断 10 克，木瓜 10 克，伸筋草 10 克，秦艽 10 克，当归 10 克，川芎 10 克，龟甲 12 克，甘草 10 克，龙葵 12 克，猪殃殃 12 克，骨碎补 15 克，地骨皮 12 克，银柴胡 10 克，喜树 10 克，半枝莲 15 克，半夏 12 克，白花蛇舌草 15 克。②梨树叶 10 千克，桃树叶 10 千克，搜山虎 10 千克，见肿消 2 千克，透骨梢 2 千克，骨碎补 2 千克，三颗针 5 千克，王不留行 2 千克。用法：①水煎服。②用上药熬成药膏，加入麝香 10 克，牛黄 10 克，熊胆 5 克，冰片 10 克，外敷。功能：清热解毒，祛瘀消肿。主治：左股骨上端尤因肉瘤。疗效：本方治疗 1 例经放射治疗无效，左股骨上端尤因肉瘤，获临床治愈。随访 8 年仍健在。按：尤因肉瘤临床少见，恶性病变，发展迅速，易扩散，一般放疗敏感，但本例不敏感，用中药内服外敷治疗，疗效显著，方中骨碎补、川续断、桑枝、桂枝、木瓜等强身壮骨，通络止痛；龙葵、猪殃殃等清热解毒，并以祛瘀消肿止痛中药外敷，取得显著疗效。[胡熙明. 中国中医秘方大全. 上海：文汇出版社，1990.]

射干 《神农本草经》

【概述】 又名乌扇、乌蒲、扁竹、野萱花、剪刀草、山蒲扇、夜干。为鸢尾科植物射干 *Belamcanda chinensis*（L.）DC.的干燥根茎。主产于湖北、河南、江苏、安徽等地。春初刚发芽或秋末茎叶枯萎时采挖，以秋季采收为佳。除去苗茎、须根及泥沙洗净，晒干。切片，生用。

【性味归经】 味苦，性寒。归肺经。

【功能主治】 清热解毒，消痰，利咽。用于治疗肝癌、喉癌、肺癌、鼻咽癌、甲状腺癌、子宫颈癌及白血病等多种恶性肿瘤；咽喉肿痛、痰盛咳喘等病证。

【配伍应用】 射干苦寒降泄，清热解毒，降肺气、消痰涎、利咽喉。《日华子本草》谓之："消痰，破癥结，主胸膈满，腹胀，气喘，疬癖，开胃下食，消肿毒，镇肝明目。"现代药理研究证实，该药提取的抗癌有效成分主要为含有甲氧基的黄酮类物质，可使苯芘羟化酶活性提高 $2\sim5$ 倍。对人子宫颈癌 JTC_{26} 细胞株培养系抑制率在 90% 以上。对 S_{180} 细胞肉瘤也有抑制作用。临床常与其他抗癌中药联合使用，治疗肝癌、喉癌、肺癌、鼻咽癌、甲状腺癌、子宫颈癌及白血病等多种恶性肿瘤。如治水蛊腹大，动摇有声，皮肤黑（肝癌），《治癌验方400》引《补缺肘后方》的射干方，单用射干鲜品或干品水煎浓，温服之。治喉菌（喉癌），可与全蝎、蜈蚣、守宫等虫类药配伍，如程爵棠《秘方求真》笔者家传秘方喉菌丸［全蝎 9 克，蜈蚣 9 克，守宫 30 条（同粳米炒焦黄），硼砂 30 克，白矾 15 克，僵蚕 15 克，射干 15 克，山慈菇 30 克，儿茶 30 克，甘草 9 克，另用芦笋 30 克，大蒜汁 15～30 克配制成丸］；《浙江中医学院学报》用射干与蒲公英、金银花、玄参、荆芥穗、山豆根、生甘草、薄荷、半枝莲同用，也可治疗喉癌。《云南抗癌中草药》用射干与半夏、薏苡仁、猪苓、通光散并用，可治肺癌。与青黛、金银花、白花蛇舌草、蒲公英等清热解毒药配伍，可治疗肺肾阴虚型鼻咽癌，如《名医治验良方》谷铭三的百合口服液。与夏枯草、山豆根、生牡蛎、黄药子、白药子等配伍，可治疗甲状腺癌，如《集验百病良方》四子消瘿散。与鲜黑皮（隔山消）、鲜百部、鲜三白草、鲜万年青等诸多鲜品配伍，可治疗子宫颈癌，如《集验中成药》黑白膏［鲜黑皮（隔山消）、鲜百部、鲜三白草、鲜万年青、鲜萱草根各 500 克，鲜垂盆草、鲜白蔹、鲜天冬各 750 克，鲜射干、百合、沙参各 250 克，鲜薏苡根 560 克，木通 90 克，凤尾草 120 克，石韦 150 克，生地榆 300 克，大枣 2500 克］。福建省三明地区医院用射干与紫草根、白花蛇舌草、板蓝根、白英、瓜蒌、重楼同用，可治疗白血病。

【用法用量】水煎服，3～9 克。

【处方须知】本品苦寒，脾虚便溏者不宜使用。孕妇忌用或慎用。

【性能特点】射干苦寒降泄，清热解毒，主入肺经，有清肺泻火，利咽消肿之功；善清肺火，则又有降气消痰之能；临床常与其他抗癌中药联合使用，治疗肝癌、喉癌、肺癌、鼻咽癌、甲状腺癌、子宫颈癌及白血病等多种恶性肿瘤。

淡竹叶 《神农本草经》

【概述】又名山鸡米、竹叶麦冬、淡竹米、野麦冬。为禾本科植物淡竹叶 *Lophatherum gracile* Brongn.的干燥茎叶。主产于长江流域至华南各地。夏季末抽花穗前采割，晒干切段，生用。

【性味归经】味甘、淡，性寒。归心、胃、小肠经。

【功能主治】清执泻火，除烦，利尿。用于治疗舌癌、肺癌、骨癌、白血病等恶性肿瘤；热病烦渴、口疮尿赤、热淋涩痛等病证。

【配伍应用】淡竹叶体轻气薄，味甘而淡，气寒而凉，轻能走上，辛能散邪，甘能缓脾，寒能清热，故有清热泻火、除烦利尿之功。现代药理研究证实，该药可抑制小鼠 S_{180} 细胞肉瘤、艾氏腹水癌，还具有提高机体免疫功能、抗菌、解热利尿之功。临床常与其他抗癌中药联用，治疗舌癌、肺癌、骨癌、白血病等恶性肿瘤。如治舌癌，可与黄连、山豆根、蒲公英、草河车、牡丹皮、麦冬、莲子心等清热凉血，解上焦之郁热药配伍，如《孙桂芝实用中医肿瘤学》导赤散加减。《抗癌中药大辞典》用淡竹叶与重楼、白花蛇舌草、女贞子、核桃枝同用，可治疗肺癌。《抗癌良方》用淡竹叶与生石膏、知母、生甘草、粳米合用，可治疗骨癌。《抗肿瘤中药临床应用与图谱》用淡竹叶与熟地黄、生地黄、党参、阿胶、枸杞子、陈皮、女贞子、黄芪、鹿角胶共用，可治疗白血病。

【用法用量】水煎服，6～9 克。

【性能特点】淡竹叶体轻气薄，味甘淡而寒，宣上彻下，寒能清热，甘能缓脾养胃，淡则有利窍之功。临床常与其他抗癌中药联用，治疗舌癌、肺癌、骨癌、白血病等恶性肿瘤。

【常用药对】淡竹叶与仙鹤草 淡竹叶甘淡而寒，清热利尿除烦；仙鹤草气清味涩，其性平和，凉血止血。两者配伍，可祛邪不伤正，扶正不留邪，对下焦有热之尿血效果明显。常用于膀胱癌或肾癌引起的血尿，或前列腺癌术后的康复。

仙鹤草《神农本草经》

【概述】又名龙头草、金顶龙芽、刀口药、狼牙草。为蔷薇科植物龙牙草 *Agrimonia pilosa* Ledeb.的全草。主产于浙江、江苏、湖南、湖北等地。夏秋两季茎叶茂盛时采割，除去杂质，晒干，生用或炒炭用。

【性味归经】味苦、涩，性平。归心、肝经。

【功能主治】收敛止血，止痢，截疟，补虚。用于治疗肝癌、胃癌、肺癌、乳腺癌、膀胱癌、白血病、多发性骨髓瘤等恶性肿瘤；出血证、腹泻、痢疾、疟疾寒热、脱力劳伤等病证。

【配伍应用】仙鹤草气清味涩，其性平和，能敛能涩，行中有收，尤以敛血溢、涩血络、理血滞为其见长。其苦泄之性，又能燥湿热、泻火毒、散结滞、消痈肿，故又能解毒消肿。现代药理研究证实，体外实验对子宫颈癌 JTC26 细胞有较强抑制作用，抑制率达 100%。仙鹤草酚对小鼠 S_{180} 细胞肉瘤、细胞肉瘤 S_{37}、肝癌腹水型有抑制作用。并没食子酸能防止某些化学物质破坏遗传基因而引起的癌症。常与其他抗癌中药合用，治疗肝癌、胃癌、肺癌、乳腺癌、膀胱癌、白血病、多发性骨髓瘤等恶性肿瘤。如《抗癌本草》常氏家传方用仙鹤草与田基黄配伍，可治疗肝癌。《朱良春精方治验实录》用仙鹤草与白毛藤、龙葵、槟榔片、制半夏、甘草合用，可治胃癌、食管癌、肺癌、肝癌、乳腺癌等多种癌症；济南市立医院用仙鹤草与金银花、土茯苓、紫石英、白石英、赤石脂、白芍、甘草同用，可治疗胃癌、食管癌、宫颈癌。与清热解毒之鱼腥草配伍，可治疗中晚期原发性支气管肺癌，如广州中医药大学第一附属医院李穗晖的仙鱼汤。与穿山甲（代）、雄黄、白矾、龙胆等同用，可治疗乳腺癌肿块溃烂或癌皮发硬，如《中国丸散膏丹方药全书——肿瘤》引《集验中成药》雄甲仙鹤丸［穿山甲（代）30 克，雄黄 30 克，仙鹤草 60 克，白矾 30 克，龙胆草 30 克，鸡内金 30 克，蜈蚣 20 条，西红花 15 克，桃仁 15 克，蟾酥 3 克］。《抗癌中草药大辞典》用仙鹤草与鱼腥草、石韦、大蓟、小蓟、北沙参、浙贝

肿瘤本草

母、前胡、黄芩共用，可治疗膀胱癌。浙江中医药大学用仙鹤草与鹿衔草、癌珠、金银花、凤尾草、生甘草配伍，可治疗白血病。治多发性骨髓瘤，可与三棱、莪术、赤芍、红花等活血药配伍，如《中国中医秘方大全》引刘镛振的喜树仙鹤汤。与茜草、三七、蒲黄等止血化瘀药配伍，可治疗各种癌症出血，如《肿瘤的中医治疗》仙黄止血汤。

【用法用量】水煎服，3～10克，大剂量可用至30～60克；外用适量。

【性能特点】仙鹤草气清味涩，其性平和，能敛能涩，行中有收，既可收敛止血，又能解毒消肿。常与其他抗癌中药合用，治疗肝癌、胃癌、肺癌、乳腺癌、膀胱癌、白血病、多发性骨髓瘤等恶性肿瘤。

【常用药对】仙鹤草与槐花炭 仙鹤草有止血、收涩作用，并能强壮身体，让失血者快速恢复元气；槐花炭为主药，性苦味凉，入大肠经，具有清热凉血止血之功，专治"肠风"便血；两者相须配伍，可治疗各种肠癌引起的下消化道出血，也可用于出血量较小的上消化道出血。如《肿瘤的中医治疗》仙黄止血汤［仙鹤草30克，白及10克，茜草（酒炒）15克，大黄10克，三七5克，槐花15克，地榆15克，蒲黄（布包）10克，藕节15克，侧柏叶10克，小蓟10克］，可用于各种癌症出血的基本方。

【验方举例】

1. 胃癌、食管癌 仙鹤草50～90克，白毛藤30克，龙葵25克，槟榔片15克，制半夏10克，甘草5克。用法：仙鹤草要单独煎煮，煎取汁备用；其他药物一同煎取汁，和仙鹤草煎汁混合，1次顿服，每日1次即可。若饮药有困难，可分次服，1日内饮完。功能：解毒抗癌，镇静镇痛。主治：胃癌、食管癌、肺癌、肝癌、乳腺癌等多种癌症。加减：①胃癌加党参15克，白术10克，茯苓15克；②食管癌加急性子30克，六神丸每次10粒含化，每日2或3次；③肺癌加白茅根30克，黄芪25克，瓜蒌20克；④肝癌加莪术、三棱各15克；⑤乳腺癌加蒲公英、紫花地丁各30克；⑥鼻咽癌加金银花30克，细辛3克，大枣5枚；⑦肠癌加皂角刺25克，地榆30克，酒大黄10克；⑧胰腺癌加郁金15克，锁阳10克。按：临床观察表明，本方有明显的镇静、镇痛和抗癌作用。动物实验证明，给药组其癌细胞核分裂象减少，退变坏死严重，无任何不良反应。另有研究，本方对各种癌性疼痛都有一定效果，其中对骨肿瘤所致的疼痛疗效最好，有效率88.89%，其次为肝癌75%，对肺癌、乳腺癌、鼻咽癌、食管癌的止痛效果也接近50%。据朱老介绍，服药一定时间，疼痛几乎完全消失。经验表明，不用加味，使用本方也有一定效果。需连服15剂，若15剂后无任何改善，则药不对证，可改用其他方药。若15剂后自我感觉有效果，可长期服用，不必更方。服至1年后可每2日1剂，2年后可每周1剂。[朱建平，马旋卿，强刚，等. 朱良春精方治验实录. 北京：人民军医出版社，2010.]

2. 肺癌 ［陕西省中医研究所贾堃］平消方：仙鹤草18克，枳壳18克，净火硝18克，白矾18克，郁金18克，干漆6克，五灵脂15克，制马钱子12克。用法：制成重0.48克片剂，每服4~8片，每日3次，3个月为1个疗程。功能：顺气活血，祛痰通络，软坚散结。主治：肺癌，亦可用于胃癌、食管癌、肝癌及骨癌。疗效：治疗60例肺癌，显效8例，有效34例，无效18例。总有效率为70%。按：方中硝石入血消坚，白矾入气胜湿，二药配伍具有消瘀逐湿的作用。中医辨证属于气血郁滞、痰湿结聚者均可应用，并可取得一定治疗效果。[胡熙明. 中国中医秘方大全. 上海：文汇出版社，1990.]

3. 多发性骨髓瘤 ［刘镛振］喜树仙鹤汤：仙鹤草90克，蛇六谷60克，白花蛇舌草30克，半边莲30克，半枝莲30克，喜树根10克，败酱草根10克，蛇莓10克，白毛藤10克，大青叶10克，三棱10克，莪术10克，赤芍10克，红花10克，生薏苡仁12克。用法：水煎服。功能：清热解毒，活血消肿。主治：多发性骨髓瘤。加减：阴虚阳亢，湿热内蕴加黄芪10克，黄柏10克，知母10克，牡丹皮10克，生地黄10克，山栀子9克，玉竹12克；胃失和降加陈皮6克，姜半夏6克，竹茹6克，鸡内金10克，山楂9克；气血两虚加黄芪30克，党参15克，当归10克，生地黄10克，熟地黄10克，黄精10克。疗效：本方结合化疗治疗多发性骨髓瘤10例，其中显效2例，缓解3例，无变化5例。存活最长1例5年。按：多发性骨髓瘤是浆细胞恶性增生所造成的恶性肿瘤，主要侵犯骨髓，预后较差。化疗对本瘤疗效不满意，刘氏以白花蛇舌草、蛇六谷、半边莲、半枝莲、喜树根、败酱草根、蛇莓、白毛藤、大青叶清热解毒，祛风通络；以仙鹤草、三棱、赤芍、红花活血消肿止痛，尤其重用仙鹤草，故取得了一定的疗效。[胡熙明. 中国中医秘方大全. 上海：文汇出版社，1990.]

升麻《神农本草经》

【概述】又名周升麻、鸡骨升麻、鬼脸升麻、周麻、缘升麻。为毛茛科植物大三叶升麻 *Cimicifuga heracleifolia* Kom.、兴安升麻 *Cimicifuga dahurica*（Turcz.）Maxim.或升麻 *Cimicifuga foetida* L.的干燥根茎。主产于辽宁、吉林、黑龙江、河北、山西、陕西、四川、青海等地亦产。秋季采挖，除去泥沙，晒至须根干时，燎去或除去须根，晒干。切片，生用或蜜制用。

【性味归经】味辛、微寒。归肺、脾、胃、大肠经。

【功能主治】散邪解表，清热解毒，升阳举陷。用于治疗食管癌、颅内肿瘤、舌癌、喉癌、肺癌、鼻咽癌、肝癌等恶性肿瘤；外感表证、麻疹不透、齿痛口疮、咽喉肿痛、温毒发斑、气虚下陷、脏器脱垂、崩漏下血等证。

【配伍应用】升麻辛甘微苦、微寒，轻清升散，升散而解毒，气性主升，故又善提清气、升阳气。现代药理研究证实，升麻热水提取物，体外实验对 JTC$_{26}$ 肿瘤细胞有抑制作用，抑制率高达 90%。能增强细胞的吞噬功能，还有升白作用。临床常与其他抗癌中药合用，治疗食管癌、颅内肿瘤、舌癌、喉癌、肺癌、鼻咽癌、肝癌等恶性肿瘤。如与生地黄、熟地黄、当归、制半夏、桃仁、红花等药配伍，可治晚期食管癌吞咽困难，胃癌顽固性呕吐，如《中国丸散膏丹方药全书——肿瘤》引《集验百病良方》黄志华的双地归蛇液。治风痰阻络型颅内肿瘤，可与半夏、陈皮、川贝母、浙贝母等化痰药配伍，其升麻之功，是引诸药上行，直达病所，从而达到息风通络、化痰开窍之目的，如《孙桂芝实用中医肿瘤学》半夏白术天麻汤加减［法半夏 10 克，陈皮 10 克，茯苓 15 克，白术 15 克，天麻 6 克，升麻 6 克，竹茹 10 克，胆南星 5 克，石菖蒲 10 克，远志 10 克，全蝎 5 克，蜈蚣 2 条，川贝母 10 克，浙贝母 10 克，僵蚕 10 克，白芍 15 克，天龙 4 克，钩藤 15 克，鳖甲（先煎）10 克，生麦芽 15 克］。《抗癌本草》用 50%乙醇浸渍升麻根制成流浸膏与白英、天葵子合用，可治疗舌癌。《肿瘤的诊断与防治》用升麻与紫血散、犀角（代）、羚羊角（代）、生石膏、寒水石、玄参、甘草、沉香共伍，可治疗喉癌。上海市中医院用升麻与土茯苓、鱼腥草、漏芦、党参、生黄芪、生地黄、熟地黄、天冬、麦冬、玄参同伍，可治疗肺癌。与玄参、沙参、芡实、冬瓜子、天花粉等药配伍，可治疗鼻咽癌，如《实用中医内科学》升麻解毒汤。与党参、白术、茯苓、香附、陈皮、半夏、当归、黄芪、木香、柴胡、甘草健脾理气药配伍，如上海医科大学附属肿瘤医院于尔辛的健脾理气汤，可治疗原发性肝癌。

【用法用量】水煎服，3～9 克。发表透疹，清热解毒宜生用，升阳举陷宜炙用。

【处方须知】麻疹已透，阴虚火旺，以及阴虚阳亢者，均当忌用。

【性能特点】升麻有解表、解毒、升阳三种功效。善宣太阴肺经之邪，散阳明肌腠之风，外邪伏遏在里者可透可散，阳气下陷于阴者能举能升。常与葛根相须为用，以升举清气，引诸药而上行，直达病所。临床常与其他抗癌中药合用，治疗食管癌、颅内肿瘤、舌癌、喉癌、肺癌、鼻咽癌、肝癌等恶性肿瘤。

【常用药对】升麻与葛根　升举清阳。升麻主升脾胃清阳之气，并善于清热解毒；葛根主升脾胃清阳之气而达生津止渴，又善解肌退热；升麻与葛根皆辛而偏寒，气轻味薄，解肌清热，升举清阳。二药相须为用，升清调中，能引诸药上行，直达病所。如《孙桂芝实用中医肿瘤学》益气聪明汤加减。

【各家论述】服用过量升麻可引起中毒反应，临床表现为呕吐及胃肠炎。大剂量可致头痛，震颤，四肢强直性收缩乏力，眩晕，虚脱以及阴茎异常勃起。中毒量可致心脏抑制，血压下降，呼吸困难，可因呼吸麻痹而死亡。升麻外用能使皮肤充血，乃至形成溃疡。

【验方举例】鼻咽癌　［实用中医内科学］升麻解毒汤：升麻 30 克，玄参 6 克，沙参 10 克，芡实 10 克，冬瓜子 10 克，天花粉 10 克，牡蛎 10 克，侧柏叶 6 克，薄荷 6 克，菊花 10 克，藕片 10 克，甘草 4 克，用法：水煎服。并外用冰硼散或珍珠粉吹入患处。功能：养阴，清热，解毒。主治：鼻咽癌。［李明哲. 治癌验方 400. 南京：江苏科学技术出版社，1995.］

土茯苓《本草纲目》

【概述】又名土草薜、过山龙、山地栗。为百合科植物光叶菝葜 *Smilax glabra* Roxb.的干燥块茎。长江流域及南部各省均有分布。夏秋两季采收，除去残茎和须根，洗净，晒干；或趁鲜切成薄片，干燥，生用。

【性味归经】味甘、淡，性平。归肝、胃经。

【功能主治】解毒，除湿，通利关节。用于治疗脑膜癌、唇癌、直肠癌、宫颈癌、白血病、恶性淋巴瘤、甲状腺癌、阴茎癌等恶性肿瘤；杨梅毒疮、肢体拘挛、淋浊带下、湿疹瘙痒、痈肿疮毒等病证。

【配伍应用】土茯苓气薄味浓，走表达里，善升提搜毒外泄，渗湿利导以攻毒邪，能清血毒、剔毒邪、消毒疮、除痈肿、解汞毒，为杨梅毒疮之要药。现代药理研究证实，土茯苓体外筛选对 JTC_{26} 细胞、S_{180} 细胞肉瘤有抑制作用。临床常与其他抗癌中药联合配伍，治疗脑膜癌、唇癌、直肠癌、宫颈癌、白血病、恶性淋巴瘤、甲状腺癌、阴茎癌等恶性肿瘤。如《抗癌草药》用土茯苓与何首乌、钩藤、草决明、菊花、桃仁、川芎、当归配伍，可治疗脑膜癌。与蒲公英、生地榆、珍珠母同用，可治疗唇癌、口唇白斑属于毒热明显而又夹湿者，如《中华肿瘤治疗大成》复方土茯苓漱口液。与半边莲、半枝莲、蛇舌草等清热解毒药配伍，可治疗直肠癌、肛管癌初中期，如《中医外科临床手册》土茯苓汤［当归 12 克，桃仁 9 克，丹参 12 克，穿山甲（代）12 克，半边莲 30 克，半枝莲 30 克，白花蛇舌草 30 克，龙葵 30 克，凤尾草 30 克，藤梨根 30 克，预知子 15 克，红藤 40 克，土茯苓 30 克，水煎服，小金片每次 4 片，每日 2 次］。《中草药验方选编》用土茯苓与丹参、赤芍、金银花、薏苡仁、牡丹皮、白花蛇舌草共用，可治疗宫颈癌。《抗癌中草药大辞典》用土茯苓与龙葵、半枝莲、紫草根同伍，可治疗白血病。治恶性淋巴瘤，可与生地榆、土牛膝等凉血解毒药配伍，如《中国中医秘方大全》引浙江省安吉县孝丰人民医院姚越健的新土茯苓汤（鲜土茯苓 60 克，生地榆 60 克，鲜杏香兔耳风根 70 克，土牛膝 9 克，全当归 12 克，威灵仙 12 克）。治甲状腺癌，可与苦参、天花粉、皂角刺、半夏、桔梗等药配伍，如《中国丸散膏丹方药全书——肿瘤》引《集验中成药》土茯苓散（土茯苓 30 克，苦参、天花粉、皂角刺、半夏、桔梗、夏枯草、郁金、柴胡各 10 克，陈皮、甘草各 6 克）；治阴茎癌，可与苍耳子、金银花、白鲜皮、威灵仙、龙胆合用，如《中医成功治疗肿瘤一百例》引江西瑞县人民医院苓花汤。

【用法用量】水煎服，15～60 克；外用适量。

【处方须知】肝肾阴虚者慎用。服药时忌茶。

【性能特点】土茯苓甘淡性平，气薄味浓，走表达里，善升提搜毒外泄，渗湿利导以攻毒邪，功专清热利湿解毒。临床常与其他抗癌中药联合配伍，治疗脑膜癌、唇癌、直肠癌、宫颈癌、白血病、恶性淋巴瘤、甲状腺癌、阴茎癌等恶性肿瘤。

【各家论述】土茯苓对 JTC_{26} 抑制率高达 100%，而对照组的博莱霉素才 66%。北京医学院附一院报告以土茯苓治愈一例膀胱癌（《肿瘤防治研究》）。中医学认为，土茯苓能"深入百络""搜剔蕴毒"，故适于神经系统方面的病变，如广州中医药大学老中医杨志仁的神经系统肿瘤方，以土茯苓为主药组成的复方，治疗一例神经纤维瘤连服 100 剂获效。

【验方举例】阴茎癌　［江西瑞县人民医院］苓花汤：土茯苓 60 克，苍耳子 15 克，金银花 12 克，白鲜皮 9 克，威灵仙 9 克，龙胆 6 克，水煎服。主治：阴茎癌。疗效：配合手术临床治愈 3 例。［谢文纬. 中医成功治疗肿瘤一百例. 4 版. 北京：中国财政经济出版社，2007.］

牛蒡子《名医别录》

【概述】又名恶实、鼠粘子、大力子、牛子。为菊科植物牛蒡 *Arctium lappa* L.的干燥成熟果实。主产于东北及浙江省。此外，四川、湖北、河北、河南、陕西等地都产。秋季果实成熟时采收果序,晒干,打下果实,除去杂质,再晒干。生用或炒用,用时捣碎。

【性味归经】味辛、苦、性寒。归肺、胃经。

【功能主治】疏散风热,宣肺祛痰,利咽透疹,解毒消肿。用于治疗舌癌、咽喉癌、肺癌、直肠癌、宫颈癌、甲状腺癌等恶性肿瘤;风热感冒、温病初起、麻疹不透、风疹瘙痒、痈肿疮毒、丹毒、痄腮、喉痹、热痹等症。

【配伍应用】牛蒡子辛苦性寒,于升浮之中又有清降之性,能外散风热,内解热毒,有清热解毒、消肿利咽之效。现代药理研究证实,热水提取物对人子宫颈癌 JTC$_{26}$ 细胞培养株系有抑制作用,抑制率在 90% 以上。同时还可减少人子宫颈癌 JTC$_{26}$ 细胞的耐药性。常与其他抗癌中药配伍同用,治疗舌癌、咽喉癌、肺癌、直肠癌、宫颈癌、甲状腺癌等恶性肿瘤。如《中医肿瘤学》用牛蒡子与升麻、连翘、白术、黄芩、桔梗、防风、青皮、葛根、甘草、黄连、生地黄、玄参、天花粉、栀子共用,可治疗舌癌、扁桃腺腺瘤。《抗癌本草》引民间方用牛蒡根与山豆根同伍,可治咽喉癌。《抗肿瘤中药临床应用与图谱》用牛蒡子与川贝母、甘草、金银花、薏苡仁、丝瓜络、杏仁、焦谷芽、麦芽、陈皮、半夏、芦根、石见穿、半枝莲伍用,可治疗肺癌。《全国各部分名老中医验方》用牛蒡子与赤小豆散配伍同用,可治疗直肠癌;用牛蒡子根与楮实子同伍,可治疗宫颈癌。《抗癌本草》引民间方用牛蒡子根与黄药子同伍,可治疗甲状腺癌。

《太平圣惠方》单用牛蒡子为末服用,可治疗癌性浮肿。

【用法用量】水煎服,6~12 克。炒用可使其苦寒及滑肠之性略减。

【处方须知】本品性寒,滑肠通便,气虚便溏者慎用。

【性能特点】牛蒡子具疏风、解毒、利咽、祛痰之功,可升可降,能散能泄,为风热犯肺之要药,表里双解之良品。常与其他抗癌中药配伍同用,治疗舌癌、咽喉癌、肺癌、直肠癌、宫颈癌、甲状腺癌等恶性肿瘤。

山豆根《开宝本草》

【概述】又名广豆根。为豆科植物越南槐 *Sophora tonkinensis* Gapnep. 的干燥根及根茎。主产于广西、广东、江西、贵州等地。全年可采,以秋季采挖者为佳。除去杂质,洗净,干燥。切片,生用。

【性味归经】味苦,性寒。归肺、胃经。

【功能主治】清热解毒,利咽消肿。用于治疗食管癌、肝癌、鼻咽癌、喉癌、肺癌、恶性淋巴瘤、子宫颈癌等恶性肿瘤；咽喉肿痛、牙龈肿痛等病证。

【配伍应用】山豆根苦寒清肃，气味俱厚，功善清肺热、泻胃火、解热毒、消瘀滞、利咽消肿。现代药理研究证实，该药的抗癌有效成分主要为提取物苦参碱和氧化苦参碱，对小鼠肉瘤、肉瘤 S_{37}，腹水型吉田肉瘤、腹水型肝癌、小鼠子宫颈癌 U_{14} 及人的急性淋巴细胞白血病、急性粒细胞白血病均有抑制作用，并有增强免疫功能和升白作用。可单用水煎服或与其他抗癌中药配伍同用，治疗食管癌、肝癌、鼻咽癌、喉癌、肺癌、恶性淋巴瘤、子宫颈癌等恶性肿瘤以热毒壅盛、痰火郁滞者。治癌瘤之气瘀痰结所致结块坚硬者，用此攻坚导滞，与灵仙根、川牛膝合用，如《经验方》三物下滞汤。《中医肿瘤学》用山豆根与旋覆花、郁金、陈皮、赭石、草河车、瓜蒌、莱菔子、刀豆子同用，可治疗食管癌。与半枝莲、瓦楞子、漏芦、丹参、乌梅、栀子、郁金等药配伍，可治肝癌，如《中草药验方选编》肝癌一号。湖南省南漳人民医院用广豆根浓煎去渣，加香精、糖精少许，喷喉，治疗鼻咽癌。《实用抗癌手册》用广豆根与玄参、大青叶、金荞麦合用，可治疗喉癌。《抗癌本草》引民间方用广豆根与全瓜蒌、金银花、夏枯草、穿山甲（代）配伍，可治疗肺癌；治恶性淋巴瘤，可与柴胡、土贝母、露蜂房、玄参、鬼针草等合用，如陕西省渭南地区中医学校元海荣的山土汤。治子宫颈癌，可与白花蛇舌草、黄柏、坎炁（干脐带）、贯众合用，如《中医成功治疗肿瘤一百例》复方山豆根浸膏粉。

【用法用量】水煎服，3～6克；外用适量。

【处方须知】本品用毒，过量服用易引起呕吐、腹泻、胸闷、心悸等，故用量不宜过大。脾胃虚寒者慎用。

【性能特点】山豆根大苦大寒，功专清热解毒、消肿止痛、清利咽喉，为火毒内炽，喉科之要药。可单用水煎服或与其他抗癌中药配伍同用，治疗食管癌、肝癌、鼻咽癌、喉癌、肺癌、恶性淋巴瘤、子宫颈癌等恶性肿瘤以热毒壅盛、痰火郁滞者。

【常用药对】山豆根与青黛　山豆根大苦大寒，用量宜小（3～5 克），青黛咸寒，二味合用，清热凉血解毒、消肿止痛，可用于头面部肿瘤放疗后阴虚热甚者。

【各家论述】

1.《新评杂志》报道：广豆根的根茎，干燥研末服用，连服半年，可预防癌病。日本曾用此方给 10 名 50 岁以上者服用，经过几年无一人得癌。

2. 本品抗癌广谱，且又有防癌作用，可用于多种肿瘤，但由于其性苦寒，不宜单味久服。据河北省磁县食管癌防治办公室等报道：山豆根对癌组织的作用，不同于细胞毒及抗代谢类等化疗药，主要表现为调动宿主的抗癌免疫机制，增强了对肿瘤生长的抵抗力，有扶正祛邪的作用。湖南中医药研究所用本品配伍紫草、甘草、天葵子治疗左眼血管瘤术后转移致头剧痛病人 1 例，20 剂后，头痛消失能见物，并参加了生产劳动。

【验方举例】

1. 子宫颈癌 复方山豆根浸膏粉：山豆根 30 克，白花蛇舌草 60 克，黄柏 30 克，坎炁（干脐带）30 克，贯众 30 克。用法：制成浸膏后干燥，加入辅料，研细。每日 3 次，每次 3 克。主治：子宫颈癌。疗效：1 例确诊为宫颈鳞状上皮癌浸润型患者，服药 5 个月后，获得临床治愈。［谢文纬. 中医成功治疗肿瘤一百例. 4 版. 北京：中国财政经济出版社，2007.］

2. 恶性淋巴瘤 ［陕西省渭南地区中医学校元海荣］山土汤：山豆根 30 克，土茯苓 30 克，连翘 30 克，牛蒡根 15 克，柴胡 9 克，土贝母 12 克，露蜂房 30 克，板蓝根 30 克，天花粉 15 克，玄参 30 克，鬼针草 30 克，地锦草 30 克。用法：水煎服。功能：清热解毒，化痰消肿。主治：恶性淋巴瘤。加减：气滞加川楝子、香橼皮；痰多加白芥子、白僵蚕、陈胆星、半夏；虚热加胡黄连。疗效：本方治疗 4 例恶性淋巴瘤，1 例肿块消失，随访 8 年未复发。按：方中以山豆根、土茯苓为主药。山豆根苦寒，《本草纲目》云："解诸药毒，止痛，消疮肿毒，发热咳嗽……"动物实验发现山豆根和土茯苓均有抑瘤作用；再配以连翘、板蓝根清热解毒；土贝母、玄参化痰软坚，故能取得良好疗效。［胡熙明. 中国中医秘方大全. 上海：文汇出版社，1990.］

3. 肺癌 山龙露蜂丸：山豆根、绞股蓝各 500 克，龙骨 300 克，露蜂房 550 克，蟾酥 20 克，白花蛇舌草、灵芝、三七各 250 克，半枝莲、焦山楂、麦冬各 150 克，川贝母 200 克，黄芩 100 克，穿心莲、薄荷各 60 克，山慈菇 120 克。用法：共研细末，过 100 目筛，用蜜炼制成丸，每丸重 10 克，含生药≥4.5 克，日服 2 次，每次服 2 丸，4 周为 1 个小疗程，间隔 5 日。4 个小疗程为 1 个总疗程。功效：滋阴清热，活血解毒，化痰止咳。主治：肺癌。疗效：治疗肺癌 120 例，胸部 CT 或 X 线摄片提示病灶肿块显效 55 例，部分缓解 21 例，微缓 14 例，稳定 16 例，恶化 13 例，平均有效率 82.73%，症状及体征有效率 85.28%。按：方中白花蛇舌草、半枝莲、穿心莲清热解毒；山豆根、绞股蓝、麦冬、龙骨滋阴清热；露蜂房、蟾酥、川贝母化痰止咳；灵芝、田三七、山慈菇活血解毒；焦山楂健脾和胃；黄芩清热利湿；薄荷疏利咽喉。［新中医，1993, 27(8): 38.］

肿节风《中华人民共和国药典》

【概述】又名观音茶、九节风、九节茶、接骨木、草珊瑚。为金粟兰科植物草珊瑚 *Sarcandra glabra*（Thunb.）Nakai 的全株。主产于江西、浙江、广西等地，以江西贵溪、余江、赣州，浙江永嘉、平阳、泰顺等地产量大，质量好。夏秋两季采收，鲜用或晒干。

【性味归经】味辛、苦，性平。归肝、大肠经。

【功能主治】清热凉血，活血消斑，祛风通络。用于治疗胰腺癌、胃癌、大肠癌、子宫颈癌、前列腺癌等恶性肿瘤；血热紫斑、跌打瘀肿、血瘀痛经、风湿痹痛、筋骨拘挛、肢体麻木、肺炎、急性阑尾炎、菌痢、脓肿、口腔炎等病证。

【配伍应用】肿节风味辛而苦，其性平和，具有清热解毒、消肿散结之功。《陆川本草》谓之"破积、止痛"；《闽东本草》谓之"健脾、活血"。现代药理研究证实，肿节风挥发油和浸膏对白血病细胞、肺腺癌、乳腺癌细胞、艾氏腹水癌、肉癌、瓦克癌等均有一定的抑制作用。临床可单用或与其他抗癌中药配伍应用，治疗胰腺癌、胃癌、大肠癌、子宫颈癌、前列腺癌等恶性肿瘤。若治胰腺癌，单用肿节风提取物黄酮制成片剂，如《中国中医秘方大全》引上海市肿瘤医院李熙民的肿黄方；《中华肿瘤治疗大成》用肿节风与大黄、黄芪共用，也可治疗胰腺癌。与斑蝥、猕猴桃、黄药子、草河车、山豆根、夏枯草、白鲜皮、败酱草同用，可治疗贲门癌、胃癌、肺癌，如《中国膏药学》猕猴桃膏。《中国民间草药方》用肿节风与败酱草、白花蛇舌草、槐花、蛇蜕合用，可治疗大肠癌。《百病良方》用肿节风与大黄、黄芪、人参同用，可治疗子宫颈癌。与龙胆、土茯苓、瞿麦等药配伍，可治疗前列腺癌，属湿热蕴结型，如《临床验方集》程爵棠师授秘方肿节风膏（肿节风、龙胆草、土茯苓、瞿麦、泽兰、丹参、核桃树枝各 150 克）。

肿节风也可用于治疗癌性疼痛，可与三七、牛黄等药配伍，具有散瘀消肿、清热解毒、通络止痛等作用，如厦门大学海外教育学院吴国营的新癀片。

【用法用量】水煎服，9～15 克，或浸酒；外用适量捣敷。

【处方须知】阴虚火旺及孕妇禁服。宜先煎或久煎。

【性能特点】肿节风味辛苦而性平和，具有清热凉血、活血消斑、祛风通络之功，临床可单用或与其他抗癌中药配伍应用，治疗胰腺癌、胃癌、大肠癌、子宫颈癌、前列腺癌等恶性肿瘤。

【验方举例】

1. **胰腺癌** ［上海市肿瘤医院李熙民］肿黄方：将肿节风提取物黄酮制成片剂。功能：清热解毒，消肿散结。主治：胰腺癌。疗效：用本方治疗 5 例均经剖腹探查证实晚期胰腺癌，治后平均生存 214.5 天，其中超过半年 3 例，生存期较同期剖腹证实 7 例胰腺癌（平均生存 107 天，超过半年仅 1 例）长。治后 3 例超声波提示肿块有不同程度缩小，其中 1 例胰头癌治疗 8 个月后因急腹症第二次剖腹，头部未发现肿块，自觉症状改善明显，食欲增加，疼痛减轻，皮肤瘙痒亦有不同程度好转。按：肿节风，又名九节茶、草珊瑚、接骨木、九节风等，为金粟兰科植物接骨金粟兰的枝叶。《陆川本草》谓之"破积、止痛"；《闽东本草》谓之"健脾、活血"。临床观察表明肿节风的提取物治疗晚期胰腺癌有一定的疗效。［胡熙明. 中国中医秘方大全. 上海：文汇出版社，1990.］

2. **胰腺癌** ［百病良方］肿节风大黄汤：肿节风 30 克，大黄 30 克，人参 10 克，黄芪 30 克。用法：水煎，每日 1 剂，分 2 次服。功能：解毒泻腑，益气驱邪。主治：胰腺癌，症见左上腹肿痛、拒按，恶心口苦，不能食，大便 7～8 天不解，小便赤，舌红苔厚，脉细弱。［程爵棠，程功文. 中国丸散膏丹方药全书. 北京：学苑出版社，2010.］

穿心莲《岭南采药录》

【概述】又名春莲秋柳、一见喜、苦胆草、四方莲。为爵床科植物穿心莲 *Andrographis paniculata*（Burm. F.）Nees 的干燥地上部分。主产于广东、广西、福建等地，现云南、四川、江西、江苏、浙江、上海、山东、北京等地均有栽培。秋初茎叶茂盛时采收，除去杂质，洗净，切段，晒干生用，或鲜用。

【性味归经】味苦，性寒。归心、肺、大肠、膀胱经。

【功能主治】清热解毒，凉血，消肿，燥湿。用于治疗外感风热、温病初起、肺热咳喘、肺痈吐脓、咽喉肿痛、湿热泻痢、热淋涩痛、湿疹瘙痒、痈肿疮毒、蛇虫咬伤等病证。

【配伍应用】穿心莲苦寒降泄，既能清热解毒，又能凉血消痈。《江西草药》云："清热凉血，消肿止痛。"现代药理研究证实，体内实验，穿心莲有抑制动物肿瘤生长的作用。体外实验，用噬菌体法有抗噬菌体的功能，提示有抗癌活性。可单用水煎服或与其他抗癌中药合用，治疗绒毛膜上皮癌、恶性葡萄胎、食管癌、贲门癌等恶性肿瘤。如《抗癌本草》引广东医药资料单用穿心莲干品 2500 克，水煎 1 小时后，滤液制成糖浆，每日 30～50 毫升，可治疗绒毛膜上皮癌、恶性葡萄胎。与白花蛇舌草、浙贝母、玄参、夏枯草、海藻合用，可治疗食管癌、贲门癌，如《实用中医内科学》穿心莲汤。

【用法用量】水煎服，6～9克，煎剂易致呕吐，故多作丸、散、片剂；外用适量。

【处方须知】不宜多服久服；脾胃虚寒者不宜用。

【性能特点】穿心莲苦寒降泄，具有清热解毒、凉血消肿之功。可单用水煎服或与其他抗癌中药合用，治疗绒毛膜上皮癌、恶性葡萄胎、食管癌、贲门癌等恶性肿瘤。

【验方举例】食管癌　［实用中医内科学］穿心莲汤：穿心莲10克，白花蛇舌草30克，浙贝母12克，玄参24克，夏枯草12克，海藻10克。用法：水煎服。功能：清热解毒，化痰利膈。主治：食管癌、贲门癌。［李明哲. 治癌验方400. 南京：江苏科学技术出版社，1995.］

漏芦《神农本草经》

【概述】又名野兰、大花蓟、鬼油麻、大头翁。为菊科植物祁州漏芦 *Rhaponticum uniflorum*（L.）DC.的干燥根。在我国北方各省多有分布，主产东北、华北、西北。春秋两季采挖，除去泥沙，残茎及须根，洗净，晒干。切片生用。

【性味归经】味苦，性寒。归胃经。

【功能主治】清热解毒，消痈散结，通经下乳，舒筋通脉。用于治疗乳腺癌、肺癌、鼻咽癌、肝癌、多发性骨髓瘤等恶性肿瘤；乳痈肿痛、瘰疬疮毒、乳汁不下、湿痹拘挛等病证。

【配伍应用】漏芦苦寒降泄，故有清热解毒、消痈散结之效，又因其能通经下乳，故尤为治乳痈之良药。现代药理研究证实，对机体免疫功能有一定的增强作用。常与其他抗癌中药联合配伍，治疗乳腺癌、肺癌、鼻咽癌、肝癌、多发性骨髓瘤等恶性肿瘤。如治乳腺癌，可与八角莲、土鳖虫、木馒头等解毒消肿止痛药配伍，如《中国中医秘方大全》引上海市徐汇区天平路段医院的天漏汤。与生地黄、熟地黄、天冬、麦冬、黄芪、党参等益气养阴药配伍，可治疗原发性肺癌，如上海市中医医院王羲明的黄土二冬汤。与制南星、法半夏、当归、昆布等药同用，可治疗鼻咽癌晚期，伴淋巴结转移、痰瘀毒聚、邪毒弥漫型，如《新中医》强景述的双山星苓丸。与预知子、川楝子、丹参、白花蛇舌草、红藤、生牡蛎、半枝莲同伍，具有理气化瘀、清热解毒之效，可治疗原发性肝癌，如上海中医药大学附属龙华医院刘嘉湘的理气消癥汤。治多发性骨髓瘤，可与龙胆、凤尾草、柴胡、夏枯草、板蓝根等药合用，如《集验百病良方》龙凤散。

【用法用量】水煎服，5～9克；外用，研末调敷或煎水洗。

【处方须知】气虚、疮疡平塌者及孕妇忌服。

【性能特点】漏芦苦寒降泄，具有清热解毒、消痈散结之效，常与其他抗癌中药联合配伍，治疗乳腺癌、肺癌、鼻咽癌、肝癌、多发性骨髓瘤等恶性肿瘤。

【验方举例】乳腺癌　［上海市徐汇区天平路段医院］天漏汤：漏芦15克，天葵子30克，八角莲9克，芸薹子30克，地鳖虫9克，白蔹9克，金雀花9克，木馒头30克。用法：水煎服。加减：疼痛加露蜂房9克。功能：解毒清热，止痛消瘤。主治：乳腺癌。疗效：本方配合化疗小剂量穴位注射治疗乳腺癌42例，有效25例，无效17例。总结效率为59.5%。按：方中漏芦、八角莲、土鳖虫、木馒头等解毒消肿止痛，故适用于正气未衰的乳腺癌患者。［胡熙明. 中国中医秘方大全. 上海：文汇出版社，1990.］

藤梨根《全国中草药汇编》

【概述】又名猕猴桃根、藤梨、阳桃、木子。为猕猴桃科植物软枣猕猴桃 *Actinidia arguta*（Zucc.）Planch ex Miqr 的根。产于东北地区及河北、山西、山东、安徽、浙江、江西、河南、湖北、云南等地。秋冬两季采挖根，洗净、切片、晒干。

【性味归经】味苦，性寒。归肺、肝、胃、脾、大肠经。

【功能主治】清热解毒，祛风除湿，利尿止血。用于治疗胃癌、直肠癌、肝癌、喉癌、肺癌、膀胱癌、乳腺癌等恶性肿瘤；痈疡疮疖、风湿骨病、黄疸、消化不良、呕吐等病证。

【配伍应用】藤梨根味苦而寒，具有清热解毒、健胃利湿之功。《本草纲目》记载藤梨根"治反胃"。现代药理研究证实，藤梨根含 Fe、Cu、Mn、Se 元素十分丰富，这些微量元素的存在对防治肿瘤具有一定的作用。藤梨根 Ti 含量亦较高，Ti 能刺激吞噬细胞，使其免疫能力增强。临床常与其他抗癌中药合用，治疗胃癌、直肠癌、肝癌、喉癌、肺癌、膀胱癌、乳腺癌等恶性肿瘤。如治胃癌，可与虎杖根、白花蛇舌草、石见穿等药配伍，如《中国中医秘方大全》引湖北省武汉市胃癌防治协作组藤虎汤；《实用中医内科学》浙江三根汤（藤梨根、水杨梅根、虎杖根各10～30克）。与黄芪、党参、当归、桃仁等益气活血药配伍，可治疗直肠癌、肛管癌后期，如《中医外科临床手册》参芪藤梨汤。与半枝莲、半边莲、石见穿、白花蛇舌草、重楼、延胡索、黄芪等同用，可治疗肝癌，如《名中医肿瘤科绝技良方》消瘤汤。与白英、干蟾皮、牡蛎、大青叶、当归、北沙参等药合用，可治疗喉癌，如《中国丸散膏丹方药全书——肿瘤》引《集验中成药》二白三根散（白花蛇舌草 62 克，白英 31 克，干蟾皮 15 克，山豆根 15 克，杨梅根 62 克，藤梨根 62 克，虎杖 31 克，牡蛎 31 克，海藻 31 克，大青叶 31 克，当归 9 克，北沙参 15 克）。治肺癌，可与绞股蓝、猫人参、郁金、枳壳等药配伍，如《名医治验良方》唐福安的抗肺癌丸（绞股蓝 15 克，藤梨根 30 克，白花蛇舌草 20 克，猫人参 15 克，半边莲 30 克，薏苡仁 30 克，郁金 12 克，枳壳 12 克，生甘草 6 克）。与忍冬藤、仙鹤草、白毛藤、虎杖、川楝子等药同用，可治疗膀胱癌，如《名医治验良方》段凤舞的三藤二莲液。与野葡萄根、枸骨树根、云实、八角莲、生南星共用，可治疗乳腺癌，如《抗癌中草药制剂》三根口服液。

【用法用量】水煎服，15～30 克；外用，适量。

【处方须知】古人认为：多食冷脾胃，动泄澼。有实热者，宜食之。太过，则令人脏寒作泄。（陈藏器）

【性能特点】藤梨根味苦而寒，具有清热解毒、健胃利湿之功。《本草纲目》记载藤梨根"治反胃"。临床常与其他抗癌中药合用，治疗胃癌、直肠癌、肝癌、喉癌、肺癌、膀胱癌、乳腺癌等恶性肿瘤。

【验方举例】

1. 胃癌　［上海市徐汇区天平路段医院王佑民］藤梨根汤：藤梨根 90 克，龙葵 60 克，石见穿 30 克，鸟不宿 30 克，鬼箭羽 30 克，铁刺铃 60 克，无花果 30 克，九香虫 9 克。用法：水煎服。加减：便秘加全瓜蒌 30 克；呕吐加姜半夏 15 克；疼痛加娑罗子 15 克。功能：解毒活血，清热利湿。主治：胃癌。疗效：本方治疗中晚期胃癌 72 例，治疗后症状有所改善，病灶基本稳定维持 1 个月以上者 50 例，有效率为 69.4%。按：《本草纲目》记载藤梨根"治反胃"；鸟不宿有"追风定痛"作用，亦有强壮、健胃、利胆之效；铁刺铃有解毒消肿、活血祛风、"益气血"之功；龙葵、石打穿清热解毒、利湿散结；无花果健脾止泻；鬼箭羽、九香虫理气活血止痛。故本方对于腹部疼痛，但正气未衰的胃癌病人较为适宜。若正气明显衰败，全身情况较差的胃癌病人可酌加扶正之品，并适当调整祛邪药的剂量。［胡熙明. 中国中医秘方大全. 上海：文汇出版社，1990.］

2. 胃癌　［浙江省中医院］楂三根汤：藤梨根 90 克，水杨梅根 90 克，虎杖根 60 克，焦山楂 6 克，鸡内金 6 克。用法：水煎服。功能：清热解毒，消食和中。主治：胃癌。疗效：本方治疗胃癌 20 例，临床治愈 1 例，显效 3 例，有效 12 例，无效 4 例。总有效率 80%。按：方中藤梨根、水杨梅根、虎杖根具有清热解毒、消肿抗癌的作用，山楂、鸡内金消食和中能增进食欲，帮助消化，以助药效。[胡熙明. 中国中医秘方大全. 上海：文汇出版社，1990.]

3. 胃癌　[湖北省武汉市胃癌防治协作组] 藤虎汤：藤梨根 60 克，虎杖 30 克，白花蛇舌草 30 克，半枝莲 30 克，石打穿 30 克，丹参 15 克，瞿麦 15 克，延胡索 9 克，香附 9 克，姜黄 9 克，陈皮 9 克，茯苓 9 克，甘草 6 克。用法：水煎服。功能：清热解毒，活血化瘀，理气止痛。主治：胃癌。疗效：本方治疗胃癌 18 例，显效 3 例，有效 7 例，无效 8 例，总有效率 55.6%。按：本方用大剂量的藤梨根、白花蛇舌草、半枝莲等清热解毒药，配合丹参、延胡索活血化瘀，香附、陈皮、姜黄理气止痛，故治疗胃癌具有一定疗效。其中胃窦部癌的疗效较好，但缓解期较短。[胡熙明. 中国中医秘方大全. 上海：文汇出版社，1990.]

4. 直肠癌　[陕西中医学院附属医院肿瘤科] 野藤风莲汤：藤梨根 60 克，野葡萄根 15 克，水杨梅根 15 克，凤尾草 15 克，重楼 15 克，半枝莲 15 克，半边莲 15 克，土贝母 15 克，黄药子 30 克，白茅根 30 克。用法：水煎服。此外用鸦胆子研碎，加水煎 2 次，合并浓缩后加醇处理过滤，回收乙醇浓缩，再加水稀释至 20%，每次取 4 毫升，加温水 10 毫升，保留灌肠，每晚 1 次（用导尿管将药液注入瘤体上方）。功能：清热解毒，利湿消肿。主治：直肠癌。加减：大便干结加蓖麻仁 9 克，火麻仁 12 克，郁李仁 12 克；脓血加白头翁 15 克，秦皮 12 克。疗效：本方治疗 11 例直肠癌患者。临床治愈 2 例，有效 3 例，无效 6 例，总有效率为 45.5%，其中生存 2 年以上 2 例。按：本方特点是采用全身与局部、内服与灌肠相结合的方法。根据直肠癌是由于湿热邪毒下注而成，所以内服方中重用藤梨根、野葡萄根、重楼、半枝莲等药以清热解毒，利湿消肿，并配以清热化痰散结的土贝母、黄药子和凉血止血的白茅根。外用灌肠液由单味鸦胆子加工而成，鸦胆子性味苦寒，是一味公认的治痢要药，最能清血分之热及肠中之热。鸦胆子液灌入肠中，直接作用于病灶，则能更增药效。所以本方治疗大肠癌能取得较好的疗效。[胡熙明. 中国中医秘方大全. 上海：文汇出版社，1990.]

第 11 章　化痰类

凡能祛痰或消痰，治疗痰证为主的药物，称为化痰类药物。

此类药物主要用于痰凝阻滞者。此类药物具有直接细胞毒作用，能抑制肿瘤细胞 DNA 的合成，阻止实验性肿瘤的生长，改善红细胞的变形能力，并能减少或抑制恶性肿瘤周围炎性分泌物的产生，从而增强机体免疫功能，激活免疫监视系统，改善临床症状。

白芥子 《新修本草》

【概述】又名芥菜子、青菜子。为十字花科植物白芥 Sinapi alba L.的种子。主产于安徽、河南、四川等地。夏末秋初，果实成熟时割取全株，晒干后打下种子。生用或炒用。

【性味归经】味辛，性温。归肺、胃经。

【功能主治】温肺化痰，利气散结，通络止痛。用于治疗肝癌、食管癌、胰腺癌、甲状腺癌、乳腺癌、恶性淋巴瘤、子宫肌瘤等恶性肿瘤；寒痰喘咳、悬饮、阴疽流注、肢体麻木、关节肿痛等病证。

【配伍应用】白芥子辛温走散力强，为豁痰散结、温经通络之品，善除皮里膜外之痰。《本草纲目》云："利气豁痰，除寒暖中，散肿止痛。"现代药理研究证实，在动物体内显示抗肿瘤作用。临床常与其他抗癌中药配伍合用，治疗肝癌、食管癌、胰腺癌、甲状腺癌、乳腺癌、恶性淋巴瘤、子宫肌瘤等恶性肿瘤。如与麻黄、熟地黄、鹿角胶、紫油桂等药配伍，可治疗多种肿瘤，如肝癌、肺癌、骨癌等，如山西省灵石县老中医李可所创的攻癌夺命汤变方合阳和汤［高丽参（另煎）15 克，漂海藻 30 克，炙甘草 30 克，清全蝎 12 只，大蜈蚣（研末冲服）3 条，白芥子（炒研）10 克，大熟地黄 30 克，五灵脂 30 克，麻黄 5 克，紫油桂（后下）10 克，鹿角霜 45 克，姜炭 15 克，生半夏 75 克，生天南星 10 克，制附片 45 克，茯苓 45 克，辽细辛（后下）45

克，浙贝母120克，生姜45克，制附片逐日累加10克，无上限，至出现瞑眩反应时降低10克，加水3000毫升，每日分3次服，连服2个月]。《抗癌良方》用白芥子与熟地黄、肉桂粉、麻黄、鹿角胶、姜炭、生甘草共伍，可治疗食管癌。与牡蛎、何首乌、玄参、青皮、白术等药并用，可治疗胰腺癌，如《中医成功治疗肿瘤一百例》引四川省小金县吴兴镇卫生所谢民福的牡蛎首乌汤。与海藻、土贝母、全瓜蒌、黄药子等化痰软坚、消肿散结药同用，可治疗甲状腺腺瘤，如湖南中医学院第一附属医院曹建雄等的消瘿抗瘤汤。《肿瘤的辨证论治》用白芥子与牡蛎、瓜蒌皮、炒谷芽、炒麦芽、生地黄、王不留行、茯苓、香附、枸杞子、浙贝母、青皮、半夏、赤芍、当归、橘叶、炮山甲（代）、漏芦、陈皮共伍，可治疗乳腺癌。与炮姜、半夏、陈皮等药同用，可治疗恶性淋巴瘤，如《上海中医药杂志》庄芝华的加减阳和散。与炮山甲、生水蛭、大黄炭等药同用，可治疗子宫肌瘤，如河南省汝南县人民医院姚凌的消瘤丸。

白芥子也可用于治疗癌性胸腔积液，可与甜葶苈子、龙葵、瓜蒌、白花蛇舌草、陈胆星、守宫、十枣丸配伍，如《中国中医秘方大全》引赵茂初的泻肺逐饮汤。

【用法用量】水煎服，3～6克；外用适量，研末调敷，或作发泡用。

【处方须知】白芥子辛温走散，耗气伤阴，久咳肺虚及阴虚火旺者忌用；消化道溃疡、出血者及皮肤过敏者忌用。用量不宜过大。

【性能特点】白芥子辛温走散力强，为豁痰散结、温经通络之品，善除皮里膜外之痰。临床常与其他抗癌中药配伍合用，治疗肝癌、食管癌、胰腺癌、甲状腺癌、乳腺癌、恶性淋巴瘤、子宫肌瘤等恶性肿瘤。

【常用药对】白芥子与葶苈子 白芥子利气豁痰，通经散寒止痛；葶苈子苦寒降气，主癥瘕与积聚结气，能破坚逐邪，通利水道。两者合用，利气豁痰、破坚逐邪、散寒止痛。

【各家论述】

1. 白芥子不宜久煎，曾有"煎汤不宜太熟，熟则力减"之说。现代研究认为，沸水有抑制芥子酶的作用，而使白芥子苷不能释放出来，影响疗效。可供临床参考。

2. 白芥子油对皮肤、黏膜有刺激作用，能引起充血、灼痛，甚至发泡、糜烂。内服可出现恶心、呕吐、腹痛腹泻，呼吸抑制，血压下降，心搏停止等。

桔梗《神农本草经》

【概述】又名梗草、苦桔梗、卢茹、大药。为桔梗科植物桔梗 *Platycodon grandiflorum*（Jacq.）A. DC.的根。全国大部分地区均有。以东北、华北地区产量较大，华东地区质量较优。秋季采挖，除去须根，刮去外皮，放清水中浸 2～3 小时，切片，晒干生用或炒用。

【性味归经】味苦、辛，性平。归肺经。

【功能主治】宣肺祛痰，利咽排脓。用于治疗肺癌、喉癌、扁桃体癌、乳腺癌、甲状腺癌等恶性肿瘤。咳嗽痰多、胸闷不畅、咽喉肿痛、失音、肺痈吐脓。

【配伍应用】桔梗辛散苦泄，开宣肺气，祛痰利气，其性散而上行，能利肺气以排壅肺之脓痰，又因其独入肺经，故又可作为肺部肿瘤的引经药。现代药理研究证实，桦木醇在 400mg/kg 时对大鼠 W_{256} 肌内注射肿瘤系统（SWA_{16}）有边缘抗肿瘤活性。其乙醇提取物对小鼠肉瘤（腹水型）有显著抑制作用，抑制率为 72.9%，水提取物抑制率为 37.4%。临床常与其他抗癌中药配伍，治疗肺癌、喉癌、扁桃体癌、乳腺癌、甲状腺癌等恶性肿瘤。如与枳实、白芍、血余炭、鱼腥草、麦冬等药合用，可用于呼吸系统肿瘤，如笔者经验方参茸枳实利气丸。与白芍、黄花、血余炭、甘草等药同用，可治疗呼吸系统肿瘤，如已故治癌神医郑文友教授的肿消二号。《抗癌植物药及其验方》用桔梗与北沙参、麦冬、海藻、太子参、鱼腥草、白英并用，可治疗肺癌。与桑白皮、射干、冬瓜仁、牛蒡子等清利咽喉、消肿排脓止痛药配伍，可治疗肺热壅滞之喉癌，如《孙桂芝实用中医肿瘤学》桔梗汤加减［桔梗 12 克，杏仁 10 克，川贝母 10 克，全瓜蒌 10 克，地骨皮 15 克，生薏苡仁 15 克，生黄芪 30 克，百合 30 克，黄芩 12 克，桑白皮 12 克，射干 6 克，冬瓜仁 10 克，牛蒡子 10 克，鳖甲（先煎）10 克，鼠妇 10 克，白花蛇舌草 30 克，半枝莲 15 克，生甘草 10 克］。《癌症家庭防治大全》用桔梗与忍冬藤、蒲公英、玄参、人中黄、荆芥穗、土茯苓、浙贝母、牛蒡子、天花粉、生地黄共用，可治疗扁桃体癌。《抗肿瘤中药的治癌效验》用桔梗与夏枯草、金银花、黄芪、薤白、蒲公英、紫花地丁、远志、肉桂、瓜蒌、穿山甲珠（代）、天花粉、赤芍、甘草、当归同伍，可治疗乳腺癌。《抗癌中草药制剂》用桔梗与山豆根、海藻、昆布、金银花、连翘、白芷、射干、升麻、龙胆、夏枯草、天花粉、生地黄、甘草合用，可治疗甲状腺癌。

【用法用量】水煎服，3～10 克，或入丸、散。

【处方须知】桔梗性升散，凡气机上逆、呕吐、呛咳、眩晕、阴虚火旺咳血等不宜用，胃及十二指肠溃疡者慎用。用量过大易致恶心呕吐。

【性能特点】桔梗辛开苦泄，宣散开提，具有宣肺祛痰、利气排脓之功效。临床常与其他抗癌中药配伍，治疗肺癌、喉癌、扁桃体癌、乳腺癌、甲状腺癌等恶性肿瘤。

【各家论述】桔梗服后能刺激胃黏膜，剂量过大，可引起轻度恶心，甚至呕吐。胃及十二指肠溃疡者慎用，剂量也不宜过大。桔梗有较强的溶血作用，故只宜口服，不能注射。口服后桔梗皂苷在消化道被水解而破坏，即无溶血作用。

半夏《神农本草经》

【概述】又名地茨菇、羊眼半夏、地珠半夏、老鸹头。为天南星科植物半夏 *Pinellia ternata*（Thunb）Breit.的块茎。全国大部分地区均产。主产于四川、湖北、江苏、安徽等地。夏秋两季茎叶茂盛时采挖，除去外皮及须根。晒干，生半夏，一般用姜汁、明矾制过入煎剂。

【性味归经】味辛，性温。有毒。归脾、胃、肺经。

【功能主治】燥湿化痰，降逆止呕，消痞散结；外用消肿止痛。用于治疗食管癌、贲门癌、舌癌、肺癌、脑瘤、乳腺癌、恶性淋巴瘤等恶性肿瘤；湿痰、寒痰证，呕吐、心下痞、结胸、梅核气、瘿瘤、痰核、痈疽肿毒、毒蛇咬伤等。

【配伍应用】半夏辛散温燥，因其辛行温燥，为燥湿化痰、温化寒痰之佳品；辛以散结，为散瘀止痛、消痈散结之要药。现代药理研究证实，半夏所含蛋白、多糖及生物碱都具有抗肿瘤作用。半夏提取物对腹水型肉瘤、S_{180} 细胞肉瘤、小鼠子宫颈癌 U_{14}.及 Hela 细胞、JTC_{26} 体外实验均有一定的抑制作用。半夏和姜半夏对慢性骨髓性白血病细胞 K_{562} 肿瘤株的细胞生长有明显抑制作用。半夏蛋白对人肝癌 QGY70703-3 和 7402.小鼠艾氏腹水癌和腹水型肝癌均有凝集作用，从而抑制肿瘤细胞增殖；半夏多糖组分 PMN 有抗肿瘤作用。临床常与其他抗癌中药合用，治疗食管癌、贲门癌、舌癌、肺癌、脑瘤、乳腺癌、恶性淋巴瘤等恶性肿瘤。如治疗食管癌，可与党参、丁香、赭石、紫苏梗、旋覆花等益气和胃降逆药配伍，如湖北省武汉市商业职工医院的半龙汤；《中草药验方选编》加味参赭培气汤。治贲门癌，可与胡椒等分为末，姜汤下，如《世医得效方》小半夏丸。《实用抗癌验方》用清半夏与茯苓、陈皮、贝母、制川乌、制草乌、玄参、生牡蛎同用，可治疗舌癌。《抗癌中草药及处方》用生半夏与鱼腥草、云雾草配伍，可治疗肺癌。《防癌抗癌中药》用生半夏与生南星、葛根、干蜈蚣、炙甘草同伍，可治疗脑瘤。常州市一院用生半夏与全蝎同用研

肿瘤本草

末醋调敷，可治疗乳腺癌。《抗癌本草》引《格言联璧》的半贝丸，用半夏与川贝母、生姜汁为丸共用，可治疗恶性淋巴瘤。

【用法用量】水煎服，3～10克，一般宜制过用。

【处方须知】反乌头。阴虚燥咳、血证、热痰、燥痰慎用。

【性能特点】半夏具温燥、辛散之特点。因其辛行温燥，为燥湿化痰、温化寒痰之佳品；辛以散结，为散瘀止痛、消痈散结之要药。对半夏的配伍，张元素总结道："半夏，热痰佐以黄芩，风痰佐以南星，寒痰佐以干姜，痰痞佐以陈皮、白术。"临床常与其他抗癌中药合用，治疗食管癌、贲门癌、舌癌、肺癌、脑瘤、乳腺癌、恶性淋巴瘤等恶性肿瘤。

【常用药对】半夏与黄连　一辛一苦，辛开苦降，降逆止呕，清胃热效果更佳。如《名中医肿瘤科绝技良方》引日本名医吉益南涯先生的食管癌方（黄连、瓜蒌仁、半夏）。

【各家论述】

1. 半夏在临床使用中通常是炮制后使用，或入煎剂使其毒性缓解，用半夏生者较少。上海中医药大学颜德馨教授认为：生半夏可治疗疑难杂证，生熟半夏虽然一字之差，但疗效相差甚大，半夏炮制后毒性虽去，但其药力亦大为减弱。临床在使用生半夏内服时，其剂量与煎煮法都应注意：姜春华常用9克，并且认为除病势危急外，用生半夏应从患者能接受的剂量开始，循序渐进逐步加大剂量，使机体有适应过程，以提高药物的耐受能力，并可避免特殊体质发生意外的可能。颜德馨教授主张用生半夏时，先煎30分钟，以祛其毒。赵强认为生半夏生食有毒，但配他药入煎剂，煎煮时间在1小时以上并分次服用，则毒性大减，即使用较大剂量亦未出现中毒现象；认为生半夏用于散结药量宜大，否则药力难以达到，常用量为30～50克。山西老中医李可，在治疗一例肝癌晚期患者，因吃油腻食物呕吐，用生半夏130克，生姜130克，姜汁10毫升，1剂呕止，此为小半夏汤，治胃逆呕吐效如桴鼓；此即煎煮时间未说明之，但其内用生姜与生半夏等同，又加姜汁，其毒性已大减，但建议煎熬时间在1小时以上。

2. 半夏中毒的原因多为剂量过大，生品内服或误服。误食生半夏0.1～2.4克可引起中毒。中毒后首先出现口舌麻木、咽干口燥、胃部不适等症状，继之喉舌肿胀、灼痛充血、流涎，声音嘶哑、语言不清、呼吸迟缓、吞咽困难，剧烈呕吐、腹痛腹泻、头痛发热、出汗、心悸、面色苍白，严重者抽搐，喉部痉挛，最后死于呼吸麻痹。

3. 中毒救治措施：①立即用1：5000高锰酸钾溶液，或3%～5%鞣酸液，或浓茶洗胃，服硫酸钠 25～30 克导泻；②内服牛奶、蛋清、稀粥、果汁等；③痉挛时给予解痉剂，针刺人中、合谷、涌泉等穴位；④出现呼吸麻痹时，给予呼吸兴奋剂，必要时上呼吸机；⑤中药解毒：生汁 10 毫升即服，以后每 4 小时服姜汁 5 毫升；或生姜 30 克，防风 60 克，甘草 15 克，煎水含漱、内服。

【验方举例】

1. 食管癌　[上海市徐汇区天平路地段医院王佑民]二生蛇黄汤：生半夏 30 克，生南星 30 克，蛇六谷 30 克，党参 15 克，蜣螂虫 12 克，黄附块 15 克，枸橘叶 30 克，黄药子 12 克。用法：水煎服。功能：解毒消肿，化痰软坚。主治：食管癌。疗效：本方治疗食管癌 20 例，治后症状改善、病灶基本稳定 1 个月以上 15 例，无效 5 例，有效率为 75%。按：方中生天南星、生半夏、蛇六谷具化痰散结、解毒消肿之功，三药有毒，宜久煎；党参益气扶正补虚；黄药子化痰软坚，加生半夏、生南星消积之功；蜣螂虫破瘀攻毒以消癥；附子温阳化痰；枸橘叶疏肝理气，调畅气机，诸药合用，共奏化痰散结、解毒消肿之功。本方药性偏于温热，舌红、口燥、咽干之阴虚患者宜慎用。[胡熙明. 中国中医秘方大全. 上海：文汇出版社,1990.]

2. 食管癌　[湖北省武汉市商业职工医院]半龙汤：半夏 12 克，党参 12 克，丁香 3 克，赭石 24 克，紫苏梗 15 克，旋覆花 15 克，竹茹 15 克，龙葵 30 克，白英 15 克，蛇莓 15 克，半枝莲 15 克，菝葜 15 克。用法：水煎服。加减：气胀加莱菔子、佛手花。功能：益气扶正，和胃降逆，清热解毒。主治：食管癌。疗效：本方治疗食管癌 21 例，显效 3 例，有效 16 例，无效 2 例，总有效率为 90.47%。[胡熙明. 中国中医秘方大全. 上海：文汇出版社,1990.]

天南星 《神农本草经》

【概述】又名南星。为天南星科植物天南星 Arisaema erubescens（Wall.）Schott、异叶天南星 A. heterophyllum Bl.或东北天南星 A. amurense Maxim.的块茎。天南星主产于河南、河北、四川等地；异叶天南星主产于江苏、浙江等地；东北天南星主产于辽宁、吉林等地。秋冬两季采挖，除去须根及外皮，晒干，即生南星；用姜汁、明矾制过用，为制南星。

【性味归经】味苦、辛，性温。归肺、肝、脾经。

【功能主治】燥湿化痰，祛风解痉；外用散结消肿。用于治疗食管癌、肺癌、鼻咽癌、颅内脑瘤等恶性肿瘤；湿痰、寒痰证、风痰眩晕、中风、癫痫、破伤风、痈疽肿痛、蛇虫咬伤等病证。

【配伍应用】天南星苦、辛、温，其性燥烈，专走经络，为开结闭、散风痰之良药。其辛散之性而走血，透络而温化寒凝，且性紧而毒，能攻坚散结，解毒消肿。现代药理研究证实，鲜天南星水提取液能明显抑制 S_{180} 细胞肉瘤、子宫颈癌 U_{14}、肝癌实体型以及 Hela 细胞。D-甘露醇结晶可能是有效抗癌成分之一。该药复方可抑制小鼠艾氏腹水癌、Lewis 肺癌、肝癌等多种移植性肿瘤。临床常与其他抗癌中药配伍合用，治疗食管癌、肺癌、鼻咽癌、颅内脑瘤等恶性肿瘤属痰湿壅结、瘀血凝结者。如治疗食管癌，可与生半夏相须配伍，如上海市徐汇区天平路段医院王佑民的二生蛇黄汤；《中草药验方选编》用制南星与板蓝根、泽漆、人工牛黄、硇砂、威灵仙配伍，同治食管癌。与生黄芪、生白术、北沙参、天冬等益气养阴药配伍，可治疗原发性肺癌，如上海中医药大学附属龙华医院刘嘉湘的益肺消积汤。《实用抗癌验方》用生南星与乌头、附子、木香合用，可治疗鼻咽癌。治颅内肿瘤，可与半夏、僵蚕、土鳖虫、蜈蚣等化痰祛瘀药配伍，如上海中医学院附属岳阳医院于敏南星蚕夏汤。

【用法用量】水煎服，3～10 克，多制用；外用适量。

【处方须知】阴虚燥痰及孕妇忌用。

【性能特点】天南星为辛温行散之品，其性善行，通经达络、涤痰祛风、消肿散结，其气雄燥烈，内服生用宜慎。临床常与其他抗癌中药配伍合用，治疗食管癌、肺癌、鼻咽癌、颅内脑瘤等恶性肿瘤属痰湿壅结、瘀血凝结者。

【常用药对】天南星与半夏　天南星辛散之功胜于半夏，善治经络之风痰，其散结消瘕之力强；半夏善治脾胃之湿痰；两者相须为用，燥湿化痰之功倍增，以除既成之湿痰、寒痰、风痰。如《中国中医秘方大全》引江西省万载县人民医院胡安黎的温中化积汤（橘络 3 克，炮姜 3 克，生半夏 9 克，生天南星 9 克，淫羊藿 12 克，炒白术 9 克，茯苓 12 克，生牡蛎 30 克，炒鱼鳔 9 克，人参 6 克，补骨脂 12 克，土鳖虫 6 克，水蛭 3 克，全蝎 3 克，僵蚕 3 克）可治疗晚期胃癌。

【各家论述】

1. 因生天南星有毒，临床在使用生天南星时必须先煎 1 小时以上。

误食或服用过量中毒，初期可致咽喉烧灼感、口舌麻木、舌强流涎、咽颊充血、张口困难、口腔糜烂等。继则中枢神经系统受到影响，出现头昏心慌，四肢麻木，甚至昏迷、窒息、呼吸停止。皮肤接触中毒可出现皮肤瘙痒。

2. 内服中毒救治措施：①高锰酸钾溶液洗胃。②出现呼吸困难者，给氧及其支持疗法，必要时气管切开。③中药解毒：生姜汁 10 毫升即服，以后每 4 小时服姜汁 5 毫升；或生姜 30 克，防风 60 克，甘草 15 克，煎水含漱，内服；内服稀醋、鞣酸、浓茶。皮肤中毒者可用清水、稀醋或鞣酸洗涤。

【验方举例】

1. 食管癌　半夏石打汤：生天南星，生半夏各 30 克，瓜蒌 20 克，黄药子、旋覆花各 10 克，赭石、石打穿、急性子各 30 克，天龙、蜈蚣 3 克。用法：水煎服，每日 1 剂。功能：化痰散结，和胃降逆。主治：食管癌、贲门癌。疗效：治疗 36 例食管癌、贲门癌梗阻者，结果食管癌有效率为 92%，贲门癌有效率为 72.73%，36 例有效 31 例，总有效率为 86.11%。按：生南星、生半夏、瓜蒌理气化痰；旋覆花、赭石降逆和胃；黄药子、石打穿、急性子化痰散结；天龙、蜈蚣通络止痛。[刘春安，彭明. 抗癌中草药大辞典. 武汉：湖北科学技术出版社，1994.]

2. 颅内肿瘤　[上海中医药大学附属岳阳医院于敏]南星蚕夏汤：生南星 15 克，生半夏 15 克，夏枯草 15 克，僵蚕 9 克，石菖蒲 6 克，地龙 15 克，蜈蚣 2 条，守宫 2 条，土鳖虫 9 克，猪苓 15 克，茯苓 15 克，菊花 9 克，决明子 15 克，青葙子 9 克。用法：水煎服。每个疗程为 3 个月。加减：偏瘫加黄芪、赤芍、当归；畏寒肢冷加炮姜、小茴香、吴茱萸；阳痿加菟丝子、仙茅、淫羊藿；闭经加当归、川芎、王不留行、穿山甲；失眠加灯心草、远志；恶心呕吐加木香、竹茹、陈皮、九香虫、旋覆花；阴虚潮热加北沙参、石斛、龟甲、鳖甲、生地黄；纳呆加陈皮、焦山楂、生薏苡仁、鸡内金；形羸体虚加黄芪、太子参、当归、麦冬、生地黄。功能：化痰祛瘀，平肝息风。主治：颅内肿瘤。疗效：本方治疗 67 例原发性中枢神经系统肿瘤，其中 41 例曾行肿瘤部分切除术，2 例曾行减压术，24 例未行手术。结果临床治愈 5 例，占 7.46%；显效 16 例，占 23.88%；有效 31 例，占 46.27%；无效 15 例，占 22.39%；总有效率 77.61%。有 10 人恢复工作，16 人能正常活动，19 人能生活自理或基本自理。并对其中 20 例胶质瘤进行随访，1 年生存率为 90%，2 年生存率为 85%，5 年生存率为 80%，10 年生存率为 30%，生存中数为 7.27 年。按：方中用半夏、天南星、僵蚕、土鳖虫、蜈蚣等化痰祛瘀；石菖蒲、地龙、菊花、决明子等平肝息风。药理研究证实，化痰平肝息风药物能抑制小鼠肿瘤细胞恶性生长，提高自身免疫机制，故本方对中枢神经系统肿瘤具有改善症状、延长生存期的效用。[胡熙明. 中国中医秘方大全. 上海：文汇出版社，1990.]

浮海石 《本草拾遗》

【概述】又名白浮石、海石、水泡石、大海浮石、浮水石、羊肚石。为胞

288

肿瘤本草

孔科动物脊突苔虫 *Costazia aculeala* Canu et Bassler 瘤苔虫 *C. costazii* Audouim 的骨骼，俗称石花；或火山喷出的岩浆形成的多孔状石块，又称浮海石。前者主产于浙江、江苏、福建、广东沿海，夏秋两季捞起，清水洗去盐质及泥沙，晒干；后者主产于辽宁、山东、福建、广东沿海。全年可采，捞出洗净晒干，捣碎或水飞用。

【性味归经】味咸，性寒。归肺、肾经。

【功能主治】清肺化痰，软坚散结，利尿通淋。用于治疗食管癌、贲门癌、胃癌、胰腺癌、喉癌、肺癌、绒毛膜上皮癌等恶性肿瘤；痰热咳喘、瘰疬、瘿瘤、血淋、石淋等病证。

【配伍应用】浮海石体疏轻浮，通上达下，性味咸寒，寒能清肺化痰，咸能软坚散结，有化老痰之效。朱震亨谓之"清金降火，消积块，化老痰"。临床常与其他抗癌中药合用，治疗食管癌、贲门癌、胃癌、胰腺癌、喉癌、肺癌、绒毛膜上皮癌等恶性肿瘤。如治食管癌，可与海藻、山慈菇、丹参、王不留行等软坚散结，活血化瘀药配伍，如《中国丸散膏丹方药全书——肿瘤》引《集验中成药》双海丸。《中草药验方选编》用浮海石与赭石、旋覆花、清半夏、桃仁、蜈蚣、党参、鸡内金、麦芽、紫苏子、芦根、山慈菇、竹茹、川黄连同伍，可治疗贲门癌。治胃癌，可与石决明、生牡蛎、海藻、昆布、蛤粉、紫菜合用，如《集验百病良方》双石散。与三棱、莪术、五灵脂、香附等活血理气药配伍，可通治五积，成形坚久者（胰腺癌），如《治癌验方 400》引《杂病源流犀烛》的化积丸（三棱、莪术、阿魏、浮海石、香附、雄槟榔、苏木、瓦楞子、五灵脂各等份，为细末，水泛为丸，梧桐子大，每服 20～30 丸）。与硼砂、乌梅肉、桔梗、胆南星、赤链蛇粉、薄荷、饴糖合用，可治疗喉癌，如《中国丸散膏丹方药全书——肿瘤》引《集验中成药》月石丸。与瓜蒌、冬瓜子、清半夏、山慈菇、七爪红、葶苈子等药配伍，可治疗肺癌，如《中草药验方选编》509 丸剂。与桃仁、红花、三七、地黄、党参等活血养阴益气药配伍，可治疗绒毛膜上皮癌及恶性葡萄胎，如《中国中医秘方大全》引四川医学院田映碧的三石母汤（当归 9 克，红花 6 克，桃仁 9 克，三七 6 克，花蕊石、大黄 6 克，牡丹皮 6 克，紫草 30 克，地黄 15 克，党参 12 克，浮海石 30 克，瓜蒌 15 克，薏苡仁 30 克，珍珠母 30 克，赭石 30 克，土茯苓 30 克，半枝莲 30 克）。

与海蛤壳粉、大皂、赭石、甘草等配伍，可治疗各种肿瘤因痰结壅盛者，如已故治癌神医郑文友教授的抑瘤丸。

【用法用量】水煎服，10～15 克。打碎先煎。

【性能特点】浮海石性味咸寒，通上而达下，润燥濡下，寒能清热化痰，

第 11 章 化痰类

咸能软坚散结，为化老痰之良药。临床常与其他抗癌中药合用，治疗食管癌、贲门癌、胃癌、胰腺癌、喉癌、肺癌、绒毛膜上皮癌等恶性肿瘤。

海蛤壳《神农本草经》

【概述】又名蛤壳、蛤蜊壳。为帘蛤科动物文蛤 *Meretrix meretrix* Linnaeeus 和青蛤 *Cyclina sinensis* Gmelin 等的贝壳。各沿海地区均产。夏秋两季自海滩泥沙中淘取，去肉，洗净。生用或煅用。捣末或水飞用。

【性味归经】味咸，性寒。归肺、胃经。

【功能主治】清肺化痰，软坚散结。用于治疗喉癌、纵隔肿瘤、甲状腺癌等恶性肿瘤；肺热、痰热咳喘、瘿瘤、痰核等病证。

【配伍应用】海蛤壳寒能清肺化痰，味咸又能软坚散结。临床常与其他抗癌中药配伍应用，治疗喉癌、纵隔肿瘤、甲状腺癌等恶性肿瘤。常与海浮石相须配伍，可治疗各种肿瘤因痰结壅盛者，如笔者经验方消瘤丸。与守宫、全蝎、蜈蚣、僵蚕、露蜂房等虫类药搜风化痰散结药配伍，可治疗晚期喉癌，如《中国中医秘方大全》引甘肃中医学院华良才的天龙舒喉方。与木香、陈皮、柴胡、郁金等疏肝理气药配伍，可治疗气郁痰阻型纵隔肿瘤，如《孙桂芝实用中医肿瘤学》四海舒郁丸加减（海蛤壳15克，青木香5克，陈皮10克，昆布8克，海带8克，海藻8克，海螵蛸10克，柴胡6克，郁金10克，法半夏10克，甘草6克，枳壳10克，山慈菇6克，全蝎3克）。治甲状腺癌，可与山海螺、海藻、海螵蛸、昆布等合用，如《中国丸散膏丹方药全书——肿瘤》引《集验中成药》四海消瘿丸；《验方选编》消瘿五海饮（海带、海藻、昆布、海蛤壳粉、海螵蛸），可治甲状腺肿大、甲状腺瘤等。

【用法用量】水煎服，10～15克；海蛤壳粉宜包煎。

【性能特点】海蛤壳性寒，能清肺热而化痰清火，味咸则能软坚散结，常与海浮石相须配伍。治疗喉癌、纵隔肿瘤、甲状腺癌等恶性肿瘤。

浙贝母《轩岐救正论》

【概述】又名浙贝、象贝母、大贝母、元宝贝。为百合科植物浙贝母 *Fritillaria thunbergii* Miq.的鳞茎。原产于浙江象山，现主产于浙江省鄞县。此外，江苏、安徽、湖南、江西等地亦产。初夏植株枯萎时采挖，洗净，擦去外皮，拌以煅过的贝壳粉，吸去浆汁，切厚片或打成碎块。

【性味归经】味苦，性寒。归肺、心经。

【功能主治】清热化痰，散结消痈。用于治疗风热、痰热咳嗽、瘰疬、瘿瘤、乳痈疮毒、肺痈等病证。

【配伍应用】浙贝母苦泄，具有清解热毒、化痰散结消痈之效。《本草逢原》云："同青黛治人面恶疮，同连翘治项上结核。皆取其开郁散结，化痰解毒之功也。"现代药理研究证实，体外实验筛选有抗白血病细胞作用。临床常与其他抗癌中药合用，治疗喉癌、肺癌、乳腺癌、甲状腺癌、恶性淋巴瘤等恶性肿瘤属痰热蕴结者。如与半枝莲、蛇莓、山豆根等清热解毒药配伍，可治疗喉癌，如《中国中医秘方大全》引湖北省武汉市汉阳区英武卫生院董瑞雄的喉癌散结汤。《上海验方》用浙贝母与露蜂房、橘叶、半夏、陈皮、甘草、桔梗、党参、薏苡仁合用，可治疗肺癌。《姚世周济世经验方》用浙贝母与核桃、金银花、连翘配伍，可治疗乳腺癌。治甲状腺癌，可与玄参、夏枯草、生牡蛎、青皮、柴胡等药配伍，如《中国丸散膏丹方药全书——肿瘤》引《集验中成药》双海散。与天龙、青皮、陈皮、姜半夏、当归、黄药子等药配伍，可治疗恶性淋巴瘤，如《中国丸散膏丹方药全书——肿瘤》引《集验中成药》龙贝散。

【用法用量】水煎服，3～10克。

【处方须知】反乌头。脾胃虚寒及有湿痰者不宜用。

【性能特点】浙贝母苦寒而泄，既能清热化痰，又能散结消痈，其清热散结之功胜于川贝母。临床常与其他抗癌中药合用，治疗喉癌、肺癌、乳腺癌、甲状腺癌、恶性淋巴瘤等恶性肿瘤属痰热蕴结者。

【常用药对】浙贝母与川贝母　浙贝母苦寒而性泄，具有清热化痰，散结消痈之功；川贝母苦甘而微寒，具有清热化痰、润肺止咳、散结消肿之功。两者合用，清热化痰、开郁散结之功相得益彰。如《中国中医秘方大全》引上海中医学院附属曙光医院郭松元的解毒泻水汤。

川贝母 《神农本草经》

【概述】又名川贝、京川贝、贝母。为百合科植物川贝母 *Fritillaria cirrhosa* D. Don、暗紫贝母 F. *unibracteata* Hsiao et K.C. Hsia、甘肃贝母 F. *przewalskii* Maxim.或梭砂贝母 F. *delavayi* Franch. 的鳞茎。前三者按不同性状习称"松贝"和"青贝"；后者称"炉贝"。主产于四川、云南、甘肃等地。夏秋两季采挖，除去须根，粗皮，晒干，生用。

【性味归经】味苦、甘，性微寒。归肺、心经。

【功能主治】清热化痰，润肺止咳，散结消肿。用于治疗消化系统癌、食管癌、胃癌、胰腺癌、肺癌、乳腺癌、恶性淋巴瘤等恶性肿瘤；虚劳咳嗽、肺热燥咳、瘰疬、乳痈、肺痈等病证。

【配伍应用】川贝母味微苦而性寒，能清化郁热，化痰散结。现代药理研究证实，对肿瘤细胞有抑制作用，川贝母热水提取物对人子宫颈癌 JTC$_{26}$抑制率达 70%～90%。临床常与其他抗癌中药联用，治疗消化系统癌、食管癌、胃癌、胰腺癌、肺癌、乳腺癌、恶性淋巴瘤等恶性肿瘤属热毒壅积、痰气互结者。如与海藻、昆布、瓜蒌、丹参、夏枯草等化痰软坚活血药配伍，可治疗消化系统癌，如《中草药验方选编》804（海藻、昆布、瓜蒌、川贝母、丹参、蜈蚣、夏枯草、露蜂房各 2500 克，糖浆适量，做成糖浆剂，每次 60 毫升，每日 3 次）。与郁金、桃仁、红花、丹参等活血散瘀药同用，可治疗食管癌中期，如《古今名方》增损启膈散。与化痰散结药之象贝母相配伍，可治疗胃癌，如《中国丸散膏丹方药全书——肿瘤》引《集验百病良方》双贝散（川贝母 15 克，象贝母 15 克，北沙参 20 克，沉香粉 10 克，生甘草 10 克，云南白药 5 克）。与牡蛎、夏枯草、玄参、青皮、党参、炒白芥子等药配伍，可治疗胰腺癌，如《中国中医秘方大全》引四川小金县吴兴镇卫生所谢民福的牡蛎首乌汤。《抗癌良方》用川贝母与白屈菜、芫荽同伍，可治疗肺癌。《中医肿瘤学》用川贝母与香附、茯苓、人参、陈皮、熟地黄、川芎、当归、白芍、白术、甘草、桔梗、生姜、大枣共用，可治疗乳腺癌。《抗癌良方》用川贝母与玄参、瓜蒌、地龙干、金银花、虎杖、白芍、牡蛎、穿山甲、天花粉、白花蛇舌草同伍，可治疗恶性淋巴瘤。

【用法用量】水煎服，3～10 克；研末服 1～2 克。

【处方须知】反乌头。脾胃虚寒及有湿痰者不宜用。

【性能特点】川贝母性寒味微苦而甘质润，具有清热化痰、润肺止咳、散结消肿之功。《本草汇言》云："贝母，开郁、下气、化痰之药也。"临床常与其他抗癌中药联用，治疗消化系统癌、食管癌、胃癌、胰腺癌、肺癌、乳腺癌、恶性淋巴瘤等恶性肿瘤属热毒壅积、痰气互结者。

【各家论述】《本草纲目》以前历代本草，皆统称贝母。明《本草汇言》载贝母以"川者为妙"之说，清《轩岐救正论》才正式有浙贝母之名。川、浙二贝之功基本相同，但川贝母以甘味为主，性偏于润；浙贝母以苦味为主，性偏于泄。而清热散结之功，为两者之共有，但以浙贝母为胜。

【验方举例】肺癌合并胸腔积液 ［上海中医药大学附属曙光医院郭松云］解毒泻水汤：川贝母 9 克，象贝母 12 克，鱼腥草 30 克，蒲公英 30 克，重楼

30 克，徐长卿 30 克，蜀羊泉 30 克，铁树叶 30 克，石见穿 30 克，王不留行 12 克，牡丹皮 6 克，白花蛇舌草 30 克，泽泻 15 克，猪苓 15 克，茯苓 15 克，葶苈子 30 克，桑白皮 15 克，猫人参 60 克。用法：水煎服。功能：清热解毒，活血利水。主治：肺癌合并胸腔积液。加减：胸胁胀满、气急加五味子、炙紫苏子、莱菔子、白芥子、郁金、全瓜蒌；低热起伏加红藤、败酱草、金银花、连翘；胸胁疼痛加丹参、赤芍、桃仁、延胡索；口干乏力加石斛、生地黄、芦根、太子参、黄芪；咳嗽痰黏加麻黄、紫菀、款冬花、枇杷叶、淡竹沥；胸腔积液加猫人参、葶苈子、大枣、桑白皮。疗效：单用本方治疗 31 例肺癌合并胸水，治后胸腔积液消失 3 例，减少 1 例，稳定 9 例。中位生存期 4.8 个月。按：本病多归属于中医学"肺积""喘证""悬饮""支饮"等范畴，成因为邪毒痰瘀，结聚于肺，肺失宣降，水停为饮。故治疗以化痰止咳、清热解毒、软坚散结、平喘降逆为主。方中猫人参具有强壮、清热解毒、软坚消积作用，通常用量为 60 克；桑白皮能加强泻肺利水作用，通常用量 15～30 克；葶苈子甘寒入肺经、膀胱经、能泻肺定喘、行水消肿，通常用量为 30～60 克。[胡熙明. 中国中医秘方大全. 上海：文汇出版社，1990.]

猫爪草 《中药材手册》

【概述】又名猫爪儿草、三散草。为毛茛科植物小毛茛 *Rununculus ternatus* Thunb.的块根。主产于长江中下游各地。秋末或早春采挖，除去茎叶及须根，洗净晒干，生用。

【性味归经】味甘、辛，性微温。归肝、肺经。

【功能主治】化痰散结，解毒消肿。用于治疗肺癌、腮腺癌、乳腺癌、白血病、恶性淋巴瘤甲状腺癌等恶性肿瘤；瘰疬痰核、疔疮、蛇虫咬伤等病证。

【配伍应用】猫爪草味辛以散，能化痰浊，消郁结，用于痰火郁结之瘰疬痰核，内服外用均可。现代药理研究证实，该药对 S_{180} 细胞、S_{37} 细胞、艾氏腹水癌有抑制作用。临床常与其他抗癌中药配伍应用，治疗肺癌、腮腺癌、乳腺癌、白血病、恶性淋巴瘤甲状腺癌等恶性肿瘤。如与鱼腥草、仙鹤草、山海螺、重楼、天冬、生半夏、浙贝母、葶苈子共同配伍，可治疗肺癌，如《中国中医秘方大全》引广东省广州中医学院陈锐琛的仙鱼汤。与海藻、牡蛎、黄药子、昆布软坚散结、解毒抗癌药同用，可治疗腮腺癌，如《中国丸散膏丹方药全书——肿瘤》引《集验中成药》海藻膏。《抗癌良方》用猫爪草与蛇莓、牡蛎、夏枯草并用，可治疗乳腺癌。与清热燥湿之苦参配伍，可治疗慢性粒细胞白血病，如《中国中医秘方大全》引中国医学科学院首都医院张之南的猫爪苦参方。《中医肿瘤手册》用猫爪草与知母、黄柏、生地黄、山茱萸、茯苓、牡丹皮、青蒿、鳖甲、龟甲、僵蚕、丹参、石打穿、山慈菇、夏枯草、桑寄生共用，可治疗恶性淋巴瘤。《中药新用手册》用猫爪草与小金钱草、蛇果草、牡蛎、龙骨、夏枯草、丹参、菊花、菊叶、天葵子、青皮、黄药子、山慈菇、浙贝母、莪术共同配伍，可治疗甲状腺癌。

【用法用量】水煎服，9～15 克；外用适量，捣敷或研末调敷。

【性能特点】猫爪草味辛以散，具有化痰散结、解毒消肿之功，内服外用均可。临床常与其他抗癌中药配伍应用，治疗肺癌、腮腺癌、乳腺癌、白血病、恶性淋巴瘤甲状腺癌等恶性肿瘤。

【验方举例】慢性粒细胞白血病　[中国医学科学院首都医院张之南]猫爪苦参方：猫爪草 15 克，苦参 15 克，黄芩 15 克，黄柏 15 克，雄黄 15 克，当归 15 克，诃子肉 15 克，青黛散 15 克，土鳖子 7.5 克，水蛭 7.5 克。用法：研粉制成每片含生药 0.25 克的糖衣片。治疗剂量每日服 5～7.5 克；维持剂量每日服 2.5～5 克，分 3 或 4 次口服。先用马利兰治疗使白细胞降到 1 万～2万后再换用本方，或白细胞正常后观察，至白细胞持续在 2 万以上再用本方，如此长期交替使用。功能：清热解毒。主治：慢性粒细胞白血病。疗效：本方与马利兰交替使用治疗 30 例慢性粒细胞型白血病，与单纯马利兰治疗的28 例作对照观察，结果治后本方组中位生存期为 61 个月，高于对照组 40 个月，差别显著。按：雄黄长期服用能引起皮肤瘙痒，色素沉着，角化过度和脱屑等慢性砷中毒表现，个别病人可出现轻度四肢末梢神经炎症状，停药 1～6个月后有尿砷含量可明显减少。[胡熙明. 中国中医秘方大全. 上海：文汇出版社, 1990.]

石菖蒲 《神农本草经》

【概述】又名菖蒲、水剑草、剑叶菖蒲、山菖蒲。为天南星科植物石菖蒲 Acorus tatarinowii Schott 的干燥根茎，我国长江流域以南各省均有分布，主产于四川、浙江、江苏等地。秋冬两季采挖，除去须根及泥沙，晒干。生用。

【性味归经】味辛、苦，性温。归心、胃经。

【功能主治】开窍醒神，化湿和胃，宁神益志。用于治疗脑肿瘤、鼻咽癌、直肠癌、甲状腺囊肿、肱骨骨肉瘤等肿瘤；痰蒙清窍、神志昏迷、湿阻中焦、脘腹痞满、胀闷疼痛、噤口痢、健忘、失眠、耳鸣、耳聋等病证。

【配伍应用】石菖蒲气香清爽，味辛而温，其性平和，辛开芳化，温化湿寒，具有开窍辟秽和中之功。现代药理研究证实，体外实验中石菖蒲能杀死腹水癌细胞；动物实验也证明有抗癌活性；α-细辛醚对人子宫颈癌细胞 Hela 和人胃癌 SGC7910、人肺转移癌 D_6 均有抑制或杀伤作用；对强致癌物质小梗囊胞菌素和黄曲霉菌素 B_1 有 100%的抑制率。临床常与其他抗癌中药合用，治疗脑肿瘤、鼻咽癌、直肠癌、甲状腺囊肿、肱骨骨肉瘤等肿瘤。如与姜半夏、制南星、当归、山萸肉、赤芍共同配伍，用此化痰开窍，可治疗脑瘤，如《中国中医秘方大全》引上海中医药大学钱伯文的补肾化痰汤。《抗癌植物药及其验方》用石菖蒲与川楝子、白芍、玄参、瓜蒌、皂角刺、生牡蛎、夏枯草、硼砂合用，可治疗鼻咽癌。与天麻、钩藤、甘菊花、生地黄、栀子等清热平肝药配伍，可治疗直肠癌，如《中国丸散膏丹方药全书——肿瘤》引《中国膏药学》天藤膏（天麻 6 克，钩藤 6 克，瞿麦 6 克，甘菊花 6 克，生地黄 12 克，栀子 6 克，桑寄生、玄参 6 克，夏枯草 9 克，炙远志 6 克，石菖蒲 6 克，清半夏 6 克，茯神 9 克，胆南星 3 克，黄药子 15 克，肿节风 15 克，农吉利 10 克）。《抗肿瘤中药临床应用与图谱》引《中医杂志》用石菖蒲与北沙参、郁金、牡蛎、夏枯草、首乌藤、柴胡、三棱、莪术共用，可治疗甲状腺囊肿。与忍冬藤、瓜蒌、生薏苡仁、白术、木鳖子、金银花配伍，具有清热解毒、健脾利湿，可治疗肱骨骨肉瘤，如《中国丸散膏丹方药全书——肿瘤》引《中国膏药学》忍冬膏。

【用法用量】水煎服，3～9 克。鲜品加倍。

【性能特点】石菖蒲芳香辟浊，化痰湿，醒神启闭以开窍。临床常与其他抗癌中药合用，治疗脑肿瘤、鼻咽癌、直肠癌、甲状腺囊肿、肱骨骨肉瘤等肿瘤。

远志 《神农本草经》

【概述】又名棘菀、细草、小草根。为远志科植物远志 *Polygala tenuifolia* Willd.或卵叶远志 *Polygala sibirica* L.的干燥根。主产于山西、陕西、吉林、河南、河北等地。春秋两季采挖，除去须根及泥沙，晒干。生用或炙用。

【性味归经】味苦、辛，性温。归心、肾、肺经。

【功能主治】安神益智，祛痰开窍，消散痈肿。用于治疗五膈（胃癌）、直肠癌、乳腺癌、颅内肿瘤、甲状腺癌等恶性肿瘤；失眠多梦、心悸怔忡、健忘、癫痫惊狂、咳嗽痰多、痈疽疮毒、乳房肿痛、喉痹等病证。

【配伍应用】远志辛行苦泄，功擅疏通气血之壅滞而消散痈肿。现代药理研究证实，在以 HL-60 细胞为靶细胞对远志进行体外诱导分化的实验中，发现远志水提液在 2.5mg/ml 浓度下对 yac-1.K_{562}.L_{929} 表现出明显的细胞毒效应，提示远志体外实验有抗癌作用。其水溶性提取物对黄曲霉素 B_1 诱发的回变菌落数有显著抑制效应。对小鼠 P_{388} 淋巴细胞白血病亦有抑制作用。临床常与其他抗癌中药联合配伍，治疗五膈（胃癌）、直肠癌、乳腺癌、颅内肿瘤、甲状腺癌等恶性肿瘤。如与麦冬、川椒、细辛、干姜、桂心、炙甘草、炮附子、人参同用，可治疗五膈（忧、气、食、寒、饮膈），如《治癌验方 400》引《外台秘要》的九物五膈丸。与石菖蒲、清半夏、胆南星、夏枯草等化痰散结药配伍，可治疗直肠癌，如《中国丸散膏丹方药全书——肿瘤》引《中国膏药学》天藤膏。《抗癌植物药及其验方》用远志与蒲公英、紫花地丁、肉桂、瓜蒌、夏枯草、金银花、黄芪、白芷、桔梗、薤白、当归、穿山甲（代）、天花粉、赤芍、甘草并伍，可治疗乳腺癌。与熟地黄、山茱萸、山药、枸杞子、何首乌、鳖甲等滋阴潜阳，填补肾阴药配伍，可治疗肾虚髓亏之颅内肿瘤，如《孙桂芝实用中医肿瘤学》左归饮加减。《中医肿瘤学》用远志与生地黄、玄参、沙参、麦冬、女贞子、墨旱莲、首乌藤、茯神、夏枯草、野菊花、黄药子、生牡蛎共用为伍，可治疗甲状腺癌。

【用法用量】水煎服，3～9 克；外用适量。化痰止咳宜炙用。

【处方须知】凡实热或痰火内盛者，以及有胃溃疡或胃炎者慎用。

【性能特点】远志辛开温散，能行气血、消痈肿、散结滞，除毒邪。远志之宁心、祛痰、散结之功，其作用又取决于强志益精，豁痰除恶。临床常与其他抗癌中药联合配伍，治疗五膈（胃癌）、直肠癌、乳腺癌、颅内肿瘤、甲状腺癌等恶性肿瘤。

【各家论述】服用或接触远志可发生变态反应，表现为咽痒、胸闷气紧，呼吸困难，全身燥热发痒，皮肤出现密集的粟粒状红色丘疹，或伴有心慌头晕，胃脘不适，恶心呕吐。

前胡 《雷公炮炙论》

【概述】又名土当归、野当归、水前胡。为伞形科植物白花前胡 *Peucedanum praeruptorum* Dunn 或紫花前胡 *P.decursivum* Maxim.的根。前者主产于浙江、河南、湖南、四川等地；后者主产于江西、安徽、湖南、浙江等地。秋冬两季或早春茎叶枯萎或未抽花茎时采挖，除去须根及泥土，晒干，切片生用或蜜

肿瘤本草

炙用。

【性味归经】味苦、辛，性微寒。归肺经。

【功能主治】降气化痰，疏散风热。用于治疗肺癌、鼻咽癌、妇人癥瘕积聚等恶性肿瘤；痰热咳喘、风热咳嗽。

【配伍应用】前胡辛苦而寒，可宣可降，能清热祛痰，降气平喘，宽胸膈，消痞满，为散风热、除痰嗽之要药。现代药理研究证实，前胡对小鼠腹水癌细胞、小鼠乳腺癌细胞、鼻咽癌 KB 细胞、P$_{388}$白血病细胞等均有抑制作用。白花前胡甲素、白花前胡乙素、白花前胡丙素、白花前胡丁素和前胡苷对肺癌都有抑制作用。临床常与其他抗癌中药联合配伍，治疗肺癌、鼻咽癌、妇人癥瘕积聚等恶性肿瘤。如与沙参、天冬、麦冬、百合、生地黄等滋阴润肺药配伍，可治疗阴虚内热之肺癌，如《孙桂芝实用中医肿瘤学》清气化毒饮合桔梗杏仁煎加减（沙参 30 克，桔梗 10 克，杏仁 10 克，前胡 10 克，生地黄 15 克，天冬、麦冬、川贝母 10 克，百合 30 克，阿胶 10 克，白及、全瓜蒌 30 克，夏枯草、半枝莲、山海螺、白花蛇舌草 30 克，鱼腥草 30 克）。《抗肿瘤中药的临床应用》用前胡与金荞麦、白茅根、夏枯草、卷柏、猪殃殃、水牛角、青刺尖、通关藤、重楼、侧柏叶共用，可治疗鼻咽癌。与皂荚、藜芦、甘草、矾石、草乌、杏仁等药配伍，可治疗妇人癥瘕积聚，如《千金要方》鸡鸣紫丸（皂荚 9 克，藜芦、甘草、矾石、草乌、杏仁、干姜、桂心、巴豆各 18 克，前胡 36 克，人参 36 克，赭石 45 克，阿胶 54 克，大黄 72 克，共为细末为蜜丸如梧子大，鸡鸣时服 1 丸，日益 1 丸，至 5 丸止）。

【用法用量】煎服，6～10 克；或入丸、散。

【性能特点】前胡辛散苦降，性寒清热，具有降气祛痰、宣散风邪之功。临床常与其他抗癌中药联合配伍，治疗肺癌、鼻咽癌、妇人癥瘕积聚等恶性肿瘤。

瓜蒌 《神农本草经》

【概述】又名栝楼、栝楼实、药瓜、吊瓜。为葫芦科植物栝楼 *Trichosanthes kirilowii* Maxim. 和双边栝楼 T. *rosthornii* Harms 的成熟果实。全国大部分地区均产，主产于河北、河南、安徽、浙江、山东、江苏等地。秋季采收，将壳与种子分别干燥。生用，或以仁制霜用。

【性味归经】味甘、微苦，性寒。归肺、胃、大肠经。

【功能主治】清热化痰，宽胸散结，润肠通便。用于治疗痰热咳喘、胸痹、结胸、肺痈、肠痈、乳痈、肠燥便秘。

【配伍应用】瓜蒌苦寒泄破，宣通胸阳，能开胸除痹，利气导痰，清热解毒，散结消肿。现代药理研究证实，有抗肿瘤作用。临床常与其他抗癌中药合用，治疗食管癌、胃癌、胰头癌、肺癌、乳腺癌、恶性淋巴瘤等属痰热互结者。如与半枝莲、蒲公英等清热解毒药配伍，用此宽胸化痰，治疗食管癌，如《中国中医秘方大全》引湖北省漳县人民医院的莲蒲汤。与瓦楞子、夏枯草等软坚化痰药配伍，可治疗胃癌，如上海中医学院附属龙华医院刘嘉湘的蟾皮莪术汤。与党参、黄芪、丹参等益气活血药配伍，可治疗胰头癌，如《中国膏药学》败酱膏。与山慈菇、葶苈子、杏仁、冬瓜子、七爪红等药配伍，可治疗肺癌，如《中草药验方选编》509 丸剂。与蒲公英、当归等解毒养血配伍，可治疗乳腺癌，如《集验百病良方》瓜蒌归英散（瓜蒌 50 克，蒲公英、全当归、夏枯草、黄药子、金银花、紫花地丁各 20 克，白芷、薤白、桔梗、赤芍、天花粉、穿山甲珠各 15 克，肉桂 10 克，生甘草梢 15 克）。与夏枯草、昆布等软坚散结药配伍，可治疗恶性淋巴瘤，如杜光祖的枯草昆布汤（夏枯草 30 克，南星 9 克，昆布 15 克，生牡蛎 30 克，丹参 30 克，莪术 15 克，蒲公英 30 克，皂角刺 9 克，旋覆花 12 克，全瓜蒌 15 克）。

【用法用量】水煎服，全瓜蒌 10～20 克，瓜蒌皮 6～12 克，瓜蒌子 10～15 克，打碎入煎。

【处方须知】本品甘寒而滑，脾虚便溏者及寒痰、湿痰证忌用。反乌头。

【性能特点】瓜蒌甘苦而寒，苦寒而泄破，具有清热化痰、宽胸散结之功。临床常与其他抗癌中药合用，治疗食管癌、胃癌、胰头癌、肺癌、乳腺癌、恶性淋巴瘤等。

【验方举例】胰头癌　［中国膏药学］败酱膏：瓜蒌 12 克，败酱草 20 克，薏苡仁 20 克，丹参 6 克，肿节风 15 克，党参 9 克，黄芪 9 克。用法：上药加水煎煮 3 次，滤汁去渣，合并 3 次滤液，加热浓缩成清膏状，放糖适量收膏，口服，每次服 10 克，每日 3 次，开水调服。同时加服猕猴桃膏。功能：益气活血，健脾化痰，解毒抗癌。主治：胰头癌。［程爵棠，程功文. 中国丸散膏丹方药全书. 北京：学苑出版社，2010.］

苦杏仁《神农本草经》

【概述】又名杏仁、杏核仁、杏子、木落子。为蔷薇科植物山杏 *Prunus armeniaca* L.var. *ansu* Maxim.西伯利亚杏 *P.sibirica* L.东北杏 *P. mandshurica*

（Maxim.） Koehne 或杏 P. *armeniaca* L. 的成熟种子。主产我国东北、内蒙古、华北、西北、新疆及长江流域。夏季采收成熟果实，除去果肉及核壳，晾干，生用。

【性味归经】 味苦，性微温。有小毒。归肺、大肠经。

【功能主治】 止咳平喘，润肠通便。用于治疗咳嗽气喘、肠燥便秘等病证。

【配伍应用】 苦杏仁主入肺经，味苦降泄，具有肃降兼宣发肺气之功。现代药理研究证实，苦杏仁苷及其水解生成的氢氰酸和苯甲醛体外实验有微抗癌作用。苦杏仁提取物灌胃给药或腹腔注射给药，对 S_{180} 细胞肉瘤、艾氏癌实体瘤均有不同程度的抑制作用。苦杏仁提取物对小鼠移植性肝癌有明显的抑制作用。热水提取物能抑制人子宫颈癌细胞株 JTC_{26}，抑制率达 50%～70%。苦杏仁干燥粉末对黄曲霉菌和杂色曲霉菌的生长有抑制作用，从而起到抗癌作用。临床常与其他抗癌中药合用，治疗食管癌、直肠癌、肺癌、扁桃体癌、肾透明细胞癌等多种恶性肿瘤。如与薤白、全瓜蒌、法半夏、桃仁、丹参、绿萼梅等化痰解郁、活血药配伍，可治疗噎膈（食管癌），如《施今墨临床经验集》噎膈散（薤白 10 克，全瓜蒌 25 克，桃仁 6 克，杏仁 6 克，厚朴 6 克，法半夏 6 克，赭石 12 克，茜草根 10 克，丹参 15 克，怀牛膝 6 克，牛蒡子 6 克，山慈菇 10 克，绿萼梅 6 克）。《抗癌中草药制剂》用苦杏仁与半夏、薏苡仁、滑石、厚朴、白蔻仁、通草、陈皮、紫苏梗、藿香、黄芩、赤石脂配伍，可治疗直肠癌。与石仙桃、蟾酥皮、急性子、土贝母等药配伍，可治疗原发性肺癌，如湖南省涟源市疑难病专科医院石海澄等医师的保肺消瘤汤（石仙桃 30 克，蟾酥皮 15 克，急性子 20 克，土贝母 30 克，玄参 15 克，白花蛇舌草、鱼腥草、龙葵 30 克，臭牡丹皮 15 克，铁树叶 30 克，杏仁、白芥子各 20 克，大枣 10 枚，白英 30 克，重楼 20 克）；与鱼腥草、桔梗、半枝莲、半边莲等清热化痰抗癌药配伍，用于治疗呼吸系统肿瘤，如笔者经验方参茸枳实利气丸。与山豆根、山慈菇、儿茶、急性子解毒抗癌药配伍，可治疗扁桃体癌，如《中国丸散膏丹方药全书——肿瘤》引《集验中成药》双山丸。与牡蛎、全蝎、穿山甲（代）等软坚散结药配伍，可治疗肾透明细胞癌，如《中国中医秘方大全》引上海医科大学肿瘤医院胡安邦的蝎鳖蛎甲汤。

【用法用量】 水煎服，3～10 克，宜打碎入煎，或入丸、散。

【处方须知】 阴虚咳喘及大便溏泻者忌用。用量不宜过大，婴儿慎用。

【性能特点】 苦杏仁辛开苦泄，油润滑腻，既可宣肺降浊，又可润燥滑肠。《本草纲目》云："杏仁能散能降，故解肌、散风、降气、润燥、消积。"临床常与其他抗癌中药合用，治疗食管癌、直肠癌、肺癌、扁桃体癌、肾透明细癌等多种恶性肿瘤。

【各家论述】

1. **中毒** 苦杏仁误服或口服过量引起中毒的临床报道较常见。一般儿童一次吃数粒至 20 粒，成人 40～60 粒可发生中毒，甚至死亡。一般在食后 1～2 小时内出现症状。中毒症状：初觉苦涩、流涎、头晕、恶心、呕吐、腹痛、腹泻、烦躁不安和恐惧感、心悸、四肢软弱等症状，稍重感到胸闷，并有不同程度的呼吸困难，严重时呼吸微弱，意识不清，继而发展到意识丧失，瞳孔散大，对光反射消失，血压下降，牙关禁闭，全身痉挛，四肢冰冷，呈休克状态，最后因呼吸麻痹、心搏停止而死亡。

2. **救治** 按氰化物中毒处理。特效救治是采用各种产生变性血红蛋白（含 Fe^{3+}）的药物。主要有亚硝酸钠及硫代硫酸钠联合应用法。在没有亚硝酸钠等药物时可用美蓝，但疗效较差。近年认为依地酸二钴等有机钴盐类对治疗氰化物中毒有效。此外静脉点滴高渗葡萄糖及大量维生素 C 也可起到治疗作用。对症处理亦属重要。

3. **中医中草药疗效** ①杏树皮 60 克，削去外皮，加水 200 毫升，煮沸 20 分钟，温服；②杏树根 60～90 克，煎汤内服，每小时 1 次；③生萝卜或白菜 1000～1500 克，捣烂取汁加糖适量，频频饮之；④甘草、大枣各 120 克，水煎服；⑤绿豆 60 克，水煎加砂糖内服。

【验方举例】肺癌 抗癌清燥救肺液：杏仁 30 克，沙参 30 克，甘草 10 克，胡麻仁 10 克，麦冬 10 克，生石膏 10 克，阿胶 10 克，枇杷叶 30 克，桑叶 20 克，玉竹 30 克，芦根 30 克，石斛 30 克，生地黄 30 克，女贞子 30 克，天花粉 30 克，鱼腥草 30 克，小蓟 30 克。用法：上药加水煎煮 3 次，滤汁去渣，合并 3 次滤液，加热浓缩成口服液。每毫升含生药 2 克。储瓶备用。每次口服 20 毫升，每日 2 次。功能：清燥润肺，育阴补气，抗癌解毒。主治：肺癌、甲状腺癌、肝癌、食管癌、皮肤癌、宫颈癌。[李岩. 肿瘤临证备要. 北京:人民卫生出版社, 1980.]

瓦楞子 《本草备要》

【概述】 又名蚶壳、瓦屋子、蚶子壳。为蚶科动物毛蚶 *Arca subcrenata* Lischke、泥蚶 *A. granosa* Linnaeus 或魁蚶 *A. inflata* Reeve 的贝壳。产于各地沿海地区。全年捕捉，洗净，置沸水中略煮，去肉，晒干，生用或煅用，用时打碎。

肿瘤本草

【性味归经】味咸，性平。归肺、胃、肝经。

【功能主治】消痰软坚，化瘀散结，制酸止痛。用于治疗瘰疬、瘿瘤、癥瘕痞块等病证。

【配伍应用】瓦楞子咸能软坚，既能消痰散结，又能化瘀，有化瘀散结之功。《本草拾遗》云："治一切血气，冷气，癥癖。"临床常与其他抗癌中药合用，治疗癥瘕痞块、食管癌、胃癌、脑瘤、恶性淋巴瘤、甲状腺癌等多种恶性肿瘤。亦可单用，醋淬为丸，适用于气滞血瘀及痰积所致的癥瘕痞块，如《万氏家抄方》瓦楞子丸。如与干蟾皮、预知子、急性子、白花蛇舌草等解毒抗癌药配伍，可治疗食管癌、贲门癌，如《集验中成药》蛇龙马钱散（干蟾皮、预知子各 12 克，急性子、白花蛇舌草、紫丹参、瓦楞子、枸橘、紫草根、苦参各 30 克，夏枯草 15 克，生马钱子 4.5 克，生南星、公丁香、木香、蜣螂虫、天龙 9 克）。与白术、半夏、木香、血竭、雄黄同用，可治疗胃癌毒瘀内阻型，如《名医治验良方》抑癌散。治脑瘤，可与野菊花、草决明、生牡蛎、木贼、白芍等柔肝息风药配伍，如《名中医肿瘤科绝技良方》引陕西省中医医院李增战的加味菊明汤。治恶性淋巴瘤，可与山慈菇、昆布、僵蚕、牡蛎等化痰、软坚散结药同用，如《中国中医秘方大全》引陈林才的慈茹消瘤汤。与海藻、昆布、土鳖虫、全蝎等软坚散结、化瘀解毒药配伍，可治疗甲状腺癌早期，毒瘀互结型，如《名医治验良方》引贾堃的昆藻二虫丸（海藻、昆布各 12 克，土鳖虫、全蝎各 10 克，益母草、瓦楞子各 30 克，料姜石 60 克，山豆根 10 克）。

与浮海石、海蛤壳、赭石等配伍，可用于治疗所有肿瘤，具有化痰结、消肿瘤之功，如笔者自制的消瘤丸（浮海石、海蛤壳、赭石、瓦楞子各 15 克，青黛、皂角、甘草各 6 克）。

【用法用量】水煎服，10～15 克，宜打碎先煎；研末服，每次 1～3 克；生用消痰散结；煅用制酸止痛。

【性能特点】瓦楞子咸能软坚，既能消痰，又能化瘀，有化瘀散结之功。临床常与其他抗癌中药合用，治疗癥瘕痞块、食管癌、胃癌、脑瘤、恶性淋巴瘤、甲状腺癌等多种恶性肿瘤。

第12章　活血化瘀类

凡以通利血脉，促进血行，消散瘀血为主要功效，称为活血化瘀类药物。

此类药物主要用于气滞血瘀者。临床试验证实，活血化瘀类中药能通过促进纤维蛋白溶解、抑制血小板聚集、改善微循环、降低血液黏度等途径改善血液的高黏状态，使肿瘤转移灶内新后的毛细血管退化，并提高其免疫识别能力，解除抗癌药物和止痛药物进入肿瘤组织的屏障，改善肿瘤细胞的乏氧状态，增加肿瘤组织对放化疗的敏感性，从而提高疗效。一些活血化瘀药还有直接杀伤或抑制肿瘤细胞的作用。

川芎 《神农本草经》

【概述】又名芎劳、台芎、西芎。为伞形科植物川芎 *Ligusticum chuanxiong* Hort.的干燥根茎。主产于四川、贵州、云南等地，以四川产者质优。系人工栽培。5月份采挖，除去泥沙，晒后烘干，再去须根。用时切片生用或酒炙。

【性味归经】味辛，性温。归肝、胆、心包经。

【功能主治】活血行气，祛风止痛。用于治疗噎膈（食管癌）、胃癌、肝癌、白血病、鼻咽癌、脑瘤等多种恶性肿瘤；血瘀气滞痛证、头痛、风湿痹痛。

【配伍应用】川芎辛散温通，既能活血化瘀，又能行气止痛，被称为"血中之气药""气中血药"，具有调血通气之功，还能"上行头目"。现代药理研究证明，川芎对肿瘤细胞有直接破坏作用，并能双向调整机体免疫功能，增强患者的抗病能力，对控制病情、抑制肿瘤、延长寿命具有积极作用。临床常与其他抗癌中药合用，治疗噎膈（食管癌）、胃癌、肝癌、白血病、鼻咽癌、脑瘤等多种恶性肿瘤。如与桃仁、红花、赤芍等药相须配伍，以增强活血化瘀之效，如《杏苑生春》卷四润血汤（当归须3.6克，川芎、火麻仁、桃仁各3克，红花0.9克，甘草1.2克，赤芍、黄芩、生地黄、陈皮各2.1克），可治疗噎膈，食物不通，水饮难下，大便数日一行，质硬，口干口苦，胸膈刺痛等。《抗癌中药药理与应用》用川芎与赤芍、红花、丹参、生地黄、当归、鸡血藤同用，可治疗食管癌。与刺猬皮、血竭，生乳香，生没药，土鳖虫、冰片共用加黄丹制膏外用，如《集验百病良方》喜神消痛膏，治疗胃癌疼痛。与白花蛇舌草、半枝莲、蒲公英等清热解药配伍，可治疗原发性肝癌，如《中国中医秘方大全》引解放军180医院张克平的化瘀解毒汤。与当归、鸡血藤、赤芍、红花、三七粉伍用，可治疗白血病，如《抗癌中草药大辞典》川芎芍药汤。治疗鼻咽癌，可与黄芪、当归等益气补血药配伍，如中国医学科学院肿瘤医院蔡伟明的桃红活血汤。因川芎还能"上行头目"，也可用于治疗脑瘤，可与昆布、海藻、生牡蛎、夏枯草等软坚散结药配伍，如湖北中医学院附属医院许菊秀的消瘀化痰汤。

川芎也可与红花相须配伍，可治疗鼻咽癌放疗增敏作用，如湖南医学院附属第一医院曾兆振的川红方，制成注射液，静脉滴注后30分钟进行放疗。

【用法用量】水煎服，3～9克。

【处方须知】阴虚火旺，多汗，热盛及无瘀之出血证和孕妇均当慎用。

【性能特点】川芎辛香走窜，上行头巅，下达血海，外彻皮毛，旁通四肢，为血中气药、气中血药，散一切气，调一切气，祛一切风。临床常与其他抗癌中药合用，治疗噎膈（食管癌）、胃癌、肝癌、白血病、鼻咽癌、脑瘤等多种恶性肿瘤。

【常用药对】

1. 川芎与赤芍　川芎辛温香窜，行气活血，为血中气药；赤芍活血化瘀止痛；二药伍用，既增活血化瘀之功，又借气行血行之力，使行血破滞之功倍增。如《抗癌中草药大辞典》芍药大枣汤（当归、赤芍、川芎、桃仁、莪术、白芷各5克，重楼、山豆根各10克，生姜3片，大枣5枚）可治疗鼻咽癌。

2. 川芎与当归　川芎辛温而燥，善于行走，有活血行气之功；当归甘补辛散，苦泄温通，质润而腻，养血中有活血之力。川芎偏于行气散血，当归偏于养血和血。二药伍用，活血、养血、行血三者并举，且润燥相济，当归之润可制川芎辛燥，川芎辛燥又防当归之腻，使祛瘀而不耗伤气血，养血而免致血壅气滞。共奏活血祛瘀，养血和血之功。如《揣摩有得集》调胃噎膈汤。

【各家论述】

1. 川芎，在《神农本草经》中称芎藭，产于四川者称为川芎藭，简称为川芎，后因历代医家均以其为道地药材，习惯于用川芎取代原名。产于江西者，称为抚芎，亦为西抚芎。产于甘肃、陕西者称为京芎，品质功效逊于川芎。

2. 川芎及其制剂可出现皮肤黏膜过敏反应，表现为嘴唇肿胀，渗液，干结后唇面布满黄色粉样物；或四肢、面部、外阴等处瘙痒，弥漫性红斑、水疱，伴轻度不适。少数患者还可以下腹部持续疼痛，拒按，尿频、尿急、尿痛；或剧烈头痛、呕吐。

【验方举例】鼻咽癌放疗增敏作用　[湖南医学院附属第一医院曾兆振]川红方：川芎5克，红花5克。用法：制成注射液。5毫升注射液加10%葡萄糖500毫升，静脉滴注后30分钟进行放疗。功能：活血化瘀。主治：鼻咽癌放疗增敏作用。疗效：本方配合放疗治疗鼻咽癌40例，与单纯放疗40例作对照观察，结果鼻咽癌原发灶消失所需剂量川红组为2609~8015拉德，平均4387.5拉德；对照组则为2796~6896拉德，平均5312.5拉德。并且川红组无鼻咽癌残存灶病例，而对照组则有5例鼻咽癌残存灶。川红组脑神经受损小，恢复快。按：方中川芎、红花为活血化瘀药，能使肿瘤局部血流量增加，微循环改善，对放射治疗具有一定的增敏作用。[胡熙明.中国中医秘方大全.上海：文汇出版社，1990.]

延胡索《雷公炮炙论》

【概述】又名玄胡索、元胡索、元胡。为罂粟科植物延胡索 *Corydalis yanhusuo* W. T. Wang 的干燥块茎。主产于浙江、江苏、湖北、湖南等地。野生或栽培，夏初茎叶枯萎时采挖，除去须根，置沸水中煮至恰无白心时取出，晒干。切厚片或捣碎，生用；或醋炙用。

【性味归经】味辛、苦，性温。归心、肝、脾经。

【功能主治】活血、行气、止痛。用于治疗胸痹心痛、肝胃气痛、经闭、痛经、癥瘕腹痛、疝痛、跌打肿痛、腰痛、头痛、筋骨疼痛等病证。

【配伍应用】延胡索辛散温通，为活血行气止痛之良药，前人谓其"行血中之气滞，气中血滞，故能专治一身上下诸痛"，为常用的止痛药，无论何种痛证，均可配伍应用。现代药理研究证实，体外实验证明其有抑制肿瘤细胞的作用。体内实验延胡索粉对脱胆酸诱发的大鼠大肠癌具有显著抑制作用。临床常与其他抗癌中药合用，治疗胃癌，肝癌，胰腺癌、大肠癌、膀胱癌、卵巢癌、子宫癌等多种恶性肿瘤。如与五灵脂、蒲黄等相须为用，可治疗胃癌，如《中国丸散膏丹方药全书——肿瘤》引《集验中成药》元胡失笑散。与半枝莲、半边莲、石见穿、藤梨根、白花蛇舌草、重楼、黄芪等同用，可治疗肝癌，如《名中医肿瘤科绝技良方》引华中科技大学同济医学院附属协各医院刘建国的消瘤汤。《抗癌中药药理与应用》用延胡索与太子参、焦白术、茯苓、草蔻仁、陈皮、香附、郁金、五灵脂、半夏、海螵蛸、薏苡仁、生黄芪、当归、瓜蒌、炒柴胡、木香同伍，可治疗胰头癌；治大肠癌，可与蛤蟆皮、藤梨根、白花蛇舌草、野葡萄根、蛇莓、半边莲、半枝莲等清热解毒消肿药配伍，如《中国中医秘方大全》引浙江省嘉兴市第二医院的野蟾白龙汤；治膀胱癌，可与马鞭草、瞿麦、生薏苡仁等清热渗湿药配伍，如《实用中西医肿瘤治疗大全》逐瘀茯苓液。治卵巢癌，可与当归、琥珀、血竭花、生地炭等药同用，如《百病中医膏散疗法》李生华的归珀消瘤散（当归、琥珀、血竭花、生地炭各9克，赤芍、川芎、桂枝、延胡索各6克，细辛3克，生甘草4.5克，麝香0.15克）；治子宫癌，可与黄芪、白芍、川贝母、当归、熟地黄、白术等补气养血药配伍，如《抗癌中草药大辞典》黄芪三七白术散（黄芪、白芍、川贝母、白薇、当归、延胡索、熟地黄各90克，枳实75克，石蜡、白术各60克，没药45克，艾叶30克，昆布300克，三七24克，肉桂、川芎各15克）研末，水泛为丸，如黄豆大，每次10克，每日2次。

延胡索为常用的止痛药，用于癌性疼痛有着良好止痛效果。已故治癌神医郑文友教授的复方元胡镇痛丸（又名癌痛消），对癌症剧痛其止痛效果可达100%，是元胡止痛片的50%，但止痛时间比元胡止痛片长达2个多小时，这充分说明延胡索止痛的特殊疗效。延胡索与白芍、甘草等配伍，柔肝缓急止痛，可治疗各种癌性疼痛，如《肿瘤的中医治疗》疏肝理气止痛方。

【用法用量】水煎服，3～10克。研粉吞服，每次1～3克。

【性能特点】延胡索能行血中滞气，散气中滞血，活血行气，散瘀止痛，被古代医家推崇为止痛良药。

【常用药对】延胡索与川楝子　延胡索辛散温通，活血散瘀，理气止痛。川楝子苦寒降泻，清肝火，除湿热，止疼痛；延胡索以温通为要，川楝子以寒降为主，二药为伍，一寒一温，一降一通，相得益彰，行气活血，理气止痛甚效。如《肿瘤的中医治疗》疏肝理气止痛方。

【各家论述】

1. 延胡索酒炒行血，醋炒止血，生用破血，炒用调血。由于其止痛成分延胡索乙素几乎不溶于水及碱性溶液，延胡索可以研末服或入丸散剂为宜。

2. 延胡索常规剂量使用未发现显著的毒副作用。大剂量服用时，部分患者可能有眩晕、乏力、恶心等反应。个别病例有纳差、腹胀、嗜睡现象，或出现转氨酶单项升高、心电图T波改变，但停药后很快恢复正常。中毒表现为头昏、面色苍白、嗜睡、四肢乏力；甚则呼吸困难、抽搐、血压下降、脉搏减弱、心搏无力，重者可出现休克，强直性惊厥及呼吸抑制。

3. 中毒救治：①早期以0.5%高锰酸钾溶液洗胃，继用硫酸镁导泻，静脉输液；②血压下降时，酌情使用去甲肾上腺素或多巴胺；③出现呼吸麻痹，可使用呼吸中枢兴奋剂。

乳香 《名医别录》

【概述】为橄榄科植物乳香树 *Boswellia carterii* Birdw 及其同属植物皮部渗出的树脂。主产于非洲索马里、埃塞俄比亚等地。野生或栽培。春夏两季采收。将树干的皮部由下向上顺序切伤，使树脂渗出，数天后凝成固体，即可采收。可打碎生用，内服多炒用。

【性味归经】味辛、苦，性温。归心、肝、脾经。

【功能主治】活血行气止痛，消肿生肌。用于治疗食管癌、胃癌、肝癌、大肠癌、乳腺癌、子宫颈癌、恶性淋巴瘤、骨癌等多种恶性肿瘤；痈疽疮疡、跌打损伤、痃癖、癥瘕、胃脘痛、产后瘀血腹痛、风寒湿痹、中风、半身不遂等病证。

【配伍应用】乳香辛香走窜，入心、肝经。味苦通泄，既入血分，又入气分，既能散瘀止痛，又能活血消痈，祛腐生肌，内可宣通脏腑气血，外能透达经络，可用于一切气滞血瘀之痛证。现代药理研究证实，乳香所含的多聚糖有抗癌作用，对小鼠腹水癌 S_{180} 细胞肉瘤有明显的治疗作用。临床常与其他抗癌中药合用，治疗食管癌、胃癌、肝癌、大肠癌、乳腺癌、子宫颈癌、恶性淋巴瘤、骨癌等多种恶性肿瘤。如《抗癌中药药理与应用》用乳香与没药、桃仁、红花、黄药子、丹参、赤芍、蜣螂、山慈菇、川贝母同用，可治疗食管癌。若与马钱子、活蜗牛、蜈蚣、带子蜂房、全蝎配伍同用，可治疗胃癌，如《千家妙方》上海曙光医院方攻坚丸。若治肝癌，可与犀角（代）、牛黄、麝香、没药配伍制丸服用，如《中草药验方选编》犀黄丸。若与赤链蛇粉、没食子、禹余粮、附子、干姜等药伍用，可治疗大肠癌、肛门癌，如《肿瘤临证备要》赤链蛇粉（赤链蛇粉 30 克，没食子 12 克，禹余粮 30 克，附子 6 克，干姜 6 克，诃子肉 10 克，肉豆蔻 6 克，紫河车粉 25 克，炙五倍子 45 克，制乳香、制没药各 15 克）；治乳腺癌，可与黄芪、茯苓、延胡索、当归、炮山甲（代）等益气活血药配伍，如《临床验方集》抗癌散；若治子宫颈癌，可与桂枝、茯苓、牡丹皮、桃仁、赤芍等活血通经药配伍，如四川省蓬安县中医医院刘淑泽的桂桃苓丹方。与轻粉、月石、白硇砂、硼砂、雄黄、朱砂等解毒散结药同用，可治疗恶性淋巴瘤，如天津市红桥区第一防治院肿瘤组的雄黄消肿方。若与土鳖虫、白花蛇舌草、露蜂房、蜈蚣等搜剔邪毒，驱风透骨药配伍，可治疗骨癌，如《中国中医秘方大全》引赵茂初的蛇虫参藤汤。

【用法用量】水煎服，3～10 克，宜炒去油用；外用适量，生用或炒用，研末外敷。

【处方须知】胃弱者慎用，孕妇及无瘀滞者忌用。

【性能特点】乳香辛香走窜，味苦通泄，具有活血止痛、解毒疗疮之功。常用于食管癌、胃癌、肝癌、大肠癌、乳腺癌、子宫颈癌、恶性淋巴瘤、骨癌等多种恶性肿瘤。

【各家论述】

1. 乳香亦称生乳香，又名熏陆香，因其系树脂经凿伤处滴落凝聚而成，也称滴乳香或乳香珠。

2. 乳香对胃肠道有较强的刺激性，可引起呕吐、腹痛、腹泻等。还可引起变态反应，表现为胃脘不适、乏力、发热、寐卧不安、皮肤潮红、红疹瘙痒、烦躁不安、耳部红肿等。阿托品、维生素 C、诺氟沙星等可缓解胃肠道的刺激症状，对过敏者可用抗过敏药和激素类药。

【验方举例】肝癌晚期疼痛剧烈　　［癌瘤中医防治研究］香松散：乳香 30 克，蜈蚣 10 条，生半夏 45 克，陈皮 45 克，硼砂 30 克，重楼 45 克，全蝎 30 克，没药 30 克，紫花地丁 45 克，金银花 9 克，麝香 1.5 克。用法：上药各研为细末，合在一起，研匀。每次用荞麦面粉打成稀糊，调药分，按疼痛的部位大小外敷，每 2 日换药 1 次。功能：活血止痛，解毒化瘀。主治：肝癌晚期疼痛剧烈。［李成卫，吴洁，李泉旺. 恶性肿瘤名家传世灵验药对. 北京：中国医药科技出版社，2010.］

没药 《开宝本草》

【概述】又名末药、制没药、炙没药、醋炒没药、明没药、生没药、生明没药。为橄榄科植物没药树 *Commiphora myrrha* Engl.或其他同属植物皮部渗出的油胶树脂。主产于索马里、埃塞俄比亚及印度等地。野生或栽培。11 月份至次年 2 月份，采集由树皮裂缝处渗出于空气中变成黳棕色坚块的油胶树脂。拣去杂质，打成碎块生用，内服多制用，清炒或醋炙。

【性味归经】味辛、苦，性平。归心、肝、脾经。

【功能主治】活血止痛，消肿生肌。用于治疗常用于疔痈疮肿、癥瘕、腮腺癌、食管癌、胃癌、肝癌、子宫癌等多种恶性肿瘤；跌打损伤、瘀滞肿痛、痈疽肿痛、疮疡溃后久不收口以及一切瘀滞痛证。

【配伍应用】没药苦辛性平，可通可散，具有散瘀血、消宿血、破癥积、通经脉、散血热、疗痈疮、生肌肉、止疼痛之功效。现代药理研究证实，没药对艾氏腹水癌小鼠具有细胞毒性，体外实验有抑制肿瘤细胞作用。临床常与其他抗癌中药合用，治疗腮腺癌、食管癌、胃癌、肝癌、子宫癌等多种恶性肿瘤。常与乳香相须为用，可治疗腮腺混合瘤晚期已溃破，如《集验中成药》乳没散。《医学衷中参西录》云："乳香、没药，二药并用，为宣通脏腑，流通经络之要药。"如《集验中成药》山慈菇散，可治疗食管癌。与麝香、人工牛黄、乳香、三七粉、山慈菇合用，可治疗中晚期胃癌，如《中医杂志》孙桂芝的加味西黄胶囊。《实用临床抗肿瘤中药》用没药与乳香、人参、三七、银耳、麝香、牛黄、熊胆、生薏苡仁、土茯苓共用，可治疗肝癌。若治子宫癌瘤，可与当归、五灵脂、川芎等活血化瘀药同伍，如《医学文选·祖传秘方验方集》归灵丸（当归 12 克，五灵脂、连翘、川芎、益母草、乳香、泽兰、没药、丹参、金银花、甘草各 6 克，炮姜 3 克，蒲黄炭 9 克）。

没药也可与他药配伍合用，研末调敷外用，如治肝癌疼痛，可与大黄、黄柏、芙蓉叶、姜黄、冰片等清热解毒药配伍，如《中国中医秘方大全》引上海市杨浦区肿瘤防治院方松韵的四黄止痛方；与乳香等量研末，外敷治疗乳癌溃破等，如《外科学》引《外科十法》方海浮散。

【用法用量】水煎服，3～10 克；外用适量。

【处方须知】胃弱者慎用，孕妇及无瘀滞者忌用。

【性能特点】没药具散血祛瘀、消肿定痛之功，功近乳香而散血止痛之功过之。常用于疗痈疮肿、癥瘕、腮腺癌、食管癌、胃癌、肝癌、子宫癌等多种恶性肿瘤。

牡丹皮 《神农本草经》

【概述】又名丹皮、丹根、牡丹根皮。为毛茛科植物牡丹 *Paeonia suffruticasa* Andr. 的干燥根皮。产于安徽、山东等地。秋季采挖根部，除去细根和泥沙，剥取根皮，晒干。生用或酒炙用。

【性味归经】味苦、辛，性微寒。归心、肝、肾经。

【功能主治】清热凉血，活血祛瘀。用于治疗温毒发斑、血热吐衄、温病伤阴、阴虚发热、夜热早凉、无汗骨蒸、血滞经闭、痛经、跌打伤痛、痈肿疮毒。

【配伍应用】牡丹皮辛苦性寒，其气清芬，为血中之气药，入血分，能行气滞、祛瘀血之功，具有活而不留，行而不峻之特点，一切血气为病，均可随证配伍。古今医家的临床试验表明，牡丹皮既可治内、外、妇科之热病、斑疹、疮疡、出血证、痛经、崩漏等症，又广泛用于多种恶性肿瘤的治疗。现代药理研究证实，牡丹皮对人体子宫颈癌 JTC26 细胞培养珠系有抑制作用，抑制率为 90% 以上，对小鼠、艾氏腹水癌有抑制作用，同时可以改变癌变部位的功能代谢，增强机体解毒能力和清除致癌因子的能力，对肿瘤引起的发热也有较好的作用。临床常与其他抗癌中药合用，治疗食管上皮增生（易致癌变）、肝癌、大肠癌、乳腺癌、子宫颈癌、膀胱癌、白血病等多种恶性肿瘤。若治食管上皮增生，可与熟地黄、山茱萸、怀山药、泽泻、茯苓配伍，以滋阴补肾，如中国中医研究院广安门医院的补肾六味汤。《抗肿瘤中药的临床应用》用牡丹皮与白芍、茯苓、玄参同用，治疗肝癌。若治中晚期大肠癌，可与党参、黄芪、生地黄、枸杞子等扶正益气药配伍，如《名中医肿瘤科绝技良方》引宁波市中医医院刘帆的扶正消瘤汤；若治乳腺癌，可与夏枯草、僵蚕、橘核等化痰软坚通络消核药配伍，如福建省福州市第一人民医院的二丹汤；若治中、晚期子宫颈癌，可与三棱、莪术、红花、桂枝、茯苓等活血散结、通阳利水药配伍，如辽宁省庄河县中医院丁希海的血蛊回生汤。《肿瘤的辨证施治》用牡丹皮与黄柏、重楼、生地黄、茯苓、知母、粉萆薢、仙鹤草、守宫同伍水煎，可治疗膀胱癌。若治慢性髓性白血病，可与黄芪、当归、苏木、地骨皮、干地黄等益气补血、通络消瘀药配伍，如原卫生部中医研究院副院长蒲辅周方（生黄芪 24 克，当归尾、牡丹皮、苏木各 6 克，党参、生龟甲、生鳖甲、石决明各 15 克，地骨皮 9 克，干地黄、阿胶各 12 克，尚可加入秋石 30 克）。

牡丹皮也可用于食管癌放疗后毒副反应，可与麦冬、南沙参、石膏、金银花等滋阴清热解毒药配伍，如《中国中医秘方大全》引江苏省南通市肿瘤医院刘浩江的玄参连桃汤（生地黄 13 克，玄参 15 克，麦冬 15 克，南沙参 15 克，石膏 60 克，连翘 10 克，桃仁 10 克，牡丹皮 10 克，甘草 10 克，金银花 30 克）。

【用法用量】水煎服，6～12 克。清热凉血宜生用，活血祛瘀宜酒炙用。

【处方须知】血虚有寒，月经过多及孕妇不宜用。

【性能特点】牡丹皮苦寒清泄，辛散透发。有凉血不留瘀，活血而不动血之特点。清热凉血以治血热妄行、散瘀消痈；散血行滞以治跌打伤痛，瘀滞肿痛，和血透散以治骨蒸烦热。常用于治疗食管上皮增生（易致癌变）、肝癌、大肠癌、乳腺癌、子宫颈癌、膀胱癌、白血病等多种恶性肿瘤。

赤芍 《开宝本草》

【概述】又名木芍药、赤芍药、红芍药。为毛茛科植物赤芍 *Paeonia lactiflora* Pall.或川赤芍 *P. veitchii* Lynch 的干燥根。全国大部分地区均产。春秋两季采挖，除去根及泥沙，晒干，切片。生用，或炒用。

【性味归经】味苦，性微寒。归肝经。

【功能主治】清热凉血，散瘀止痛。用于治疗食管癌，胃癌，肝癌、肠癌、鼻咽癌、脑瘤、乳腺癌、急性白血病、皮肤癌等多种恶性肿瘤；温毒发斑、血热吐衄、目赤肿痛、痈肿疮疡、肝郁胁痛、经闭痛经、癥瘕腹痛、跌打损伤。

【配伍应用】赤芍气性禀寒，苦主降泄，入肝经血分，善下气，能散恶血，破坚积，行血滞，通血脉、消痈肿。《神农本草经》云："主邪气腹痛，除血痹，破坚积，寒热癥瘕，止痛，利小便，益气。"现代药理研究证实，赤芍的正丁醇提取物 1～2 克/千克腹腔注射液对 S_{180} 细胞实体瘤有明显的抑制作用，可以促进吞噬细胞的吞噬功能和提高癌细胞内 cAMP 水平。赤芍合用某些抗癌药物，可增加对某些实验肿瘤的抑制效果。临床常与其他抗癌中药合用，治疗食管癌、胃癌、肝癌、肠癌、鼻咽癌、脑瘤、乳腺癌、急性白血病、皮肤癌等多种恶性肿瘤。若与附子、炙川乌、炙草乌等温经止痛药配伍，治疗食管癌、胃癌、肝癌，如《中草药验方选编》解结汤（附子 30 克，炙川乌 0.9 克，炙草乌 0.9 克，木香 0.6 克，香附 0.9 克，血木通 0.9 克，花通 0.9 克，木通 0.9 克，当归 1.5 克，赤芍 0.9 克，桃仁 0.6 克，红花 0.6 克，威灵仙 0.9 克，夏枯草 30 克，细辛 0.3 克）。与当归、白芍、紫丹参、桃仁泥等补血活血药配伍，治疗转移性肝癌，如《集验中成药》归芍丹。《中西医结合治疗癌症》用赤芍与当归尾、桃仁、红花、金银花、败酱草共同配伍，可治疗瘀毒型肠癌。与白芷、重楼、山豆根等解毒消肿药配伍，可治疗鼻咽癌，如湖南省肿瘤医院廖遇平的白山桃花汤。《抗癌中药药理与应用》用赤芍与当归、川芎、桃仁、红花、三七、穿山甲（代）、莪术、三棱、石菖蒲、麝香同用，可治疗脑瘤。与金银花、蒲公英、紫花地丁等清热解毒药配伍，可治疗乳腺癌，如《名中医肿瘤科绝技良方》引天津铁路中心医院焦茂的解毒化瘤汤。与当归、丹参、沙参、麦冬、山慈菇等活血滋阴药配伍，可治疗急性白血病，如《中国中医秘方大全》引吉林省辽原市第一人民医院叶耀光的慈菇化瘀汤。与生地黄、忍冬藤、连翘、茯苓、泽泻等清热利湿药配伍，可治疗皮肤癌，如《名医治验良方》田素琴的解毒口服液。

【用法用量】水煎服，6～12克。

【处方须知】血寒经闭不宜用。反藜芦。

【性能特点】赤芍苦寒，专入肝经，善走血分，功能清热凉血，散瘀止痛，尤以行血中之滞，凉血中之热见长。常用于治疗食管癌、胃癌、肝癌、肠癌、鼻咽癌、脑瘤、乳腺癌、急性白血病、皮肤癌等多种恶性肿瘤；吐衄、疮痈、跌打伤痛的治疗。

【验方举例】

1. 鼻咽癌　［湖南省肿瘤医院廖遇平］白山桃花汤：赤芍5克，川芎5克，桃仁5克，当归5克，莪术5克，白芷5克，重楼10克，山豆根10克，生姜3片，大枣5枚。用法：水煎服。加减：口干咽燥加沙参、麦冬、石斛、天花粉；局部红肿热痛加金银花、连翘；胃脘不适加砂仁。功能：活血化瘀，解毒消肿。主治：鼻咽癌。疗效：本方结合放射疗法治疗鼻咽癌31例，并与单纯放疗组26例对照，治后，3年生存率中药结合放疗组为48.4%，放疗组为41.9%；5年生存率中药结合放疗组为42.3%，单纯放疗组为30.8%。按：方中当归、赤芍、川芎、红花活血通络；莪术、桃仁祛瘀破血；白芷、重楼、山豆根解毒消肿。本方通过活血化瘀中药改善血液循环，提高缺氧细胞的含氧量，从而提高了肿瘤细胞对射线的敏感性。［胡熙明. 中国中医秘方大全. 上海：文汇出版社，1990.］

2. 脑瘤　［湖南省邵阳市中医院刘青云］祛瘀通窍汤：赤芍10克，当归15克，川芎10克，桃仁10克，红花6克，三七5克，穿山甲珠10克，三棱10克，莪术10克，石菖蒲6克，麝香0.2克。用法：水煎服。功能：活血化瘀，开窍醒脑。主治：脑瘤。加减：头晕、视物模糊加夜明砂10克，菊花10克；纳差去桃仁、红花、麝香，加鸡内金8克，怀山药10克。疗效：本方治疗1例蝶鞍肿瘤，治后症状明显改善，经蝶鞍照片复查未见异常，随访8年未见复发，获临床治愈。按：本例头痛如锥刺，舌紫暗有瘀斑，脉深而涩，为瘀血之证，故方中重用活血祛瘀、开窍醒脑之剂，取得显著疗效。［胡熙明. 中国中医秘方大全. 上海：文汇出版社，1990.］

土　鳖　虫 《神农本草经》

【概述】又名地鳖虫、土元、䗪虫。为鳖蠊科昆虫地鳖 *Eupolyphaga sinensis* Walker.或冀地鳖 *Steleophaga plancyi*（Boleny）雌虫干燥体。全国均有，主产于湖南、湖北、江苏、河南等地，江苏的产品最佳。野生者，夏季捕捉；饲养者全年可捕捉。用沸水烫死，晒干或烘干。

【性味归经】味咸，性寒。有小毒。归肝经。

【功能主治】破血逐瘀，续筋接骨。用于治疗食管癌、胃癌、肝癌、颅内肿瘤、膀胱癌、卵巢癌、子宫肌瘤、骨肉瘤及多发性骨髓瘤等多种癌症属瘀血症者；跌打损伤、筋骨骨折、瘀肿疼痛、血瘀经闭、产后瘀滞腹痛、积聚痞块等病证。

【配伍应用】土鳖虫咸寒入血，主入肝经，性善走窜，既能活血消肿止痛，续筋接骨疗伤，又能破血逐瘀而消积通经。现代药理研究证实，体外实验证明该药能有效抑制肝癌、胃癌细胞的呼吸；在试管内用亚甲蓝法测得，土鳖虫浸膏有抑制白血病患者白细胞作用。临床常与其他抗癌中药合用，治疗食管癌、胃癌、肝癌、颅内肿瘤、膀胱癌、卵巢癌、子宫肌瘤、骨肉瘤及多发性骨髓瘤等多种癌症属瘀血证者。若治食管癌，可与桃仁、红花、赭石等活血降逆药配伍，如《中草药验方选编》桃仁代赭汤。若治胃癌，可与党参、黄芪、茯苓、白术等健脾益气药配伍，如《抗肿瘤中医治法与方药现代研究》引齐元富等的健脾益气活血方。若与三棱、莪术、当归、牡丹皮、木通等活血利湿药配伍，可治疗肝癌、胃癌、食管癌，如《中草药验方选编》开结汤（三棱、莪术各9克，桃仁15克，西红花3克，穿山甲珠6克，皂角刺、当归、牡丹皮、丹参、土鳖虫、沉香各9克，木贼6克，卷柏12克，木通6克，甘草9克）。若与半夏、天南星、僵蚕、蜈蚣等化痰祛瘀药配伍，可治疗颅内肿瘤，如《中国中医秘方大全》引上海中医药大学附属岳阳医院于敏的南星蚕夏汤。若与黄柏、龙葵、土茯苓等清热解毒药配伍，可治疗膀胱癌，如《名医治验良方》王沛的失笑三妙散。若与土茯苓、猪苓、党参、白术、生薏苡仁、半枝莲等清热解毒、健脾利湿药配伍，可治疗卵巢癌，如《集验中成药》双苓鳖虫丸。若与鳖甲、鹿角片（代）、水蛭等补肾活血消症药配伍，可治疗子宫肌瘤，如上海中医药大学附属曙光医院钱麟的补肾消瘤方。若治多发性骨髓瘤属瘀毒内结型者，可与生地黄、牡丹皮、水牛角等滋阴清热药配伍，如上海中医学院附属岳阳医院周韶虹的血府逐瘀汤加味（桃仁12克，当归9克，大生地黄30克，柴胡5克，炒赤芍15克，炒枳壳9克，粉牡丹皮12克，制大黄12克，炙鳖甲15克，水蛭6克，水牛角60克，土鳖虫12克，黄药子15克，半枝莲30克）。

【用法用量】水煎服，3～10克，或1～1.5克，黄酒送服；外用适量。

【处方须知】孕妇忌服。

【性能特点】土鳖虫专入肝经，善剔经络，活血化瘀功力较峻，且能续筋接骨。常用于治疗食管癌、胃癌、肝癌、颅内肿瘤、膀胱癌、卵巢癌、子宫肌瘤、骨肉瘤及多发性骨髓瘤等多种癌症属瘀血症者；跌打损伤、骨折筋伤等伤损病证。

【各家论述】

1. 土鳖虫最早记载于《神农本草经》，原名䗪虫，又名土鳖。张仲景《伤寒论》中大黄䗪虫丸也用䗪虫的名称。在 4 版、5 版、6 版教材中用的是䗪虫的名称，从新 1 版教材后用的是土鳖虫，2005 年版《中国药典》用的也是土鳖虫。现在临床多用土鳖虫名称，也称地鳖虫。

2. 用前应询问过敏史，对土鳖虫制剂过敏者忌用。

3. 土鳖虫有小毒，有关土鳖虫中毒报告较少。有报道，治疗剂量的土鳖虫使人的窦性心律减慢；内服或外用出现变态反应，主要表现为全身出现密集的小丘疹，伴有全身瘙痒，停药 1～2 日后皮疹消失；亦有内服土鳖虫制剂后出现全身乏力、恶心、眩晕、腹痛等症状。出现变态反应，可用氯苯那敏、维生素 C 及对症处理。

【验方举例】

1. 骨癌 ［赵茂初］蛇虫参藤汤：土鳖虫 10 克，白花蛇舌草 10 克，当归 10 克，徐长卿 10 克，露蜂房 6 克，炙甘草 6 克，蜈蚣 3 克，党参 12 克，黄芪 12 克，熟地黄 15 克，鸡血藤 15 克，乳香 9 克，没药 9 克。用法：水煎服，每日 1 剂。功能：益气活血，消肿散结。主治：骨癌。疗效：本方治疗转移性骨癌 3 例，其中 1 例为前列腺癌骨转移，化疗后疼痛甚剧，活动明显限制。连服本方 3 个月后，疼痛明显缓解，活动无明显限制，肌肤不仁消失，X 线示骨质破坏较前好转。此后以补养气血为主，随访 3 年稳定。按：方中土鳖虫、白花蛇舌草、露蜂房、蜈蚣搜剔邪毒，驱风透骨；伍以徐长卿、乳香、没药止痛；党参、黄芪、当归、熟地黄、甘草补益气血；鸡血藤舒筋活血，故用本方治疗恶性骨肿瘤，收到良好疗效。［胡熙明. 中国中医秘方大全. 上海：文汇出版社, 1990.］

2. 卵巢癌 ［集验中成药］双苓鳖虫丸：土鳖虫 15 克，土茯苓 15 克，猪苓 15 克，蟾蜍干 15 克，党参 15 克，白花蛇舌草 18 克，半枝莲 18 克，生薏苡仁 18 克，三棱 10 克，白术 10 克，莪术 12 克，甘草 3 克。用法：上药共研细末，水泛为丸，如梧桐子大，每次口服 10 克，每日 2 或 3 次，温开水送服，1 个月为 1 个疗程，或每日 1 剂，水煎服。功能：清热解毒，健脾利湿，破瘀抗癌，主治：卵巢癌。［程爵棠，程功文. 中国丸散膏丹方药全书. 北京：学苑出版社, 2010.］

茜草 《神农本草经》

【概述】又名茹芦、茜根、活血丹。为茜草科植物茜草 *Rubia cordifolia* L. 的干燥根及根茎。主产于安徽、江苏、山东、河南、陕西等地。春秋两季采挖，除去茎苗、泥土及细须根，洗净，晒干，生用或炒用。

【性味归经】味苦，性寒。归肝经。

【功能主治】凉血化瘀止血，通经。用于治疗食管癌、肺癌、乳癌、膀胱癌、绒毛膜上皮癌、子宫颈癌等多种恶性肿瘤，尤适用于血热而致出血者；出血证、血瘀经闭、跌打损伤、风湿痹痛等病证。

【配伍应用】茜草味苦性寒，善走血分，既能凉血止血，又能行血通经，止血而不留瘀之品。现代药理研究证实，茜草中提取的物质可以抑制肿瘤的生长，对小鼠白细胞，大肠癌、腹水癌及防止癌细胞的转移有效，对小鼠 S_{180} 细胞肉瘤有明显的抑制作用。体外实验表明，茜草根热水浸出液对人子宫颈癌 JTC_{26} 抑制率在 90%以上。该药中所含茜草双酯对因放疗、化疗引起的白细胞减少症有治疗作用。临床常与其他抗癌中药合用，治疗食管癌、肺癌、乳癌、膀胱癌、绒毛膜上皮癌、子宫颈癌等多种恶性肿瘤，尤适用于血热而致出血者。若治食管癌，可与薤白头、全瓜蒌、桃仁、杏仁、法半夏等药配伍，如《施今墨临床经验集》噎膈散。若与石斛、麦冬、丹参、太子参等养阴扶正药配伍，可治疗晚期肝癌属肝肾阴亏者，如《甘肃中医》张国熙的三甲护肝液（玳瑁 30 克，鳖甲、龟甲、太子参、石斛各 20 克，麦冬、丹参、茜草根、白薇各 15 克，白花蛇舌草 30 克）。若与黄芪、天冬、白术、薏苡仁、补骨脂等养阴益气，健脾补肾药配伍，可治疗晚期肺癌，如江苏省中西医结合医院丰衍增的扶正抑瘤汤。与人参、黄芪、忍冬藤、当归、白术、白芥子、茯苓共用，可治疗乳癌，如《洞天奥旨》化岩汤。《实用抗癌验方 1000 首》用茜草与野葡萄根、瞿麦、龙葵、白花蛇舌草同用，可治疗膀胱癌。若与山慈菇、丹参、五灵脂、蒲黄、红花等逐瘀攻毒药配伍，可治疗绒毛膜上皮癌，如《中国中医秘方大全》引湖北中医学院蒋玉伯的五灵红花汤。若与三棱、莪术、桃仁、红花等活血化瘀药配伍，可治疗子宫颈癌中晚期，瘀血内阻型，如《黑龙江中医药》丁希海的回生丹。

【用法用量】水煎服，10～15 克，大剂量可用 30 克。亦入丸、散。止血炒炭用，活血通经生用或酒炒用。

【性能特点】茜草味苦性寒，善走血分，既能凉血止血，又能行血通经，止血而不留瘀之品。常用于治疗食管癌、肺癌、乳癌、膀胱癌、绒毛膜上皮癌、子宫颈癌等多种恶性肿瘤，尤适用于血热而致出血者。

三七《本草纲目》

【概述】又名人参三七、参三七、滇三七、田三七。为五加科植物三七 *Panax notoginseng*（Burk.）F. H. Chen 的干燥根。主产于云南、广西等地。夏末秋初开花前或冬季种子成熟后采挖，去尽泥土，洗净，晒干。生用或研细粉用。

【性味归经】味甘、微苦，性温。归肝胃经。

【功能主治】化瘀止血，活血定痛。用于治疗食管癌、胃癌、肠癌、肺癌、乳腺癌、绒毛膜上皮癌等，尤其对瘀血内结所致的癌性疼痛、肿块、出血等症有较明显的疗效；吐血、咯血、便血、跌打损伤、瘀血肿痛等病证。

【配伍应用】三七味甘微苦性温，入肝经血分，功善止血，又能化瘀生新，有止血不留瘀、化瘀不伤正的特点，既能活血化瘀，又能消肿定痛。现代药理研究证实，三七煎剂对人子宫颈癌 JTC26 细胞的抑制率达 90% 以上。三七中的多糖在体内能明显抑制小鼠 S_{180} 细胞肉瘤。能够明显治疗胃黏膜的萎缩性病变，并能逆转腺上皮的不典型性增生和肠上皮化生，具有预防肿瘤的作用。临床常与其他抗癌中药合用，治疗食管癌、胃癌、肠癌、肺癌、乳腺癌、绒毛膜上皮癌等，尤其对瘀血内结所致的癌性疼痛、肿块、出血等症有较明显的疗效。若治晚期食管癌，可与麝香、沉香、硼砂、牙硝、儿茶、朱砂、冰片配伍，以开关进食，如《千家妙方》引河南省肿瘤防治研究所经验方开关散；《集验中成药》的三七治癌丸（三七 31 克，桃仁 15 克，硼砂 18 克，百部 16 克，甘草 12 克），可治疗食管癌。《抗癌良方》用三七与党参、白术、炙甘草、蒲公英、仙鹤草同伍，可治疗胃癌、肠癌、食管癌。若与沙参、天冬、麦冬、生地黄等滋肺肾之药配伍，可治疗气阴两虚型肺癌，如《中国中医秘方大全》引黑龙江省哈尔滨医科大学附属医院王帼珍的参冬白莲汤。若与赤芍、川芎、桃仁、红花、三棱、莪术等活血化瘀药配伍，可治疗脑瘤，如湖南省邵阳市中医院刘青云的祛瘀通窍汤。若与黄芪、何首乌、海龙、薏苡仁等益气补血、健脾补肾药配伍，可治疗乳腺癌，如中国中医科学院广安门医院肿瘤科的牛黄消肿方。若与当归、花蕊石、浮海石、瓜蒌、赭石等药配伍，可治疗绒毛膜上皮癌、恶性葡萄胎，如《名医治验良方》三石化瘀丸。

三七也可用于化疗引起的白细胞减少及其他种原因的白细胞减少症，可与补骨脂、淫羊藿、紫河车粉、女贞子、山萸肉等补肾填精药配伍，如陕西省西安医科大学第一附属医院王晋源的升白方。

【用法用量】多研末吞服，1～1.5 克；水煎服，3～10 克，亦入丸、散；外用适量，研末外掺或调敷。

【处方须知】孕妇慎用。

【性能特点】三七功效专于活血散瘀，具有良好活血止痛、散瘀止血之功，无论有无瘀滞，均可使用，尤以有瘀滞者为宜。单味内服外用均有良效。常用于治疗食管癌、胃癌、肠癌、肺癌、乳腺癌、绒毛膜上皮癌等，尤其对瘀血内结所致的癌性疼痛、肿块、出血等症有较明显的疗效。

【各家论述】变态反应：皮肤瘙痒，斑丘疹，水疱，过敏性紫癜，荨麻疹，或大疱性表皮松解型药疹，阴部瘙痒，以及过敏性休克；毒性反应：血液系统：球结膜溢血、鼻衄，牙龈出血，血痰；消化系统：食管炎，吞咽困难，胸骨后疼痛，烧心感；心血管系统：心慌气短，心律失常等。

【验方举例】食管癌　［集验中成药］山慈菇散：三七 18 克，山慈菇 120 克，海藻 60 克，浙贝母 60 克，柿蒂霜 60 克，制半夏 30 克，红花 30 克，制乳香 15 克，制没药 15 克。用法：共研极细末，每次口服 6 克，每日 3 次，服时加蜂蜜适量，用温开水冲服。功能：活血化瘀，行气和胃，化痰散结。主治：食管癌。［程爵棠，程功文. 中国丸散膏丹方药全书. 北京：学苑出版社，2010.］

大蓟 《名医别录》

【概述】又名虎蓟、刺蓟，野刺菜。为菊科植物蓟 *Cirsium japonicum* DC. 的地上部分。全国大部分地区均产。夏秋两季花开时割取地上部分，除去杂质，晒干，生用或炒炭用。

【性味归经】味甘、苦，性凉。归心、肝经。

【功能主治】凉血止血，散瘀解毒消痈。用于治疗肝癌、鼻咽癌、膀胱癌、肾癌、子宫颈癌等多种恶性肿瘤；血热出血证、热毒痈肿等病证。

【配伍应用】大蓟寒凉而入血分，既能凉血止血，又能解毒散瘀消肿。现代药理研究证实，大蓟提取物 β-谷甾醇对子宫颈癌 U_{14}，海拉细胞有抑制作用，大蓟在体外实验对肿瘤细胞有抑制作用，同时可全部杀死腹水癌细胞。临床常与其他抗癌中药合用，治疗肝癌、鼻咽癌、膀胱癌、肾癌、子宫颈癌等多种恶性肿瘤。如《中国民间百草良方》用大蓟根与三白草根分别煎水去渣加白糖适量，上午服三白草根水，下午服大蓟根水，每日 1 剂，可治疗肝癌。若治鼻咽癌，可与黄芪、党参、山药、半枝莲等益气健脾抗癌药配伍，如《集验百病良方》参芪山莲丸。如与知母、黄柏、生地黄、槐花、蒲黄炭、藕节炭、贯众炭等清热止血药配伍，可治疗膀胱癌，如《中国中医秘方大全》引上海中医药大学附属曙光医院雷永仲的莲蓟地花汤。若与白英、龙葵、蛇莓、土茯苓等清热解毒药配伍，可治疗湿热瘀毒型各期肾癌，如《名医治验良方》白英瞿麦散。《肿瘤的防治》用大蓟根与白英、蛇莓配伍，可治疗子宫颈癌。

【用法用量】水煎服，10～15克，鲜品可用30～60克；外用适量，捣敷患处。

【性能特点】大蓟味甘而气寒，性主下行，走血分，功能凉血止血，散瘀解毒消痈，无论内外痈肿皆可运用。临床常与其他抗癌中药合用，治疗肝癌、鼻咽癌、膀胱癌、肾癌、子宫颈癌等多种恶性肿瘤。

桃仁《神农本草经》

【概述】为蔷薇科植物桃 *Prunus persica*（L.）Batsch 或山桃 *Prunus. davidiana*（Carr.）Franch.的干燥成熟种子。桃在全国各地均产，多为栽培；山桃主产于辽宁、河北、河南、山东、四川、云南等地，野生。6—7月份果实成熟时采摘，除去果肉及核壳，取出种子，去皮，晒干，生用或炒用。

【性味归经】味苦、甘，性平。归心、肝、大肠经。

【功能主治】活血祛瘀，润肠通便，止咳平喘。用于治疗食管癌、肝癌、鼻咽癌、膀胱癌、子宫颈癌、卵巢癌、骨瘤等多种恶性肿瘤证属瘀血内积者；跌打损伤、瘀肿疼痛、瘀血经闭、痛经、产后瘀滞腹痛、瘀血日久癥瘕痞块、肺痈、肠痈、肠燥便秘、咳嗽气喘。

【配伍应用】桃仁味苦，性平，入心肝血分，善泄血滞，祛瘀力强，又称破血药，为治疗各种瘀血阻滞病证的常用药物。因有活血祛瘀之功，故又可消痈，配清热解毒药，常用治肺痈、肠痈等证。现代药理研究证实，苦杏仁苷能帮助体内胰蛋白酶消化癌细胞的透明样黏蛋白，使白细胞能接近并吞噬癌细胞。苦杏仁苷可以缓解肿瘤病人的贫血及疼痛等症状。临床常与其他抗癌中药合用，治疗食管癌、肝癌、鼻咽癌、膀胱癌、子宫颈癌、卵巢癌、骨瘤等多种恶性肿瘤证属瘀血内积者。若治食管癌，可与红花相须配伍，如《中草药验方选编》桃仁代赭汤。若与赤芍、川芎、红花、郁金等活血药配伍，可治疗原发性肝癌，如《中国中医秘方大全》引徐葆华的红桃郁金汤；与丹参相须配伍，可治疗转移性肝癌，如江苏省肿瘤防治研究所张宗良的桃仁丹参汤；若治疗鼻咽癌，可与黄芪、当归等益气补血药配伍，如中国医学科学院肿瘤医院蔡伟明的桃红活血汤；若治膀胱癌，可与芒硝、大黄、桂枝、甘草、栀子、当归、五灵脂、犀角（代）、海金沙配伍，如《中草药验方选编》加味桃仁承气汤。与桂枝、茯苓、牡丹皮等药配伍，可治疗子宫颈癌，如四川省蓬安县中医医院刘淑泽的桂桃苓丹方。治卵巢癌，可与重楼、半枝莲、蒲公英、龙葵等清热解毒药配伍，如《集验百病良方》桃红双枝丸。若与当归、生地黄等补血药配伍，可治疗骨瘤、筋瘤、石瘿（甲状腺癌），如《外科学》桃红四物汤加减〔当归、赤芍各6克，生地黄12克，川芎、桃仁、红花、三棱、自然铜（先煎）各10克，白花蛇舌草30克，石见穿20克，血竭粉（冲服）0.5克〕。

【用法用量】 水煎服，5～10克，捣碎用；桃仁霜入汤剂宜包煎。

【处方须知】 孕妇忌用。便溏者慎用。本品有毒，不可过量。

【性能特点】 桃仁性善破血，散而不收，泻而不补，苦以泻血滞，甘以缓肝而生新血，质润又可濡血燥，为临床常用的破血行瘀药物。临床常与其他抗癌中药合用，治疗食管癌、肝癌、鼻咽癌、膀胱癌、子宫颈癌、卵巢癌、骨瘤等多种恶性肿瘤证属瘀血内积者。

【常用药对】 桃仁与当归　桃仁为活血破瘀常用之品；当归补血养血力佳，又能行血和血；桃仁得当归，活血之中又有养血之功。当归得桃仁，活血祛瘀力加强；二药相使配伍，活血化瘀之力增强，且有祛瘀而不伤血，养血补虚而无留瘀之弊。临床可用于治疗多种肿瘤。如《抗癌中草药大辞典》参藻汤。

【各家论述】

1. 桃仁的毒性与给药途径有关，以口服毒性最大，其他途径基本无毒。桃仁所含的苦杏仁苷和苦杏仁酶，可分解产生氢氰酸，如大量内服桃仁可损伤中枢神经而引起中毒。患者口中和呼吸中有苦杏仁味，轻者表现为呕吐、腹泻，重者头痛、头晕、乏力、心悸、惊厥、昏迷、瞳孔散大；极重者血压下降、深度昏迷，最终出现呼吸循环衰竭而死亡。

2. 特效治疗为迅速静脉注射亚硝酸钠，继用硫代硫酸钠静注；或以大剂量亚甲蓝静脉注射，再以硫代硫配钠静注；危重患者可先用亚硝酸异戊酯吸入，代替亚硝酸钠。

【验方举例】

1. 胰腺癌　归尾地丁汤：桃仁10克，红花7克，当归尾10克，赤芍10克，生地黄12克，川芎10克，金银花12克，紫花地丁12克，蒲公英12克，天葵子10克，野菊花10克，藤梨根15克。用法：水煎，每日1剂，分2次服。功效：活血化瘀，解毒清热。主治：胰腺癌。症见腹部包块硬痛，恶心厌食，消瘦乏力，面色灰暗，大便干，小便黄，舌青紫，苔薄黄，脉弦数。〔常敏毅. 实用抗癌验方. 北京：中国医药科技出版社，1993.〕

2. 肾癌　[集验中成药]桃红马鞭散：桃仁 10 克，红花 10 克，延胡索 10 克，木香 10 克，枳壳 10 克，重楼 10 克，赤芍 20 克，丹参 15 克，川芎 15 克，香附 15 克，瞿麦 15 克，牛膝 15 克，薏苡仁 15 克，马鞭草 30 克，白花蛇舌草 30 克。用法：上药共研极细末，和匀，每次口服 10～15 克，每日 3 次，白开水冲服。功效：活血化瘀，清热利湿，解毒抗癌。主治：肾癌。[程爵棠，程功文. 中国丸散膏丹方药全书. 北京：学苑出版社，2010.]

红花 《新修本草》

【概述】又名红蓝花、刺红花、草红花。为菊花植物红花 *Carthamus tinctorius* L.的干燥花。全国各地多有栽培，主产于河南、湖北、四川、云南、浙江等地。夏季开花，花色由黄转为鲜红时采摘。阴干或微火烘干。

【性味归经】味辛，性温。归心、肝经。

【功能主治】活血通经，祛瘀止痛。用于治疗食管癌、肝癌、胰腺癌、急性白血病、子宫肌瘤、绒毛膜上皮癌等多种恶性肿瘤，瘀血凝结、肿块引起明显疼痛者尤为适宜；跌打损伤、瘀滞肿痛、瘀滞斑疹色暗、胸痹心痛、血瘀腹痛、胁痛、癥瘕积聚、血滞经闭、痛经、产后瘀滞腹痛等病证。

【配伍应用】红花辛散温通，善入血分，能散瘀血、活死血、通经脉，破癥积，为行血破血之要药。现代药理研究证实，红花浸剂可促进家兔干扰素诱导剂，因而有抑制肿瘤作用。体外实验表明红花水煎液对人子宫颈癌 JTC26 细胞培养株系有抑制作用，其对肿瘤细胞的抑制率可达 90%以上。以 70%乙醇渗流对小鼠子宫颈癌 U_{14}，小鼠 S_{180} 细胞肉瘤，小鼠淋巴肉瘤 L_1 腹水型均有较强的抑制作用。临床常与其他抗癌中药合用，治疗食管癌、肝癌、胰腺癌、急性白血病、子宫肌瘤、绒毛膜上皮癌等多种恶性肿瘤，瘀血凝结、肿块引起明显疼痛者尤为适宜。可单味水煎服，治食管癌，如《实用抗癌验方》以红花 15 克，加水 200 毫升，水煎长期服用；《中西医结合治疗癌症》用红花与桃仁、当归尾、赤芍、苏木、郁金、丹参、紫草、金银花、夏枯草配伍，也可治疗食管癌。若与半枝莲、漏芦等清热解毒药配伍，可治疗肝癌，如《中草药验方选编》肝癌一号方。《肿瘤临证备要》用红花与桃仁、三棱、炒灵脂、蒲黄、胡黄连、黄柏、乌药、延胡索、鸡内金、当归、穿山甲（代）、丹参、牡丹皮、白屈菜、莪术、白花蛇舌草同用，可治疗胰腺癌。重庆市人民医院用红花与当归、川芎、鸡血藤、赤芍、三七同伍，可治疗急性白血病。若治子宫肌瘤，可与乳香、没药、三棱、莪术、牡蛎、鳖甲、海藻等活血化瘀、软坚散结药配伍，如《中国丸散膏丹方药全书——肿瘤》引《集验中成药》桂红散（桂枝、红花各4.5克，茯苓、牡丹皮、桃仁、赤芍、当归尾、乳香、没药各9克，香附、三棱、莪术各6克，牡蛎、鳖甲、海藻各12克）。治绒毛膜上皮癌，可与五灵脂、红花、丹参、乳香、没药等活血药配伍，如《中国医秘方大全》引湖北中医药大学蒋玉伯的五灵红花汤。

红花也可与川芎相须配伍，治疗鼻咽癌放疗增敏作用，如湖南医学院附属第一医院曾兆振的川红方，制成注射液，静脉滴注后30分钟进行放疗。

【用法用量】水煎服，3～10克；外用适量。

【处方须知】孕妇忌用。有出血倾向者慎用。

【性能特点】红花辛温行散，专走心肝血分，活血散瘀而通经导滞，温和行血而散瘀止痛，为活血通络之品，血中气药。红花多用功善行血破血，少用则能养血调血，分量多寡，效应迥殊。临床常与其他抗癌中药合用，治疗食管癌、肝癌、胰腺癌、急性白血病、子宫肌瘤、绒毛膜上皮癌等多种恶性肿瘤，瘀血凝结、肿块引起明显疼痛者尤为适宜。

【常用药对】红花与桃仁　红花质轻升浮，走上焦，通经络，擅于祛在上、在经络之瘀血；桃仁质重沉降，走下焦，达脏腑，长于破在下，在脏腑瘀血；两者相须配伍，祛瘀力增强，作用范围扩大，适用于全身各部瘀血。且有消肿止痛，祛瘀生新之功，入心可散血中之滞，入肝可理血中之壅，故为活血化瘀常用药对。如《陕西中医》地黄大黄汤。

【各家论述】

1. 红花，古称红蓝花。红花因产地不同而有不同的处方用名，产于浙江宁波者称杜红花，产于四川者称为川红花，产于河南怀庆者称怀红花，产于陕西者称为草红花。又因为其主产于我国南方地区，故亦用南红花之名。藏红花是经印度传入西藏，故又名西红花、番红花，以活血养血而闻名。

2. 红花有南红花和西（藏）红花之分别，两者功用相近似。但南红花祛瘀活血作用较强，而养血作用较差。西红花性质较润，养血作用大于祛瘀作用。处方上只写"红花"时，药房中即给南红花（又名草红花）。西红花价格较贵，多不入汤剂同煎，常用三五分，放酒杯中再放黄酒半杯多，隔杯用开水炖化，兑入汤药内服用。

3. 随着红花使用剂量不同，表现出破血、活血及和血的不同功效，如《本草衍义补遗》所言："多用则破血，少用则养血。"但"少用养血"之观点受到后世的质疑，红花总为活血化瘀药，多用破血，少用可行血。《医林改错》补阳还五汤中，红花用量最少，意在和血调血。

4. 临床使用红花不当，可出现中毒反应，主要表现为腹部不适，腹痛、腹泻，甚至胃肠出血，腹部绞痛，妇女月经过多等症状。有的可出现精神萎靡、震颤，严重可致惊厥，呼吸先兴奋后抑制，以致循环、呼吸衰竭。少数患者出现一过性头晕、皮疹和一过性荨麻疹等变态反应现象。

【验方举例】

1. 肝癌　［抗癌中药药理与应用］红花 6 克，制鳖甲 30 克，炮山甲（代）、桃仁、木香、青皮、郁金、白芍各 12 克，水煎服，每日 1 剂。［黄红兵. 抗肿瘤中药临床应用与图谱. 广州：广东科技出版社，2008.］

2. 胸腺肿瘤　红花、丹参、白术、黄芪、党参、山药各 25 克，清半夏、白芍、三棱、莪术、柴胡各 15 克，水煎服，每日 1 剂。［常敏毅. 抗癌良方. 长沙：湖南科学技术出版社，1993.］

丹参 《神农本草经》

【概述】又名紫丹参、红根、活血根、赤参。为唇形科植物丹参 *Salvia miltiorrhiza* Bge.的干燥根及根茎。多为栽培，全国大部分地区均有。主产于四川、安徽、江苏、河南、山西等地。春秋两季采挖，除去茎叶，洗净，润透，切成厚片，晒干。生用或酒炙用。

【性味归经】味苦，性微寒。归心、心包、肝经。

【功能主治】活血调经，祛瘀止痛，凉血消痈，除烦安神。用于治疗食管癌、胃癌、肝癌、肺癌、鼻咽癌、白血病、子宫癌、脑瘤等多种恶性肿瘤；月经不调、闭经痛经、产后瘀滞腹痛、血瘀心痛、脘腹疼痛、癥瘕积聚、跌打损伤、风湿痹证、疮痈肿毒、热病烦躁神昏、心悸失眠等病证。

【配伍应用】丹参降而行血，善入血分，药力缓和，祛瘀生新而不伤正。后人有："一味丹参，功同四物"之说。由于丹参善能通行血脉，祛瘀止痛，因此被广泛应用于各种血瘀病证。现代药理研究证实，丹参可以延长艾氏腹水癌小鼠的存活时间。应用艾氏腹水癌、肝癌、S_{180} 细胞肉瘤和白血病 L_{615} 细胞进行的动物实验表明，丹参对喜树碱的抗癌活性有增效作用。对 S_{180} 细胞肉瘤实体瘤实验表明丹参对环磷酰胺的抗癌活性同样具有增效作用。从丹参中分离出的有明显抗肿瘤活性成分的紫丹参甲素，对小鼠 Lewis 肺癌、黑色素瘤 B_{16} 和 S_{180} 细胞肉瘤有不同程度的抑制作用。丹参能够促进组织的修复和再生，并抑制过度增长的纤维细胞和肿瘤的生长。临床常与其他抗癌药组成复方，治疗食管癌、胃癌、肝癌、肺癌、鼻咽癌、白血病、子宫癌、脑瘤等多种恶性肿瘤。

如与莪术、紫草、地榆、艾叶、石见穿、守宫共同配伍，可治疗癌症属血瘀型，如《中华名方大全》引《中医学》的丹莪紫草汤。如与沙参、茯苓、川贝母、郁金、杵头糠、砂仁壳、荷叶蒂配伍，可治疗噎膈证（食管癌等），如《医学心悟》启膈散。《防癌抗癌中药》用丹参与藤梨根、白花蛇舌草同伍，可治疗胃癌。与生牡蛎、鳖甲、香附、川楝子、木香、鸡内金等软坚化积、理气活血药配伍，可治疗肝癌，如《集验中成药》丹甲金蛇膏。与王不留行、三棱、莪术、桃仁、红花等活血化瘀药相须配伍，可治疗原发性肺癌，如《集验百病良方》桃红留行丸。与青皮、陈皮、当归、王灵脂、马鞭草、牡蛎、泽兰等理气活血利水药配伍，可治疗气血凝滞型鼻咽癌，如《临床验方集》笔者祖传秘方青马当归膏。与沙参、麦冬、板蓝根、山豆根、山慈菇等养阴清热药配伍，可治疗急性白血病，如《中国中医秘方大全》引吉林省辽原市第一人民医院叶耀光的慈菇化瘀汤。《中草药验方选编》用丹参与土茯苓、白花蛇舌草、赤芍、牡丹皮、金银花、薏苡仁共同配伍，可治疗子宫癌。湖北中医学院附属医院用丹参与川芎、葛根、桃仁、昆布、海藻、生牡蛎、夏枯草、白芷、天葵子配伍，可治疗脑瘤。

丹参也常用于放疗引起的白细胞减少症，常与黄芪、太子参、当归、泽泻、鸡血藤、石韦、陈皮同用，如《中国中医秘方大全》引山西省职业病防治所王万林的参芪归丹方。

【用法用量】水煎服，5～15克。活血化瘀宜酒炙用。

【处方须知】反藜芦。孕妇慎用。

【性能特点】丹参为活血行血之品，虽有参名，但补血之力不足，活血之功有余，为去瘀生新，调理血分之平剂。丹参内达脏腑而化瘀消滞，外利关节以除痹通筋；苦寒入心走血，凉血消痈，除烦安神。临床常与其他抗癌药组成复方，治疗食管癌、胃癌、肝癌、肺癌、鼻咽癌、白血病、子宫癌、脑瘤等多种恶性肿瘤。

【常用药对】丹参与泽泻　丹参苦微寒，长于活血化瘀而凉血；泽泻甘寒，利水渗湿而泄热；二药配伍，则利水、渗湿、泄热功效增强。如《抗癌中草药大辞典》黄芩栀子汤（黄芩、龙胆、栀子、木通、当归、生地黄、柴胡、猪苓、泽泻各10克，鸡血藤、丹参各30克）用于治疗急性白血病。

【各家论述】

1. 个别患者服用丹参后可出现胃痛、食欲缺乏，口干咽燥，恶心呕吐，与丹参能抑制消化液分泌有关，宜停药，并可口服复方氢氧化铝等药对症处理。丹参可以引起过敏反应，表现为皮肤瘙痒、潮红、红色丘疹；或畏寒，眼睑肿胀，胸闷气急，呼吸困难；甚至出现血压下降，昏厥休克。应立即肌注肾上腺素或地塞米松等过敏药。

2. 不宜与细胞色素同用，因其可减低丹参药效。与华法林（Warfarin）同用，可增强抗凝效应，导致凝血时间延长而出血。

【验方举例】

1. 脑瘤　［湖北中医学院附属医院许菊秀］消瘀化痰汤：丹参15克，川芎12克，葛根15克，桃仁12克，昆布15克，海藻15克，生牡蛎30克，夏枯草15克，白芷15克，天葵子30克。用法：水煎服。加减：痰湿重者加云茯苓、薏苡仁、胆南星；视力模糊者加石决明；头痛易怒者加柴胡、郁金。功能：活血祛瘀，化痰软坚。主治：脑瘤。疗效：本方治疗4例脑垂体瘤，治后症状明显好转，复查头颅片，2例瘤体缩小。按：上述4例脑垂体肿瘤患者，都具备头痛固定不移，有紧压感，手指头增粗，口唇增厚等临床表现，以痰瘀互结为其主要病理变化，其病初多血瘀，继则夹痰，以活血化瘀、化痰散结法治疗，取得了一定的近期疗效。［胡熙明. 中国中医秘方大全. 上海：文汇出版社, 1990.］

2. 癌症　［中医学］丹莪紫草汤：丹参30克，莪术、紫草、地榆、艾叶、石见穿各20克，守宫5克，用法：水煎服。功效：活血化瘀。主治：癌症属血瘀型，症见胸胁刺痛，脘腹胀满，痛有定处，肿块坚硬，大便干，小便涩，舌紫有瘀斑，脉象沉弦。按：方中诸药皆为活血化瘀之品，故本方活血化瘀药用量较大，故月经过多或有出血倾向者慎用。［李永来. 中华名方. 哈尔滨：黑龙江科学技术出版社, 2012.］

3. 肝癌　［集验中成药］丹甲金蛇膏：丹参120克，生牡蛎120克，鳖甲150克，香附90克，川楝子90克，赤芍90克，白芍90克，鸡内金90克，木香60克，白花蛇舌草300～600克，紫花地丁300～600克，金钱草300克，用法：上药加水煎煮3次，至味尽滤汁去渣，合并3次滤液，加热浓缩成清膏状，再加白蜜300克，收膏即成，每次口服15～30克，每日服2次，白开水调服，1个月为1个疗程。功效：清热解毒，理气活血，软坚化积。加减：发热者，加金银花150克，连翘150克；便结者，加熟大黄100克；胁痛者，加徐长卿100克；便血者，加白茅根150克；软坚者，加三棱120克，莪术100克；神疲乏力者，加太子参100克，北沙参150克。［程爵棠，程功文. 中国丸散膏丹方药全书. 北京：学苑出版社, 2010.］

4. 白细胞减少症　［兰州军区总医院赵立贵］紫黄鸡汤：紫丹参15克，黄芪15克，鸡血藤30克，全当归12克，白芍12克，乌药9克，干地黄30

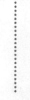

克，黄芩9克，炙甘草5克，用法：水煎服。功效：益气生血，养阴清热。主治：放疗引起的白细胞减少。疗效：本方治疗360例各种肿瘤患者放疗引起的白细胞减少，结果显效和有效共333例，总有效率为92.5%。[李明哲.治癌验方400.南京：江苏科学技术出版社，1995.]

鸡血藤 《本草纲目拾遗》

【概述】又名血风藤、红藤、活血藤、大血藤。为豆科植物密花豆 *Spatholobus suberectus* Dunn 的干燥藤茎。主产于广西、云南等地。野生。秋冬两季采收茎藤，除去枝叶及杂质，润透，切片，晒干。生用或熬膏用。

【性味归经】味苦、微甘，性温。归肝、肾经。

【功能主治】行血补血，调经，舒筋活络。用于治疗食管癌、胃癌、肝癌、直肠癌、鼻咽癌、骨癌等多种恶性肿瘤；风湿痹痛、手足麻木、肢体瘫痪、血虚萎黄、月经不调、痛经、闭经等病证。

【配伍应用】鸡血藤苦而不燥，温而不烈，气味平和，守走兼备，甘温质润，药性缓和，能化阴生血，温通经脉，行血散瘀，推陈致新，有补血不滞，行而不破之功，为补肝血，通经络之佳品。现代药理研究证实，噬菌体法筛选抗肿瘤药物证明，该药有抗噬菌体作用。体外实验剂量 $500\mu g/ml$（热水提取物）对人子宫颈癌 JTC26 细胞的抑制率为 94.4%。临床常与其他抗癌药组成复方，治疗食管癌、胃癌、肝癌、直肠癌、鼻咽癌、骨癌等多种恶性肿瘤，亦常用于肿瘤放化疗引起的白细胞减少症及贫血。若与黄芪、太子参、白术等健脾益气药配伍，可治疗食管癌，如《中国中西医结合杂志》王炳胜的益气活血方。如《中国中西医结合杂志》用鸡血藤与生黄芪、太子参、白术、云茯苓、枸杞子、女贞子、菟丝子同用，配合化疗，可治疗中晚期胃癌。《抗癌中药药理与应用》用鸡血藤与党参、白术、丹参、黄芪、赤芍、红花、五灵脂共伍，可治疗肝癌。若与八角莲、山慈菇、预知子、石见穿、蛇莓等活血化瘀，解毒消肿药配伍，可治疗直肠癌，如《中国中医秘方大全》引安徽省安庆市第一人民医院马吉福的八角山蛇汤。若与丹参、地龙、茯苓等配伍，可治疗晚期鼻咽癌，如《中国中医药信息杂志》张秀丽的益气活血方。若与土鳖虫、白花蛇舌草、露蜂房、蜈蚣等搜剔邪毒、驱风透骨药配伍，可治疗骨癌，如《中国中医秘方大全》引赵茂初的蛇虫参藤汤。

鸡血藤也常用于肿瘤放疗引起的白细胞减少，可与黄芪、大枣、女贞子、黄精、丹参同用，如广西壮族自治区人民医院黄奕助的黄芪藤枣汤。

肿瘤本草

【用法用量】水煎服，10～30 克。或浸酒服，或熬膏服。

【性能特点】鸡血藤能行血养血，祛瘀生新，流利经脉，活络舒筋，是治疗血瘀证、血虚证的常用药物。临床常与其他抗癌药组成复方，治疗食管癌、胃癌、肝癌、直肠癌、鼻咽癌、骨癌等多种恶性肿瘤。

【各家论述】鸡血藤的活血作用并不强，但却很常用，这是因为货源充足，价格相对便宜。临床在使用鸡血藤时，剂量要大，通常应在 30 克以上才能达到理想效果。

【验方举例】

1. 肝癌 ［抗癌中药药理与应用］鸡血藤、党参、白术、丹参各 15 克，黄芪 30 克，赤芍、红花、五灵脂各 10 克，每日 1 剂，水煎服。［黄红兵. 抗肿瘤中药临床应用与图谱. 广州：广东科技出版社，2008.］

2. 白血病 ［四川医学院］鸡血藤 30 克，龙胆草 10 克，黄芩 10 克，栀子 10 克，木通 10 克，当归 10 克，生地黄 10 克，柴胡 10 克，猪苓 10 克，泽泻 10 克，丹参 10 克，水煎服，每日 3 次。［黄红兵. 抗肿瘤中药临床应用与图谱. 广州：广东科技出版社，2008.］

3. 甲状腺瘤 鸡血藤、女贞子、墨旱莲、补骨脂、骨碎补、海藻、肉苁蓉各 30 克，山药、牛膝、木瓜各 15 克，水煎服，每日 1 剂。［常敏毅. 抗癌良方. 长沙：湖南科学技术出版社，1993.］

牛膝《神农本草经》

【概述】又名怀牛膝、杜牛膝、红牛膝、牛膝盖。为苋科植物牛膝（怀牛膝）*Achyranthes bidentata* Bl. 和川牛膝（甜牛膝）*Cyathula officinalis* Kuan 的根。以栽培品为主，也有野生者。怀牛膝主产河南；川牛膝主产于四川、云南、贵州等地。冬季苗枯时采挖。洗净，晒干。生用或酒炙用。

【性味归经】味苦、甘、酸，性平。归肝、肾经。

【功能主治】活血通经，补肝肾，强筋骨，利水通淋。用于治疗胃癌、肝癌、肺癌、肾癌、阴茎癌、前列腺癌等多种恶性肿瘤；跌打损伤、风湿腰膝疼痛、血瘀经闭、痛经、难产、胞衣不下、产后瘀血腹痛、热淋、血淋。

【配伍应用】牛膝甘酸微苦，性善下行，善入肝肾，走而能补，活血祛瘀力较强，长于活血通经，其活血祛瘀作用有疏利降泄之特点。现代药理研究证实，体外实验表明其对肿瘤细胞有一定的抑制作用。体外实验表明牛膝多糖腹腔注射能提高荷瘤鼠天然杀伤细胞活性，牛膝热水提取物对小鼠 S_{180} 细胞肉瘤有抑制作用。牛膝所含齐墩果酸能抑制 S_{180} 细胞肉瘤瘤株的生长。临床常与其他抗癌药组成复方，治疗胃癌、肝癌、肺癌、肾癌、阴茎癌、前列腺癌等多种恶性肿瘤。若与茯苓、山药、赭石等健脾降逆药配伍，可治疗胃癌，如《集验中成药》花灵液。与桃仁、红花、郁金等活血化瘀药相须配伍，可治疗原发性肝癌，如《中国中医秘方大全》引徐葆华的红桃郁金汤。若治肺癌，可与生地黄、浙贝母、百部、重楼清热化痰药配伍，如《中国当代名医验方大全》王文翰的肺癌良方（丸）（当归、赤芍、川芎、枳壳、桃仁、红花、牛膝、三棱、莪术各 12 克，生地黄、浙贝母、百部各 15 克，重楼 30 克，柴胡 10 克，甘草6 克）。与补骨脂、续断等补肝肾药相须配伍，可治疗各期肾癌，如《名医治验良方》段凤舞的消肾积丸［小蓟、瞿麦、菝葜、石见穿、白花蛇舌草、薜荔果各 30 克，赤芍、炮山甲（代）各 15 克，补骨脂 10 克，续断、牛膝各 30 克］。与菟丝子、生地黄、枸杞子、金樱子、车前子、赤小豆等补肾利水药配伍，可治疗阴茎癌之肾虚型，如《集验中成药》五子抗癌丸。《著名中医治疗癌症方药及实例》用牛膝与党参、淫羊藿、枸杞子、制何首乌、重楼、白芍、黄芪、穿山甲（代）、土茯苓、白花蛇舌草、肉苁蓉、巴戟天、制大黄、知母、炙甘草、炒黄柏同伍，可治疗前列腺癌。

【用法用量】水煎服，6～15 克。活血通经、利水通淋、引火（血）下行宜生用；补肝肾、强筋骨宜酒炙用。

【处方须知】牛膝为动血之品，性专下行，孕妇及月经过多者忌服。中气下陷，脾虚泄泻，下元不固，多梦遗精者慎用。

【性能特点】牛膝甘能补，苦能泄，酸能敛，入肝肾经，有活血通经、强筋蠲痹之功。牛膝有怀、川之分，临床应择其所长而使用。临床常与其他抗癌药组成复方，治疗胃癌、肝癌、肺癌、肾癌、阴茎癌、前列腺癌等多种恶性肿瘤。

【常用药对】牛膝与桔梗 《本草求真》曰："桔梗系提肺气之药，可为诸药舟楫，载之上浮，能引苦泄峻下之剂至于至高之分，俾清气既得上升，则浊气自可下降。"牛膝通利血脉，引血下行。二药一升一降，升少降多，用于喉癌放疗后处方中，作为引经药。如阴虚火旺者，需加用养阴清热之品。

【各家论述】

1. 牛膝有川牛膝和怀牛膝之分。一般认为两者功用较为类似，但川牛膝长于活血通经，怀牛膝善于补肝肾，强筋骨。而明清时期本草的记载颇不一致，现代药理研究亦有不同的结论，应当进一步加以研究。

2. 牛膝入肝肾二经，有下行之力，并能引药至腿，可作为治疗身体下部疾病的引经药。

3. 用于散恶血、破癥结、活血散瘀时，可用生牛膝；用于补肝肾、壮筋骨，强腰膝时，可用制（酒浸或酒蒸）牛膝。

【验方举例】

1. 前列腺癌　［著名中医治疗癌症方药及实例］牛膝、党参、淫羊藿、枸杞子、制何首乌、重楼、白芍各 12 克，黄芪、穿山甲（代）、土茯苓、白花蛇舌草各 15 克，肉苁蓉、巴戟天、制大黄、知母、炙甘草各 6 克，炒黄柏 10 克，水煎服。［黄红兵. 抗肿瘤中药临床应用与图谱. 广州：广东科技出版社, 2008.］

2. 肝癌　牛膝、当归、生地黄、桃仁、赤芍、川芎、红花、枳壳、柴胡各 9 克，桔梗 3 克，甘草 3 克，郁金 15 克，丹参 15 克，水煎服，每日 1 剂，煎 2 次分服。［郎伟君, 孟立春. 抗癌中药一千方. 北京：中国医药科技出版社, 1992.］

山楂《神农本草经集注》

【概述】又名酸枣、赤瓜实、棠梨子、山里红果。为蔷薇科植物山里红 *Crataegus pinnatifida* Bge. Var. *major* N. E. Br.或山楂 *C. pinnatifida* Bge.的成熟果实。主产于河南、山东、河北等地，以山东产量大、质佳。多为栽培。秋季果实成熟时采收。切片，干燥。生用或炒用。

【性味归经】味酸、甘，性微温。归脾、胃、肝经。

【功能主治】消食化积，行气散瘀。用于治疗食管癌、胃癌、肝癌、子宫颈癌、乳腺癌等多种恶性肿；饮食积滞、泻痢腹痛、疝气痛、瘀阻胸腹痛、痛经等病证。

【配伍应用】山楂酸咸而甘，微温不热，走血分，既消食化积，又行气散瘀，其化瘀血而不伤新血，开郁气而不伤正气。现代药理研究证实，山楂提取液能够消除合成亚硝胺的前体物质，即能阻断亚硝胺合成。而山楂的丙酮提取液对致癌剂黄曲霉素 B_1 致突变有显著的抑制作用。山楂提取液对小鼠艾氏腹水癌细胞有明显抑制效果；山楂种子水煎液对人子宫颈癌 JTC26 体外实验抑制率达 50%～70%。山楂片水煎液可以延长移植肿瘤动物的寿命。临床常与其他抗癌药组成复方，治疗食管癌、胃癌、肝癌、子宫颈癌、乳腺癌等多种恶性肿瘤，以脾胃气滞、食滞不运者尤为适宜。若与八角莲、半枝莲、石见穿等清热解毒药配伍，可治疗食管癌、贲门癌，如《中国中医秘方大全》引安徽省安庆市第一人民医院马吉福的八角金盘汤。与海藻、昆布、海带、半夏、贝母等化痰药配伍，可治疗胃癌早期证属痰食交阻者，如《内科学》化痰消食汤（海藻、昆布、海带各 15 克，半夏、贝母、连翘各 9 克，青皮 6 克，牡蛎、白英各 30 克，枳实、山楂各 12 克，神曲、蛇莓各 18 克）。与北沙参、麦冬、枸杞子等滋养肝肾药配伍，可治疗肝癌伴脂肪肝患者尤宜，如《中医药临床杂志》吴良材的扶正肝癌丸。与黄柏、知母、玄参、石膏等清热药配伍，可治疗子宫颈癌，如《医学文选·祖传秘方验方集》赵约礼的双灵散。《抗癌良方》用山楂与半枝莲、黄柏、金银花、川楝子、鳖甲、仙人掌、野菊花、瓦松、穿山甲（代）同用，可治疗乳腺癌。

【用法用量】 水煎服，10~15 克，大剂量 30 克。生山楂、炒山楂多用于消食散瘀，焦山楂、山楂炭多用于止泻痢。

【处方须知】 脾胃虚弱而无积滞者或胃酸分泌过多者均慎用。

【性能特点】 山楂酸甘而温则不热，入肝经血分，功善消食化积，行气散瘀。《本草纲目》云："化饮食，消肉积，癥瘕，痰饮痞满吞酸，滞血胀痛。"临床常与其他抗癌药组成复方，治疗食管癌、胃癌、肝癌、子宫颈癌、乳腺癌等多种恶性肿瘤，以脾胃气滞、食滞不运者尤为适宜。

【验方举例】 胃癌　[上海中医药大学附属曙光医院汤新民]消积导滞汤：炒山楂 9 克，六神曲 9 克，炒麦芽 15 克，鸡内金 9 克，煅瓦楞子 30 克，陈皮 9 克，木香 9 克，枳壳 9 克，川楝子 9 克，延胡索 15 克，丹参 15 克，桃仁 6 克，赤芍 9 克，海藻 12 克，牡蛎 30 克，夏枯草 15 克，党参 12 克，黄芪 9 克，甘草 6 克，蒲黄 9 克，白芍 12 克，仙鹤草 30 克，白及 4.5 克。用法：水煎服。功能：消积导滞，兼有理气活血，软坚散结。疗效：本方治疗晚期胃癌 189 例，治后贲门癌 1 年生存率 31.67%（38/120），2 年生存率 6.14%（7/114），3 年生存率 0.96%（1/104），胃体及幽窦癌 1 年生存率为 33.33%（12/36）及 41.38%（12/29），2 年生存率为 12.12%（4/33）和 22.2%（6/27），3 年生存率为 7.14%（2/27）和 12%（3/25），5 年生存率为 4.35%（1/23）和 5.56%（1/18）。按：虽然胃癌患者有食积、气滞、血瘀、痰凝、热毒等不同的病理表现，但食积每每见到，所以消食导滞法是治疗胃癌的常法。方中炒神曲、炒麦芽、鸡内金、陈皮、枳壳等均是消食导滞之品，故为有效。[胡熙明. 中国中医秘方大全. 上海：文汇出版社，1990.]

虎杖《名医别录》

【概述】 又名苦杖、斑杖、花斑竹、紫金龙。为蓼科植物虎杖 *Polygonum*

cuspidatum Sieb. et Zucc.的干燥根茎和根。我国大部分地区均产，主产于江苏、江西、山东、四川等地。春秋两季采挖，除去须根，洗净，趁新鲜切短段或厚片，晒干。生用或鲜用。

【性味归经】味微苦，性微寒。归肝、胆、肺经。

【功能主治】利湿退黄，清热解毒，散瘀止痛，化痰止咳。用于治疗胃癌、肝癌、胰腺头癌、肾癌、白血病等多种恶性肿瘤；湿热黄疸、淋浊、带下、水火烫伤、痈肿疮毒、毒蛇咬伤、经闭、癥瘕、跌打损伤、肺热咳嗽等病证。

【配伍应用】虎杖苦寒，入血分，有清热利湿、凉血清热解毒之功，并有活血散瘀之效。《名医别录》云："主通利月水，破流血癥结。"现代药理研究证实，虎杖煎剂经口给药 10 日，对小鼠艾氏腹水癌有明显的抑制作用。体外实验热水浸出物对人子宫颈癌 JTC26 细胞培养株系抑制率在 90%以上。虎杖中的大黄素对小鼠 S180 细胞肉瘤、小鼠肝瘤、小鼠乳腺癌、小鼠艾氏腹水癌、小鼠淋巴瘤、小鼠黑色素瘤及大鼠瓦克癌等 7 个瘤株均显疗效。临床常与其他抗癌药组成复方，治疗胃癌、肝癌、胰腺头癌、肾癌、白血病等多种恶性肿瘤。若治胃癌，可与藤梨根、白花蛇舌草、半枝莲等清热解毒药配伍，如《中国中医秘方大全》引湖北省武汉市胃癌防治协作组的藤虎汤，浙江省中医院的楂三根汤。若与柴胡、制香附、甘草等疏肝理气药配伍，可治疗原发性肝癌气滞血瘀型，如浙江省中医院的柴胡蚤休汤。若与茵陈、车前子、六一散、黄芩等清热利湿药配伍，可治疗胰腺头癌，如浙江省德清县秋山卫生院费根夫的美人蕉汤。若与仙鹤草、忍冬藤、川楝子、乌药、白芷等药同用，可治疗肾癌，如《集验中成药》双莲仙鹤散。《实用抗癌验方》用虎杖与仙鹤草、阿胶配伍，可治疗白血病。

虎杖也可用于化疗引起的白细胞减少及其他各种原因的白细胞减少症，可与补骨脂、淫羊藿、紫河车粉、女贞子、山茱萸、黄芪、大枣、当归、丹参、鸡血藤、三七同用，如西安医科大学第一附属医院王晋源的升白方。

【用法用量】水煎服，9～15 克；外用适量。

【处方须知】孕妇忌服。

【性能特点】虎杖苦寒，善解中焦瘀滞，降泻肝胆郁热，善走血分，能治血脉、消滞气、攻坚结、凉血热、消肿痛。临床常与其他抗癌药组成复方，治疗胃癌、肝癌、胰腺头癌、肾癌、白血病等多种恶性肿瘤。

【验方举例】

1. 白血病　虎杖 30 克，仙鹤草（单用）50 克，阿胶（烊化）20 克，水煎服，每日 1 剂。[常敏毅. 实用抗癌验方. 北京：中国医药科技出版社，1993.]

第 12 章　活血化瘀类

2. 淋巴癌 ［抗癌中药药理与应用］虎杖、白芍、玄参、瓜蒌、地龙、金银花各 15 克，川贝母 12 克，牡蛎 25 克，穿山甲（代）18 克，天花粉、白花蛇舌草各 30 克，水煎服，每日 1 剂。［黄红兵. 抗肿瘤中药临床应用与图谱. 广州：广东科技出版社, 2008.］

蒲黄 《神农本草经》

【概述】又名蒲花、蒲草黄、蒲厘花粉、蒲棒花粉。为香蒲科植物水烛香蒲 Typha angustifolia L.、东方香蒲 T. orientalis Presl 或同属植物的干燥花粉。主产于浙江、江苏、安徽、湖北、山东等地。夏季采收蒲棒上部的黄色雄性花序，晒干后碾轧，筛取细粉，生用或炒用。

【性味归经】味甘，性平。归肝、心经。

【功能主治】止血、化瘀、利尿。用于治疗扁桃体癌、肝癌、肾癌、膀胱癌、子宫癌、绒毛膜上皮癌、子宫肌瘤等多种恶性肿瘤；出血证、瘀血痛证、血淋尿血。

【配伍应用】蒲黄清香，其性平和，清上利下，止散皆俱，善入血分，走上彻下，无所不达，具有止血、化瘀、止痛之功。现代药理研究证实，体外实验有抑制肿瘤细胞的作用，其抗癌作用可能与该药的大剂量（100mg/kg）可以显著提高吞噬细胞的吞噬功能有关。临床常与其他抗癌药组成复方，治疗扁桃体癌、肝癌、肾癌、膀胱癌、子宫癌、绒毛膜上皮癌、子宫肌瘤等多种恶性肿瘤。若与土鳖虫、赤芍、制乳香、制没药等活血化瘀药配伍，可治疗扁桃体癌，如《集验百病良方》蒲黄散。与黄芪、党参、白术、炙甘草等益气健脾药配伍，可治疗原发性肝癌硬化型 II 期，如《中国中医秘方大全》引江苏省南通市肿瘤医院刘洁江的芪棱汤。与白花蛇舌草、龙葵、半枝莲等清热解毒药同用，或治疗肾癌，如《集验中成药》双蓟龙蛇散。若治膀胱癌，可与大蓟、小蓟、贯众炭、槐花炭等止血药同用，如《名医治验良方》常敏毅的二蓟半白液。若与当归、五灵脂、连翘、丹参等药同用，可治疗子宫癌瘤，如《医学文选·祖传秘方验方集》徐维范师传秘方归灵丸。湖北中医学院用蒲黄粉与五灵脂、红花、海螵蛸、茜草根、射干、丹参、当归、山慈菇、炒阿胶、乳香、没药配伍，可治疗绒毛膜上皮癌。治子宫肌瘤，可与桂枝、茯苓、赤芍、桃仁、牡丹皮、五灵脂共用，如《秘方求真》邓铁涛的宫肌瘤方。

蒲黄也可用于各期癌症疼痛的治疗，常与制马钱子、制延胡索、苦楝子、制乳香、制没药等行气止痛药配伍，如《湖南中医杂志》葛尊莉的癌痛灵胶囊。

【用法用量】水煎服，3～10克，包煎；外用适量，研末外掺或调敷。止血多炒用，化瘀、利尿多生用。

【性能特点】蒲黄专入血分，以清香之气，兼行气分，故能导瘀结而治气血凝滞之痛。临床常与其他抗癌药组成复方，治疗扁桃体癌、肝癌、肾癌、膀胱癌、子宫癌、绒毛膜上皮癌、子宫肌瘤等多种恶性肿瘤。

【验方举例】扁桃体鳞状细胞癌 ［甘肃中医学院华良才］五鳖化结汤：①生蒲黄10克，五灵脂10克，土鳖虫10克，穿山甲（代）15克，当归15克，乳香10克，没药10克，全瓜蒌25克，川贝母10克，皂角刺10克，莪术10克，地龙10克（或加血竭5克，夏枯草10克）。②山豆根120克，山慈菇120克，杏仁150克，急性子50克，儿茶150克。用法：①方水煎服。②方研末为丸，每丸重3克，含化。功效：活血化瘀，祛痰散结。主治：扁桃体鳞状细胞癌。加减：大便干燥者加瓜蒌仁、杏仁、当归以润肠通便；便溏者加半夏、薏苡仁以健脾燥湿。疗效：用本方3个月，治愈1例扁桃体鳞状细胞癌，中医辨证为血瘀痰凝，治疗35天，肿块变软缩小。随访7年，未见复发。按：肿瘤生于喉间，多为肺经郁热或肝气郁结，导致痰凝血瘀，治法当以化瘀祛痰散结为主。方中生蒲黄、五灵脂、土鳖虫破血化瘀；瓜蒌、川贝母、皂角刺、地龙、夏枯草祛痰散结，同时含化丸药更增强了其解毒散结之功而取效。［胡熙明. 中国中医秘方大全. 上海：文汇出版社，1990.］

益母草《神农本草经》

【概述】又名益母、茺蔚、野天麻、地母草。为唇形科植物益母草 *Leonurus japonicus Houtt.* 的新鲜或干燥地上部分。我国大部分地区均产。野生或栽培。通常在夏季茎叶茂盛，花未开或初开时采割，除去杂质，洗净，润透，切段后干燥。生用或熬膏用。

【性味归经】味辛、苦，性微寒。归心、肝、膀胱经。

【功能主治】活血调经，利水消肿，清热解毒。用于治疗甲状腺癌、多发性骨髓瘤、卵巢肿瘤、膀胱癌等多种恶性肿瘤；血滞经闭、痛经、经行不畅、产后恶露不尽、瘀滞腹痛、水肿、小便不利、跌打损伤、疮痈肿毒、皮肤瘾疹。

【配伍应用】益母草苦泄辛散，专入血分，既可活血调经，利水消肿，又可清热解毒。其活血散瘀以止痛，而清热解毒以消肿。《本草求真》云："益母草，消水行血，去瘀生新，调经解毒。"现代药理研究证实，热水浸出物对小

鼠 S_{180} 细胞肉瘤抑制率为 78%。同时，初步研究表明，该药对子宫颈癌、白血病有一定的抑制作用。临床常与其他抗癌药组成复方，治疗甲状腺癌、多发性骨髓瘤、卵巢肿瘤、膀胱癌等多种恶性肿瘤。如与海藻、昆布、土鳖虫、全蝎、瓦楞子、料姜石、山豆根同用，可治疗甲状腺癌早期，毒瘀结聚型，如《名医治验良方》贾堃的昆藻二虫丸。与生地黄、山萸肉、山药、女贞子、菟丝子等补肝肾药，可治疗多发性骨髓瘤，如《中国中西医结合杂志》陈健一的益肾活血膏（生地黄 20 克，山萸肉 10 克，山药 20 克，女贞子 15 克，菟丝子 15 克，丹参 10 克，虎杖 20 克，益母草 20 克，白花蛇舌草 30 克，蜀羊泉 20 克，山慈菇 10 克，水蛭 5 克）。与当归、川芎、炙甘草、炮姜、桃仁、炒芥穗配伍，可治疗子宫肌瘤及子宫肥大症，如《名医治验良方》张玉芬的加味生化丸。《抗肿瘤中药的临床应用》用益母草与川芎、赤芍、归身、木香同伍，可治疗卵巢肿瘤。《福建中医药》用益母草与党参、茯苓、黄芪、丹参、地龙、桃仁、红花、赤芍、当归、泽泻配伍，可治疗膀胱癌。

益母草也可用于子宫癌手术切除后预防复发，可与香附、牡丹皮、艾叶、月季花等药配伍，如《治癌百草春秋图》子宫癌调理方（香附 10 克，牡丹皮 10 克，益母草 20 克，艾叶 10 克，月季花 10 克，透骨草 10 克，金银花 5 克，铁树叶 15 克，臭牡丹 15 克，天麻 10 克，白芍 15 克，夏枯草 5 克，红糖 40 克）。

【用法用量】水煎服，10～30 克。或熬膏，入丸剂。外用适量捣敷或煎汤外洗。

【处方须知】无瘀滞及阴虚血少者忌用。

【性能特点】益母草辛开苦降，微苦微寒，主入血分，善活血调经，祛瘀通经，滑利善走，又能清血热，解热毒，利水道，消水肿之功。临床常与其他抗癌药组成复方，治疗甲状腺癌、多发性骨髓瘤、卵巢肿瘤、膀胱癌等多种恶性肿瘤。

【验方举例】

1. 脑瘤　［抗肿瘤中药的临床应用］益母草、丹参、菊花、夏枯草、石菖蒲、莪术、半枝莲各 15 克，茯苓、三棱、枸杞子、党参各 10 克，山慈菇、鹿角胶、淫羊藿各 9 克，每日 1 剂，水煎服。［黄红兵. 抗肿瘤中药临床应用与图谱. 广州：广东科技出版社，2008.］

2. 膀胱癌　［福建中医药］益母草、党参、茯苓各 15 克，黄芪 50 克，丹参、地龙各 12 克，桃仁、红花、赤芍、当归、泽泻各 10 克，水煎服，每日 1 剂。［黄红兵. 抗肿瘤中药临床应用与图谱. 广州：广东科技出版社，2008.］

泽兰 《神农本草经》

【概述】又名虎兰、小泽兰、虎蒲、风药。为唇形科植物毛叶地瓜儿苗 *Lycopus lucidus* Turcz. var. *hirtus* Regel 的干燥地上部分。野生。全国大部分地区均产，主产于黑龙江、辽宁、浙江、湖北等地。夏秋两季茎叶茂盛时采割，晒干。除去杂质泥土，润透，切段，干燥后生用。

【性味归经】味苦、辛，性微温。归肝、脾经。

【功能主治】活血调经，利水消肿。用于治疗鼻咽癌、肺癌、甲状腺癌、肝癌、膀胱癌、前列腺癌等多种恶性肿瘤；跌打损伤、瘀肿疼痛、疮痈肿毒、水肿、腹水、血瘀经闭、痛经、产后瘀滞腹痛等病证。

【配伍应用】泽兰辛散苦泄温通，行而不峻，善于活血祛瘀以消肿止痛，具有行血而不峻破，微温而不燥热之效。《本草纲目》云："泽兰走血分，故能治水肿，涂痈毒，破瘀血，消癥瘕。"现代药理研究证实，泽兰对人鼻咽癌细胞及 W_{256} 细胞有抑制作用，泽兰内脂对 Hela 有抑制效果。临床常与其他抗癌药组成复方，治疗鼻咽癌、肺癌、甲状腺癌、肝癌、膀胱癌、前列腺癌等多种恶性肿瘤。若与青皮、陈皮、当归、川芎、五灵脂、红花、三七等理气活血药配伍，可治疗鼻咽癌气血凝滞型，如《临床验方集》笔者祖传秘方青马当归膏。《抗癌中药药理与应用》用泽兰与干蟾皮、藤梨根、鱼腥草、金银花、沙参、天冬、麦冬、百部、夏枯草同用，可治疗肺癌。与夏枯草、昆布、海藻、橘核、生牡蛎等化痰软坚散结药同用，可治疗甲状腺癌，如《癌症效方240首》夏昆汤（代）〔夏枯草、昆布、海藻、橘核、生牡蛎各 15 克，赤芍、穿山甲（代）、泽兰各 9 克，桃仁、红花、王不留行各 12 克，薏苡仁 30 克〕。与生牡蛎、海藻、炙鳖甲等软坚散结药配伍，可治疗肝癌伴腹水，如《北京中医》章永红的补肝软坚散。与金钱草、海金沙、石韦、瞿麦、萹蓄等利尿通淋药配伍，可治疗膀胱癌，如《集验中成药》三金通淋丸。与肿节风、龙胆、土茯苓、瞿麦、丹参、核桃树枝同伍，可治疗前列腺癌属湿热蕴结型，如《临床验方集》程爵棠师授秘方肿节风膏。

【用法用量】水煎服，10～15 克；外用适量。

【处方须知】血虚及无瘀滞者慎用。

【性能特点】泽兰辛散微温而芳香，善入肝脾，可散可行，利营卫之气，行而不峻，与补药同用则消中有补，不损正气，具有活血调经、利水消肿的作用。临床常与其他抗癌药组成复方，治疗鼻咽癌、肺癌、甲状腺癌、肝癌、膀胱癌、前列腺癌等多种恶性肿瘤。

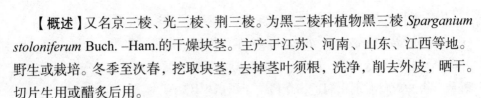

三棱 《本草拾遗》

【概述】又名京三棱、光三棱、荆三棱。为黑三棱科植物黑三棱 *Sparganium stoloniferum* Buch. –Ham. 的干燥块茎。主产于江苏、河南、山东、江西等地。野生或栽培。冬季至次春，挖取块茎，去掉茎叶须根，洗净，削去外皮，晒干。切片生用或醋炙后用。

【性味归经】味辛、苦。性平，归肝、脾经。

【功能主治】破血行气，消积止痛。用于治疗食管癌、胃癌、肝癌、胰腺癌、肺癌、脑肿瘤、子宫颈癌、子宫肌瘤等多种恶性肿瘤；癥瘕积聚、经闭、心腹瘀痛、食积脘腹胀痛、跌打损伤、瘀肿疼痛。

【配伍应用】三棱苦泄入血，兼入气分，能攻癥瘕、破积聚、散瘀血、通经络、行滞气、消食积，为攻坚破积之要药。《本草经疏》云："三棱从血药则治血，从气药则治气。"又云："能治一切凝结停滞有形之坚积也。"现代药理研究证实，三棱对癌细胞有抑制作用。对小鼠 S_{180} 细胞肉瘤、L_{615} 肝瘤实体型均具有抑制作用。临床常与其他抗癌药组成复方，治疗食管癌、胃癌、肝癌、胰腺癌、肺癌、脑肿瘤、子宫颈癌、子宫肌瘤等多种恶性肿瘤。《抗癌中草药大辞典》用三棱与莪术、炮山甲（代）、广郁金、桃仁、延胡索、炙乳香、炙没药、炙鳖甲、石燕、马鞭草、土鳖虫、红花、三七粉配伍，可治疗胃癌、食管癌。若与黄芪、党参、白术、炙甘草等益气健脾药配伍，可治疗原发性肝癌硬化型Ⅱ期，如《中国中医秘方大全》引江苏省南通市肿瘤医院刘洁江的芪棱汤。与黄芪、丹参、鳖甲、穿山甲（代）、莪术、草河车益气活血、解毒养阴、破瘀散结药同用，可治疗胰腺癌，如《集验成药》二甲莪棱散。与丹参、莪术、王不留行、赤芍、川芎、红花等活血化瘀药同用，可治疗肺癌，如《上海中医药杂志》棱莪鱼腥草汤。与黄芪、天冬、麦冬、白芍等益气养阴药配伍，可治疗脑肿瘤，如《四川中医》岳氏脑肿瘤方（炙黄芪 30 克，五味子 5 克，天冬 15 克，麦冬 15 克，赤芍 10 克，白芍 10 克，当归 10 克，川芎 10 克，紫丹参 30 克，三棱 20 克，莪术 20 克，全蝎 5 克）。与黄柏、黄芩、茯苓等清热利湿药配伍，可治疗晚期子宫颈癌，如《抗癌中草药大辞典》三棱莪术桂枝汤（三棱 20 克，莪术 20 克，黄药子 20 克，黄柏 15 克，黄芩 15 克，桂枝 20 克，茯苓 20 克，牡丹皮 15 克，赤芍 15 克，红花 15 克，桃仁 15 克，茜草 20 克，白头翁 20 克，半枝莲 20 克）。笔者常用巴豆制三棱、川楝子并与莪术、枳壳、厚朴、青皮等理气活血药配伍，用葱白汁为丸，治疗子宫肌瘤，如吾师耿开仪老中医传授的葱白丸（熟地黄 120 克，白芍、当归、川楝子、茯苓各 60 克，川芎、枳壳、厚朴、青皮、神曲、麦芽各45克，三棱、莪术各30克，干姜、大茴香、木香各21克，肉桂15克）。

【用法用量】 水煎服，3～10克。醋制后可加强祛瘀止痛作用。

【处方须知】 三棱畏朴硝，一般不宜配伍。孕妇禁用，月经过多者慎用。

【性能特点】 三棱破血中之气，为化瘀血要药。所治病证、配伍方法与莪术基本相同，二者常相须为用，其作用峻猛，临床应用应加注意。然三棱偏于破血，破气中之血；莪术强于行气，破血中之气。临床常与其他抗癌药组成复方，治疗食管癌、胃癌、肝癌、胰腺癌、肺癌、脑肿瘤、子宫颈癌、子宫肌瘤等多种恶性肿瘤。

【常用药对】 三棱与莪术　三棱苦平降泄，入肝脾血分，破血中之气，功专破血祛瘀、行气止痛、化积消块；莪术味辛苦性温，入肝脾气分，功专行气破血、散瘀通经、消积化食，用于治疗气滞血瘀引起的癥瘕积聚等。二药相须配伍，气血双施，有活血化瘀、行气止痛、化积消块之功。如《当代著名老中医秘验单方》党参青皮散〔党参12克，当归9克，黄芪12克，白芍9克，三棱9克，莪术9克，醋柴胡9克，桃仁9克，炙穿山甲（代）9克，木香9克，生鳖甲12克，青皮9克，陈皮9克，炙甘草6克，水红花子30克，川楝子9克，香附9克，枳壳9克，水蛭6克，半枝莲30克，蜀羊泉30克，石见穿30克〕，可治疗肝癌。

【各家论述】 三棱攻利，易损耗正气，临床多与补虚药配伍合用。《本草经疏》云："三棱，……用以消导，必资人参、芍药、黄芪之力，而后可以无弊。"《医学衷中参西录》亦言："必亦补药佐之，方能久服无弊。或用黄芪六钱，三棱、莪术三钱；或减黄芪三钱，加野台参三钱，其补破之力皆可相敌，不但气血不受损伤，瘀血之化亦较速。盖人之气血壮旺，愈能驾驭药力以胜病也。"

【验方举例】

1. 原发性肝癌　〔解放军180医院张克平〕化瘀解毒汤：三棱15克，莪术15克，赤芍15克，鳖甲12克，当归12克，川芎9克，延胡索15克，丹参12克，紫草根15克，白花蛇舌草30克，半枝莲30克，蒲公英30克，猪苓15克，大黄9克。用法：水煎服。加减：黄疸加茵陈30克，栀子9克，白毛藤15克；气虚加党参15克，黄芪15克；胃纳差加麦芽30克，谷芽30克，建曲9克，鸡内金9克；腹水者加泽泻30克，车前子24克，大腹皮15克。功能：活血化瘀，清热解毒。主治：原发性肝癌。疗效：本方治疗7例肝癌，治后中位生存期443天，7例应用环磷酰胺治疗，中位生存期为95天。两组差异显著。按：中医认为外感邪毒，内伤情志，致气血失调，引起气滞血瘀，致成癥瘕积聚，如《灵枢·百病始生》篇云："猝然外中于寒，若内伤于忧怒，则气上逆，气上逆则六输不通，湿气不行，凝蕴里而不散，津淮湿渗，著而不去，而积皆成矣。"《医林改错》指出："诸块者必有形之血也。"本方组成具活血化瘀与清热解毒作用。因此，治疗肝癌取得了一定的效果。[胡熙明. 中国中医秘方大全. 上海：文汇出版社, 1990.]

2. 肺癌 ［上海市中医医院沈丕安］破瘀散结汤：三棱 15～30 克，莪术 15～30 克，王不留行 15～30 克，大黄䗪虫丸（包）12 克，桃仁 12 克，丹参 15 克，海藻 30 克。用法：水煎服。加减：阴虚加南沙参 12 克，北沙参 12 克，天冬 12 克，麦冬 12 克，天花粉 15～30 克，百合 15～30 克；气虚加黄芪 12 克，党参 12 克，白术 12 克，茯苓 12 克；阳虚加附子 9 克，肉桂 9 克，补骨脂 15 克；痰湿加半夏 30 克，生南星 30 克，薏苡仁 30 克，杏仁 12 克，瓜蒌 30 克，马钱子 3 克；内热加鱼腥草 30 克，石豆兰 30 克，重楼 30 克，苦参 30 克，草河车 30 克，黛蛤散（包）30 克。功能：破瘀散结。主治：肺癌。疗效：本方结合辨证施治，治疗 62 例原发性肺癌患者，疗程均在 1 个月以上。总有效率为 61.3%，1 年以上生存率为 32.3%，其中生存 1 年以上 14 年，2 年以上 4 例，3 年以上 1 例。按：古人谓"血郁而成症"，方中重用莪术、三棱、王不留行等破瘀散结药，具有治疗癥瘕积癖之效用，现代药理研究提示，均有一定抑制癌细胞的生长和抗凝血作用。因此，以破血散结药为主，结合辨证施治，治疗血瘀型的肺癌具有一定的疗效。但对咯血的患者则慎用。[胡熙明. 中国中医秘方大全. 上海：文汇出版社, 1990.]

3. 中晚期子宫颈癌 ［辽宁省庄河县中医院丁希海］血蛊回生汤：三棱 20 克，莪术 20 克，黄药子 20 克，黄柏 15 克，黄芩 15 克，桂枝 20 克，茯苓 20 克，牡丹皮 15 克，赤芍 15 克，红花 15 克，桃仁 15 克，茜草 20 克，白头翁 20 克，半枝莲 20 克。用法：水煎服。10 天为 1 个疗程。加减：大便下血、里急后重者，去黄芩，加生地榆 20 克，鸦胆子 14 粒，用汤药或红糖水送服；尿频、尿痛、尿血，去桂枝、茜草，加夏枯草 20 克，白茅根 20 克，甘草梢 20 克。功能：清热解毒，活血通经。主治：中晚期子宫颈癌。疗效：本方治疗子宫颈癌 34 例，其中Ⅱ 7 例，Ⅲ 16 例，Ⅳ 11 例。结果临床治愈 24 例，显效 5 例，好转 3 例，总有效率为 94.1%。按：有学者认为子宫颈癌也属于中医的"血蛊"范畴，其病机多为热毒蕴结，湿热下注，气血郁滞所致。本方用黄芩、黄连、白头翁清热燥湿；黄药子、半枝莲化痰解毒；三棱、莪术、红花活血散结；桂枝、茯苓通阳利水。[胡熙明. 中国中医秘方大全. 上海：文汇出版社, 1990.]

莪术 《药性论》

【概述】又名蓬莪术、蓬术、广术、青姜。为姜科植物蓬莪术 *Curcuma phaeocaulis* Val.或温郁金 *Curcuma. wenyujin* Y. H. Chen et C. Ling、广西莪术 *Curcuma. Kwangsiensis* S. G. lee et C. F. Liang 的干燥根茎。野生。蓬莪术主产于四川、广东、广西等地；温郁金又称温莪术，主产于浙江温州；广西莪术又称桂莪术，主产于广西。秋冬两季茎叶枯萎后采挖。除去地上部分、须根、鳞叶，洗净蒸或煮至透心，晒干，切片生用或醋制用。

【性味归经】味辛、苦，性温。归肝、脾经。

【功能主治】破血行气，消积止痛。用于治疗食管癌、胃癌、肝癌、肺癌、喉癌、甲状腺癌、脑肿瘤、子宫颈癌等多种恶性肿瘤；癥瘕积聚、经闭、心腹瘀痛、食积脘腹胀痛、跌打损伤、瘀肿疼痛等病证。

【配伍应用】莪术苦泄辛散温通，走而不守，既入血分，又入气分，能破血散瘀，消癥化积，行气止痛，适用于气滞血瘀、食积日久而成的癥瘕积聚以及气滞、血瘀、食停、寒凝所致的诸般痛证，常与三棱相须为用。现代药理研究证实，莪术油制剂在体外对小鼠艾氏腹水癌细胞，小鼠的 L_{615} 白血病及腹水型肝癌细胞等多种瘤株的生长有明显抑制作用。莪术抗癌作用的原理，莪术油除具有直接杀灭肿瘤细胞作用外还能增强癌细胞免疫性，从而诱发或促进机体对肿瘤的免疫排拆反应，实验证明用莪术油处理的艾氏腹水癌细胞及 L_{615} 瘤菌进行主动免疫，确实能使部分动物获得明显的保护作用。临床常与其他抗癌药组成复方，治疗癥瘕积聚、食管癌、胃癌、肝癌、肺癌、喉癌、甲状腺癌、脑肿瘤、子宫颈癌等多种恶性肿瘤。治癥瘕积聚，常与三棱、当归、香附等同用，如《寿世保元》莪术散。治食管癌，可与太子参、法半夏、枳实等药配伍，如《河南中医》参芪夏苡汤。治胃癌，可与乌药、香附、炒莱菔子、陈皮、木香等行气和胃药配伍，如《抗癌中草药大辞典》乌药半夏汤；治肝癌，可与五灵脂、当归、延胡索等活血止痛药配伍，如《陕西中医》五灵当归汤；治原发性肺癌，可与白花蛇舌草、半枝莲、鱼腥草等清热解毒药配伍，如《中医药学报》三草肺癌汤（白花蛇舌草、半枝莲、鱼腥草、夏枯草各 30 克，刺五加、生薏苡仁、三棱、核桃枝、莪术、丹参各 15 克，生天南星 10 克）；治喉癌，可与玄参、马勃、浙贝母、穿山甲珠（代）、硼砂等药同用，如《中医药防治肿瘤》马勃莪术汤［玄参 12 克，浙贝母 12 克，马勃 10 克，莪术 15 克，穿山甲（代）15 克，硼砂 6 克，硇砂 3 克，重楼 24 克，全蝎 3 克，蜈蚣 2 条，半枝莲 30 克，白花蛇舌草 30 克］。治甲状腺癌，可与柴胡疏肝解郁药配伍，如《中医杂志》柴莪汤。治脑瘤疼痛，可与僵蚕、蜈蚣、魔芋等搜风通络药配伍，如《现代中医药应用与研究大系》消肿止痛汤（半枝莲 30 克，白花蛇舌草 30 克，重楼 15 克，僵蚕 12 克，桃仁 9 克，红花 6 克，川芎 6 克，莪术 12 克，三棱 12 克，蜈蚣 2 条，魔芋 30 克，车前子 30 克）。治子宫颈癌，可与黄芪、当归、三棱、桃仁等益气活血、化瘀攻积药配伍，如《中国中医秘方大全》引辽宁省沈阳医学院附属第一医院肿瘤科魏永和的黄棱方。

【用法用量】水煎服，3～15 克。醋制后可加强祛瘀止痛作用；外用适量。

【处方须知】孕妇及月经过多者忌用。

【性能特点】莪术具有行气破血、消积止痛之功，功近三棱而偏入气分，行脾胃，消积行滞之功过之。临床常与其他抗癌药组成复方，治疗癥瘕积聚、食管癌、胃癌、肝癌、肺癌、喉癌、甲状腺癌、脑肿瘤、子宫颈癌等多种恶性肿瘤。

【常用药对】

1. 莪术与白术　莪术辛苦微温，能入气分血分而行气血之滞，用于气滞血瘀和饮食积滞所致胸腹胀痛等症；白术甘温补中，苦可燥湿，为补脾燥湿之要药，每用于脾虚不运或痰湿停留之证；二药配伍，具有燥湿化瘀之功。用于萎缩性胃炎，胃癌前期病变，肿瘤患者因痰瘀互结所致痰涎壅盛之证。如《上海中医杂志》石斛半夏汤（党参、石斛、徐长卿、莪术、谷芽、麦芽各 15 克，白花蛇舌草、藤梨根、蒲公英各 30 克，茯苓、白芍、连翘各 12 克，白术、半夏、佛手、枳壳各 10 克，桃仁 9 克，生甘草、红花皮、甘松各 6 克，川黄连 3 克，吴茱萸 2 克），可治疗胃癌。

2. 莪术与猪苓　莪术辛散苦泄，温通行滞，破血祛瘀，行气止痛，化积消癥，且能升高白细胞，抗癌肿；猪苓甘淡渗泄，利水渗湿，调节免疫功能。二药伍用，利水逐瘀抗癌，增加免疫功能和升高白细胞作用增强。如《江苏中医》豆芪汤（刀豆子 30 克，黄芪 30～50 克，人参、麦冬、白术、掌叶半夏、制天南星各 10 克，猪苓、巴戟天、锁阳、莪术各 15 克，肉桂 3 克），可治疗胃癌。

【各家论述】三棱、莪术经常用以消积除癥，但须用于实证。如中气不运而成积者，应健中焦佐以削磨积块之品，使积渐消。切不可不顾正气而一味攻伐。

日本东京药科大学系川秀治等 1979 年用小鼠 S_{180}，体内实验筛选了 112 种中草药，结果发现姜科植物的抗肿瘤活性较高。112 种药物中，共有 13 种姜科植物，而有活性的竟占 12 种，高达 92%，其中也包括了莪术。

【验方举例】原发性肝癌　［北京市酒仙桥医院江玉文］莪术汤：莪术 70克，柴胡 10克，陈皮 10克，三棱 10克，苍术 10克，红花 10克，白术 12克，茯苓 15克，丹参 20克，郁金 20克，甘草 3克。用法：水煎服。功能：疏肝健脾，活血祛瘀。主治：原发性肝癌。疗效：本方治疗 1 例，经 B 型超声波、肝同位素扫描检查，提示：肝右叶占位性病变，甲胎蛋白的对流免疫电泳阳性，诊断为原发性肝癌。患者治疗后病情逐渐改善，食欲增加，体重由 61.5 千克增至 69 千克，肝由右肋下 5 厘米回缩至 1.5 厘米，肝功能正常，甲胎蛋白转为阴性，住院 129 天，服中药 110 余剂，好转出院。继续服本方治疗 3 年余，复查肝同位素扫描示右叶膈顶部放射性稀疏区无明显变化，B 超示肝右叶占位病变，但肿块较前缩小，自明确诊断之日起，已存活 5 年。按：《图经本草》谓："莪术，治积聚诸气，为最要之药。"《证治准绳》记载"治癥结积聚"，可见莪术具有破血祛瘀、消积止痛之功效。本方重用莪术，取得一定疗效。［胡熙明. 中国中医秘方大全. 上海：文汇出版社, 1990.］

水蛭《神农本草经》

【概述】又名马蜞、马蛭、马蟥、肉钻子。为水蛭科动物蚂蟥 *Whitmania pigra* Whitman、水蛭 *Hirudo nipponica* Whitman 或柳叶蚂蟥 *Whitmania acranulata* Whitman 的干燥全体。全国大部分地区均出产，多属野生。夏秋两季捕捉。捕捉后洗净，用沸水烫死，切段晒干或低温干燥，生用，或用滑石粉烫后用。

【性味归经】味咸、苦，性平。有小毒。归肝经。

【功能主治】破血通经，逐瘀消癥。用于治疗食管癌、胃癌、肝癌、大肠癌、腹腔肿瘤、白血病、肱骨肉瘤、卵巢癌、子宫内膜癌等多种恶性肿瘤；血瘀经闭、癥瘕积聚、跌打损伤、心腹疼痛等病证。

【配伍应用】水蛭咸苦入血，破血逐瘀力强，主要用于癥瘕积聚，血滞经闭等证。早在《本经》即谓其"主逐恶血、瘀血、月闭，破血癥积聚，利水道。"仲景抵当汤、大黄䗪虫丸等均用之，是一味活血化瘀、消癌破结的佳药。现代药理研究证实，体外用伊红法表明此提取物注射液对肿瘤细胞具有抑制作用，体内实验对小鼠肝癌有抑制效果。水蛭唾涎提取物注入肺癌的小鼠体内，能防止肿瘤细胞的扩散。另外，本品抗高凝作用有利用抗癌药物及免疫活性细胞浸入癌组织杀伤癌细胞。临床常与其他抗癌药组成复方，治疗食管癌、胃癌、肝癌、大肠癌、腹腔肿瘤、白血病、肱骨肉瘤、卵巢癌、子宫内膜癌等多种恶性肿瘤。治食管癌，可与海藻软坚散结药配伍，如《朱良春精方治验实录》藻蛭散。治胃癌，可与硇砂、硼砂、明矾等化痰消积药配伍，如《中国中医秘方大全》引陕西省榆林县医院张世雄的硇蛭赭石汤。治肝癌，可与桃仁、红花、川芎、三棱、莪术、预知子、延胡索、土鳖虫等活血化瘀、行气止痛药配伍，如《孙桂芝实用中医肿瘤学》桃红四物汤合化积丸［桃仁 10 克，红花 10 克，川芎 10 克，熟地黄 12 克，莪术 10 克，三棱 10 克，延胡索 10 克，杭白芍 15 克，当归 10 克，香附 10 克，生牡蛎（先煎）30 克，预知子 20 克，郁金 10 克，炮穿山甲（代，先煎）10 克，水蛭 3 克，赭石（先煎）30 克，焦神曲 15 克，焦山楂 15 克，土鳖虫 10 克，白屈菜 6 克，凌霄花 6 克］；治大肠癌、肛门癌，可与海藻、半枝莲抗癌软坚药配伍，如《肿瘤临证备要》藻蛭散。治各种腹腔肿瘤，急、慢性粒细胞白血病，可与桃仁、大黄、黄芩、干地黄等活血逐瘀、清热益肾药配伍，如《抗癌中草药大辞典》大黄水蛭䗪虫丸（大黄 300 克，黄芩 60 克，甘草 90 克，桃仁 60 克，杏仁 60 克，芍药 120 克，干地黄 300 克，干漆 30 克，虻虫 60 克，水蛭 60 克，蛴螬 60 克，土鳖虫 30 克），炼蜜为丸，每丸重 3 克，每服 1 丸，每日 2 或 3 次，具有活血化瘀、益肾通络之功；治肱骨肉瘤，可与路路通、透骨草、威灵仙、徐长卿等通经活络药配伍，如《实用抗癌验方》水蛭虻虫汤；治卵巢癌，可与王不留行、草河车、豆蔻仁、白芷等药配伍，如《肿瘤研究》化癌丸（一）（水蛭 10 克，虻虫 10 克，土鳖虫 10 克，桃仁 10 克，王不留行 15 克，草河车 15 克，豆蔻仁 15 克，白芷 15 克，当归 15 克，郁金 15 克，赤芍 15 克，生牡蛎 30 克，夏枯草 30 克，陈皮 9 克，红花 9 克）；治子宫内膜癌，可与露蜂房、黄柏、黄连、龙胆等清热燥湿、解毒抗癌药配伍，如《集验中成药》蛭蜂丸（水蛭 10 克，蜂房 10 克，黄柏 10 克，虻虫 6 克，乳香 6 克，没药 6 克，黄连 6 克，牡丹皮 6 克，龙胆 6 克）。

【用法用量】水煎服，1.5～3 克；研末服，0.3～0.5 克。以入丸、散或研末服为宜。或以鲜活者放置于瘀肿局部吸血消瘀。

【处方须知】孕妇及月经过多者忌用。

【性能特点】水蛭专入血分，有破血逐瘀、通经利脉、去瘀生新之功。常与虻虫、土鳖虫等虫类药相须为用，增进疗效。临床常与其他抗癌药组成复方，治疗食管癌、胃癌、肝癌、大肠癌、腹腔肿瘤、白血病、肱骨肉瘤、卵巢癌、子宫内膜癌等多种恶性肿瘤。

【常用药对】水蛭与虻虫　水蛭软坚破血，通利血脉，逐瘀恶血，畅利经隧；虻虫通经血，利血脉，下瘀血，消癥瘕，攻坚积。两者相互为用，能明显增强破癥消瘕、荡涤瘀浊作用，治疗各种瘀血顽疾。临床上主要用于肝癌、子宫肌瘤、卵巢囊肿、纤维瘤等。如《恶性肿瘤名家传世灵验药对》引《金匮要略》大黄䗪虫丸。

【各家论述】

1. 近人张锡纯认为水蛭能"破瘀血而不伤新血，专入血分而不损气分"，评价甚高。但毕竟是一味化瘀的峻品，国医大师朱良春在临床中观察到，对有瘀血癌积而体气偏虚者，连服数日，患者即现面色萎黄，神疲乏力，血常规可见红细胞、血红蛋白及血小板数均有下降，呈现气血两伤之证。古人以为"有毒"，殆即由此而来。因而明确指出："凡症属体气亏虚，而脉又软弱无力者，虽有瘀滞癥癖，不宜轻率使用，或伍以补益气血之品始妥。"

2. 过量服用水蛭可致中毒，但关于水蛭中毒的临床报道较少。有1例服用200克水蛭致中毒死亡，患者服用2小时后，表现为肘膝关节僵硬，继之全身青紫，僵直，不能言语，最后昏迷，呼吸衰微，心搏微弱，抢救无效死亡。1例服用水蛭复方煎剂，出现变态反应，表现为全身出丘疹，灼热瘙痒，后出现面色苍白，呼吸困难，口唇发绀，四肢厥冷，出汗，血压下降等休克症状。

3. 救治：以对症处理为主。若出现呼吸困难和循环衰竭，应采取综合措施予以抢救。若发生过敏性休克，则应进行抗过敏、抗休克治疗。

【验方举例】

1. **中晚期食管癌** 通膈利咽散：水蛭10克，炙全蝎、蜈蚣各20克，僵蚕、露蜂房各30克。用法：散研细末，每服4克，每日3次。功能：消坚破结，解毒化瘀。主治：中晚期食管癌，部分能控制进展，部分可以临床缓解，延长生存期。[朱建平，马旋卿，强刚，等. 朱良春精方治验实录. 北京：人民军医出版社，2010.]

2. **胃癌** [陕西省榆林县医院张世雄]硇蛭赭石汤：水蛭2克，硇砂0.5克，夏枯草15克，党参15克，木香3克，白矾3克，硼砂3克，紫贝齿30克，槟榔10克，玄参10克，赭石30克，川大黄5克，丹参30克，陈皮6克。用法：水煎服。功能：理气化痰，攻积逐瘀。主治：胃癌。疗效：本方治疗胃癌67例，显效4例，有效12例，缓解24例，总有效率为59.7%；无效27例。按：硇砂、硼砂、白矾化痰消积；水蛭、丹参、槟榔、木香理气破瘀；党参、玄参等健脾生津。本方攻积逐瘀之力甚，溃疡型胃癌宜慎用。[胡熙明. 中国中医秘方大全. 上海：文汇出版社，1990.]

3. **肱骨肉瘤** 水蛭虻虫汤：水蛭6克，虻虫6克，地龙10克，土鳖虫6克，牵牛子6克，路路通10克，透骨草20克，水红花子10克，盘龙参10克，紫草10克，刘寄奴10克，莪术10克，血竭10克，威灵仙20克，徐长卿20克。用法：水煎，每日1剂，分2次服。功效：破血逐瘀，通经止痛，清热解毒。主治：本方适用于肱骨肉瘤，症见局部肿胀灼痛、皮肤变紫、逐渐加重、刺痛、压之痛剧、时如火烧，大便干，舌绛有瘀斑，脉涩。［常敏毅. 实用抗癌验方. 北京：中国医药科技出版社, 1993.］

地龙《神农本草经》

【概述】又名蚯蚓、曲蟮、土龙。为钜蚓科动物参环毛蚓 *Pheretima aspergillum*（E. Perrier）、通俗环毛蚓 *Pheretima vulgaris* Chen、威廉环毛蚓 *Pheretima guillelmi*（Michaelsen）或栉盲环毛蚓 *Pheretima pectinifera* Michaelsen 的干燥体。前一种习称"广地龙"，主产于广东、广西、福建等地；后三种习称"沪地龙"，主产于上海一带。

广地龙春季至秋季捕捉，沪地龙夏秋两季捕捉，及时剖腹部，除去内脏及泥沙，洗净，晒干或低温干燥，生用或鲜用。

【性味归经】味咸，性寒。归肝、脾、膀胱经。

【功能主治】清热息风，通络，平喘，利尿。用于治疗食管癌、胃癌、肝癌、肺癌、鼻咽癌、颅内肿瘤、卵巢癌等多种恶性肿瘤；痹证、高热惊痫、癫狂、气虚血滞、半身不遂、肺热哮喘、小便不利、尿闭不通等病证。

【配伍应用】地龙咸寒入肝，息风止痉，清热定惊；善行走窜，走血分，通行经络；咸寒走下入肾，能清热结而利水道；性寒降泄，又长于清肺平喘。现代药理研究表明，地龙有良好的抗癌效用。其中地龙提取物有很强的抗癌活性，对人型结肠癌、肝癌细胞和小鼠移植性肉瘤等均有明显的抑制作用。对人宫颈癌抑制率达 50%～70%。对胃癌细胞生长亦有直接抑制作用。地龙注射液对体外培养的人鼻咽癌细胞株 CNE-2 有明显的放射增敏作用，可明显促进癌细胞氧耗增加。地龙抗肿瘤作用机制与调节机体免疫功能有关。临床常与其他抗癌药组成复方，治疗食管癌、胃癌、肝癌、肺癌、鼻咽癌、颅内肿瘤、卵巢癌等多种恶性肿瘤。治食管癌，可与守宫、猪胆、羊胆、狗胆配伍同用，具有消炎解毒、通络散结之功，如《百病中医膏散疗法》龙虎三胆散。治胃癌，可与蜈蚣、乌梢蛇、土鳖虫、三七、穿山甲（代）同用，具有搜风通络、化瘀散结之效，如《集验中成药》四虫丸；治肝癌，可与蜈蚣、土鳖虫、蝼蛄虫、鼠妇伍用，有通络止痛、解毒抗癌之能，如《民间秘方治百病》五虫散；治肺癌，可与当归、赤芍、生地黄、五灵脂、莪术等理气活血化瘀药配伍，如北京中医药大学东直门医院化瘀消痛汤；治鼻咽癌，可与夏枯草、海藻、礞石、钩藤等药同用，如《肿瘤病良方》三虫汤［夏枯草、海藻、礞石各 30 克，昆布、钩

肿瘤本草

藤各 24 克，赤芍 15 克，蜂房、苍术各 12 克，桃仁、白芷、生南星（先煎）、制远志、石菖蒲、地龙、蜈蚣、全蝎各 6 克］。治颅内肿瘤，可与生天南星、生半夏、茯苓、夏枯草、菊花、石菖蒲等药配伍，如《抗癌中草药大辞典》半夏茯苓散。治卵巢癌，可与露蜂房、蛇蜕、血余炭、棕榈炭、木鳖子配伍，如《肿瘤研究》平瘤丸。

【用法用量】水煎服，4.5～9 克。鲜品 10～20 克。研末吞服，每次 1～2 克；外用适量。

【性能特点】地龙为咸寒清降之品，能清热定惊，通络止痛，清肺平喘，利尿通淋。临床常与其他抗癌药组成复方，治疗食管癌、胃癌、肝癌、肺癌、鼻咽癌、颅内肿瘤、卵巢癌等多种恶性肿瘤。

【常用药对】地龙与守宫　地龙味咸性寒，入肝、脾、膀胱三经，既可舒肺平喘、息风止痉，又能祛风清热，通络止痛，还可治疗气虚血瘀，经络不利所致的半身不遂，尚可清热利尿及治疗肝阳上亢所引起的眩晕诸症。守宫咸寒有小毒，有镇惊息风、软坚散结的之功。二药配伍临床多用于颅内肿瘤，其病因往往由于肾元本虚，肝阴亏损，而见风动挟瘀，表现为头痛、眩晕及视力改变等，守宫上可祛风除积，地龙下可通络利水，二药合用可明显改善患者的临床症状。如《抗癌中草药大辞典》半夏茯苓散。

【各家论述】过量服用地龙可致中毒，主要表现为头痛，头昏，血压先升高后降低，腹痛，胃肠道有时有出血现象，心悸，呼吸困难。地龙制剂注射给药，个别患者可出现过敏性休克，故对过敏体质患者应慎用地龙制剂。

【验方举例】肝癌　［抗癌中药药理与应用］地龙、炙鳖甲、炙穿山甲（代）、夏枯草、牡丹皮、炒白术、珠儿参、太子参各 12 克，预知子、生天南星各 15 克，守宫 3 条，绿萼梅 9 克，玫瑰花 9 克，牡蛎、板蓝根、地柏枝、金银花各 30 克，茯苓 30 克。用法：水煎服，每日 1 剂。［黄红兵. 抗肿瘤中药临床应用与图谱. 广州：广东科技出版社，2008.］

第 13 章 以毒攻毒类

凡具有一定毒性药物，并以毒制毒，称为以毒攻毒类药物。

此类药物主要用于邪毒病证。现代药理研究证实，此类药物可以促进肿瘤细胞凋亡、诱导肿瘤细胞分化、抑制肿瘤转移，对放疗、化疗具有增敏作用。

守宫《神农本草经》

【概述】又名壁虎、蝎虎、天龙，广东地区称其为盐蛇。属壁虎科动物无蹼壁虎 *Gekko swinhoanna* Gunther、无疣壁虎 *Gekko subpalmatus* Gunther 多疣壁虎 *Gekko japonicus*（Dumeril&Bibran）和蹼趾壁虎 *Gekko chinensis* Grag 等的干燥全体。

【性味归经】味咸，性寒。有小毒。归心、肝经。

【功能主治】祛风定惊，解毒散结，抗癌抑癌。用于治疗食管癌、胃癌、肝癌、肺癌、喉癌、颅内肿瘤等多种恶性肿瘤；瘰疬、小儿惊风、抽搐痰壅、中风瘫痪、手足不举或历节风痛。

【配伍应用】守宫味咸而性寒，入心肝二经，具有祛风定惊，解毒散结，抗癌抑癌之功。国医大师朱良春教授认为：守宫是一味善于攻散气血之凝结，祛风定惊以镇肝，通络起废蠲痹瘫，解毒消坚医疮瘤之佳品。药理研究表明，本品有一定的抗癌效用。体外实验显示，守宫水溶液能明显抑制人体肝癌细胞呼吸。近 30 年来的临床研究证实，本品对食管癌、肺癌、原发性肝癌、宫颈癌、淋巴癌等恶性肿瘤确有较好的疗效。临床常与其他抗癌药组成复方，治疗食管癌、胃癌、肝癌、肺癌、喉癌、颅内肿瘤等多种恶性肿瘤。如与全蝎、露蜂房、僵蚕、煅赭石配伍同用，可治疗晚期食管癌，如《朱良春用药经验集》利膈散；与蜣螂、硇砂、硼砂、火硝、土鳖虫、蜈蚣、梅花、冰片同伍，可治疗胃癌，如《朱良春精方治验实录》胃癌散；治疗肝癌的蜣蛭散（蜣螂、全蝎、蜈蚣、水蛭、僵蚕、守宫、五灵脂各等份），研细末，每服 4 克，每日 2 次，有解毒消癥、化瘀止痛之功，抗癌药效较强；治肺癌，可与白花蛇舌草、猫爪草、猪苓、薏苡仁等利水解毒药配伍，如《广西中医药》蛇草半夏汤［白花蛇舌草、猫爪草、猪苓（或泽泻）、大蓟、小蓟、延胡索、黄芪、党参、生半夏、生胆南星各 20 克，黄芩 15 克，三七 6 克，薏苡仁 30 克，守宫（或蜈蚣）2条（研末冲服）］；治晚期喉癌，可与蛤粉、僵蚕、全蝎、蜈蚣、硼砂、露蜂房、粳米同用，如甘肃中医学院华良才的天龙舒喉方；治颅内肿瘤，可与夏枯草、海藻、石见穿、野菊花、生牡蛎等药配伍，如《抗癌中草药大辞典》脑瘤汤。

【用法用量】水煎服，6～12 克。焙后散剂 1～2 克；外用焙炭调敷疮口，有收敛之功。

【处方须知】少数病人服后有咽干、便秘的症状。另用麦冬、决明子各 9 克泡茶饮，可以改善。

【性能特点】守宫味咸性寒，具有祛风定惊，解毒散结，抗癌抑癌之功。临床常与其他抗癌药组成复方，治疗食管癌、胃癌、肝癌、肺癌、喉癌、颅内肿瘤等多种恶性肿瘤。

【常用药对】守宫与地龙　守宫咸寒有小毒，有镇惊息风、软坚散结的作用；地龙味咸性寒，既可舒肺平喘、息风止痉，又能祛风清热、通络止痛；二药合用，具有软坚散结、通络止痛、息风镇惊之功。如《抗癌中草药大辞典》半夏茯苓散。

【验方举例】

1. 喉癌　［甘肃中医学院华良才］天龙舒喉方：守宫 25 条，蛤粉 50 克，粳米 60 克三药同炒至米焦黄，僵蚕 15 克，全蝎 15 克，蜈蚣 10 条，硼砂 15 克，露蜂房（烧存性）30 克。用法：共研细末，装入胶囊，每服 4 粒，每日 3 次，温开水送服。加减：临床使用配合应用软坚散结汤剂：夏枯草 15 克，山慈菇 15 克，重楼 15 克，威灵仙 15 克，猫爪草 25 克，鸡内金 15 克，生牡蛎 30 克，太子参 15 克，焦山楂 10 克，神曲 10 克，麦芽 10 克，米醋 20 毫升，水煎服。功能：软坚散结。主治：晚期喉癌。疗效：本方治疗 1 例晚期喉癌（Ⅰ级鳞状上皮细胞癌），治疗 120 天后症状全消，喉镜检查肿块已消，声带运动闭合良好，随该 7 年未见复发。按：华氏认为，喉癌晚期不宜活血化瘀，以免肿瘤进一步扩散。宜软坚散结为主。故方中以守宫、全蝎、蜈蚣、僵蚕、露蜂房等虫类药搜风化痰散结，合用夏枯草、猫爪草、牡蛎等汤剂以软坚散结。［胡熙明. 中国中医秘方大全. 上海：文汇出版社，1990.］

2. 食管癌　［湖北省武汉市第一医院韩美珍］壁虎奶黄方：守宫 1 份，薏苡仁 3 份，木馒头 3 份，黄药子 3 份。用法：上药入白酒浸泡 2 周饮服。功能：活血通利，解毒消肿。主治：食管癌。疗效：本方治疗 62 例食管癌，其中完全梗阻 14 例，能进流质 36 例，进半流质 12 例。治后患者梗阻症状均有所缓解。其中能进半流质达 29 例，饮普食达 33 例。缓解存活时间在 3 年以上者 1 例，2 年以上者 6 例，1 年以上者 4 例，半年左右者 36 例，2～3 个月 15 例。按：守宫又名壁虎，善能解毒散结，破癥瘕，治恶疮；薏苡仁、黄药子、奶母子具消肿解毒、促进食欲之功。［胡熙明. 中国中医秘方大全. 上海：文汇出版社，1990.］

3. 晚期食管癌　利膈散：守宫、全蝎、露蜂房、僵蚕、煅赭石各 30 克。用法：共研极细末，每次服 4 克，每日 3 次。功能：抗癌消瘤，软坚破结，降气利膈。主治：晚期食管癌。有宽膈、消瘤、降逆之功，能缓解梗阻，改善吞咽困难，延长存活期，部分食管狭窄减轻或癌灶消失。［朱步先，等. 朱良春用药经验集. 长沙：湖南科学技术出版社，2008.］

4. 肝癌　守宫 100 条。用法：低温烘干，研极细末，每次服 2 克，每日 3 次。功能：解毒消坚，通络定痛，并有强壮作用。主治：肝癌。按：少数病例服后有咽干、便秘现象，可取麦冬、决明子各 10 克水泡代茶饮之。［朱建平，马旋卿，强刚，等. 朱良春精方治验实录. 北京：人民军医出版社，2010.］

蜂房《神农本草经》

【概述】又名露蜂房。为胡蜂科昆虫果马蜂 Polistes olivaceous（DeGeer）、日本长脚胡蜂 P. japonicus Saussure 或异腹胡蜂 Parapolybia varia Fabricius 的巢。全国均有，南方较多，均为野生。全年可采，但常以秋冬两季采收。晒干或蒸，除去死蜂死蛹后再晒干，剪块生用或炒用。

【性味归经】味甘，性平。归胃经。

【功能主治】攻毒杀虫，祛风止痛。用于治疗食管癌、胃癌、肝癌、肺癌、鼻咽癌、乳腺癌、骨癌、卵巢癌等多种恶性肿瘤；疮疡肿毒，乳痈、瘰疬、顽癣瘙痒、癌肿、风湿痹痛、牙痛、风疹瘙痒、阳痿、喉痹等病证。

【配伍应用】蜂房味甘气缓，性平有毒，走表达里，外拔内攻，攻毒杀虫，攻坚破积，又性主走窜，而通经入骨，搜风止痛。《本草三家合注》张隐庵曰：蜂房水土结成，又得雾露清之气，故主祛风解毒，镇惊清热。现代药理研究表明，蜂房中的有效成分能抑制肿瘤生长，对有肿瘤细胞有直接杀伤的功用。蜂房提取物对肉瘤 S_{180} 的生长有一定的抑制作用，亚甲蓝法对胃癌有效，能抑制人肝癌细胞；蜂胶中一种生物活性成分，咖啡酸苯乙酯（CADE），可抑制 2

肿瘤本草

种肿瘤细胞系的生长，调节这 2 种肿瘤细胞系中与肿瘤相关抗体的表达；不同浓度的蜂胶丙二醇溶液对 S_{180} 细胞肉瘤、胚胎性癌细胞（EC）生长均有明显的抑制作用。临床常与其他抗癌药组成复方，治疗食管癌、胃癌、肝癌、肺癌、鼻咽癌、乳腺癌、骨癌、卵巢癌等多种恶性肿瘤。如治食管癌，可与水蛭、炙全蝎、蜈蚣、僵蚕配伍，具有消坚破结、解毒化瘀之功，如《朱良春精方治验实录》通膈利咽散。《抗癌良方》用蜂房与山豆根、全蝎、生姜、旋覆花、代赭石、生半夏、瓦楞子、料姜石配伍同用，可治疗食管癌、胃癌。治肝癌，可与龟甲、鳖甲、生牡蛎等软坚散结药配伍，如《癌瘤中医防治研究》金甲丸。与白花蛇舌草、半枝莲、穿心莲、山豆根等清热解毒药配伍，可治肺癌，如《新中医》山龙露蜂丸。与柴胡、辛夷、苍耳子等疏肝解郁、宣肺通窍药配伍，可治疗鼻咽癌，如《中医癌瘤证治学》柴辛汤。治乳腺癌，可与穿山甲（代）、黄芪、延胡索、乳香、参三七、五灵脂等活血化瘀、通络止痛药配伍，如陕西省军区门诊部胡荣景的芪甲蠲岩汤［黄芪 60 克，茯苓 15 克，延胡索 15 克，当归 30 克，肉苁蓉 30 克，穿山甲（代）9 克，乳香 9 克，露蜂房 9 克，重楼 9 克，蛇蜕 9 克，蜈蚣 5 克，参三七 3 克，五灵脂 12 克，生牡蛎 30 克，夏枯草 10 克，金果榄 9 克］；治骨癌，可与党参、黄芪、当归、熟地黄、甘草等补益气血药配伍，如《中国中医秘方大全》引赵茂初的蛇虫参藤汤。若与皂角刺、制香附、陈皮等软坚行气导滞药配伍，可治疗卵巢癌及卵巢囊肿恶性变瘀热互结型，如《中国现代名医验方荟海》消瘤丸。

【用法用量】外用适量，研末用油调敷或煎水漱口，或熏洗患处。内服，3～5 克。

【处方须知】气血虚弱者慎用。

【性能特点】露蜂房甘平有毒，既能以毒攻毒，攻毒消肿，又能祛风止痛。临床常与其他抗癌药组成复方，治疗食管癌、胃癌、肝癌、肺癌、鼻咽癌、乳腺癌、骨癌、卵巢癌等多种恶性肿瘤。

【常用药对】蜂房与全蝎　蜂房味甘性平，功专祛风攻毒、散肿止痛、益肾助阳；全蝎味辛咸性平，能解毒散结，用于治疗疮疡肿毒、瘰疬结核等。二药配伍合用，能增强抗癌之力，并能有效缓解癌性疼痛，临床可用于各种晚期癌症的治疗。如《中医癌瘤证治学》艾蜂汤。

【各家论述】蜂房的中毒症状，早期多表现为食欲不振、疲倦、恶心、呕吐，继而出现头痛、腰痛、面部及四肢水肿、少尿等。其中的挥发油对实验动物有相当毒性，可引起急性肾炎等损害

【验方举例】肺癌　艾蜂汤：蜂房、蛇蜕、全蝎各 9 克，生艾叶 18 克，陈

皮 9 克，生黄芪 30 克，山豆根 9 克，清半夏 15 克，茯苓 9 克，生甘草、生姜
9 克。用法：以上药物，水煎分 2 次温服，每日 1 剂。功能：镇咳祛痰，软坚
化瘀，补气活血。主治：肺癌中期，症见咳嗽、咳脓样痰、胸痛剧烈、气短者。
加减：胸腔积液者加葶苈子、龙葵；咯血者加三七、仙鹤草；胸痛者加郁金、
丹参、全瓜蒌。按：本方适用于肺癌中期气虚邪盛者。邪乃痰、毒、瘀入结，
脾不健运，湿邪凝聚，气机阻滞，血脉瘀阻，复受热毒之邪侵袭，痰、毒、瘀
久结，病久耗气乃成本证。宜祛邪扶正兼顾。方中蜂房辛平，解毒抗癌，消肿
止痛，以祛毒邪；生艾叶理气血，止咳化痰平喘，二药合用，则痰、毒、瘀邪
可祛，故为主药；蛇蜕、山豆根、全蝎解毒消肿以助蜂房；生黄芪补气升阳，
托毒抗癌；清半夏、陈皮、茯苓、甘草、生姜燥湿化痰，理气和中。诸药合用
补气托毒以增强免疫功能，攻毒消肿以抑杀癌细胞。［贾堃. 中医癌瘤证治学.
西安：陕西科学技术出版社，1989.］

全蝎 《蜀本草》

【概述】又名全虫、蝎子、钳蝎、山蝎。为钳蝎科动物东亚钳蝎 *Buthus martensii* Karsch 的干燥体。主产于河南、山东、湖北、安徽等地。清明至谷雨
前后捕捉者，称为："春蝎"，此时未食泥土，品质较佳；夏季产量较多，称为
"伏蝎"。饲养蝎一般在秋季，隔年收捕一次。野生蝎在春末至秋初捕捉，捕得
后，先浸入清水中，等其吐出泥土，置沸水或沸盐水中，煮至全身僵硬，捞出，
置通风处，阴干。

【性味归经】味辛，性平；有毒。归肝经。

【功能主治】息风镇痉，攻毒散结，通络止痛。用于治疗食管癌、胃癌、
肝癌、大肠癌、肺癌、鼻咽癌、乳腺癌、子宫颈癌等多种恶性肿瘤。痉挛抽搐、
疮疡肿毒、瘰疬结核、风湿顽痹、顽固性偏正头痛等病证。

【配伍应用】全蝎主入肝经，性善走窜，循表至里，味辛有毒，其性峻烈，
具有息风镇痉、攻毒散结、通络止痛之功。《玉楸药解》云：其"穿筋透骨"。
现代药理研究表明，本品有较好的抗癌效用。全蝎提取液对网状细胞肉瘤
（SRS）实体瘤和乳腺癌（MA-737）有较好的抑制作用。全蝎提取液可使体外
培养的 Hela 癌细胞全部死亡，可抑制肉瘤（S_{180}）及肺腺癌（LA-795）的生长，
而且兼有预防和治疗作用。临床常与其他抗癌药组成复方，治疗食管癌、胃癌、
肝癌、大肠癌、肺癌、鼻咽癌、乳腺癌、子宫颈癌等多种恶性肿瘤。临床常与
蜈蚣相须为用，以增强疗效，如治食管癌，可与水蛭、蜈蚣、僵蚕、露蜂房配

伍，具有消坚破结、解毒化瘀之功，如《朱良春精方治验实录》通膈利咽散。用治胃癌，可与党参、蜈蚣、露蜂房、陈皮等健脾和胃、通络散结药配伍，如《陕西中医》党参蜈蚣散［党参（或人参）、瓦楞子各 30 克，茯苓、清半夏、陈皮各 15 克，白术、露蜂房、全蝎各 10 克，黄芪、料姜石各 60 克，蜈蚣 2 条］；治肝癌，可与蛄螂、蜈蚣、水蛭、僵蚕、守宫、五灵脂等份为末，每日 6 克，分 2 次服，如《实用单方验方大全》全虫散；治大肠癌，可与乌梢蛇、生薏苡仁、制硇砂、瓜蒌等搜风杀毒、消肿祛湿药配伍，如《新中医》消瘤片（乌梢蛇 100 克，蜈蚣 25 克，全蝎 25 克，生薏苡仁 200 克，制硇砂 10 克，皂角刺 50 克，瓜蒌 100 克）研细末，制成片，每服 2 克，每日 3 次，具有搜风杀毒、消肿祛湿之功；治肺癌，可与冬虫夏草、百部等药配伍，如《实用中西医结合杂志》全蝎冬虫散（全蝎 200 克，蜈蚣 160 条，白花蛇舌草、半枝莲、冬虫夏草、百部各 1200 克），研末，30 克，每日 2 次口服，具有化痰止咳、养阴益阴之功。若与辛夷、苍耳子等通透鼻咽药配伍，可治疗鼻咽癌，如《中医癌瘤证治学》干慈丸（炒干漆、郁金、山慈菇、辛夷、露蜂房、全蝎、苍耳子、料姜石各 30 克，千金子、五倍子各 9 克）。若与柴胡、木香、青皮、化橘红等疏肝理气药配伍，可治疗乳腺癌，如《抗癌中草药大辞典》全蝎蜈蚣汤［全蝎 12 克，蜈蚣 12 克，生穿山甲（代）15 克，净僵蚕 12 克，生大黄 30 克，柴胡 12 克，白芍 9 克，木香 9 克，乳香 12 克，没药 12 克，山栀子 12 克，青皮 9 克，陈皮 9 克，连翘 12 克，化橘红 9 克，川贝母 12 克，赤芍 12 克，牡丹皮 6 克，蒲公英 30 克，金银花 15 克，生甘草 5 克］。若与人指甲、黄连、黄柏、龙胆草等清热利湿药配伍，可治疗子宫颈癌，如《中国中医秘方大全》引上海中医药大学附属曙光医院雷永仲的愈黄丹方。

【用法用量】水煎服，3～6 克。研末吞服，每次 0.6～1 克；外用适量。

【处方须知】全蝎有毒，用量不宜过大。孕妇慎用。

【性能特点】全蝎有息风止痉、通络散结之功，以辛散、走窜、攻毒为功能特点，为治外风之要药。临床多与蜈蚣、白僵蚕等虫类药物相须配伍，增强其息风止痉，通络散结之功效，治疗食管癌、胃癌、肝癌、大肠癌、肺癌、鼻咽癌、乳腺癌、子宫颈癌等多种恶性肿瘤。

【常用药对】全蝎与蜈蚣　全蝎善于走窜，祛风通络，败毒散结，息风镇痉，穿筋透骨，逐瘀通痹；蜈蚣息风镇痉，攻毒散结，去恶血。二药均善于走窜搜剔，能入络搜剔深在之风毒，合用祛风活络、息风止痉功效增强，又善于解毒，有以毒攻毒、散结解毒之功。其相须配伍后，抗癌作用明显倍增，通络止痛作用增强。如《现代中医药应用与研究大系》抗癌灵（全蝎、蜈蚣、白花蛇、水蛭各 30 克，硇砂 5 克，蟾酥 1 克，炒薏苡仁 50 克，鲜泽漆 60 克），研细末装入胶囊，每次 2～4 克，每日 3 次，具有搜风通络、利湿止痛之功，多用于癌性疼痛，其止痛总有效率为 80%。

【各家论述】

1. 全蝎药用常规剂量很少出现毒性反应。个别人可产生变态反应。全蝎，人的中毒量为 30～60 克，亦有报道 1 次吞服全蝎粉 21 克致中毒者。亦有报道 1 例服全蝎 6 克引起蛋白尿。

2. 全蝎含蝎毒，类似蛇毒神经毒，毒性剧烈。中毒的症状表现：头昏、头痛，四肢强直性痉挛，继而血压升高，出现溶血、心悸、心慌、烦躁不安。严重时可出现全身无力、血压下降、呼吸困难、发绀，昏迷，可因呼吸麻痹而死亡。出现变态反应者，全身起过敏性皮疹，瘙痒难忍。

3. 中毒后急救措施：①早期催吐、洗胃，服活性炭末，灌肠；②心动过缓，肌注阿托品，并补钙剂；③呼吸循环衰竭者，可用中枢兴奋药、强心及升压药；④过敏者，给予激素及抗组胺药；⑤中医疗法：金银花 30 克，半边莲、甘草各 9 克，土茯苓、绿豆各 15 克，水煎服。

【验方举例】 乳腺癌 ［江苏省靖江卫生学校潘金邦］五虎下川汤：全蝎 12 克，蜈蚣 12 克，生穿山甲（代）15 克，净僵蚕 24 克，生大黄 30 克，柴胡 12 克，白芍 9 克，木香 9 克，乳香 12 克，没药 12 克，山栀子 12 克，青皮 9 克，陈皮 9 克，连翘 12 克，化橘红 9 克，川贝母 12 克，赤芍 12 克，牡丹皮 6 克，蒲公英 30 克，金银花 15 克，生甘草 5 克。用法：水煎服。配合服用蟾蛋散（大蟾蜍 1 只，小黑蛋 1 枚，火烤研末即成）。功能：活血祛瘀，消肿止痛。主治：乳腺癌。加减：阴虚者加玄参、生牡蛎、鲜生地黄、地骨皮、昆布、海藻、乌梅；大便秘结加玄明粉；气血两虚加黄芪、党参、白术、当归、阿胶。疗效：本方治疗 1 例乳房癌患者，随访 30 年未复发。按：服本方有轻度药物反应，主要表现为腹痛、腹泻、头晕、呕吐、复视等。如反应较重，可减量或停服。［胡熙明. 中国中医秘方大全. 上海：文汇出版社，1990.］

蜈蚣 《神农本草经》

【概述】 又名天龙、吴公、百脚、百足虫。为蜈蚣科动物少棘巨蜈蚣 *Scolopendra subspinipes mutilans* L. Koch 的干燥体。主产于江苏、浙江、湖北、湖南、河南、陕西等地。春夏两季捕捉，用竹片插入头尾，绷直，干燥。

【性味归经】 味辛，性温；有毒。归肝经。

【功能主治】息风镇痉，攻毒散结，通络止痛。用于治疗食管癌、胃癌、肝癌、喉癌、肺癌、甲状腺癌、骨癌、恶性淋巴瘤、皮肤癌等多种恶性肿瘤；痉挛抽搐、疮疡肿毒、瘰疬结核、风湿顽痹、顽固性头痛等病证。

【配伍应用】蜈蚣辛温燥烈，走串性猛，行表达里，无所不至，具有息风镇痉、攻毒散结、通络止痛之功。张锡纯提出：蜈蚣"走窜之力最速，内而脏腑，外而经络，凡气血凝聚之处，皆能开之"。现代药理研究表明，本品有较好的抗癌效用。其提取物对肉瘤（S_{180}）、宫颈癌、网织细胞肉瘤（Ars）、黑色素瘤、白血病等均有较明显的抑制作用，并对人肝癌及胃癌细胞有效。临床常与其他抗癌药组成复方，治疗食管癌、胃癌、肝癌、喉癌、肺癌、甲状腺癌、骨癌、恶性淋巴瘤、皮肤癌等多种恶性肿瘤。临床常与全蝎相须为用，以增强疗效，治食管癌，如《抗癌中草药大辞典》蜈蚣大黄汤。治胃癌，可与僵蚕、炮山甲（代）、制马钱子、硫黄配伍，具有消瘀止痛、解毒抗癌之功，如《朱良春精方治验实录》消癌丸。若与乳香、生半夏、没药、全蝎等活血止痛药配伍，可治疗肝癌晚期疼痛剧烈者，如《癌瘤中医防治研究》香松散。用治喉癌，可与全蝎、白僵蚕、土鳖虫、鸡蛋同用，如《四川中医》四虫方。若与三棱、莪术、赤芍、丹参、延胡索等活血化瘀、消积行气止痛药配伍，可治疗肺癌中晚期，如《福建中医药》化瘀消滞方。若与金银花、白花蛇舌草、海藻、昆布等清热解毒、软坚散结药配伍，可治疗甲状腺癌，如《抗癌中草药制剂》二虫合剂。《河北中医》用蜈蚣与穿山甲（代）、三七、人参、麝香、全蝎同用，可治疗原发性骨癌。《肿瘤的诊断与防治》用蜈蚣与蜂蜜、五倍子、黑醋，研磨成膏，外敷，可治疗恶性淋巴瘤、皮肤癌。

【用法用量】水煎服，3～5克。研末冲服，每次0.6～1克；外用适量。

【处方须知】蜈蚣有毒，用量不宜过大。孕妇忌用。

【性能特点】蜈蚣为息风通络、攻毒散结之品。可用于破伤风搐搦惊厥、筋骨风湿痹痛、恶疮肿毒等病证。其功效与全蝎相似，两者多配伍相须使用。临床常与其他抗癌药组成复方，治疗食管癌、胃癌、肝癌、喉癌、肺癌、甲状腺癌、骨癌、恶性淋巴瘤、皮肤癌等多种恶性肿瘤。

【常用药对】蜈蚣与莪术　《素问·至真要大论》云"坚者消之，留者攻之，结者散之，客者除之"的原则，盖有形之积，以攻为是。采毒药蜈蚣以攻病，借虫药血中搜逐，以攻通邪结；莪术辛散，走而不守，既入所分，又入血分，长于行气导滞，破瘀消积，为治疗积聚之要药。正如《医家心法》中所言："凡行气破瘀血，消积散结，皆用之。"二药合用攻剔癥结之瘀滞。将此配入复方中应用多例皆验。如《福建中医药》化瘀消滞方。

【各家论述】

1. 国医大师朱良春教授认为：蜈蚣入药不必去其头足，可得气味之全，否则反损药力。

2. 蜈蚣如一次内服超过 10 条，可致引起周身红色斑块，其斑块比黄豆大，压之褪色，而以肘、膝关节部为多见。停药二三日后，可自行消失。其机制尚不明了，可能为溶血蛋白的毒性作用。因此，对剂量需注意掌握，一次煎剂不宜超过 10 条，散剂不超过 4 克。

3. 蜈蚣用量过大可引起中毒反应，中毒表现为：恶心、呕吐、腹痛、腹泻、心跳缓慢、血压下降、呼吸困难，甚至不省人事。出现溶血反应时，尿呈酱油色、排黑便，并出现溶血性贫血症状。出现过敏反应者，全身起过敏性皮疹，奇痒难忍，严重者可出现过敏性休克。另有服用蜈蚣致肝功能损害及急性肾功能衰竭者。

4. 中毒后急救措施：①早期催吐、洗胃；②心动过缓者，肌注阿托品等；③呼吸循环衰竭者，可用中枢兴奋剂、强心及升压药；④过敏者，给予抗过敏治疗；⑤中医疗法：可用茶叶适量，泡水频服；或用凤尾草 120 克，金银花 90 克，甘草 60 克，水煎服。

【验方举例】

1. 食管癌　［百病中医膏散疗法］蜈蚣（瓦上焙黄）2 条，炮山甲（代）6 克，土鳖虫（焙黄）6 克，延胡索 6 克，血琥珀 6 克，郁金 6 克。用法：共研极细末，每次口服 3 克，每日 3 次，温开水冲服。功能：搜风通络，散瘀化结。［程爵棠，程功文. 中国丸散膏丹方药全书. 北京：学苑出版社，2010.］

2. 子宫颈癌　［湖北省随州市中医医院陈明信］蝎蜈软化汤：蜈蚣 3 条，全蝎 6 克，昆布 24 克，海藻 24 克，当归 24 克，续断 24 克，半枝莲 24 克，白花蛇舌草 24 克，白芍 15 克，香附 15 克，茯苓 15 克，柴胡 9 克。用法：水煎服。云南白药 2 克，吞服。功能：理气化瘀，软坚解毒。主治：子宫颈癌。加减：脾湿带下甚者加怀山药 24 克，萆薢 24 克；中气下陷者加黄芪 15 克，升麻 10 克，白术 10 克；肝肾阴虚者加生地黄 15 克，玄参 15 克；便秘甚者加火麻仁 24 克；腹胀痛者加沉香 6 克，枳壳 15 克，延胡索 15 克。疗效：用本方治疗子宫颈癌 13 例，结果存活 20 年者 1 例；13 年以上者 3 例；8 年以上者4 例，2 年以上者 3 例，半年存活 2 例。按：方中蜈蚣、全蝎活血化瘀；昆布、海藻软坚散结；半枝莲、白花蛇舌草清热解毒，现代药理研究证明有抑癌作用；柴胡、香附疏肝理气解郁；当归、白芍养血补血。全方扶正攻癌，结合辨证加减取得良好疗效。［胡熙明. 中国中医秘方大全. 上海：文汇出版社，1990.］

肿瘤本草

蟾酥 《药性论》

【概述】又名蟾蜍眉脂、癞蛤蟆浆、蛤蟆浆、蛤蟆酥。为蟾蜍科动物中华大蟾蜍 *Bufo bufo gargarizans* Cantor 或黑眶蟾蜍 B. *melan ostictus* Schneider 的耳后腺及皮肤腺分泌的白色浆液，经加工干燥而成。主产于河北、山东、四川、湖南、江苏、浙江等地。多为野生品种。夏秋两季捕捉蟾蜍，洗净体表，挤取耳后腺及皮肤腺的浆液，盛于瓷器内（忌与铁器接触），晒干贮存。用时以碎块置酒或鲜牛奶中溶化，然后风干或晒干。

【性味归经】味辛，性温。有毒。归心经。

【功能主治】攻毒消肿，通窍止痛，强心利尿。用于治疗食管癌、贲门癌、肝癌、失荣及瘿瘤、乳岩、瘰疬、肺癌、脑肿瘤、皮肤癌等多种恶性肿瘤；痈疽疔疮、咽喉肿痛、牙痛、痧胀腹痛、神昏吐泻等病证。

【配伍应用】蟾酥味辛性温而有毒，其功效为攻毒消肿，通窍止痛，强心利尿。其攻毒消肿作用可靠，凡痈疽疔疮，无名肿毒，癌肿恶疮，咽喉肿痛诸疾，外敷、内服皆极有效验，为外科颇为推崇的常用药物。近代药理研究发现，本品有抗癌活性，并认为可能通过扶正（改善全身状况、升高白细胞、防辐射伤害等）与驱邪（抑制肿瘤细胞）两方面作用实现的。只要剂量适当，不良反应较一般抗癌药小。其抗癌作用可以认为是历代应用本品治疗"恶肿"的发展，是值得进一步深入研究的有希望抗癌药物。临床可单用，或入复方使用，治疗食管癌、贲门癌、肝癌、失荣及瘿瘤、乳岩、瘰疬、肺癌、脑肿瘤、皮肤癌等多种恶性肿瘤。用蟾酥水溶液注射液口服，每次 2 毫升（10 毫克），每日 3 次，少数病人最初 1～2 个月肌内注射，每次 2 毫升，每日 2 次，后全部改用口服，治疗食管癌、贲门癌 110 例，观察到疗效虽不如手术组，但手术后应用蟾酥水溶液，其 1 年及 2 年生存率均高于单纯手术切除组。蟾酥与蜈蚣、儿茶、参三七、丹参、白英、龙葵、山豆根同用，可治疗肝癌，如《朱良春精方治验实录》蟾龙散。蟾酥与雄黄、轻粉、铜绿、枯矾等药配伍，可治疗失荣证及瘿瘤、乳岩、瘰疬结毒初起，积聚痞块但未溃破者，及男女精寒血冷等，研末同熬入乾坤一气膏 895 克，化开搅和隔水炖化，摊贴患处，半个月换药一次，如《治癌验方 400》引《外科正宗》卷四飞龙阿魏化坚膏〔蟾酥（酒化）、雄黄各 6 克，轻粉 1.5 克，铜绿、枯矾、煅寒水石、胆矾、乳香、没药、麝香各 3 克，朱砂9 克，蜗牛 21 条，炙蜈蚣 5 条〕。治肺癌，可与玳瑁、海藻、龟甲、露蜂房、鸦胆子配伍同用，具有软坚散结、攻毒抗癌之功，如《集验中成药》玳瑁散；治脑肿瘤，可与全蝎、制蜈蚣、土鳖虫、守宫、麝香、三七同用，具有以毒攻毒、活血化瘀、通络止痛之功，如《集验中成药》虎蝎胶囊蟾酥 10 克研末，放入 30 毫升生理盐水，浸泡 10～48 小时后，蟾酥成糊状，再加入外用的磺胺软膏拌匀外用，具有解毒祛腐之功，可治疗皮肤癌，如《肿瘤防治研究》周仁祥的蟾酥膏。

治各种癌症疼痛，蟾酥可与生川乌、重楼、红花、莪术、冰片诸药合用，制成布质止痛橡皮胶，外贴于疼痛部位，如《中国中医秘方大全》引上海中药大学附属龙华医院刘嘉湘的蟾酥膏方。

【用法用量】内服 0.015～0.03 克，研细，多入丸、散用；外用适量。

【处方须知】本品有毒，内服慎勿过量。外用不可入目。孕妇忌用。

【性能特点】蟾酥性善走而速，为开窍拔毒之品，能拔毒消肿、开窍醒神。常用于治疗食管癌、贲门癌、肝癌、失荣及瘿瘤、乳岩、瘰疬、肺癌、脑肿瘤、皮肤癌等多种恶性肿瘤。本品还有麻醉止痛之功，古代常用之为麻醉药物。

【各家论述】

1. 蟾酥的毒性大，作用强，在应用方面比较特殊，若入丸散剂时，先将其置于酒中，使其溶化后再将此酒与其他药物做成丸散剂。

2. 蟾酥的炮制。酒蟾酥：取蟾酥块置磁盆中加入白酒浸渍，时时搅动，至全部溶化成稠膏状，放通风洁净处晾干，碾成细粉（每 1 千克蟾酥，用白酒 2 千克）。乳蟾酥：系用鲜牛奶浸渍，但夏季炎热时不宜采用，因易于酸败（每 1 千克蟾酥，用鲜牛奶 2 千克）。

3. 蟾酥的贮藏。蟾酥易发霉、黏结，加工干燥后的蟾酥应密封保存，以免变质。贮藏方法：将干石灰粉放于密封缸底部，石灰上面铺干草或卫生纸，然后把用牛皮纸包好的蟾酥放在上面，加盖密封。封存贮藏的蟾酥，越陈越黑，品质越佳。

4. 服用过量蟾酥制剂可引起中毒反应。中毒症状多在服用后 30～60 分钟出现，严重中毒者或年幼者可在食中或食后数分钟内出现，可表现出循环系统（轻者心悸、心率慢、重者出现窦房阻滞、房室分离等，严重的传导阻滞可导致阿-斯综合征）、消化系统（上腹部闷胀、流涎、呕吐，口腔黏膜白斑，部分病例腹痛、腹泻，严重者脱水）、神经系统（头痛、头晕、嗜睡、汗出、口唇四肢发麻，膝反射迟钝或消失，但患者神志多清楚）、呼吸系统（中毒晚期还可以有呼吸变浅、变慢、不规则、发绀，甚至呼吸衰竭）等症状。

5. 救治方法：①催吐、洗胃、导泻，以减少毒物的吸收。②补液，促进毒物排泄。③对心律失常者，可肌内或静脉注射阿托品，每次 1～2 毫克，每

肿瘤本草

隔 0.5～2 小时一次，直至心率恢复正常。④山莨菪碱对蟾酥毒性有显著的对抗作用。⑤中药解毒：鲜芦根 120 克捣汁内服；生大黄 15 克，煎水，代茶饮。⑥在使用蟾酥时，误入眼中可用紫草汁或用 1.3%硼酸溶液，或用生理盐水冲洗，并酌情用抗菌眼液、可的松及阿托品液滴眼。

【验方举例】肝癌　蟾龙散：蟾酥 5 克，蜈蚣、儿茶各 25 克，参三七、丹参、白英、龙葵、山豆根各 250 克。用法：共研极细末，每次服 4 克，每日 3 次。功能：活血化瘀、散结消癥、清热解毒、镇痛。主治：肝癌。〔朱建平，马旋卿，强刚，等. 朱良春精方治验实录. 北京：人民军医出版社，2010.〕

第14章 软坚散结类

凡具有软化、消散有形之结块的药物，称为软坚散结类药物。

此类药物主要用于有形之肿物。临床可以较好地诱导荷瘤机体产生肿瘤坏死因子（TNF），直接抑制肿瘤细胞，使肿块灶缩小或消失。

鳖甲《神农本草经》

【概述】又名上甲、鳖壳、甲鱼壳、团鱼壳。为鳖科动物鳖 *Trionyx sinensis* Wiegmann 的背甲。主产于湖北、湖南、安徽等地。全年均可捕捉，杀死后置沸水中烫至背甲上硬皮能剥落时取出，除去残肉，晒干，以砂炒后醋淬用。

【性味归经】味甘、咸，性寒。归肝、肾经。

【功能主治】滋阴潜阳，退热除蒸，软坚散结。用于治疗胃癌、肝癌、胰腺癌、乳腺癌、白血病、多发性骨血管瘤等多种恶性肿瘤；阴虚发热、骨蒸盗汗、阴虚风动和癥瘕、吐血、疮痈及痔漏、疟母等病证。

【配伍应用】鳖甲咸寒相济，能走能软，能攻能散，善走肝经血分，软坚结，消痞块，攻症坚，散痈肿。《本草三家合注》张隐庵解释曰："主治心腹癥瘕坚积寒热者，言心腹之内，血气不和，则为症为瘕，内坚积而身热，鳖秉水阴之气，上通君火之神，神气内藏，故治在内之癥瘕坚积"；陈修园解释曰："瘕者，肝气滞也，咸平能制肝而软坚，故亦主息肉、阴蚀、痔核、恶肉也。"现代药理研究证实，鳖甲对急性淋巴细胞白血病、胃癌、肝癌细胞均有抑制作用。此外，还能抑制人肝癌、胃癌细胞的呼吸。临床常与其他抗癌药组成复方，治疗胃癌、肝癌、胰腺癌、乳腺癌、白血病、多发性骨血管瘤等多种恶性肿瘤。如与三七、白及、露蜂房等活血化瘀解毒药配伍，可治疗溃疡型胃癌，如《内蒙古中医药》加味黄芪建中汤［生黄芪 30 克，炒白芍、炙甘草各 15 克，桂枝 18 克，生姜 12 克，大枣 6 枚，饴糖（烊化）40 克，穿山甲（代）、鳖甲、砂仁、白及各 10 克，三七粉（冲服）5 克，露蜂房、瓦楞子各 20 克］。治肝癌，可与疏肝解郁之柴胡配伍，如《黑龙江中医药》程氏肝癌方（柴胡 12 克，鳖甲 25 克，赤芍 25 克，白芍 25 克，白牵牛子 12 克，黑牵牛子 12 克，郁金 12 克，丹参 30 克，红花 12 克，桃仁 10 克，大黄 10 克，芒硝 12 克，金钱草 30 克，白花蛇舌草 30 克）。若与党参、白术、当归、大枣、生地黄等补益气血药配伍，可治疗胰腺癌，如《江苏中医杂志》参归鳖甲汤。若与破血消癥之穿山甲（代）配伍，可治疗乳腺癌，如《当代著名老中医秘验单方选》穿鳖消癌汤。与清热解毒之青黛配伍，可治疗慢性粒细胞型白血病，如河南省安阳地区医院刘秀文的青黛鳖甲汤。与凉血解毒之凤尾草配伍，可治疗多发性骨血管瘤，如《中国中医秘方大全》引上海医科大学附属肿瘤医院胡安邦的鳖甲凤尾汤。

【用法用量】水煎服，9～24 克。宜先煎。鳖甲经砂炒醋淬后，有效成分更容易煎出；并可去其腥气，易于粉碎，方便制剂。

【性能特点】鳖甲为咸寒至阴之品，厥阴血分药。能益阴潜阳而退虚热，用治阴虚内热，血虚生风诸证；能软坚散结，破癥消痞，用治癥瘕痞块，以及跌打瘀痛，腰腿疼痛等病证。临床常与其他抗癌药组成复方，治疗胃癌、肝癌、胰腺癌、乳腺癌、白血病、多发性骨血管瘤等多种恶性肿瘤。

【常用药对】鳖甲与鹿角片　补肾活血。两者皆为血肉有情之品，鳖甲有滋补肾阴、活血消癥之功；鹿角有温补肾阳、活血化癥之能；李时珍曰："鳖鹿皆灵而寿，鳖首常藏向腹能通任脉，鹿角常返向尾能通督脉。"两者联用，任督交通冲任调补，共奏补肾活血消瘤之功。如《名中医肿瘤科绝技良方》引上海中医药大学附属曙光医院钱麟的补肾消瘤方。

【各家论述】

1. 鳖甲经砂炒醋淬后，有效成分更容易煎出，并可去其腥气，易于粉碎，方便制剂。

2. 临床有服用鳖甲出现过敏反应的报道，局部或全身点状或团块状皮疹，瘙痒，潮红；甚至出现过敏性休克。症轻者停药后即可消失，症重者应对症处理。

【验方举例】慢性粒细胞型白血病　［河南省安阳地区医院刘秀文］青黛鳖甲汤：鳖甲 62 克，龟甲 31 克，青黛 62 克，金银花 15 克，生牡蛎 31 克，太子参 31 克，生地黄 32 克，鸡内金 13 克，生山药 31 克，地骨皮 31 克，当归 15 克，赤芍 12 克，红花 9 克，炮山甲（代）15 克，牡丹皮 12 克，甘草 3 克，广木香 9 克。用法：研末，炼蜜为丸，每丸 9 克，每日服 4～6 丸。加减：气阴两虚者加黄芪、党参、生地黄、熟地黄、五味子、补骨脂、龟甲、当归、麦冬、阿胶、生牡蛎、鹿角霜。功能：破积消瘀，凉血解毒。主治：慢性粒细胞型白血病。疗效：本方伍用白消安（马利兰）治疗慢性粒细胞型白血病 36

例［先用白消安（马利兰）每日6毫克，分3次口服］，治后生存10年以上3例，6～9年8例，5～6年14例，3～5年9例，不足3年2例。按：慢性粒细胞型白血病化疗缓解较高，但缓解时间短，容易急变和复发。中医学认为其机制为"瘀毒不去，新血不生"。故用本方长时期服用，具有破瘀消积，清热解毒之功，可阻止和推迟慢性粒细胞型白血病急变的发生，对延长慢性粒细胞型白血病患者的缓解期，有较为显著的作用。［胡熙明. 中国中医秘方大全. 上海：文汇出版社,1990.］

龟甲《神农本草经》

【概述】 又名龟甲、龟下甲、乌龟壳。为龟科动物乌龟 *Chinemys reevesii*（Gray）的腹甲及背甲。主产于浙江、湖北、湖南等地。全年均可捕捉。杀死，或用沸水烫死，剥取甲壳，除去残肉，晒干，以砂炒后醋淬用。

【性味归经】 味甘，性寒。归肾、肝、心经。

【功能主治】 滋阴潜阳，益肾健骨，养血补心。用于治疗肝癌、大肠癌、肺癌、乳腺癌等多种恶性肿瘤；肝肾阴亏之眩晕、阴虚发热风动、筋骨痿软、遗精、虚劳、心悸、怔忡、健忘、崩漏、带下、疮毒等病证。

【配伍应用】 龟甲气味厚浊，至阴，咸寒质重，为血肉有情之品，入肾经补水以制火，走肝经平肝以潜阳，通心经以宁神。具有滋阴潜阳，益肾健骨，养血补心之功效。《本草三家合注》叶天士解释曰："疟而至于有癥瘕，湿热之邪，已聚结阴分矣。龟甲阴寒，可以清热；气平，可以利湿，所以主之也。"现代药理研究表明，龟甲提取物对 S_{180} 小鼠肉瘤、EAC 及腹水型肝癌有抑制作用。临床常与其他抗癌药组成复方，治疗肝癌、大肠癌、肺癌、乳腺癌等多种恶性肿瘤。如与鳖甲、生牡蛎等软坚散结药配伍，可治疗肝癌，如《癌瘤中医防治研究》金甲丸。与白花蛇舌草、龙葵、大血藤等清热解毒药配伍，可治疗大肠癌，如《癌瘤中医防治研究》蛇龙汤。与生地黄、熟地黄、白术、茯苓等滋阴健脾药配伍，可治疗肺癌，如《抗癌中草药大辞典》二地白术汤。《肿瘤的辨证施治》用龟甲与黑枣肉各适量，捣烂混合为丸，每次6克，每日3次，温开水送服，可治疗乳腺癌。

龟甲也可用于预防恶性肿瘤化疗患者骨髓抑制，常与阿胶、熟地黄、制何首乌、枸杞子等补肝肾药配伍，如汕头大学医学院附属肿瘤医院陈志明的填精充髓方。

【用法用量】 水煎服，9～24克。宜先煎。龟甲经砂炒醋淬后，更容易煎出有效成分，并除去腥气，便于制剂。

【性能特点】龟甲为甘寒之品，益肝肾以潜阳，通心肾而滋阴，补水以制火，治肌以坚骨。临床常与其他抗癌药组成复方，治疗肝癌、大肠癌、肺癌、乳腺癌等多种恶性肿瘤。

【各家论述】

1. 龟甲经砂炒醋淬后，有效成分更容易煎出，并可去其腥气，易于粉碎，方便制剂。

2. 用龟甲熬的胶，名"龟甲胶"，性味甘平，滋阴补血的作用比龟甲更好，并有止血的作用。但通血脉消癥瘕的力量，则不如龟甲。

【验方举例】肝癌　金甲丸：龟甲、鳖甲、生牡蛎、大青叶、娑罗子、地龙、青皮、郁金、露蜂房、蛇蜕、全蝎各等份。用法：将上药共研细末，水泛作丸，如绿豆大小。每日服9～29克，分3次服，并以黄芪煎水送之。功能：软坚散结，通络解毒。主治：肝癌，症见胸胁胀满，右侧疼痛不止，口苦咽干，脉弦涩（《癌瘤中医防治研究》）。

黄药子《滇南本草》

【概述】又名黄独子、金钱吊蛋、黄金山药。为薯蓣科植物黄独 *Dioscorea bulbifera* L. 的块茎。主产于湖北、湖南、江苏等地。秋冬两季采挖。除去根叶及须根，洗净，切片晒干生用。

【性味归经】味苦，性寒。归肺、肝经。

【功能主治】化痰散结消瘿，清热解毒。用于治疗食管癌、胃癌、甲状腺癌、子宫颈癌、恶性淋巴癌等多种恶性肿瘤；瘿瘤、疮疡肿毒、咽喉肿痛、毒蛇咬伤等病证。

【配伍应用】黄药子味苦而性寒，具有化痰软坚、散结消瘿之功，且有清热解毒之效。《开宝本草》云："主恶肿疮瘘。"现代药理研究证实，具有抗肿瘤作用。动物实验证明对小鼠肉瘤 S_{180}、子宫颈癌 U_{14}、白血病 L_{615}、消化道肿瘤及甲状腺肿瘤有抑制作用。甾体皂苷能抑制动物实验性植物肿瘤。临床常与其他抗癌药组成复方，治疗食管癌、胃癌、甲状腺癌、子宫颈癌、恶性淋巴癌等多种恶性肿瘤。治食管癌，可与半枝莲、蒲公英、法半夏、全瓜蒌、黄连清热解毒、化痰宽胸药配伍，如《中国中医秘方大全》引湖北省南漳县人民医院的莲蒲汤。与天葵子、算盘子二药配伍，可治疗溃疡型胃癌，如《集验中成药》三子治癌片。治甲状腺癌，可与海藻、昆布、牡蛎、夏枯草等化痰软坚药配伍，如《实用抗癌验方》海莲汤。若与三棱、莪术、桂枝等活血温经药配伍，可治晚期子宫颈癌，如《抗癌中草药大辞典》三棱莪术桂枝汤。治恶性淋巴瘤，可与当归、川芎、赤芍、生地黄、玄参等药配伍，如《现代中医药应用与研究大系》慈菇海藻方。

【用法用量】水煎服，5～15克，研末服，1～2克；外用，适量鲜品捣敷，或研末调敷，或磨汁涂。

【处方须知】黄药子有毒，不宜过量。如多服、久服可引起吐泻腹痛等消化道反应，并对肝肾有一定的损害，故脾胃虚弱及肝肾功能损害者慎用。

【性能特点】黄药子苦寒而有毒，能化痰软坚、散结消瘿、清热解毒，还凉血止血，兼有止咳平喘之作用。《斗门方》治项下气瘿结肿，单以本品浸酒饮。临床常与其他抗癌药组成复方，治疗食管癌、胃癌、甲状腺癌、子宫颈癌、恶性淋巴瘤等多种恶性肿瘤。

【常用药对】黄药子与当归　黄药子苦寒，偏于清散，走经络，功诸疮毒，去痰火；当归辛温，偏于温补，和血，补血，柔肝止痛。二药伍用，一寒一温，一散一补，寒热并用，补散兼施，使其既无偏胜之寒，又有增强抗癌之药效，并降低了黄药子的毒性。有实验表明，当归尚能改善黄药子对肝脏的损害。如《抗癌中草药大辞典》慈菇生地散。

【各家论述】

1. 单味应用黄药子，并辅以西药对症治疗肺癌，患者癌肿明显缩小，肿大的淋巴结消失，病情向好转方向发展，提示黄药子能治疗肺癌。治疗癌症可用至30克。

2. 临床研究表明，短期小剂量运用黄药子配方，如与五味消毒饮配伍治疗疮疡初起等，均未见到明显不良反应，唯大剂量内服时才发生抗肿瘤治疗药物样反应。

3. 临床应用黄药子时，为避免中毒，患者出现大便硬，腹痛，牙龈肿痛等症状时应停药。

4. 黄药子过量服用可引起中毒，中毒症状是口、舌、喉等处烧灼痛，流涎，恶心呕吐，腹痛，瞳孔缩小，严重的出现昏迷、呼吸困难和心脏停搏而死亡。服用黄药子中毒的临床报道很多，尤以引起肝脏损害，致中毒性肝炎的报道最多。亦有服用本品引致恶寒发热的报道。故此药应当慎用，尤其是肝肾功能不全者当禁用。

5. 救治：可给予洗胃、导泻，通常内服蛋清或葛粉糊及药用炭，饮糖水或静脉滴注葡萄糖盐水。同时采取对症治疗，如出现昏迷，可注射强心兴奋剂，给氧，腹部剧痛时可采用复方樟脑酊止痛。民间疗法用绿豆汤，亦可用生姜一两榨汁和白米醋二两，甘草三钱，用清水一碗半煎至一碗，先含漱，后内服。或取岗梅 250 克，用清水五碗煎至二碗饮服。

【验方举例】子宫颈癌 黄药子、三棱、莪术、桂枝、茯苓、茜草、白头翁、半枝莲各 20 克，黄柏、黄芩、牡丹皮、赤芍、红花、桃仁各 15 克，水煎服，每日 1 剂。［黄红兵. 抗肿瘤中药临床应用与图谱. 广州：广东科技出版社，2008.］

僵蚕《神农本草经》

【概述】又名白僵蚕、天虫、僵虫、白僵虫。为蚕蛾科昆虫家蚕 *Bombyx mori* Linnaeus 4–5 龄的幼虫感染（或人工接种）白僵蚕 *Beauveria bassiana*（Bals.）Vuillant 而致死的干燥体。主产于浙江、江苏、四川等养蚕区。多于春秋两季生产，将感染白僵菌病死的蚕干燥。生用或炒用。

【性味归经】味咸、辛，性平。归肝、肺、胃经。

【功能主治】息风止痉，祛风止痛，化痰散结。用于治疗食管癌、胰腺癌、肝癌、唇癌、声带癌、膀胱癌、阴茎癌等多种恶性肿瘤；筋骨痹痛、惊痫抽搐、风中经络、口眼㖞斜、风热头痛、目赤、咽痛、风疹瘙痒、痰核、瘰疬等病证。

【配伍应用】白僵蚕气味俱薄，味辛性平，辛伐肝木以平肝风，宣降肺气而涤痰热，能宣气滞、消痰涎以除结肿，散瘀阻、攻积聚而削痞块，祛热邪、除湿毒则疗痈肿。《本草纲目》云："散风痰、结核、瘰疬。"现代药理研究表明，白僵蚕有较好的抗癌效用。其醇提取物对小鼠 ZAC 实体型抑制率达 35% 以上，并能有效地抑制肉瘤在体内的生长和抑制人体肝癌细胞的呼吸。临床常与其他抗癌药组成复方，治疗食管癌、胰腺癌、肝癌、唇癌、声带癌、膀胱癌、阴茎癌等多种恶性肿瘤。治食管癌，可与水蛭、炙全蝎、蜈蚣、露蜂房同用，具有消坚破结、解毒化瘀之功，如《朱良春精方治验实录》通膈利咽散。若与党参、白术、鳖甲、当归等益气血、软坚积药配伍，可治疗胰腺癌，如《江苏中医杂志》参归鳖甲汤。与全蝎、蜈蚣、水蛭、蜣螂、守宫、五灵脂同用等份为末，可治疗肝癌，如《实用单方验方大全》全虫散。与山栀子、甘草、藿香、生石膏、防风、全蝎、蜈蚣同伍，可治疗唇癌，如《癌症家庭防治大全》唇齿癌方。与山豆根、射干、浙贝母等滋阴利咽、清热化痰药配伍，可治疗声带癌，如《抗癌中草药大辞典》豆根射干汤（半枝莲 31 克，蛇莓 15 克，山豆根 15 克，丹参 21 克，急性子 15 克，僵蚕 10 克，蜈蚣 1 条，射干 10 克，夏枯草 5 克，昆布 15 克，威灵仙 12 克，浙贝母 21 克）。

江苏南通市中医院用僵蚕与昆布、海藻、牡蛎、山慈菇、半枝莲、炮山甲（代）、木鳖子同用，可治疗膀胱癌。与土茯苓、蜈蚣、半枝莲、当归等药配伍，可治疗阴茎癌，如《中西医结合常见肿瘤临床手册》解毒祛邪汤（土茯苓 30 克，蜈蚣 3 条，半枝莲 30 克，白僵蚕 10 克，当归 10 克，金银花 30 克，薏苡仁 30 克，赤芍 10 克，甘草 30 克）。

【用法用量】水煎服，5～9 克。研末吞服，每次 1～1.5 克；散风热宜生用，其他多制用。

【性能特点】白僵蚕辛散而平，入肝肺二经，能息风止痉、祛风止痛；味咸，能软坚散结，又兼化痰，故可用治惊风、面瘫、筋骨痹痛，以及瘰疬痈肿等病证。临床常与其他抗癌药组成复方，治疗食管癌、胰腺癌、肝癌、唇癌、声带癌、膀胱癌、阴茎癌等多种恶性肿瘤。

【常用药对】僵蚕与蜈蚣　僵蚕气味俱薄，引药上行，功能散风清热，化痰软坚，解毒镇痉；蜈蚣走窜性猛，能搜除潜伏在络脉中之风痰，涤痰开窍止痉。相须为用，则祛风涤痰止痉之力尤著。如《肿瘤临证备要》清胃散加减方。

【各家论述】白僵蚕内服可有变态反应，如痤疮样皮疹及过敏性皮疹，停药后均能消失。少数患者有口干、恶心、食欲减退、困倦等反应。由于僵蚕有抗凝作用，故凡血小板减少，凝血机制障碍及出血倾向患者应慎用。僵蚕含有草酸铵，进入人体可分解产生氨，故肝昏迷患者慎用。

【验方举例】

1. 食管癌　[百病中医膏散疗法]僵马散：僵蚕 24 克，马钱子（去油）60 克。用法：上药共研极细末，和匀，储瓶备用。每次口服 0.6～0.9 克，每日 3 次，连服 7 天，停药 1～2 周再服。或用半枝莲 60 克，煎水送服。功能：解毒、通络、散结。主治：食管癌。[程爵棠，程功文. 中国丸散膏丹方药全书. 北京：学苑出版社，2010.]

2. 胃癌　消癌丸：僵蚕 120 克，蜈蚣、炮山甲（代）各 48 克，制马钱子 24 克，硫黄 9 克。用法：将马钱子浸润去皮，切片，麻油炸黄，沙土炒去油；诸药共研极细末，以炼蜜为丸如桂圆核大，每日服 1 粒。服用 10 日后痛减而呕止，连服 2～3 个月，可控制病情。功能：消瘀止痛，解毒抗癌。主治：胃癌。[朱建平，马旋卿，强刚，等. 朱良春精方治验实录. 北京：人民军医出版社，2010.]

海藻 《神农本草经》

【概述】又名海萝、海藻菜、乌菜、海带花。为马尾藻科植物海蒿子

Sargassum pallidum（Turn.）C. Ag.或羊栖菜 S.*fusiforme*.（Harv.）Setch.的藻体。前者习称"大叶海藻"，后者习称"小叶海藻"。主产于辽宁、山东、福建、浙江、广东等沿海地区。夏秋两季采捞，除去杂质，淡水洗净，切段晒干用。

【性味归经】味咸，性寒。归肝、肾经。

【功能主治】消痰软坚，利水消肿。用于治疗食管癌、胃癌、肝癌、鼻咽癌、脑瘤、甲状腺腺瘤、恶性淋巴癌、乳腺癌等多种恶性肿瘤；瘰疬、瘿瘤、睾丸肿痛、痰饮水肿。

【配伍应用】海藻咸寒而苦，善走善破，能软坚，消痰散结，为清热软坚、消瘿散瘰之要药。《本草三家合注》张隐庵解释曰："咸能软坚，咸主润下，海藻生于海中，其味苦寒，故主治经脉外内之坚结瘿瘤结气。颈下硬核痛、痈肿，乃经脉不和，而病结于外也；癥瘕坚气，腹中上下雷鸣，乃经脉不和，而病结于内也。"现代药理研究表明，有较好的抗肿瘤作用，海藻多糖类对大肠癌有明显的抑制作用。海藻粗提物对小鼠 S_{180} 细胞肉瘤、子宫颈癌 U_{14}、淋巴肉瘤 1 号腹水癌有一定的抑制作用。临床常与其他抗癌药组成复方，治疗食管癌、胃癌、肝癌、鼻咽癌、脑瘤、甲状腺腺瘤、恶性淋巴癌、乳腺癌等多种恶性肿瘤。治食管癌，可与破血消癥之水蛭配伍，如《朱良春精方治验实录》藻蛭散。治胃癌，可与海带相须为用，以增强软坚散结之功，并与夏枯草、生牡蛎同用，如上海中医学院附属曙光医院雷永仲的双海汤。治肝癌，可与山慈菇、半边莲、白花蛇舌草等清热解毒品药配伍，如《中国中医秘方大全》引王连舫的慈菇软坚汤。若与生地黄、石上柏、紫草根、牡蛎等药配伍，可治疗鼻咽癌，如《抗癌中草药大辞典》地黄海藻汤。若与川芎、桃仁、丹参等活血化瘀药配伍，可治疗脑瘤，如《抗癌中草药大辞典》川芎桃仁海藻汤。与牡蛎、昆布、浮海石、黄药子、夏枯草等软坚散结药配伍，可治疗甲状腺腺瘤，如《新中医》海藻牡蛎汤。与当归、川芎、赤芍、生地黄等滋阴活血药配伍，可治疗恶性淋巴瘤，如《现代中医药应用与研究大系》慈菇海藻方。上海医科大学肿瘤医院用海藻与昆布、女贞子、金银花、丹参、陈皮、熟地黄、川石斛、枸杞子、茯苓、太子参、决明子同用，可治疗乳腺癌。

【用法用量】水煎服，10～15 克。

【处方须知】传统认为反甘草。

【性能特点】海藻为咸寒润下之品，软坚行水，是其本功，故一切瘰疬瘿瘤顽痰胶结之证，皆可用之。然而单用此一味，正未能取效，随所生之病，加入引经之品，则无坚不散矣。临床常与其他抗癌药组成复方，治疗食管癌、胃癌、肝癌、鼻咽癌、脑瘤、甲状腺腺瘤、恶性淋巴癌、乳腺癌等多种恶性肿瘤。

【验方举例】

1. **食管癌** 藻蛭散：海藻 30 克，水蛭 8 克。用法：共研细末，每服 6 克，每日 2 次，黄酒冲服（或温水亦可）。功能：软坚散结，破血消癥。主治：食管癌，用于痰瘀互结而吞咽困难，苔腻，舌质紫，边有瘀斑，脉细涩或细滑者为宜。按：服药 4～5 日后如自觉咽部松适，咽物困难逐渐减轻，可以继续服用。如无效，即改用他法。如合并溃疡，而吐出黏涎中夹有血液者，即需慎用，或加参三七粉为妥。其他为肝郁气滞、热毒伤阴及气阴两虚者，均不宜用。[朱建平，马旋卿，强刚，等. 朱良春精方治验实录. 北京：人民军医出版社，2010.]

2. **胃癌** ［上海中医药大学附属曙光医院雷永仲］双海汤：海藻 15 克，海带 12 克，夏枯草 12 克，生牡蛎 30 克。用法：水煎服。加减：瘀血内阻加丹参、鳖甲、桃仁、王不留行；热毒炽盛加蜀羊泉、白花蛇舌草、石见穿、望江南。功能：软坚散结。主治：胃癌。疗效：本方治疗Ⅳ期胃癌、贲门癌 36 例，生存 1 年以上胃癌为 18%，贲门癌为 45%。[胡熙明. 中国中医秘方大全. 上海：文汇出版社，1990.]

3. **瘰疬初起** 海藻、昆布、半夏、连翘、贝母、当归、独活各 9 克，青皮、川芎各 6 克，陈皮 4.5 克，甘草 3 克。用法：水煎服。功能：消散瘰疬，化痰软坚。主治：瘰疬初起，或肿，或硬，或赤，或不赤，但未破者。按：本方临床上主要用于治疗甲状腺肿大，甲状腺功能亢进，乳腺增生症，淋巴结核，结核性腹膜炎，多发性疖肿等。亦有报道本方加减治疗血管瘤、子宫肌瘤、粘连性肠梗阻等。本方应服用较长的时间，直至病愈。据临床报道，方中甘草与海藻比例应小于 1∶2，这样不但无不良反应，而且可以增强疗效。虽然甘草反海藻，但本方二药同用，是取其相反相激之意，便瘰散瘤消而不伤正。实验研究表明，本方的单味药分别具有抑制甲状腺肿大、抑菌、抗炎、改善血液循环、镇痛等作用。[清·吴谦，等. 医宗金鉴. 北京：人民卫生出版社，1973.]

4. **晚期乳腺癌** ［上海医科大学肿瘤医院］海藻贞银汤：海藻 30 克，海带 30 克，女贞子 15 克，金银花 15 克，茯苓 12 克，太子参 9 克，枸杞子 12 克，决明子 30 克，丹参 15 克，川石斛 12 克，陈皮 15 克，熟地黄 15 克。用法：水煎服。功能：益气养阴，消散散结。主治：晚期乳腺癌。疗效：本方治疗乳腺癌 6 例，治后肿块消失或缩小，存活 3 年以上。按：在服用本方时，可配合应用针灸。针灸配合内服方是中医学治疗肿瘤的特色之一。取穴要以整体

出发，根据不同的病程辨证取穴，是为有效。［胡熙明. 中国中医秘方大全. 上海：文汇出版社，1990.］

昆布 《名医别录》

【概述】又名海带、海带菜、海昆布、海白菜。为海带科植物海带 *Laminaria japonica* Aresch.或翅藻科植物昆布 *Ecklonia kurome* Okam.的叶状体。主产于山东、辽宁、浙江等地。夏秋两季采捞，除去杂质，漂净，切宽丝。晒干。

【性味归经】味咸，性寒。归肝、肾经。

【功能主治】消痰软坚，利水消肿。用于治疗胃癌、肺癌、乳腺癌、甲状腺癌、膀胱癌、恶性淋巴瘤等多种恶性肿瘤；瘰疬、瘿瘤、睾丸肿痛、痰饮水肿。

【配伍应用】昆布咸能软坚，其性润下，寒能除热散结，故主十二种水肿、瘿瘤聚结气、瘘疮。李东垣云：瘿坚如石者，非此不除，正咸能软坚之功也。《本草汇》云："昆布之性，雄于海藻，噎症恒用之，盖取其祛老痰也。"常与海藻相须为用。现代药理研究表明，海带提取物对体外肺癌细胞有抑制作用。昆布热水提取物对 S_{180} 肿瘤移植前后腹腔注射 100 毫克/千克或瘤体内给药 50 毫克/千克均具明显的抗肿瘤活性。临床常与其他抗癌药组成复方，治疗胃癌、肺癌、乳腺癌、甲状腺癌、膀胱癌、恶性淋巴瘤等多种恶性肿瘤。如与石决明、浮海石、生牡蛎、海藻、蛤粉、紫菜配伍同用，可治疗胃癌，如《集验百病良方》双石散。《临床抗癌中药彩色图典》用昆布与海藻、蒲公英、紫草、芙蓉花、白茅根、橘核同用，可治疗肺癌。与王不留行、穿山甲（代）、紫丹参、桃仁等活血化瘀药配伍，可治疗乳腺癌，如《现代中医药应用与研究大系》双甲二白汤。治甲状腺癌，可与山豆根、金银花、连翘等清热解毒，消肿散结药配伍，如《抗癌中草药制剂》山龙汤。治膀胱癌，可与川楝子、橘核、赤芍、天葵子、炒枳实等药同用，如《抗癌中草药大辞典》公英地丁汤。若与胆南星、全瓜蒌、生牡蛎等理气化痰、软坚散结药配伍，可治疗恶性淋巴瘤，如《现代中医药应用与研究大系》枯草昆布汤。

【用法用量】水煎服，6～12 克。

【性能特点】昆布功效应用与海藻相似，惟力较强，为善祛老痰。临床常与其他抗癌药组成复方，治疗胃癌、肺癌、乳腺癌、甲状腺癌、膀胱癌、恶性淋巴瘤等多种恶性肿瘤。

【验方举例】甲状腺癌　［临床抗癌中药彩色图典］昆布、海藻、川贝母、陈皮、青皮、川芎、独活各 10 克，当归、连翘各 15 克，甘草 6 克，水煎服，每日 1 剂。［黄红兵. 抗肿瘤中药临床应用与图谱. 广州：广东科技出版社，2008.］

牡蛎《神农本草经》

【概述】又名蛎蛤、牡蛤、蠔壳、海蛎子壳。为牡蛎科动物长牡蛎 *Ostrea gigas* Thunberg、大连湾牡蛎 *Ostrea talienwhanensis* Crosse 或近江牡蛎 *Ostrea rivularis* Gould 的贝壳。我国沿海一带均有分布。全年均可采收，去肉，洗净，晒干。生用或煅用。用时打碎。

【性味归经】味咸，性微寒。归肝、胆、肾经。

【功能主治】重镇安神，平肝潜阳，软坚散结，收敛固涩。用于治疗食管癌、胰腺癌、肝癌、腮腺癌、甲状腺癌、乳腺癌等多种恶性肿瘤；心神不安、惊悸失眠、肝阳上亢、头晕目眩、痰核、瘰疬、瘿瘤、癥瘕积聚、滑脱等病证。

【配伍应用】牡蛎气寒纯阴，质重沉降，能平肝而制亢，养肝而潜阳，清虚热而止渴；味咸而能软坚散结，入肾而走血分，煅后而能止盗汗、去烦热、敛精气、固滑脱。《汤液本草》云："去胁下坚满，瘰疬，一切疮。"现代药理研究证实，牡蛎磨碎后的提取物对小鼠肉瘤 S_{180} 细胞肉瘤有抑制作用。药敏实验证实，牡蛎壳对肿瘤细胞有抑制作用。临床常与其他抗癌药组成复方，治疗食管癌、胰腺癌、肝癌、腮腺癌、甲状腺癌、乳腺癌等多种恶性肿瘤。如与姜竹茹、姜半夏等化痰和胃降逆药配伍，治疗食管癌，如上海中医学院附属曙光医院雷永仲的软坚降气汤。治胰腺癌，可与夏枯草、贝母、玄参、青皮、党参等清热化痰益气药配伍，如四川省小金县吴兴镇卫生所谢民福的牡蛎首乌汤。若与川楝子、木香等疏肝理气药配伍，可治疗肝癌，如《上海中医药杂志》丹参牡蛎内金汤。治腮腺癌，可与夏枯草、王不留行、海藻、昆布、瓜蒌子等化痰软坚药配伍，如《中国中医秘方大全》引上海中医药大学附属龙华医院刘嘉湘的见穿牡蛎汤。若与生牡蛎、生蛤壳、土鳖虫、浙贝母等化痰散结药配伍，可治疗甲状腺癌，如《抗癌中草药大辞典》牡蛎莪术散。《现代名中医类案选》用生牡蛎与归尾、白芍、柴胡、枳壳、制香附、瓜蒌皮、青皮、郁金、夏枯草、甘草同用，可治疗乳腺癌。

【用法用量】水煎服，9～30 克，宜打碎先煎；外用适量。收敛固涩宜煅用，其他宜生用。

【**性能特点**】牡蛎咸寒质重，能平肝潜阳，重镇安神，味咸而能软坚散结，煅后又有收敛固涩之功。临床常与其他抗癌药组成复方，治疗食管癌、胰腺癌、肝癌、腮腺癌、甲状腺癌、乳腺癌等多种恶性肿瘤。

【**常用药对**】牡蛎与薏苡仁　牡蛎味咸性寒，有软坚散结化痰之功；薏苡仁甘淡微寒，有利水渗湿，健脾止泻，祛湿除痹，清热排脓之效；二药合用，共奏健脾渗湿、软坚散结之能。如《现代中医药应用与研究大系》软坚解毒方。

【**验方举例**】

1. **胰腺癌**　［上海中医药大学附属曙光医院雷永仲］铁树牡蛎汤：煅牡蛎30克，夏枯草15克，海藻15克，海带12克，漏芦12克，白花蛇舌草30克，铁树叶30克，当归12克，赤芍12克，丹参18克，党参15克，白术12克，茯苓15克，川楝子9克，郁金9克。用法：水煎服。功能：活血化瘀，软坚消癥。主治：晚期胰腺癌。加减：活血化瘀加桃仁、穿山甲（代）、王不留行；软坚消癥加炙山甲（代）、望江南；健脾和胃加陈皮、木香、儿茶、黄芪、薏苡仁、山药；清利湿热加茵陈、车前草、金钱草、虎杖。疗效：本方为主治疗17例胰腺癌，存活2年以上4例，占23.53%；3年以上2例，占11.76%。按：胰腺癌临床表现的症候属于中医学中"癥积""黄疸"等范畴。其病理机制主要是脾胃失调，湿热壅塞，气滞血瘀，积而成癥。本方党参、白术健脾和胃；白花蛇舌草、茯苓清利湿热；当归、赤芍、丹参、川楝子理气活血；夏枯草、牡蛎、海藻软坚消癥，取得了良好疗效。［胡熙明. 中国中医秘方大全. 上海：文汇出版社，1990.］

2. **鼻咽癌**　［广州中医药大学第一附属医院黄霖］葵树白花汤：牡蛎30克，葵树子30克，白花蛇舌草30克，佛手10克，生天南星10克，生半夏10克，重楼15克，穿石破30克。用法：水煎服。功能：化痰软坚，解毒消肿。主治：鼻咽癌。加减：白细胞低加鸡血藤30克，女贞子15克，黄芪15克，黄精15克，补骨脂15克，党参15克；气血两虚者加黄精24克，党参15克，茯苓15克，金樱子30克，鸡血藤30克，大枣5枚。疗效：本方为主结合小剂量化疗治疗1例低分化鼻咽癌，治疗半年后鼻咽部肿瘤消失，精神好转，体重增加，恢复全天工作。随访3年2个月，未见复发转移。按：方中生牡蛎、生天南星、生半夏化痰软坚散结；白花蛇舌草、重楼等清热解毒，故对痰凝毒盛之鼻咽癌有一定疗效。［胡熙明. 中国中医秘方大全. 上海：文汇出版社，1990.］

3. **肾透明细胞癌**　［上海医科大学肿瘤医院胡安邦］蝎鳖蛎甲汤：牡蛎

15 克，穿山甲（代）12 克，全蝎 6 克，青皮 6 克，木香 4.5 克，五灵脂 9 克，桃仁 9 克，杏仁 9 克。用法：水煎服。另鳖甲煎丸（吞）12 克。功能：攻坚破积，理气化痰，滋阴潜阳。主治：肾透明细胞癌。加减：头晕耳鸣加何首乌、沙苑子、白蒺藜、菊花；腹部肿块胀痛加丹参、红花、川楝子、大腹皮。疗效：单用本方治疗 1 例因左腰腹部肿块经手术探查无法切除，取活检病理切片确诊为晚期肾透明细胞癌，服药 5 个月，腹块消失，情况良好，开始半天工作，8 年后恢复全天工作。按：左胁下坚硬肿块，不能推动，此似《难经》所谓"肝之积"。方中全蝎、鳖甲煎丸为主药，软坚散结，辅以穿山甲（代）专能行散，消积除肿；牡蛎软坚化痰，滋阴潜阳；青皮破气；木香行气；五灵脂活血破瘀；杏仁、桃仁通利润滑气血，诸药相合，取得了良好疗效。[胡熙明. 中国中医秘方大全. 上海：文汇出版社，1990.]

玄参 《神农本草经》

【概述】 又名元参、黑参。为玄参科植物玄参 *Scrophularia ningpoensis* Hemsl.的干燥根。产于我国长江流域及陕西、福建等地，野生、家种均有。冬季茎叶枯萎时采挖。除去根茎、幼芽、须根及泥沙，晒或烘至半干，堆放 3～6 天，反复数次至干燥。生用。

【性味归经】 味甘、苦、咸，性微寒。归肺、胃、肾经。

【功能主治】 清热凉血，泻火解毒，滋阴。用于治疗食管癌、鼻咽癌、肺癌、喉癌、舌癌、甲状腺癌、恶性淋巴瘤等多种恶性肿瘤；温邪入营、内陷心包、温毒发斑、热病伤阴、津伤便秘、骨蒸劳嗽、目赤咽痛、瘰疬、白喉、痈肿疮毒。

【配伍应用】 玄参色黑，质润而寒，寒而不峻，润而不腻，味苦则泄，咸能软坚，清上彻下，具有清热凉血而养阴，泻火解毒而软坚作用。《本草三家合注》叶天士解释曰：参气寒益肾，味苦清心，心火下降，而肾水上升，升者升而降者降，寒热积聚自散也。现代药理研究表明，玄参对环磷酰胺所致小鼠白细胞下降有显著的治疗作用，并有提高人体对肿瘤的抗御能力。玄参与知母、黄柏、生地黄之功近似，但性和缓，不仅治疗常见病单用较少，在治疗肿瘤方面，也常入复方中配伍应用，治疗食管癌、鼻咽癌、肺癌、喉癌、舌癌、甲状腺癌、恶性淋巴瘤等多种恶性肿瘤。若与生地黄、麦冬、南沙参等养阴生津药配伍，可治疗食管癌，如《抗癌中草药大辞典》地黄丹皮饮。与紫草、苍耳子、辛夷、卷柏、山豆根等清热解毒药配伍，可治疗鼻咽癌，如《中国医秘方大全》

肿瘤本草

引辽宁省沈阳市大东区中医院杨通礼的二参三子方。与知母、款冬花、白果、川贝母、桔梗、沙参等养阴清肺药配伍，可治疗肺癌，如《抗癌中草药大辞典》知母沙参汤。治喉癌，可与黄连、黄芩、天花粉、金银花、连翘、赤芍、羚羊角粉（代）同用，具有清热解毒、消肿化瘀之效，如《癌症家庭防治大全》双黄方；治舌癌，可与天冬、麦冬、生地黄、金银花、青黛、黄连、郁金配伍同用，具有滋阴清热、泻火解毒之功，如《实用抗癌验方》二冬汤。若与生牡蛎、海藻、昆布、浙贝母等清热化痰，软坚散结药配伍，可治疗甲状腺癌，如《肿瘤良方大全》加味消瘰丸。《抗肿瘤中药临床应用与图谱》用玄参与连翘、夏枯草、半枝莲、昆布、海藻、紫草、儿茶、鹅不食草同伍，可治疗恶性淋巴瘤。

玄参也可用于食管癌放疗后毒副反应，可与生地黄、麦冬、南沙参、石膏、连翘等养阴清热药配伍，如江苏省南通市肿瘤医院刘浩江的玄参连桃汤。

【用法用量】水煎服，10～15克。

【处方须知】脾胃虚寒，食少便溏者不宜服用。反藜芦。

【性能特点】玄参功专清降润燥：一是通过苦寒质润，清热养阴；一是降泄软坚，解毒利咽。但其性和缓，不仅治疗常见病单用较少，在治疗肿瘤方面，也常入复方中配伍应用，治疗食管癌、鼻咽癌、肺癌、喉癌、舌癌、甲状腺癌、恶性淋巴瘤等多种恶性肿瘤。

【常用药对】玄参与牡蛎　玄参苦咸寒，《名医别录》载其"止烦渴，散颈下核，痈肿"；牡蛎咸微涩，《本草纲目》载其"化痰软坚，清热除湿，为软坚散结之要药"。二药合用，擅长于软坚散结，消匿瘰疬，适用于阴虚夹痰热之瘰疬病。如《浙江中医杂志》消瘿汤。

【验方举例】鼻咽癌　[辽宁省沈阳市大东区中医院杨通礼] 二参三子方：玄参30克，北沙参30克，麦冬15克，知母12克，石斛25克，黄芪25克，白术25克，女贞子15克，紫草25克，卷柏15克，苍耳子15克，山豆根10克，辛夷15克，白芷10克，怀山药10克，石菖蒲10克，菟丝子15克。用法：水煎服。功效：滋阴清热，益气利咽。主治：鼻咽癌。加减：火毒凝集，头痛，耳聋，鼻衄加防风、半枝莲、生地黄、龙胆；虚火上炎，口干，头晕，乏力加芦根、天花粉、瓜蒌子；气滞血瘀，剧烈头痛，复视，耳鸣加夏枯草、川芎、蔓荆子、枸杞子、菊花、薄荷；颈部肿块增大兼痰湿重者加海藻、昆布、山慈菇、川贝母；苔黄腻纳少者加藿香、佩兰、薏苡仁、焦三仙；白细胞下降加补骨脂、红参、鸡血藤；肿块放疗后局部红肿热痛者加金银花、石膏、连翘。疗效：本方治疗经放疗后鼻咽癌50例，治后痊愈12例，5年以上生存率为24%，特效 12 例，显效 16 例，有效 4 例，无效 6 例。按：方中玄参、麦冬、北沙参、知母、石斛、女贞子养阴清热生津；党参、白术、黄芪益气扶正；紫草、苍耳子、辛夷、卷柏、山豆根清热解毒。诸药共奏养阴清热、解毒消肿、通利鼻窍之功，适用于放疗后阴津亏损、邪毒未尽之鼻咽癌患者。[胡熙明. 中国中医秘方大全. 上海：文汇出版社, 1990.]

威灵仙 《新修本草》

【概述】又名铁脚威灵仙、黑脚威灵仙、灵仙、黑骨头。为毛茛科植物威灵仙 *Clematis chinensis* Osbeck.棉团铁线莲 C. *hexapetala* Pall.或东北铁线莲 C. *manshurica* Rupr.的干燥根或根茎。前一种主产于江苏、安徽、浙江等地，应用较广。后两种部分地区应用。秋季采挖，除去泥沙，晒干。切段，生用。

【性味归经】味辛、咸，性温。归膀胱经。

【功能主治】祛风湿，通络止痛，消骨鲠。用于治疗食管癌、胃癌、肝癌、甲状腺癌、膀胱癌、阴茎癌、子宫颈癌等多种恶性肿瘤；风寒湿痹、腰膝冷痛、肢体麻木、筋脉拘挛、脚气肿痛、胸膈痰饮、腹内冷积、诸骨鲠咽等病证。

【配伍应用】威灵仙辛散而通，性急善走，通行十二经脉，其性走而不守，既能祛风湿，又能通经络而止痛；其味咸，能软坚而消骨鲠。现代药理研究表明，威灵仙对小鼠肉瘤 S_{180}、鳞癌、乳腺癌、未分化癌及恶性黑色素癌有抑制作用。临床常与其他抗癌药组成复方，治疗食管癌、胃癌、肝癌、甲状腺癌、膀胱癌、阴茎癌、子宫颈癌等多种恶性肿瘤。若与赭石、旋覆花、降香等下气消胀、降胃止呕药配伍，可治疗食管癌，如《江苏中医》天夏开道汤（天龙 3 克，生半夏 15～30 克，生天南星 12 克，急性子 12 克，郁金 12 克，枳实 12 克，贝母 12 克，茯苓 12 克，路路通 12 克，黄药子 9 克，旋覆花 9 克，降香 9 克，威灵仙 5 克，薏苡仁 30 克，橘皮 6 克，橘络 6 克，半枝莲 15 克，太子参 15 克，赭石 30 克）；治胃癌，可与党参、黄芪、当归、白术等补益气血药配伍，如《中国中医秘方大全》引江苏省中医院张泽生的半打威灵汤；与郁金、柴胡、姜半夏、姜天南星等疏肝解郁、化痰散结药配伍，可治疗原发性肝癌，如《中国丸散膏丹方药全书》引《集验中成药》夏星双鳖散；治甲状腺癌，可与急性子、夏枯草、蒲公英、金银花等解毒抗癌药配伍，如《上海中医药杂志》朱长生的朱氏抗癌丸［猫人参 15 克，凤尾草 20 克，黄药子 10 克，金银花 20 克，薜菜 15 克，急性子 10 克，威灵仙 15 克，夏枯草 20 克，蒲公英 20 克，穿山甲片（代）15 克，柴胡 10 克］；与车前草、海金沙、木通等清热利湿药配伍，可治疗膀胱癌，如《集验百病良方》双白土苓丸；治阴茎癌，可与土茯苓、白鲜皮、苍耳子等清热利水、祛风解毒药配伍，如《抗癌中草药大辞典》茯苓苍耳散；治子宫颈癌，可与五灵脂、山楂、延胡索、香附等理气散瘀药配伍，如《医学文选·祖传秘方验方集》赵约礼的双灵散。

【用法用量】水煎服，6～9 克；外用，适量。酒制威灵仙：取威灵仙，加 1/10 的黄酒拌匀，闷润至透，用文火炒干。

【处方须知】威灵仙辛散走窜，气血虚弱者慎用。

【性能特点】威灵仙辛散温通，走而不守，横行直往，性猛善走。具有祛风除湿，散寒止痛，逐饮消积之主要功效。临床常与其他抗癌药组成复方，治疗食管癌、胃癌、肝癌、甲状腺癌、膀胱癌、阴茎癌、子宫颈癌等多种恶性肿瘤。

【常用药对】威灵仙与郁金　威灵仙辛散性温通利，具有消痰逐饮、行气化滞之功，适用于气血滞痛，膈脘痰水之证；郁金辛开苦降，芳香宣达，性寒又能清热，入气分以行气解郁，入血分以凉血破瘀，为血中之气药，用于气血凝滞不畅所致的胸胁闷痛等症。二药合用，具有行气开郁、消痰化滞之效。临床用于食管癌气血凝滞，痰阻所致胸部闷痛，膈脘痰水等症。如《浙江中医杂志》大半夏汤加味（清半夏 60～120 克，人参 15～20 克，威灵仙、赭石各 40 克，昆布、海藻、瓜蒌皮、丹参、当归、薏苡仁各 30 克，三棱、莪术各 15 克，僵蚕、郁金、浙贝母各 12 克），具有化痰散结、益气养血之功，用于治疗晚期食管贲门癌梗阻。

【各家论述】

1. 威灵仙有毒，药典定其剂量为 6～9 克，但临床上常用 10～30 克，治骨鲠可用到 30～50 克以上也无不良反应，可能是水煮后，挥发性的毒性成分原白头翁素被蒸出，毒性下降的缘故。

2. 有文献报道，威灵仙、附子合用容易发生中毒，导致腹痛、恶心、呕吐、头晕、四肢乏力，出冷汗等症状，临床用药时应注意避免二药配伍合用。

3. 威灵仙可致中毒。威灵仙所含白头翁素与原白头翁素为有毒成分。在临床上如服用过量威灵仙或大剂量较长时间外敷，可引起中毒。外用可引起发泡溃烂及过敏性皮炎，内服则口腔灼热，肿烂，呕吐，腹痛，腹泻，胃脘灼痛，呼吸困难，反复呕血，面色苍白，冷汗，血压下降，心音低弱，继则神志不清，口唇发绀，脉缓，瞳孔散大，低血容量休克，严重者死亡。

4. 皮肤、黏膜有毒者，可用清水、硼酸或鞣酸溶液洗涤。内服中毒早期用 0.2%高锰酸钾液洗胃，或服蛋清，或静脉滴注葡萄糖盐水，剧烈疼痛可用阿托品等对症治疗。

【验方举例】

1. 食管癌 ［中西医结合杂志］方一：威灵仙、白蜜各 50 克，水煎 3 次，分 2 次服，每 4 小时 1 次，1 天服完；方二：威灵仙 60 克，板蓝根、泽漆各 30 克，人工牛黄 6 克，制天南星 9 克，共为细末，每日 3 次，每次 1.5 克。［黄红兵. 抗肿瘤中药临床应用与图谱. 广州：广东科技出版社, 2008.］

2. 恶性淋巴瘤 威灵仙、夏枯草、土茯苓、瓜蒌、龙葵各 30 克，黄药子、山慈菇各 15 克，水煎服，每日 1 剂。［李岩. 肿瘤临证备要. 北京：人民卫生出版社, 1980.］

第 15 章　泻下逐水类

凡能引起腹泻，或润滑大肠，促进排便的药物，称为泻下逐水类药物。

此类药物主要适用于因肿瘤而引起的大便秘结者。药理研究证明，此类药物主要通过不同的作用机制刺激肠道黏膜使蠕动增加而致泻。具有利胆、抗菌、抗炎、抗肿瘤作用及增强机体免疫功能。

大黄《神农本草经》

【概述】又名将军、川军。为蓼科植物掌叶大黄 *Rheum palmatum* L.、唐古特大黄 *R. tanguticum* Maxim. ex Balf.或药用大黄 *R. officinale* Baill.的干燥根及根茎。掌叶大黄和唐古特大黄药材称北大黄，主产于青海、甘肃等地。药用大黄药材称南大黄，主产于四川。于秋末茎叶枯萎或次春发芽前采挖。除去须根，刮去外皮切块干燥，生用，或酒炒、酒蒸、炒炭用。

【性味归经】味苦，性寒。归脾、胃、大肠、肝、心包经。

【功能主治】泻下攻积，清热泻火，凉血解毒，逐瘀通经。用于治疗食管癌、胰腺癌、肝癌、鼻咽癌、上颌窦癌、卵巢癌、甲状腺癌、皮肤癌等多种恶性肿瘤；跌打损伤、筋骨痹痛、骨关节痛疽、积滞便秘、血热吐衄、目赤咽肿、热毒疮疡、烧烫伤、瘀血诸证、湿热痢疾、黄疸、淋证等。

【配伍应用】大黄大苦大寒，气味重浊，直降下行，走而不守，故能攻积导滞、泻火解毒；大黄入气分亦入血分，能解瘀滞、消恶血、攻癥瘕、破积滞、疗损伤、定肿痛，为消坚破积、推陈致新之要药。现代药理研究表明，大黄提取物对小鼠肉瘤 S_{37}、S_{180} 有抑制作用。所含大黄酸、大黄素对小鼠肉瘤 P_{388} 均有抑制作用。没食子酸对吗啉加亚硝酸钠所致的小鼠肺癌有较强的抑制作用。临床常与其他抗癌药组成复方，治疗食管癌、胰腺癌、肝癌、鼻咽癌、上颌窦癌、卵巢癌、甲状腺癌、皮肤癌等多种恶性肿瘤。如与生地黄、熟地黄、当归、生姜汁等滋阴养血、益胃生津药配伍，可治疗食管癌，如《陕西中医》加味通幽汤。治胰腺癌，可与土茯苓、薏苡仁、茯苓等利水健脾药配伍，如《现代中医药应用与研究大系》柴胡龙胆汤。若与土鳖虫、水蛭、虻虫等破血消癥之虫类药配伍，可治疗肝癌，如《恶性肿瘤名家传世灵验药对》引《金匮要略》大黄䗪虫丸。与桑叶、菊花、龙胆、栀子、柴胡等药配伍，可治鼻咽癌，如《名医治验良方》谷铭三的桑菊口服液。与蒲公英、金银花、生栀子等清热解毒药配伍，可治疗上颌窦癌，如《抗癌中草药大辞典》公英栀子大黄汤。与穿山甲（代）、三棱、莪术、鸡内金等活血化瘀、软坚散结药配伍，可治疗卵巢癌腹水，如《中国现代名医验方荟海》穿山甲散。治皮肤癌，可与硇砂、轻粉、雄黄、硼砂、冰片同伍研末，用香油调糊涂患处，具有祛腐解毒之功，如《抗癌中草药制剂》改良硇砂散。

【用法用量】水煎服，5～15克，外用适量。

【处方须知】大黄为峻烈攻下之品，易伤正气，如非实证，不宜妄用；大黄苦寒，易伤胃气，脾胃虚弱者慎用；其性沉降，且善活血祛瘀，妇女妊娠、月经期、哺乳期应忌用。

【性能特点】大黄为攻逐之品，力猛善行，有"将军"之称。行上达下，走而不守，性禀直遂，走胃肠而攻下通积，入血脉以活血散瘀，利筋骨而泻火解毒，是骨伤科临床常用之药物，现今广泛用于跌打损伤，筋骨痹痛骨关节痛痹，内服外用为之佳品。临床常与其他抗癌药组成复方，治疗食管癌、胰腺癌、肝癌、鼻咽癌、上颌窦癌、卵巢癌、甲状腺癌、皮肤癌等多种恶性肿瘤。欲攻下宜生用，入汤剂应后下，或开水泡服。欲活血通经宜酒制，散瘀止血则多用大黄炭。

【常用药对】焦大黄与葶苈子　《本草十剂》云："泄可去闭，葶苈，大黄之属。此二味皆大苦寒，一泄血闭，一泄气闭……以泄阳分肺中之闭，亦能泄大便。"焦大黄行瘀，破癥瘕积聚，大黄提取物大黄素和大黄酸对小鼠黑色素瘤、乳腺癌及艾氏癌腹水型均有直接抑制作用。

【各家论述】

1. 大黄与硫酸亚铁、磺胺类、氨茶碱、洋地黄、利福平等合用，可加剧对消化系统的损害。与四环素、氨苄青霉素、林可霉素、头孢菌素等抗生素合用可引起肠炎。

2. 大黄过量服用可出现中毒，尤其是生大黄毒性较大。可出现恶心、呕吐、头晕、腹胀痛、黄疸等。长期服用蒽醌类泻药可导致肝硬化和电解质代谢紊乱。轻度中毒者，药停后症状即消失。中毒症状较重者，可给予止痛、止泻对症处理，酌情补液。

【验方举例】

1. 肝癌疼痛 ［上海市杨浦区肿瘤防治院方松韵］四黄止痛方：大黄 50 克，姜黄 50 克，黄柏 50 克，皮硝 50 克，芙蓉叶 50 克，冰片 20 克，生天南星 20 克，乳香 20 克，没药 20 克，雄黄 30 克，天花粉 100 克。用法：研细末，水调成糊状，外敷于肿块。功能：解毒消肿，活血止痛。主治：肝癌疼痛。疗效：本方治疗肝癌疼痛 13 例，均有不同程度止痛效果。按：方中大黄、黄柏、芙蓉叶、姜黄、冰片清热解毒；生天南星、天花粉、雄黄解毒消肿；乳香、没药活血止痛；诸药相配具有解毒消肿、活血止痛之功，故对于瘀热邪毒所致肝癌疼痛有止痛效果。［胡熙明. 中国中医秘方大全. 上海：文汇出版社，1990.］

2. 各种腹腔肿瘤 大黄水蛭鳖甲丸：大黄 300 克，黄芩 60 克，甘草 90 克，桃仁 60 克，杏仁 60 克，芍药 120 克，干地黄 300 克，干漆 30 克，虻虫 60 克，水蛭 60 克，蛴螬 60 克，土鳖虫 30 克。用法：共为细末，炼蜜为丸，每丸重 3 克，每服 1 丸，每日 2 或 3 次，温开水送服。功能：活血化瘀，益肾通络。主治：各种腹腔肿瘤，急、慢性粒细胞白血病。疗效：治疗 16 例慢性粒细胞性白血病患者，配合化疗，4 周为 1 个疗程，服用 1～8 个疗程不等，结果完全缓解 8 例，部分缓解 6 例，总缓解率 87.5%，脾有不同程度缩小，其中明显缩小（达 10 厘米以上）者 65.5%。另治疗子宫癌，5 年以上存活有 15 例，治疗早期子宫癌，8 例痊愈出院。按：方中桃仁、芍药、杏仁活血逐瘀；大黄、黄芩清热利湿；干地黄、干漆益肾滋阴；虻虫、水蛭、蛴螬、土鳖虫搜风通络；甘草解毒和药。［刘春安，彭明. 抗癌中草药大辞典. 武汉：湖北科学技术出版社，1994.］

芒硝 《名医别录》

【概述】又名芒消、马牙硝、盐硝、盆硝。为含硫酸钠的天然矿物经精制而成的结晶体。主含含水硫酸钠（$Na_2SO_4 \cdot 10H_2O$）。主产于河北、河南、山东、江苏、安徽等地。将天然产品用热水溶解，滤过，放冷析出结晶，通称"皮硝"。再取萝卜洗净切片，置锅内加水与皮硝共煮，取上层液，放冷析出结晶，即芒硝。以青白色、透明块状结晶、清洁无杂质者为佳。芒硝经风化失去结晶而成白色粉末称玄明粉（元明粉）。

【性味归经】味咸、苦，性寒，归胃、大肠经。

【功能主治】泻下攻积，润燥软坚，清热消肿。用于治疗食管癌、胃癌、肝癌、眼部肿瘤等恶性肿瘤；积滞便秘，咽痛，口疮，目赤，痈疮肿痛。

【配伍应用】芒硝味苦气寒，走而不守，咸以软坚，寒以清热，荡阳明湿热积滞，攻坚破结，涤三焦胃肠湿热，推陈致新。《珍珠囊》云："其用有三：去实热，一也；涤肠中宿垢，二也；破坚积热块，三也。"现代药理研究表明，芒硝对抑制癌细胞、抗子宫肌瘤有辅助作用；还可抑制大肠癌的发生，酸化肠内环境，减少去氧胆酸（DCA）含量，抑制肠上皮细胞 DCA 合成。临床常与其他抗癌药组成复方，治疗食管癌、胃癌、肝癌、眼部肿瘤等恶性肿瘤，对实热积滞，大便燥结者尤为适宜。若与雄黄、白矾、冰片、硼砂、生石膏、朱砂配伍，可治疗食管癌、胃癌，如《中草药验方选编》。《抗癌中草药大辞典》用芒硝与沉香、青皮、陈皮、枳实、香附、茯苓、木通、黄连、桃仁、生姜配伍同用，可治疗胃癌。若与白花蛇舌草、半枝莲、石上柏、金钱草等清热利湿药配伍，可治疗肝癌，如《名中医肿瘤科绝技良方》引湖北省高等中医药专科学校陶文琪的白花蛇舌草汤内服外敷方。《抗癌中草药大辞典》用芒硝与防风、大黄、茺蔚子、黄芩、玄参、桔梗同用，可治疗眼部肿瘤。

【用法用量】10～15 克，冲入药汁内或开水溶化后服，外用适量。

【处方须知】孕妇及哺乳期妇女忌用或慎用。

【性能特点】芒硝具有软坚、散结、泻火消痰之功，为清六腑邪热，涤肠中宿垢之要药。临床常与其他抗癌药组成复方，治疗食管癌、胃癌、肝癌、眼部肿瘤等恶性肿瘤，对实热积滞，大便燥结者尤为适宜。

火麻仁《神农本草经》

【概述】又名麻子仁、麻仁、大麻仁。为桑科植物大麻 *Cannabis sativa* L. 的干燥成熟果实。全国各地均有栽培。主产于山东、河北、黑龙江、吉林、辽宁、江苏等地。秋季果实成熟时采收，除去杂质，晒干。生用，用时打碎。

【性味归经】味甘，性平。归脾、胃、大肠经。

【功能主治】润肠通便、滋养补虚、抗癌。用于治疗食管癌、胃癌、肠癌等恶性肿瘤；肠燥便秘。

【配伍应用】火麻仁味甘体滑而滋润，阴柔而补中，养血而通脉，为滋养润肠通便之良品，而兼具活血通淋之效。现代药理研究表明，火麻仁含葫芦巴碱 100 毫克的栓剂外用于子宫颈癌，有抗癌作用，且毒性低，该药亦有明显的抑制小鼠肝癌（HAC）作用。临床常与其他抗癌药组成复方，治疗食管癌、胃癌、肠癌等恶性肿瘤，尤宜于气阴两虚者，还可起到扶正祛邪，增强疗效的作用。若治食管癌，可与旋覆花、法半夏、薤白、赭石等重镇降逆止呕药配伍，如《贵州中医学院学报》通降解毒方。《抗癌中草药大辞典》用火麻仁与郁李仁、槟榔、牛膝（酒浸）、当归（酒浸）、白茯苓、山药、菟丝子（酒制）、枳壳（麸炒）、独活、防风、大黄（酒蒸）、沉香、木香同伍，可治疗胃癌。《癌症中医防治研究》用火麻仁与大黄、露蜂房、蛇蜕、全蝎、瓦楞子、金银花、鸡内金、山豆根、白扁豆各等份同伍，可治疗肠癌。

笔者运用火麻仁与芦荟、苦杏仁、大黄等配伍，可治疗由于癌症所致的大便秘结者，如陈氏梗通丸。

【用法用量】水煎服，10～15克，打碎入煎。

【性能特点】火麻仁为滋阴润肠通便之良品，而兼具活血通淋之效。临床常与其他抗癌药组成复方，治疗食管癌、胃癌、肠癌等恶性肿瘤，尤宜于气阴两虚、大便燥结者，还可起到扶正祛邪，增强疗效的作用。

【各家论述】

1. 大麻的石油醚提取物，对妊娠完全期雌性大鼠按50毫克/100克体重给药，发现能引起其子代体重降低，阻碍生长，并使四肢畸形，说明大麻具有致胎儿畸形作用。

2. 火麻仁为大麻的种子，具有一定毒性。有报道8例病人服用火麻仁出现恶心、呕吐、腹泻、四肢麻木、哭闹、失去定向力；5例出现呕吐频繁、昏睡半昏迷；1例出现抽风、昏迷、瞳孔散大。

芦荟《药性论》

【概述】又名卢会、讷会、奴会。为百合科植物库拉索芦荟 *Aloe barbadensis* Miller 及好望角芦荟 *A. ferox* Miller 的汁液经浓缩的干燥物。前者主产于非洲北部及南美洲的西印度群岛，我国云南、广东、广西等地有栽培，药材称老芦荟，质量较好。后者主产于非洲南部地区，药材称新芦荟。全年可采，割取植物的叶片，收集流出的汁液，置锅内熬成稠膏，倾入容器，冷却凝固，即得。

【性味归经】味苦，性寒。归肝、胃、大肠经。

【功能主治】泻下通便，清肝，杀虫。用于治疗鼻咽癌放疗后并发症、白血病等恶性肿瘤；热结便秘、烦躁惊痫、小儿疳积等病证。

【配伍应用】芦荟大苦大寒，气极秽恶，以液为质，膏润下滋，既能泻下通便，又能清肝火，除烦热。《本草经疏》云："芦荟寒能除热，苦能泻热燥湿。"现代药理研究表明，芦荟提取物有抑制 S_{180} 肉瘤和艾氏腹水癌的生长。临床可用于治疗鼻咽癌放疗后并发症、白血病等恶性肿瘤，尤宜于热结便秘、肝火盛者。笔者用自制的陈氏梗通丸，用于治疗各种肿瘤所引起的大便秘结，用之效佳。若与全蝎、土鳖虫、蜈蚣、山慈菇、苍耳子、冰片等份为末，与白蜡、食醋调制外用，可治疗鼻咽癌放疗后张口困难，如《名中医肿瘤科绝技良方》引长沙市郊中医药防治肿瘤研究所的中药贴熨方。若与当归、龙胆、木香、大黄等药配伍，可治疗慢性白血病，如《实用内科学》当归芦荟丸。

【用法用量】入丸散服，每次 1～2 克；外用适量。

【处方须知】脾胃虚弱，食少便溏及孕妇忌用。

【性能特点】芦荟苦寒降泄，既能泻下通便，又能清肝火，消疳杀虫。临床可用于治疗鼻咽癌放疗后并发症、白血病等恶性肿瘤，尤宜于热结便秘、肝火盛者。

肿瘤本草